インプラント歯科における骨再生誘導法の20年
第 2 版

20 Years of Guided Bone Regeneration in Implant Dentistry
Second Edition

第2版

インプラント歯科における骨再生誘導法の20年

20 Years of GUIDED BONE REGENERATION in Implant Dentistry
SECOND EDITION

編集

Daniel Buser, DDS, Prof Dr Med Dent
Professor and Chairman
Department of Oral Surgery and Stomatology
School of Dental Medicine
University of Bern
Bern, Switzerland

監訳

松下容子
水上哲也

クインテッセンス出版株式会社　2012

Tokyo, Berlin, Chicago, London, Paris, Barcelona, Istanbul, Milano, São Paulo, Moscow, Prague, Warsaw,
Delhi, Beijing, Bucharest, and Singapore

©2009 Quintessence Publishing Co, Inc

Quintessence Publishing Co Inc
4350 Chandler Drive
Hanover Park, IL 60133
www.quintpub.com

All rights reserved. This book or any part thereof may not be reproduced, stored in a retrieval system, or transmitted in any form or by any means, electronic, mechanical, photocopying, or otherwise, without prior written permission of the publisher.

目次

献辞　*vi*
まえがき　*vii*
序文　*viii*
原著者一覧　*x*
監訳者・翻訳協力者一覧　*xi*
日本語版序文　*xii*

第1章　骨再生誘導法（GBR）20年の歩み　*1*
Daniel Buser

第2章　骨再生の生物学的基礎　*15*
Dieter D. Bosshardt and Robert K.Schenk

第3章　バリアメンブレン（遮蔽膜）の特性　*47*
Michael M.Bornstein,Thomas von Arx, and Dieter D.Bosshardt

第4章　骨移植材および代替骨　*71*
Simon Storgård Jensen,Dieter D. Bosshardt, and Daniel Buser

第5章　口腔内骨採取　*97*
Thomas von Arx

第6章　骨再生誘導法（GBR）をともなう同時インプラント埋入：生体材料の選択と手術の基本概念　*123*
Daniel Buser

第7章　抜歯部位へのインプラント埋入　*153*
Daniel Buser and Stephen T. Chen

第8章　水平的歯槽堤増大のための骨再生誘導法（GBR）と自家骨ブロック移植：段階的アプローチ　*195*
Thomas von Arx and Daniel Buser

第9章　垂直的歯槽堤増大のための骨再生誘導法（GBR）：過去 , 現在 , 未来　*231*
Massimo Simion and Isabella Rocchietta

索引　*255*

骨再生誘導法の先駆者たちへ贈る

L. A. Hurley
C. A. L. Bassett
P. J. Boyne
T. P. Rüedi
T. Karring
S. Nyman
C. Dahlin
R. K. Schenk

まえがき

　このすばらしい新著の刊行に際して，まえがきを書く機会をいただいたことは光栄かつ名誉なことであり，著者陣に対する真摯な責任も強く感じている．今，手元にある本書は，臨床歯学において画期的な内容を呈していることは間違いなく，入念な編集がなされており，筆者の旧友も一部執筆を担当している．本書はインプラント歯科の基礎となり，発展を続ける分野の20年を包括的に調べ上げて現在の骨再生誘導法(GBR)の最新技術を定義づけている．21世紀に入って10年が経ち，GBRとインプラント周囲外形増大術は十分に確立され，臨床インプラントの成功にはなくてはならない存在である．事実，臨床インプラントに不可欠な科学的データと結びついた現在の技術，手法，および関連生体材料の知識をもつことで，歯科医は臨床上的確な意思決定するための基盤を享受できる．また，その後の治療法も臨床医の知識および能力に合わせて決定できる．その意味で，SACの概念(Straightforward：ストレイトフォワード[基本]，Advanced：アドバンス[上級]，Complex：コンプレックス[難症例]の3分類で臨床状況を客観的に区別する)がとくに重要視されており，著者もこれを推奨している．表題が示すとおり，GBRは独立した分野ではあるが，旧来の骨主導型のアプローチ bone-driven approach というよりは，今日の補綴主導型のインプラント埋入を促進するインプラント歯科との結びつきが基本的に強い．本書の質の高さとあらゆる関連要素を網羅した内容は，この分野で第一級の専門家である著者陣が保証するところである．口腔外科医，歯周病専門医，補綴専門医，開業歯科医および大学の歯学部生は本書から各自の目標と展望につながる情報を見出すことができる．本書は時を待たずして真の標準となり，長く使われる参考文献となるはずである．

Urs C. Belser, DDS, Prof Dr Med Dent
Professor
Department of Prosthodontics
School of Dental Medicine
University of Geneva
Geneva, Switzerland

序文

　過去20年間，骨欠損再生を目的とするバリアメンブレン(遮蔽膜)の使用はインプラント歯科に大きな変化をもたらした．概して骨再生誘導法(GBR)と呼ばれるこの分野が初めて発表されたのは，1959年にHurleyのグループが実験的脊椎固定(spinal fusion)治療を行ったときであった．1960年代には，BassettとBoyneの研究チームが複数の多孔性セルロース・アセテート実験用フィルター(Millipore)を長骨(管状骨)の皮質骨欠損治療と，顔面骨修復に使用した．著者らはこのフィルターを使用し，骨欠損から線維性結合組織細胞を排除することで，骨形成に好ましい状態をつくり出した．しかし，この先駆的な研究もバリアメンブレンを患者に広く適用するという臨床応用には至らなかった．臨床でのメンブレン技術使用の可能性が認識されたのは1980年初めのことだった．当時，KarringとNymanの研究チームは歯周再生を目的とするさまざまな実験・臨床研究でバリアメンブレンを体系的に調べた．数年後，バリアメンブレンの技術は骨再生の実験研究で試験され，良好なる結果に基づいて，1980年代末にはインプラント患者に対するバリアメンブレンの臨床使用が始まった．

　5年間にわたり集約的な実験・臨床作業が行われ，1994年に本書の第1版となる「Guided Bone Regeneration in Implant Dentistry」が出版され，インプラント歯科関係者から高い関心が寄せられた．以来，GBRの技術は進化を続け，現在のGBR技術の科学的基盤と臨床応用に関する最新の分析が必要となった．その結果が今，読者の手元にある第2版「20 Years of Guided Bone Regeneration in Implant Dentistry」である．

　繰り返しになるが，本書はインプラント歯科の経験と関心をもつ臨床医向けに書かれたものである．第1章から第4章まではインプラント歯科におけるGBRの基礎科学に焦点をあてており，インプラント歯科学において十分に実証，確立された外科術式の生物学的・生体材料的背景を理解するのに役立つ．その知識はバリアメンブレンの臨床使用に必須の知識である．本題への導入として，第1章では過去20年間のGBR技術を考察し，骨再生を成功させるための4つの重要な要素を説明している．第2章では生物的な骨再生の基礎を取り上げ，骨形成およびリモデリングに関する最新の科学情報が述べられている．30年以上に及ぶ整形外科の実験研究で作製した非脱灰研磨切片を用いた質の高い組織像が掲載されている．第3章は，インプラント歯科において使用される非吸収性膜と生体吸収性膜の特性および長所と短所を述べている．第4章はバリアメンブレンと併用され日常的に使用されるさまざまなタイプの骨移植材および代替骨に関する情報が述べられている．骨補填材は膜の陥没防止のみならず，欠損部の新生骨形成や骨修復にも関係している．骨形成および骨誘導の可能性と置換率など，骨補填材の特徴が各種実験研究から示されている．

　第5章から第9章は，GBRの臨床応用が中心である．各章で具体的な適応が示され，患者の選択基準，外科手術の段階的な手順および術後治療が説明されている．とりわけ切

開法，フラップデザイン，バリアメンブレンの扱いと設置，自家骨移植材および置換率の低い骨補填材と膜の併用，創縫合方法に焦点があてられている．各章とも臨床が基本であり，過去10年から15年間の GBR のめざましい進歩と現在のインプラント歯科における GBR の臨床状況を示している．

　編集者として，本書の刊行に多大な時間と労力を費やした著者および共著者の皆様に心よりお礼を申し上げたい．優秀な研究者の方々との作業は厳しくも満足のいく経験である．また出版社への入稿にあたり，全原稿の校正・編集を手がけていただいた Jeannie Wurz 氏のすばらしい仕事に感謝している．最後に，本書の完成まで多大な協力をいただき，今回も非常に質の高い出版・印刷をしていただいたクインテッセンス出版に心から感謝の意を表したい．

原著者一覧

Michael M. Bornstein, Dr Med Dent
Assistant Professor and Head
Section of Dental Radiology and
 Stomatology
Department of Oral Surgery and
 Stomatology
University of Bern
Bern, Switzerland

Dieter D. Bosshardt, PhD, Dr Sc Nat
Senior Scientist and Head
Laboratory of Oral Histology
School of Dental Medicine
University of Bern
Bern, Switzerland

Daniel Buser, DDS, Prof Dr Med Dent
Professor and Chairman
Department of Oral Surgery and
 Stomatology
School of Dental Medicine
University of Bern
Bern, Switzerland

Stephen T. Chen, BDS, MDSc, PhD
Senior Fellow in Periodontics
School of Dental Science
University of Melbourne
Victoria, Australia

Simon Storgård Jensen, DDS
Consulting Oral and Maxillofacial Surgeon
Department of Oral and Maxillofacial
 Surgery
Copenhagen University Hospital
Glostrup, Denmark
Research Fellow
Department of Oral Surgery and
 Stomatology
School of Dental Medicine
University of Bern
Bern, Switzerland

Isabella Rocchietta, DDS
Research Fellow
Department of Periodontology
School of Dentistry
University of Milan
Milan, Italy

Robert K. Schenk, MD, Prof Dr Med
Professor Emeritus of Anatomy
Department of Oral Surgery and
 Stomatology
School of Dental Medicine
University of Bern
Bern, Switzerland

Massimo Simion, MD, DDS
Professor and Chairman
Department of Periodontology
School of Dentistry
University of Milan
Milan, Italy

Thomas von Arx, DDS, Prof Dr Med Dent
Associate Professor
Department of Oral Surgery and
 Stomatology
School of Dental Medicine
University of Bern
Bern, Switzerland

監訳者・翻訳協力者一覧

監訳者（五十音順）
松下容子（Women Dentists Club）
水上哲也（医療法人水上歯科クリニック）

翻訳協力者（五十音順）
柴原清隆（花等歯科医院）
豊嶋健史（医療法人社団新樹会豊嶋歯科医院）
平井友成（平井歯科クリニック）
松下能文（千鳥橋病院・病理科）

日本語版序文

　1994年の本書の第1版の上梓以来，インプラントを取り巻く状況は大きく変化した．当時，一流の著者陣によって総合的な視点から書かれた第1版は現在も大きな存在意義を有していることには変わりがない．しかし，今回，その後の20年間の経験に加え，新たな知見や，新開発材料の情報など現代に対応する内容を盛り込んだ本書の第2版が上梓されたことはGBRが日常的に行われるようになった今日，非常に有意義なことであろう．

　本書の特徴を簡単に述べると，とくにGBRの基礎知識となる骨の最新の生理学的知見から，代謝，再生の原理，臨床の症例・材料選択の基準，そして術式の解説まで豊富な内容が満載され，まさにインプラント歯科のバイブルとも言うべきものに仕上がっている．

　また本書の著者らはこの20年間のGBRの進化を体験してきた真の研究者，臨床家であり，その著者陣が臨床経験の異なる読者を念頭にあらゆる内容をわかりやすく書いているので，経験の浅い先生方には入門の手引き書として，さらに経験豊富な先生方にも，理論的裏付けに活用できる座右の書として編集されている．さらに，この本の特筆すべき点は，その豊富な参考文献である．各時代，各分野の文献が余すところなく網羅されている．この部分だけでもGBRの百科事典とも言える様相を呈しており，ぜひとも活用していただききたく思う．

　本書翻訳のきっかけは共同監訳者の水上哲也先生が本書の英語版を強く推薦されたのを受けて，英語版を初めて読んだ2年前にさかのぼる．非常にわかりやすく丁寧な解説に感嘆し臨床バイブルとしてそばにおきたいと思い翻訳を始めたが，作業は困難なものであった．この困難な翻訳作業を支え多くのご助言ご協力をしていただいた平井友成先生，柴原清隆先生，豊嶋健史先生，医師の松下能文先生，そして，英語学，翻訳学的視点からご協力いただいた足立科子氏，廣瀬志歩氏に，この場を借りて心からの感謝を申しあげたい．

　とくに水上哲也先生には，なまけがちな私を励まし後押しして下さり，多くの臨床からのヒントもいただいた．先生のご協力なしでは翻訳作業を進めることはできなかったと思う．また，クインテッセンス出版書籍編集部大塚康臣氏には面倒な校正の作業に辛抱強く携わっていただき感謝に堪えない．さらに，同社社長の佐々木一高氏，編集部長の畑めぐみ氏には多大なご尽力をいただき，この日本語版の完成をみることができた．この3人のお力添えがなければ本書出版が実現できなかったのは自明のことである．翻訳に際しては，できるだけ読みやすくわかりやすい日本語になるよう努力したつもりであるが，どの程度実現できたかは，疑問が残る．読者のご教授を待ちたい．

最後に本書がその真の価値を深く理解され，歯科インプラントに関わる人々に広く読まれその役に立つことを願っている．

2012年7月

監訳者を代表して　松下容子

第1章

骨再生誘導法(GBR)
20年の歩み

Daniel Buser

　イエテボリ大学(スウェーデン)のPerIngvar Brånemarkとベルン大学(スイス)のAndré Schroederの研究チームによる基礎実験研究を基盤として，歯科インプラントは無歯顎および部分的無歯顎患者の喪失歯や欠損歯の代替歯として用いられる科学的に認知された治療法となった．両研究チームは1960年代後半から70年代にかけて発表された画期的な論文で，オッセオインテグレーテッド・チタンインプラントについて述べている[1-3]．オッセオインテグレーテッド・チタンインプラントの特徴はチタン表面に生体骨が直接付着することである[4,5]．

　チタンインプラントの予知性の高いオッセオインテグレーション獲得の必要条件が規定されたが[1,2]，そのなかにはこの30年で見直された条件もあり，今も重要視されている条件もある．オッセオインテグレーション獲得には，レシピエントサイトを形成する際に生じる骨の加熱を避けて侵襲性の低い外科処置を行うことが必要である．また，チタンインプラントには十分な初期固定が必要である[6]．これらの臨床ガイドラインに従えば，比較・実験研究で実証されたとおり，粘膜下チタンインプラント(2回法)と同様に非粘膜下チタンインプラント(1回法)でも予知性のあるオッセオインテグレーションが可能である[7,8]．

　オッセオインテグレーテッド・インプラントの臨床実験開始当初は，患者の大半が無歯顎だった．さまざまな後向き研究で期待できる治療成績が報告されたことを背景として[9-13]，臨床医は部分的無歯顎の患者にもオッセオインテグレーテッド・インプラントの使用を始め，1980年代後半と90年代前半には有望な短期成績が報告された[14-18]．結果的に，1歯欠損インプラントおよび遠心遊離端インプラントは日常臨床での治療でさらに一般的な治療となり，今日多くの臨床現場でみられるインプラント症例の大部分を占めるようになっている[19]．

骨再生誘導法（GBR）20年の歩み

オッセオインテグレーション獲得の成功とその維持における最重要条件の1つは，インプラント埋入予定部位に健康で十分な量の骨が存在していることである．これは適切な長さのインプラント体の植立に十分な骨の高さがあるだけでなく，歯槽頂部に十分な幅があることも必要である．臨床研究では，頬側骨壁欠損の部位にインプラントを埋入した場合，軟組織にトラブルの発生[20]あるいは長期予後の低下，またはその両方の発症率上昇がみられた[21,22]．インプラントの失敗や合併症の発症率上昇を防ぐために，骨量の不十分な部位をインプラント埋入の局所的禁忌症と考えるのか，または適切な外科的処置を用いて局所的に造成し骨再生によってインプラント埋入を可能にするのか，という2つの選択肢が提言された．

1980年代から90年代前半には，インプラント補綴の局所的禁忌症とされる症例を克服するために，歯槽堤の骨欠損部増大を目的とする新しい術式の開発に向けた取り組みが行われた．そのなかには，極度に骨吸収の進行した上顎または下顎に腸骨稜から採取した自家骨を移植する垂直的歯槽堤増大術[23,24]，上顎の部分的および全部欠損への上顎洞底挙上術（サイナスフロアエレベーション）[25-27]，自家骨アンレーグラフトを用いた側方歯槽堤増大術[28-30]，歯槽堤延長術，スプリットクレストなどが含まれる[31-33]．

上記の新しい術式に加え，同じ時期にはバリアメンブレン（遮蔽膜）を使用する骨再生誘導法（GBR）の概念も導入された．症例報告および短期臨床研究に基づいて，複数の著者がインプラント患者の局所的骨欠損再生にメンブレンを用いた方法における最初の結果を報告した[34-39]．

本書は，最新のGBRの生物学的基礎と，主に部分的欠損の患者へのGBRの臨床応用を紹介している．インプラント患者へのGBRが臨床に用いられて20年が経過したが，この20年はGBRの開発段階と臨床応用段階に分けることができる．

■ GBRの開発段階

インプラント患者へのバリアメンブレン使用のきっかけとなったのは，まさに組織再生誘導法（GTR）と呼ばれる歯周組織再生を目的としたバリアメンブレンの臨床応用だった．GTRは1980年代前半にNymanら[40,41]によって最初に開発され，初期研究にはMilliporeフィルター（Millipore製）が使用されたが，このフィルターはすでに1950年代から60年代にかけての骨欠損再生の実験研究で使用されていたものである[42-44]．しかし，おそらくバリアメンブレンの潜在可能性が認知されなかったために，当時の研究は口腔内の骨欠損再生の新しい術式開発に影響を与えることはなかった．

Nymanら[40,41]はGTR分野の2つの論文でGTRによる治療の成功結果を発表したが，これが大きな関心を呼び，80年代半ばから後半にかけて多くの研究活動が行われた[45-48]．Nymanらの研究では伸展ポリテトラフルオロエチレン（ePTFE）が使用され，ePTFEは

生体不活性メンブレンでGTRおよびGBR両術式の開発段階では遮蔽膜の標準となった．一連の実験研究を行ったNymanとDahlinのグループは，骨再生を目的としたePTFEの使用を80年代半ばに始めた[49-51]．このグループの研究は，ePTFEメンブレンの使用で創傷治癒事象に関与する可能性の高い組織と細胞を分離する物理的バリアがつくられるという概念を確立した．バリアメンブレンが遮断されたスペースをつくり，線維芽細胞の干渉を受けずに骨髄腔から欠損部までの血管新生細胞と骨形成細胞の増殖を促す．これら事象は，Schenkらがフォックスハウンド犬を使った画期的な実験研究において見事に実証された[52]．メンブレンで保護された骨欠損の創傷治癒についての現在までの見解は第2章で述べる．

GBR処置で患者にePTFEを適用し始めたのは1980年代後半だが，その主要目的はインプラント予定部位周囲の骨欠損部を再生することであった．GBRは同時法または段階法で実施されてきた[35]．インプラント埋入と同時のGBRは，主に抜歯後即時埋入時のインプラント周囲骨欠損を再生する場合と[34,37]，歯槽頂部に裂開状欠損のある場合に行われてきた[39]．段階法は，治癒後のインプラント部位に骨量不足がみられる場合に適用された．1回目の手術で歯槽頂幅の拡大にメンブレンを用い，6～9ヵ月の治癒期間後に2回目の手術でインプラントを植立した[36]．

初期段階から，同時法・段階法ともに複数のトラブルが認められ，治療の成功の予知性を高めるために術式の改良が提起された．頻発したトラブルには，メンブレン下の再生組織量の減少をまねくePTFEメンブレンの陥没があった．さらに，再生部位の一部に不十分な骨形成やメンブレンの下に骨膜様組織の形成が認められた[36,39]．そのため，自家骨移植材や他家骨移植材などの骨補填材の使用を多くのグループが推奨した．これはメンブレンを支持し，陥没を解消するだけでなく，自家骨移植材がもつ骨形成能を利用して新生骨形成を促進するためであった[53-55]．ePTFEメンブレンと自家骨移植を併用した同時法・段階法はともに良好な臨床成績を挙げた（**図1-1, 2**）．

1990年代半ば，当時のGBRの日常臨床の潜在的可能性と限界を考察する専門家会議が数回開催され，インプラント歯科にGBRを普及させるために術式の改良の必要性が明らかになった．骨移植材や代替骨との併用でePTFEメンブレンを用いることを基本としたGBRには，つぎの弱点があることで専門家の見解が一致した．（1）軟組織裂開に起因するメンブレン露出率が著しく高いために，メンブレン下の局所的感染をまねき，その後のGBRの治療成績不良につながることが多い[56-59]，（2）メンブレンは疎水性であるため，術中の扱いが難しく，ミニスクリューやピンで固定する必要がある[54,60]，（3）生体不活性・非吸収性メンブレンを除去するための2回目の外科処置を必要とする．

1 骨再生誘導法(GBR)20年の歩み

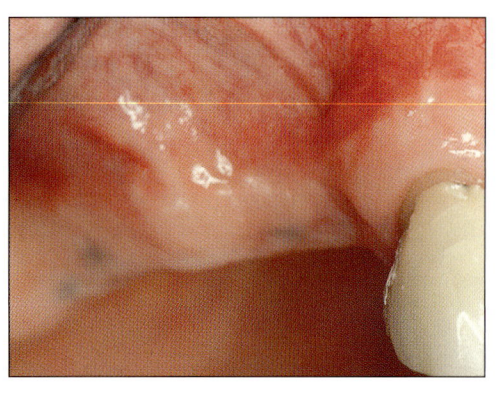

図1-1a 上顎右側遠心遊離端欠損．固定式補綴物設置を目的に2本のチタンインプラントが予定された．

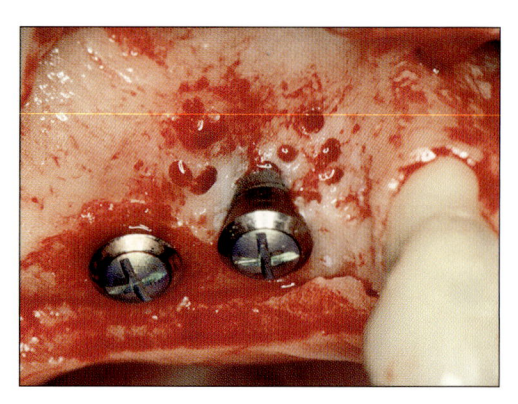

図1-1b 2本のインプラント埋入により，近心のインプラントに歯槽堤裂開欠損がみられた．皮質骨表面を小型ラウンドバーで穿孔し，髄腔を開放して欠損部の出血を促す．

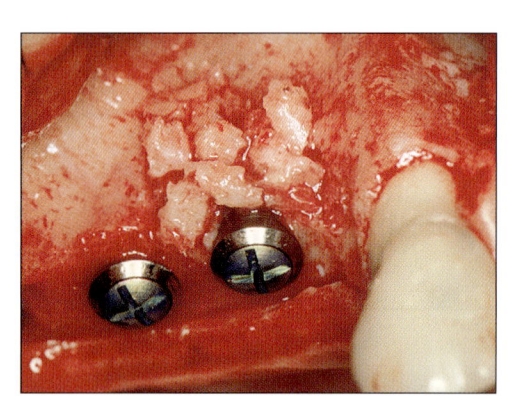

図1-1c ePTFEメンブレンの支持と欠損部の新生骨形成を刺激するために，周囲から採取した骨片を用いる．

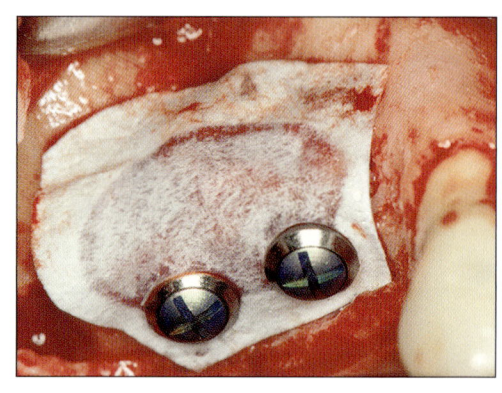

図1-1d 非吸収性ePTFEメンブレンは物理的バリアの役割をする．穴をあけたメンブレンは両インプラントのネック部に固定されている．

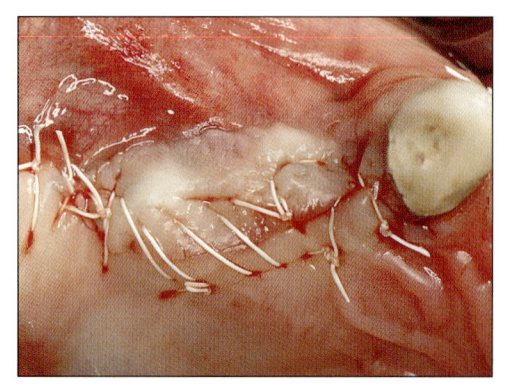

図1-1e 骨膜切開後，テンションフリーの一次創傷閉鎖により処置を完了する．

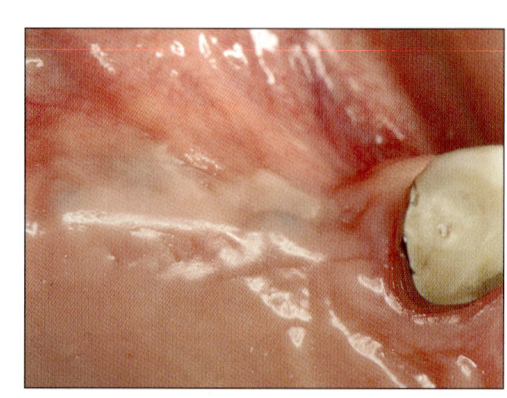

図1-1f インプラント手術後4ヵ月経過．臨床状態は良好．創傷治癒は問題なく，合併症もみられない．

GBRの開発段階

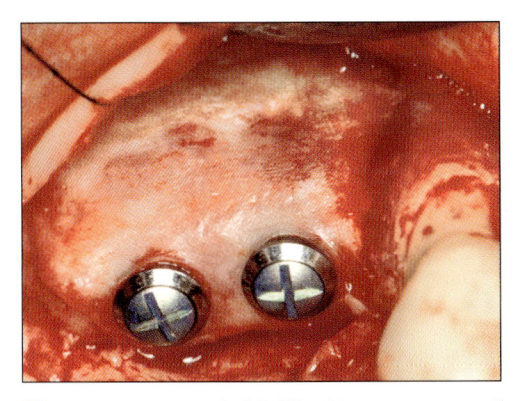

図1-1g　4ヵ月の治癒期間を経たのち，インプラント部位を再切開した．非吸収性メンブレン除去のための二次手術が必要．

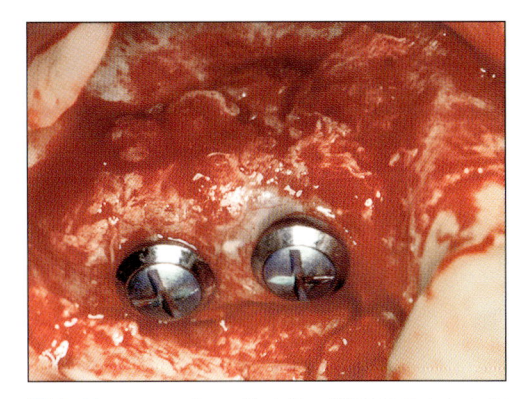

図1-1h　メンブレン除去後の臨床所見から欠損部の骨再生が成功したことがわかる．

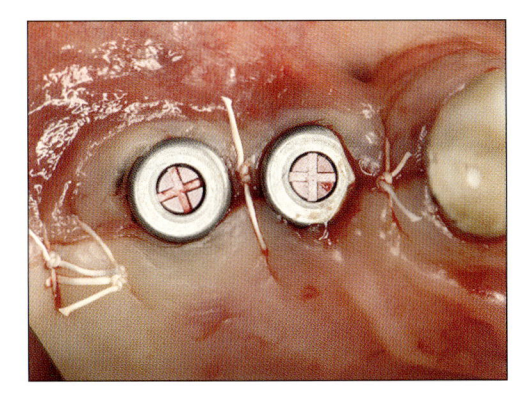

図1-1i　長めのヒーリングキャップを装着し，縫合により軟組織の辺縁は望ましい位置に固定された．

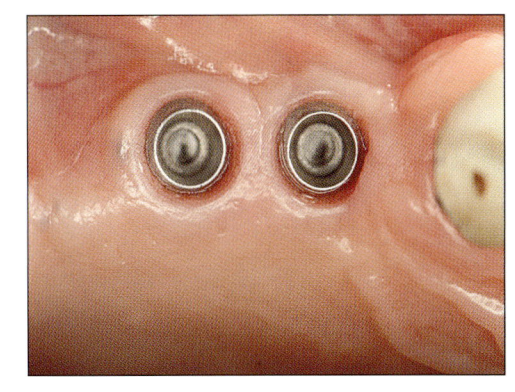

図1-1j　2週間後，軟組織は治癒し，インプラントは両方とも単冠で修復可能となった．

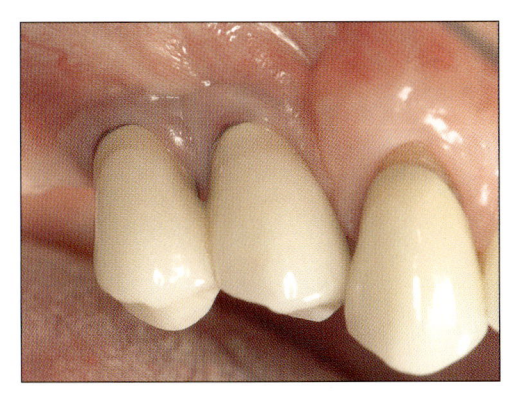

図1-1k　15年後の追跡検査では良好な治療結果がみられた．

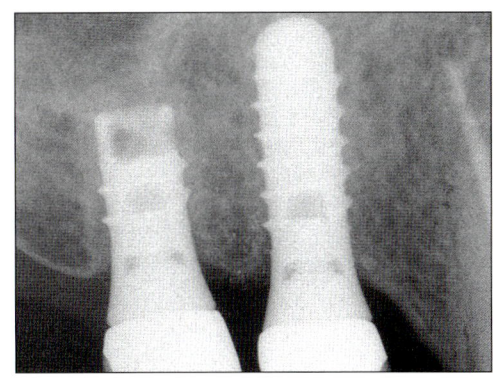

図1-1l　15年後のエックス線画像による追跡検査で，両方のインプラント周囲の骨頂が安定していることがわかる．

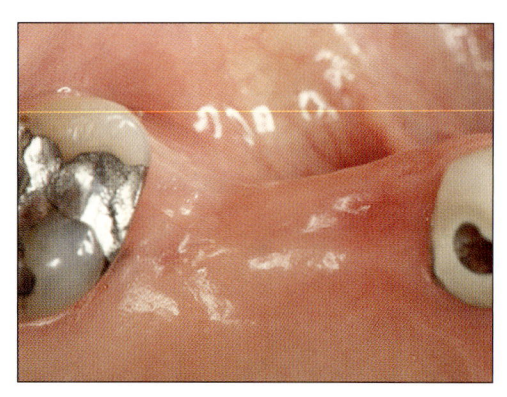

図1-2a 上顎右側小臼歯2歯欠損症例の術前咬合面観．平坦化した頬側粘膜．

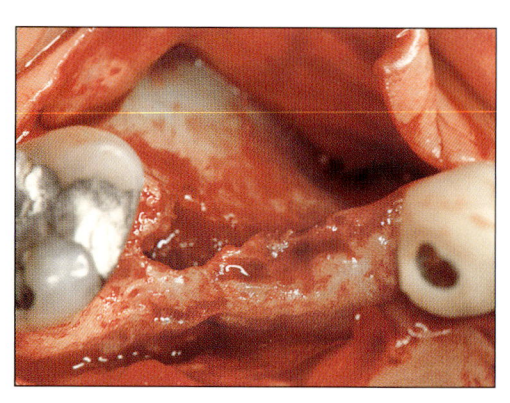

図1-2b 全層弁挙上により4mm未満の不十分な歯槽頂幅が明らかになる．この状況では段階法が必要．

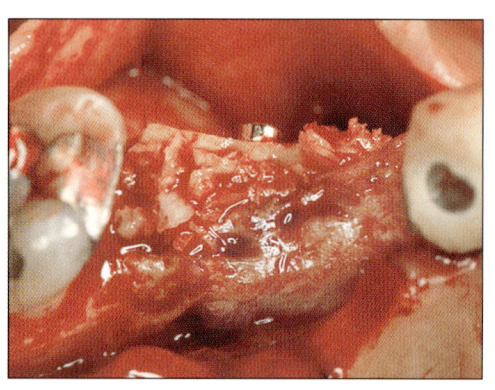

図1-2c 歯槽骨頂幅を広げるためにブロック骨を移植．

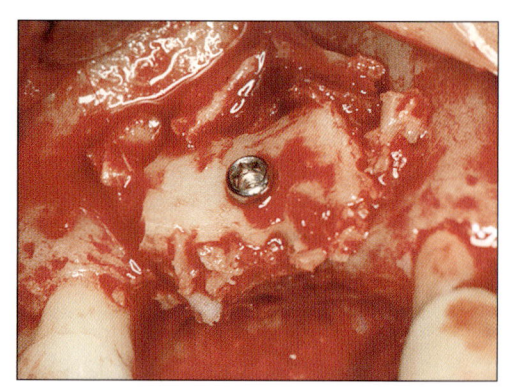

図1-2d 移植ブロック骨の頬側面観．チタンスクリューで固定されている．

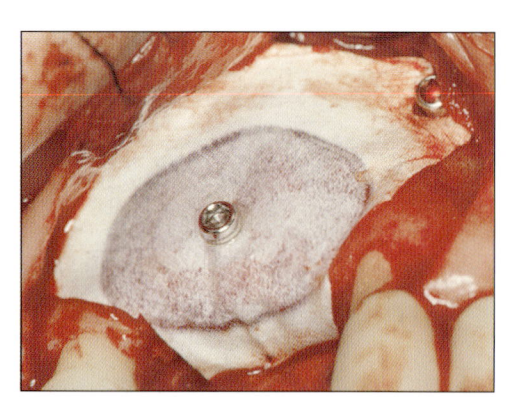

図1-2e ePTFEメンブレンをおき，ミニスクリューで疎水性膜を固定する．

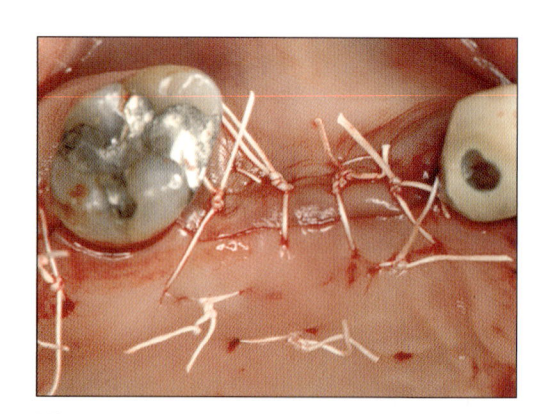

図1-2f 一次創傷閉鎖は4-0 ePTFE縫合糸を用い，マットレス縫合および単純縫合が施されている．

GBRの開発段階

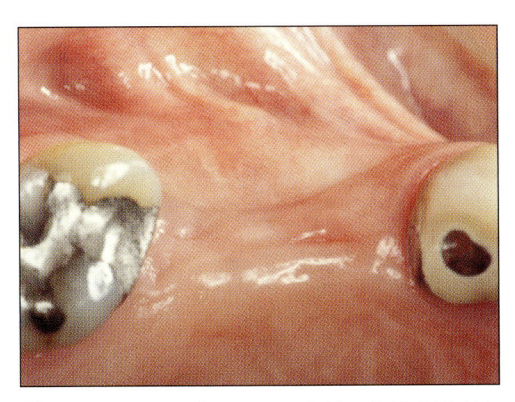

図1-2g 歯槽堤増大の6ヵ月後，合併症発症なく治癒期間を経て健康な軟組織がみられる．

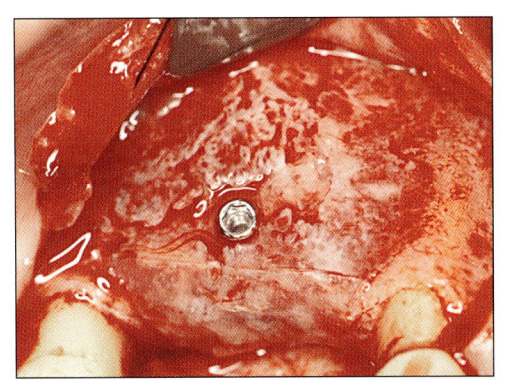

図1-2h 弁挙上と膜の除去後，再生された組織が観察された．ブロック骨移植材もまだ識別できるが，部分的に新たに形成された骨で覆われている．

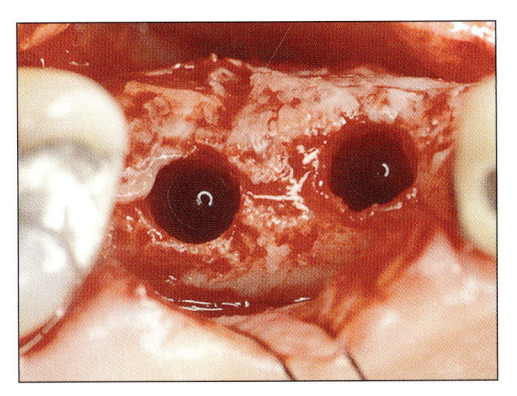

図1-2i 咬合面から歯槽堤増大の成功が確認される．歯槽頂幅は6mm以上あり，2本のインプラント埋入が可能になった．

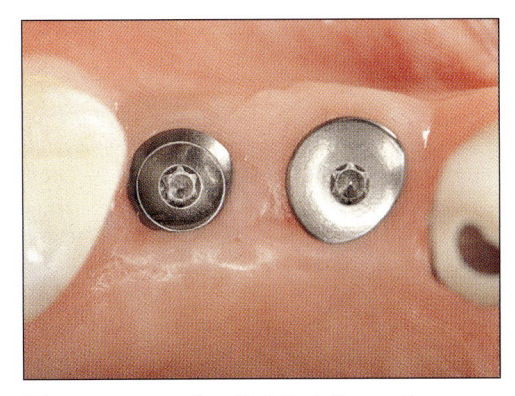

図1-2j 3ヵ月後の粘膜貫通型インプラントの治癒状態．インプラント周囲粘膜の状態は良好である．

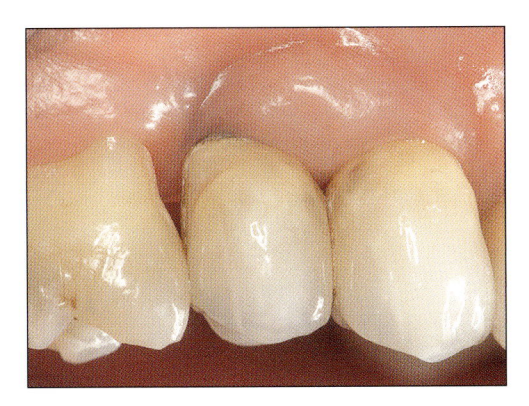

図1-2k インプラント埋入の14年後．インプラント周囲粘膜は，健全で安定している．

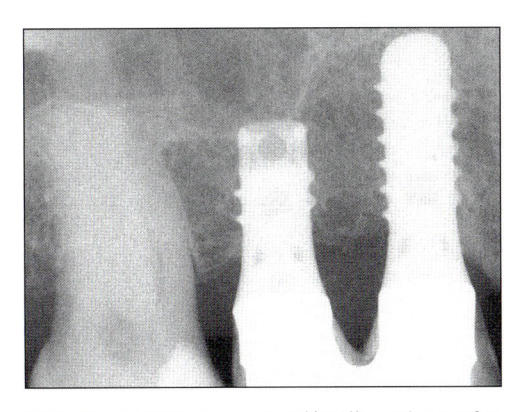

図1-2l 14年後のエックス線画像．両インプラント周囲の骨頂レベルが安定していることが確認された．

> **Box1-1　GBR 向上のための目標**
>
> ・成功結果の予知性向上およびメンブレンの露出・感染による合併症の発症率の低減．
> ・術中のメンブレン使用を容易にすることで，術式を平易にする．
> ・メンブレン除去目的の2回目の手術は可能な場合はつねに回避し，可能なかぎり治癒期間を短縮することで，患者の負担が少ない技術にする．

会議では，患者と歯科医双方にとって GBR による治療の予知性を向上しその魅力を増すための目標を定めた(**Box1-1**)．生体吸収性メンブレンの使用なしには目標達成できないことは明白だった．90年代前半の初導入のときから，生体吸収性メンブレンの使用は GTR の分野が最初だった[61,62]．その後，多くの動物実験で GBR に用いるための多種多様の生体吸収性メンブレンが試験された[63-74]．一般的には2グループの生体吸収性メンブレンが評価された．（1）ポリ乳酸またはポリグリコール酸から産生したポリマー膜，そして（2）多種の動物由来のコラーゲン膜である[75]．GBR に用いられる多種のバリアメンブレンの特徴については第3章に詳述する．

適切なバリアメンブレンの選択と同様，メンブレンを支持するのにふさわしい骨補填材の選択も良好な治療成績獲得のためには同様に重要である．メンブレンの下に用いる骨補填材として使用可能な多種の骨移植材，代替骨については第4章に詳述する．

■ GBR の一般臨床応用段階

前述の実験研究と平行して，臨床医は患者に対して生体吸収性メンブレンの使用を始めた．最初に発表された臨床報告はコラーゲン膜に関する研究が大勢を占めた[76-81]．今日では，コラーゲン膜は GBR の日常臨床において一般的に使用されている．

過去10年間で GBR はインプラント患者の局所的骨欠損再生の標準的な治療法となった．Aghaloo と Moy のシステマティックレビューにより，GBR によるインプラント埋入の生存率が良好であることと，局所的歯槽堤増大に適用される多くの外科処置のなかでは，GBR が唯一，十分実証された術式であると立証された[82]．現時点で，GBR 以外で科学的に十分な裏づけのある外科処置は，上顎洞底挙上術(サイナスフロアエレベーション)のみで

> **Box1-2　GBRの目的**
>
> **一次目的**
> ・長期的に維持できる機能と審美性を提供する高い予知性をもって行う骨欠損再生の成功．
> ・合併症発症リスクの低減．
>
> **二次目的**
> ・外科処置の回数を最小限にする．
> ・術後トラブル発生率を低下させる．
> ・治癒期間の短縮．

ある．今日，GBRを用いる臨床医は，外科的アプローチと多種多様な生体材料の選択が可能な恵まれた環境にある．臨床現場ではつねにGBRの一次目的と二次目的の達成を念頭において選択した処置を実施すべきである（**Box1-2**）．

GBRの一次目的は，予知性が高く合併症リスクの低い処置で欠損部の骨再生を成功させることである．二次目的は外科処置介入を最小限にとどめ，低い罹患率，および短い治癒期間で良好な結果を得ることである．すでに述べたように，二次目的は過去10〜15年間，非常に重要視されていた．世界中の臨床医が，日常臨床においてGBRを患者にとってストレスが少なく，魅力的な治療にするための試行，改善に努めてきたからである．だが，それが一次目的の達成を損なうものであってはならない．すなわち，手術の回数を減らし，罹患率を下げ，治癒期間短縮を保証する治療法が，逆に治療の成功率の低下や合併症リスクの上昇をまねいてはならない．したがって，ここに挙げた目的全部が重要な要素ではあるが，一次目的を優先させるべきことは明白である．

近年，BuserとChen[83]が，抜歯部位のインプラント埋入の予想される治療結果に影響を及ぼす4つの因子があると詳述している（**図1-3**）．これはGBR処置に関しては妥当である．もっとも重要な因子は臨床医である．担当医が臨床の状況を適正に評価して，すべての決定を下すからである．患者を評価し，適切な生体材料を選択し，期待される治療結果を出すために最適な治療アプローチを決定するのは臨床医であるからである．

患者を包括的に分析することで，臨床医は患者の状態のリスクが低度・中度・高度のいずれに分類できるのかを判断することができる．臨床医は患者の喫煙習慣の有無に加えて，医学的・歯学的・解剖学的見地からリスク因子を詳細に評価し，とくに再生される骨欠損部の形態は評価しなければならない．欠損形態は適切な外科処置の選択，とくに同時法・段階法のどちらが適切かを決定するうえで重要な要素である．これらの要素については，第6章に詳述する．

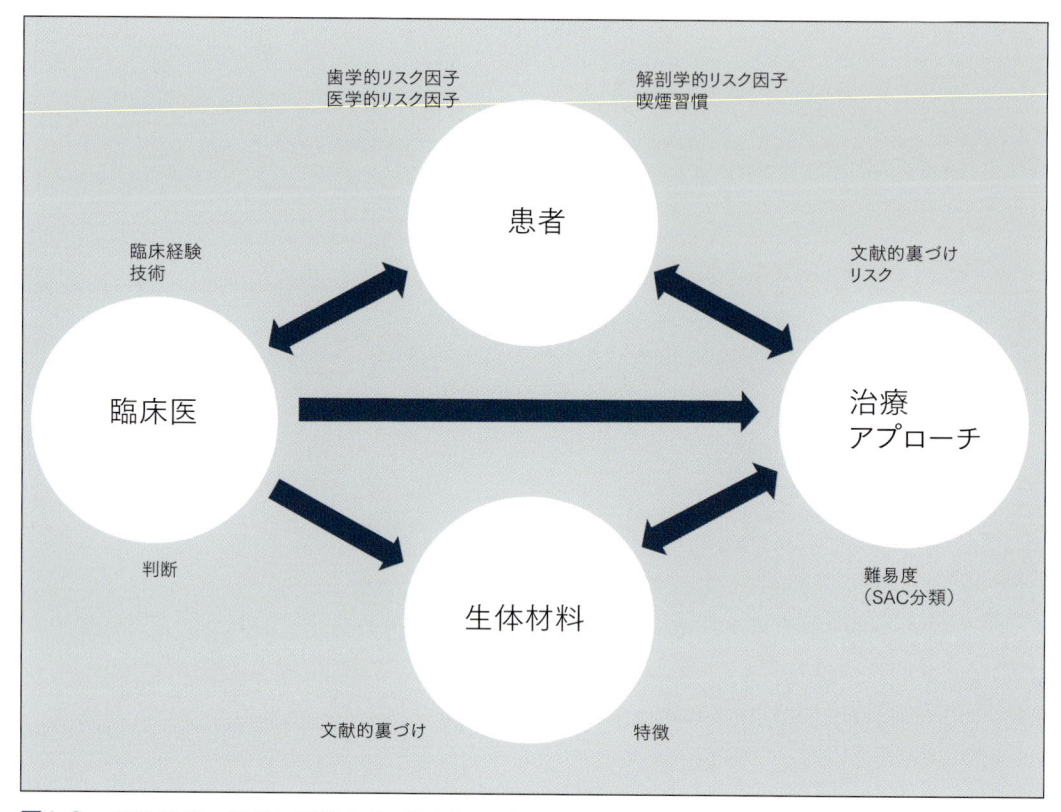

図1-3 GBR治療の結果に影響を及ぼす因子．（SAC分類）straightforward（基本），advanced（上級），complex（難症例）．（BuserとChen[83]の許可を得て転載）．

まとめ

　この20年間でインプラント歯科のGBRは目覚ましい発展を遂げてきた．GBRはインプラントを希望する患者の歯槽堤の局所的骨欠損再生の標準的な治療になっている．この進歩は，過去10〜15年間でインプラント治療の急速な拡大に寄与した大きな要因である．

　さまざまな臨床状況で勧められる段階的処置については第6章から第9章で述べる．読者諸氏は推奨されている術法を一読すれば，それらがむしろ保存的な処置だということに気づくだろう．この保存的処置は合併症の発症率の低い良好な治療成績を挙げるうえで最高水準の予知性をもたらす．その点から，保存的処置を行うことは患者の大きな期待に応えられる優秀な臨床医になるための絶好の機会である．

参考文献

1. Brånemark PI, Breine U, Adell R, Hansson BO, Lindström J, Ohlsson A. Intra-osseous anchorage of dental prostheses. 1. Experimental studies. Scand J Plast Reconstr Surg 1969;3:81-100.
2. Schroeder A, Pohler O, Sutter F. Gewebsreaktion auf ein Titan-Hohlzylinderimplantat mit Titan-Spritzschichtoberfläche. Schweiz Monatsschr Zahnmed 1976;86:713-727.
3. Schroeder A, van der Zypen E, Stich H, Sutter F. The reactions of bone, connective tissue, and epithelium to endosteal implants with titanium-sprayed surfaces. J Maxillofac Surg 1981;9:15-25.
4. Albrektsson T, Brånemark PI, Hansson HA, Lindström J. Osseointegrated titianium implants. Requirements for ensuring a long-lasting direct bone anchorage in man. Acta Orthop Scand 1981;52: 155-170.
5. Schenk RK, Buser D. Osseointegration: A reality. Periodontol 2000 1998;17:22-35.
6. Buser D, von Arx T, ten Bruggenkate C, Weingart D. Basic surgical principles with ITI implants. Clin Oral Implants Res 2000;11(suppl 1):59-68.
7. Gotfredsen K, Rostrup E, Hjørting-Hansen E, Stoltze K, Budtz-Jörgensen E. Histological and histomorphometrical evaluation of tissue reactions adjacent to endosteal implants in monkeys. Clin Oral Implants Res 1991;2:30-37.
8. Weber HP, Buser D, Donath K, et al. Comparison of healed tissues adjacent to submerged and non-submerged unloaded titanium dental implants. A histometric study in beagle dogs. Clin Oral Implants Res 1996;7:11-19.
9. Brånemark PI, Hansson BO, Adell R, et al. Osseointegrated implants in the treatment of the edentulous jaw. Experience from a 10-year period. Scand J Plast Reconstr Surg 1977;16(suppl):1-132.
10. Adell R, Lekholm U, Rockler B, Brånemark PI. A 15-year study of osseointegrated implants in the treatment of the edentulous jaw. Int J Oral Surgery 1981; 10:387-416.
11. Cox JF, Zarb GA. The longitudinal clinical efficacy of osseointegrated dental implants: A 3-year report. Int J Oral Maxillofac Implants 1987;2:91-100.
12. Albrektsson T, Dahl E, Enbom L, et al. Osseointegrated oral implants. A Swedish multicenter study of 8139 consecutively inserted Nobelpharma implants. J Periodontol 1988;59:287-296.
13. Babbush CA, Kent JN, Misiek DJ. Titanium plasma-sprayed (TPS) screw implants for the reconstruction of the edentulous mandible. J Oral Maxillofac Surg 1986;44:274-282.
14. Jemt T, Lekholm U, Adell R. Osseointegrated implants in the treatment of partially edentulous patients: A preliminary study on 876 consecutively placed fixtures. Int J Oral Maxillofac Implants 1989; 4:211-217.
15. Buser D, Weber HP, Lang NP. Tissue integration of non-submerged implants. 1-year results of a prospective study with 100 ITI hollow-cylinder and hollow-screw implants. Clin Oral Implants Res 1990;1:33-40.
16. Buser D, Weber HP, Bragger U, Balsiger C. Tissue integration of one-stage ITI implants: 3-year results of a longitudinal study with hollow-cylinder and hollow-screw implants. Int J Oral Maxillofac Implants 1991;6:405-412.
17. Zarb GA, Schmitt A. The longitudinal clinical effectiveness of osseointegrated dental implants in anterior partially edentulous patients. Int J Prosthodont 1993;6:180-188.
18. Zarb GA, Schmitt A. The longitudinal clinical effectiveness of osseointegrated dental implants in posterior partially edentulous patients. Int J Prosthodont 1993;6:189-196.
19. Bornstein MM, Halbritter S, Harnisch H, Weber HP, Buser D. A retrospective analysis of patients referred for implant placement to a specialty clinic: Indications, surgical procedures, and early failures. Int J Oral Maxillofac Implants 2008;23:1109-1116.
20. Lekholm U, Adell R, Lindhe J, et al. Marginal tissue reactions at osseointegrated titanium fixtures. 2. A cross-sectional retrospective study. Int J Oral Maxillofac Surg 1986;15:53-61.
21. d'Hoedt B. 10 Jahre Tübinger Implantat aus Frialit - Eine Zwischenauswertung der Implantatdatei. Z Zahnärztl Implantol 1986;2:6-10.
22. Dietrich U, Lippold R, Dirmeier T, Behneke W, Wagner W. Statistische Ergebnisse zur Implantatprognose am Beispiel von 2017 IMZ-Implantaten unterschiedlicher Indikationen der letzten 13 Jahre. Z Zahnärztl Implantol 1993;9:9-18.
23. Lindstrom J, Brånemark PI, Albrektsson T. Mandibular reconstruction using the preformed autologous bone graft. Scand J Plastic Reconstr Surg 1981;15: 29-38.
24. Jensen J, Sindet-Pedersen S. Autogenous mandibular bone grafts and osseointegrated implants for reconstruction of the severely atrophic maxilla: A preliminary report. J Oral Maxillofac Surg 1991;49: 1277-1287.
25. Boyne PJ, James RA. Grafting of the maxillary sinus floor with autogenous bone and marrow. J Oral Surg 1980;38:613-616.
26. Wood RM, Moore DL. Grafting of the maxillary sinus with intraorally harvested autogenous bone prior to implant placement. Int J Oral Maxillofac Implants 1988;3:209-214.
27. Kent JN, Block MS. Simultaneous maxillary sinus floor bone grafting and placement of hydroxylapatite-coated implants. J Oral Maxillofac Surg 1989;47:238-242.
28. ten Bruggenkate CM, Kraaijenhagen HA, van der Kwast WAM, Krekeler G, Oosterbeek HS. Autogenous maxillary bone grafts in conjunction with placement of ITI endosseous implants: A preliminary report. Int J Oral Maxillofac Surg 1992;21:81-84.
29. Triplett RG, Schow SR. Autologous bone grafts and endosseous implants: Complementary techniques. J Oral Maxillofac Surg 1996;54:486-494.
30. Widmark G, Andersson B, Ivanoff CJ. Mandibular bone graft in the anterior maxilla for single-tooth implants. Presentation of surgical method. Int J Oral Maxillofac Surg 1997;26:106-109.
31. Osborn JF. Extension alveoloplasty (I). New surgical procedures for the treatment of alveolar collapse and residual ridge atrophy [in German]. Quintessenz 1985;36:9-16.
32. Khoury F. Die modifizierte Alveolar-Extensionsplastik. Z Zahnärztl Implantol 1987;3:174-178.

33. Simion M, Baldoni M, Zaffe D. Jawbone enlargement using immediate implant placement associated with a split-crest technique and guided tissue regeneration. Int J Periodontics Restorative Dent 1992;12:463-473.

34. Lazzara RJ. Immediate implant placement into extraction sites: Surgical and restorative advantages. Int J Periodontics Restorative Dent 1989;9:332-343.

35. Nyman S, Lang NP, Buser D, Bragger U. Bone regeneration adjacent to titanium dental implants using guided tissue regeneration: A report of two cases. Int J Oral Maxillofac Implants 1990;5:9-14.

36. Buser D, Bragger U, Lang NP, Nyman S. Regeneration and enlargement of jaw bone using guided tissue regeneration. Clin Oral Implants Res 1990;1:22-32.

37. Becker W, Becker BE. Guided tissue regeneration for implants placed into extraction sockets and for implant dehiscences: Surgical techniques and case reports. Int J Periodontics Restorative Dent 1990;10:376-391.

38. Dahlin C, Andersson L, Linde A. Bone augmentation at fenestrated implants by an osteopromotive membrane technique. A controlled clinical study. Clin Oral Implants Res 1991;2:159-165.

39. Jovanovic SA, Spiekermann H, Richter EJ. Bone regeneration around titanium dental implants in dehisced defect sites: A clinical study. Int J Oral Maxillofac Implants 1992;7:233-245.

40. Nyman S, Lindhe J, Karring T, Rylander H. New attachment following surgical treatment of human periodontal disease. J Clin Periodontol 1982;9:290-296.

41. Nyman S, Gottlow J, Karring T, Lindhe J. The regenerative potential of the periodontal ligament. An experimental study in the monkey. J Clin Periodontol 1982;9:257-265.

42. Hurley LA, Stinchfield FE, Bassett CAL, Lyon WH. The role of soft tissues in osteogenesis. J Bone Joint Surg 1959;41a:1243.

43. Bassett CAL, Creighton DK, Stinchfield FE. Contribution of endosteum, cortex and soft tissues to osteogenesis. Surg Gynecol Obstet 1961;112:145.

44. Boyne PJ. Regeneration of alveolar bone beneath cellulose acetate filter implants [abstract]. J Dent Res 1964;43:827.

45. Gottlow J, Nyman S, Karring T, Lindhe J. New attachment formation as the result of controlled tissue regeneration. J Clin Periodontol 1984;11:494-503.

46. Gottlow J, Nyman S, Lindhe J, Karring T, Wennstrom J. New attachment formation in the human periodontium by guided tissue regeneration. Case reports. J Clin Periodontol 1986;13:604-616.

47. Pontoriero R, Nyman S, Lindhe J, Rosenberg E, Sanavi F. Guided tissue regeneration in the treatment of furcation defects in man. J Clin Periodontol 1987;14:618-620.

48. Pontoriero R, Lindhe J, Nyman S, Karring T, Rosenberg E, Sanavi F. Guided tissue regeneration in the treatment of furcation defects in mandibular molars. A clinical study of degree III involvements. J Clin Periodontol 1989;16:170-174.

49. Dahlin C, Linde A, Gottlow J, Nyman S. Healing of bone defects by guided tissue regeneration. Plastic Reconstr Surg 1988;81:672-676.

50. Dahlin C, Sennerby L, Lekholm U, Linde A, Nyman S. Generation of new bone around titanium implants using a membrane technique: An experimental study in rabbits. Int J Oral Maxillofac Implants 1989;4:19-25.

51. Dahlin C, Gottlow J, Linde A, Nyman S. Healing of maxillary and mandibular bone defects using a membrane technique. An experimental study in monkeys. Scand J Plast Reconstr Surg Hand Surg 1990;24:13-19.

52. Schenk RK, Buser D, Hardwick WR, Dahlin C. Healing pattern of bone regeneration in membrane-protected defects: A histologic study in the canine mandible. Int J Oral Maxillofac Implants 1994;9:13-29.

53. Nevins M, Mellonig JT. Enhancement of the damaged edentulous ridge to receive dental implants: A combination of allograft and the Gore-Tex membrane. Int J Periodontics Restorative Dent 1992;12:97-111.

54. Buser D, Dula K, Belser U, Hirt HP, Berthold H. Localized ridge augmentation using guided bone regeneration. 1. Surgical procedure in the maxilla. Int J Periodontics Restorative Dent 1993;13:29-45.

55. Buser D, Dula K, Belser UC, Hirt HP, Berthold H. Localized ridge augmentation using guided bone regeneration. 2. Surgical procedure in the mandible. Int J Periodontics Restorative Dent 1995;15:10-29.

56. Becker W, Dahlin C, Becker BE, et al. The use of e-PTFE barrier membranes for bone promotion around titanium implants placed into extraction sockets: A prospective multicenter study. Int J Oral Maxillofac Implants 1994;9:31-40.

57. Gotfredsen K, Nimb L, Buser D, Hjørting-Hansen E. Evaluation of guided bone generation around implants placed into fresh extraction sockets: An experimental study in dogs. J Oral Maxillofac Surg 1993;51:879-884; discussion 885-886.

58. Augthun M, Yildirim M, Spiekermann H, Biesterfeld S. Healing of bone defects in combination with immediate implants using the membrane technique. Int J Oral Maxillofac Implants 1995;10:421-428.

59. Rosenquist B, Grenthe B. Immediate placement of implants into extraction sockets: Implant survival. Int J Oral Maxillofac Implants 1996;11:205-209.

60. Becker W, Becker BE, McGuire MK. Localized ridge augmentation using absorbable pins and ePTFE barrier membranes: A new surgical approach. Int J Periodontics Restorative Dent 1994;14:48-61.

61. Gottlow J. Guided tissue regeneration using bioresorbable and non-resorbable devices: Initial healing and long-term results. J Periodontol 1993;64:1157-1165.

62. Gottlow J, Laurell L, Lundgren D, et al. Periodontal tissue response to a new bioresorbable guided tissue regeneration device: A longitudinal study in monkeys. Int J Periodontics Restorative Dent 1994;14:436-449.

63. Becker J, Neukam FW, Schliephake H. Restoration of the lateral sinus wall using a collagen type I membrane for guided tissue regeneration. Int J Oral Maxillofac Surg 1992;21:243-246.

64. Aaboe M, Pinholt EM, Hjørting-Hansen E, Solheim E, Praetorius F. Guided tissue regeneration using degradable and non-degradable membranes in rabbit tibia. Clin Oral Implants Res 1993;4:172-176.

65. Gotfredsen K, Nimb L, Hjørting-Hansen E. Immediate implant placement using a biodegradable barrier, polyhydroxybutyrate-hydroxyvalerate reinforced with polyglactin 910. An experimental study in dogs. Clin Oral Implants Res 1994;5:83-91.

66. Schliephake H, Neukam FW, Hutmacher D, Becker J. Enhancement of bone ingrowth into a porous hydroxylapatite-matrix using a resorbable polylactic membrane: An experimental pilot study. J Oral Maxillofac Surg 1994;52:57-63.

67. Hurzeler MB, Quinones CR, Schupbach P. Guided bone regeneration around dental implants in the atrophic alveolar ridge using a bioresorbable barrier. An experimental study in the monkey. Clin Oral Implants Res 1997;8:323-331.

68. Schliephake H, Kracht D. Vertical ridge augmentation using polylactic membranes in conjunction with immediate implants in periodontally compromised extraction sites: An experimental study in dogs. Int J Oral Maxillofac Implants 1997;12:325-334.

69. Hurzeler MB, Kohal RJ, Naghshbandi J, et al. Evaluation of a new bioresorbable barrier to facilitate guided bone regeneration around exposed implant threads. An experimental study in the monkey. Int J Oral Maxillofac Surg 1998;27:315-320.

70. Hockers T, Abensur D, Valentini P, Legrand R, Hammerle CH. The combined use of bioresorbable membranes and xenografts or autografts in the treatment of bone defects around implants. A study in beagle dogs. Clin Oral Implants Res 1999;10:487-498.

71. Alliot B, Piotrowski B, Marin P, Zahedi S, Brunel G. Regeneration procedures in immediate transmucosal implants: An animal study. Int J Oral Maxillofac Implants 1999;14:841-848.

72. von Arx T, Cochran DL, Schenk RK, Buser D. Evaluation of a prototype trilayer membrane (PTLM) for lateral ridge augmentation: An experimental study in the canine mandible. Int J Oral Maxillofac Surg 2002;31:190-199.

73. Donos N, Kostopoulos L, Karring T. Alveolar ridge augmentation using a resorbable copolymer membrane and autogenous bone grafts. An experimental study in the rat. Clin Oral Implants Res 2002;13:203-213.

74. Oh TJ, Meraw SJ, Lee EJ, Giannobile WV, Wang HL. Comparative analysis of collagen membranes for the treatment of implant dehiscence defects. Clin Oral Implants Res 2003;14:80-90.

75. Hutmacher D, Hurzeler MB, Schliephake H. A review of material properties of biodegradable and bioresorbable polymers and devices for GTR and GBR applications. Int J Oral Maxillofac Implants 1996;11:667-678.

76. Hurzeler MB, Strub JR. Guided bone regeneration around exposed implants: A new bioresorbable device and bioresorbable membrane pins. Pract Periodontics Aesthet Dent 1995;7:37-47.

77. Zitzmann NU, Naef R, Schärer P. Resorbable versus nonresorbable membranes in combination with Bio-Oss for guided bone regeneration. Int J Oral Maxillofac Implants 1997;12:844-852.

78. Zitzmann NU, Schärer P, Marinello CP. Factors influencing the success of GBR. Smoking, timing of implant placement, implant location, bone quality and provisional restoration. J Clin Periodontol 1999;26:673-682.

79. Nemcovsky CE, Artzi Z, Moses O. Rotated split palatal flap for soft tissue primary coverage over extraction sites with immediate implant placement. Description of the surgical procedure and clinical results. J Periodontol 1999;70:926-934.

80. Nemcovsky CE, Artzi Z, Moses O, Gelernter I. Healing of dehiscence defects at delayed-immediate implant sites primarily closed by a rotated palatal flap following extraction. Int J Oral Maxillofac Implants 2000;15:550-558.

81. Hammerle CH, Lang NP. Single stage surgery combining transmucosal implant placement with guided bone regeneration and bioresorbable materials. Clin Oral Implants Res 2001;12:9-18.

82. Aghaloo TL, Moy PK. Which hard tissue augmentation techniques are the most successful in furnishing bony support for implant placement? Int J Oral Maxillofac Implants 2007;22(suppl):49-70.

83. Buser D, Chen ST. Factors influencing treatment outcomes in post-extraction implants. In: Buser D, Wismeijer D, Belser UC (eds). ITI Treatment Guide. Vol 3: Implant placement in post-extraction sites: Treatment options. Berlin: Quintessence, 2009:18-28.

第2章

骨再生の生物学的基礎

Dieter D. Bosshardt
Robert K. Schenk

　審美的でかつ長期にわたる良好な結果を得るためには，骨内インプラントを顎骨に埋入するための十分な量の生活骨が必要である．しかしインプラント予定部位の約50％が予知性のある骨新生処置を必要としている．骨の形成を促進する方法には以下の選択肢が考えられる．（1）骨移植あるいは成長因子による骨誘導，（2）骨移植あるいは新生骨の形成時に足場となる補填材による骨伝導，（3）骨芽細胞に分化する幹細胞か前駆細胞の移植，（4）仮骨延長術，（5）バリアメンブレンを使用した骨再生誘導法(GBR)である．使用する方法にかかわりなく，そこにはつねに骨治癒の基礎的メカニズムが作用している．

　骨は独自の再生能力をもちそのことは骨折の治癒にもっとも良く表れている．骨は組織再生によって，骨折や再生後の組織の欠損を，瘢痕を残さずに元の組織と同等の構造体で修復することができる．この治癒パターンのメカニズムは胚性骨形成の発生，成長の反復であるという考え方もある．骨は独特の自然治癒能力を保持しており，再建手術のポイントはこの高度な骨形成能力を高めて，臨床に応用することである．そこで，適切な骨造成や多様な骨欠損の治療を行うためには，細胞および分子レベルの骨発生や形態形成について深い理解が必要となる．本章では，骨の発生，構造，機能，生化学，細胞生物学について概略を述べ，これらの生物学的基盤をもとにGBRの治癒パターンを考察する．

■ 骨の発生と構造

機能

　骨は高度に進化した支持組織である．しかし，単に身体を支える以上の機能を保持している．骨の機能は以下のとおりである．（1）力学的に身体，動作，運動を支える，（2）食物を咬合し粉砕する歯を支える，（3）脳，脊髄および内臓を支え保護する，（4）造血細胞の供給源である骨髄を収納する，（5）カルシウムの恒常性を維持する．これらの機能は生命維持に重要なため骨は並外れた自己治癒，修復，再生の能力を有するのであろう．

骨格形成

　つま先から頭の先まで，骨は全身にわたって多様な解剖学的部位に存在する．骨はそれぞれの機能の要求を満たすために特化し，その構造は均一ではない．ほ乳類の骨はいわゆる長骨と扁平骨に分けられ2種類の胚から発生している（体節中胚葉と鰓弓）．骨形成は，十分な血液供給と機械的な支持という2つの要件に左右される．

　骨化には膜内骨化と軟骨内骨化の2種があり，直接的骨化，あるいは膜内骨化と呼ばれる場合は，骨基質堆積の際に結合組織が鋳型の役割を果たす．一方間接的骨化あるいは軟骨内骨化の際は，軟骨が型をつくりそれが石灰化後に固形の基礎部分となり，最初に表面が骨で覆われ次第に全体が骨へと置き換わる．軟骨内骨化は，成長軟骨のなかで起こる．

　胚発生の期間中個々の骨は直接，または間接に合成される．これに続く胎児期，出生後の成長の間，骨は3段階の変化を遂げる．（1）長さと直径が増大する，（2）骨膜と骨内膜のモデリングにより形態を精巧につくり上げる，（3）リモデリング（モデリングとリモデリングは混同されがちである．モデリングは形の変化を意味し，リモデリングは構造の変化をともなわない組織の置き換えや代替を意味する）．このようにモデリングとリモデリングは成熟骨格だけでなく骨の発生と成長期においても重要な過程である．基本的に長骨の骨幹の直径が増大するのは骨膜の付着と骨内膜の吸収が起こることによるものである．加えて，形態のモデリングが起こるのは基質の添加率が変化していくことによりコントロールされている．

骨の種類と構造

　コラーゲン原線維の走行方向に基づき3種の骨組織が確認できる．線維性骨（網状骨），層板骨，とその中間型である一次平行線維骨である．線維性骨は主に胎児期から成長期にかけて形成され，のちに層板骨と置き換わる．成人では骨形成の促進を必要とする状況において線維性骨は再度出現する．つまり，以下のような病的状態などのときにみられる．骨折の修復時の仮骨形成時，パージェット病（パジェット病），腎性骨ジストロフィー，副甲状腺機能亢進症，フッ素（中毒）症などのときである．線維性骨のなかではコラーゲン原線維は不揃いな方向を向いており，原線維間には比較的距離がある[1]．絡み合ったコラーゲン原線維のほかにも多数の大型骨細胞が存在し，石灰化密度が高いのが特徴である（図2-1）．

　層板骨はさらに複雑な構造をしており，コラーゲン原線維が平行に配列をなして，基質層を型づくっているのが特徴である．1つの層板骨単位は幅3～5 μm で，それぞれの原線維の方向は層板ごとにさまざまである（図2-2）．こういうことから層板骨は複雑なベニヤ合板構造にたとえられる[2]．一次平行線維骨は外骨膜および内骨膜性の骨添加と同様，骨形成の初期に沈着形成される．そのコラーゲン原線維は骨表面に平行に走行し層状組織

骨の発生と構造

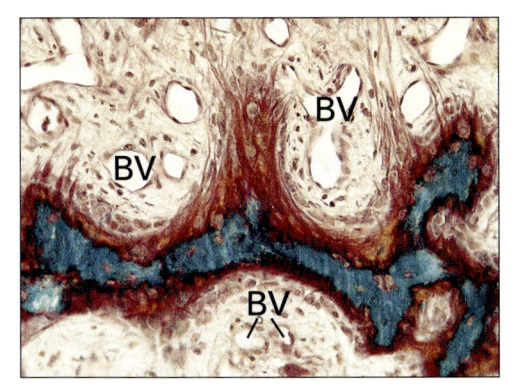

図2-1 線維性骨の光学顕微鏡像．この骨は血管（BV）につねに寄り添う形で支柱と稜を形成する（ゴールドナー・トリクローム染色）．

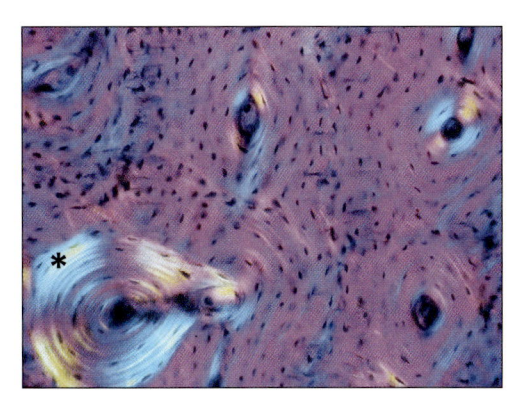

図2-2 馬の皮質骨の一次および二次骨単位．偏光下では二次骨単位（＊）が明瞭な層状構造を示す．一次骨単位の壁は一次平行線維骨で構成され，複屈折性は低い．

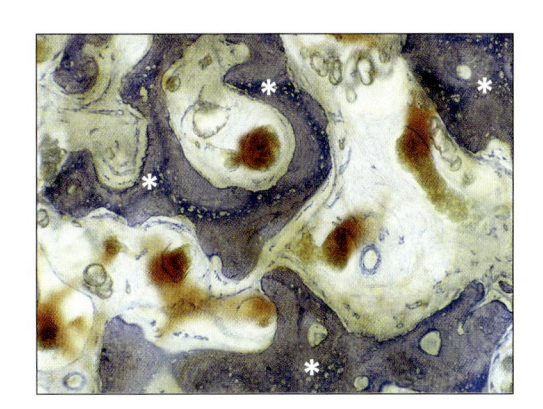

図2-3 平行線維骨により補強された線維性骨（＊）の光学顕微鏡写真（トルイジン・ブルー染色）．

はもたない（図2-3）．一次平行線維骨は線維性骨とほとんど同様の生理学的特性をもつ．

　成熟骨は，皮質骨（緻密骨）と海綿骨（梁柱状の，または海綿質の骨）からできているが，層状構造の方向に基づいて皮質骨基質はさらに細かく区分できる．基本となる構造は骨単位（オステオンあるいはハバース系）で，中心に血管（ハバース管）を含み長軸方向に円筒状の構造体をもつ．二次骨単位ではその壁は同心円層板からなるが，一次骨単位ではより幼弱な線維性骨基質が多くみられる（図2-2参照）．骨膜と骨内膜の表面にそって添加成長が起こり同心円状の層板構造小胞を形づくる（図2-4）．円周状の層板と早期に産生された骨単位

17

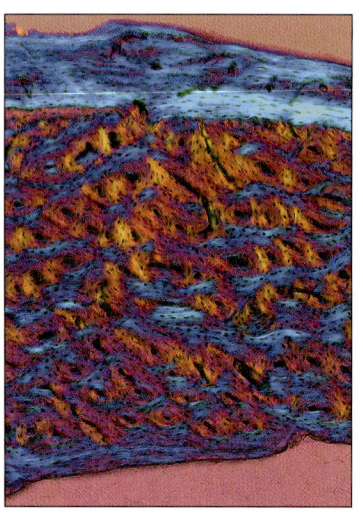

図2-4 ウサギ脛骨皮質骨の偏光顕微鏡像．ハバース管周囲に並ぶ骨単位は骨膜(上部)と骨内膜(下部)の間の円周性の層状構造の間に挟まれている．

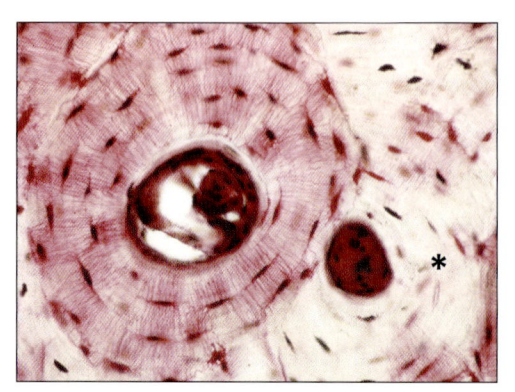

図2-5 骨単位は代謝構造である．骨細胞染色では管状・ラクナ構造を示している(＊)．ハバース管の閉塞により骨単位の壊死片を認める(非脱灰基質部：塩基性フクシン染色)．

の痕跡は，介在層板となって残りの空隙を埋めていく．皮質骨生成活動の残置のなかにとり残された骨芽細胞は，その血液供給を絶たれ壊死する(図2-5)[3]．

海綿骨の小柱も同様に小胞や壁のようなセメントラインで仕切られた骨構造単位により構成される．これらは初期の骨成長と海綿骨のターンオーバーの局所的なリモデリングを反映している[4](本章の後半の海綿骨のモデリングとリモデリングに関する考察を参照)．

骨細胞

骨形成，維持，修復は4種の細胞により制御されている．骨芽細胞，骨表層細胞(骨表面被覆細胞)，それに破骨細胞が骨の表面を覆い，一方，骨細胞は骨基質内部にみられる．骨の形成と生存のための必要条件は十分な血液供給である．そのために骨の発生だけでなく維持と修復にも血管新生が必要である．

骨芽細胞は大型の立方体の細胞であり，骨形成の活発な部位で骨膜と骨内膜の表面を一層覆っている[5]．骨の表面に向かって一定方向に類骨を分泌する極性をもつ細胞である．核は，卵円形でその細胞質は多量の粗面小胞体と突起のあるゴルジ体で満たされている(図2-6)．骨芽細胞は不均質にみえるが，これが骨の種類間の差異や解剖学的部位による差に影響している可能性があり，骨基質の合成，組み立て，石灰化などの能力をもつ[6]．

骨芽細胞のうち自己の分泌した骨基質に取り込まれることで骨細胞になるものもある．

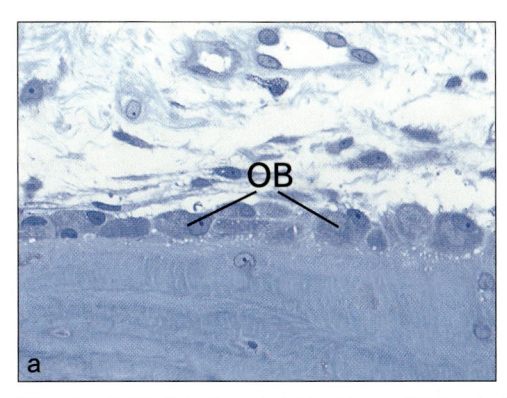

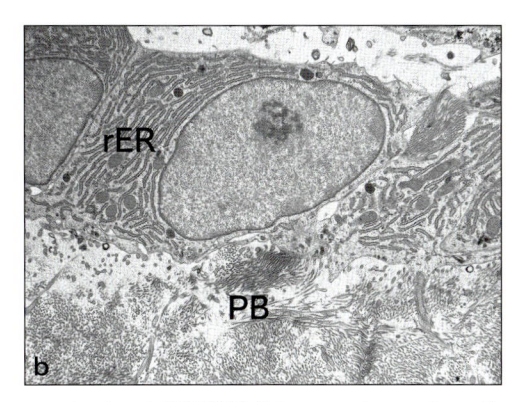

図2-6 （a）骨芽細胞が骨基質に沿って単層に配列している（OB）．光学顕微鏡像（トルイジン・ブルー染色）．（b）多数の粗面小胞体（rER）を胞体内に含む骨芽細胞が類骨ないし前骨に沿って配列する（PB）．透過電子顕微鏡像．

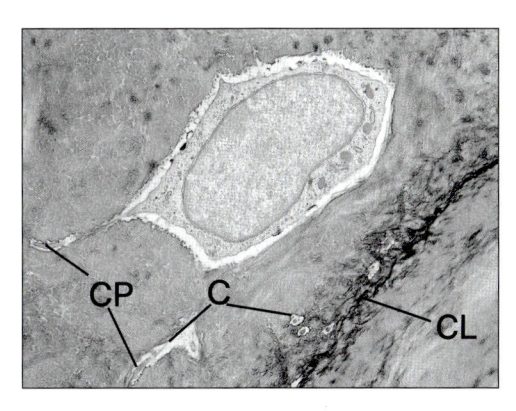

図2-7 セメント線（CL）に隣接するラクナ内に存在する骨細胞の透過電子顕微鏡像．骨細管（C）の長軸および短軸断面．胞体突起（CP）は骨細胞に隣接している．

　また，隣接するほかの骨芽細胞に取り込まれることにより骨細胞になるものもある[5]．基質の沈着速度は包埋された骨細胞の数により決定される[7]．このことは，ほかのどの種の骨よりも迅速に形成され包埋された多数の骨細胞をもつ線維性骨において典型的にみられる[8]．

　骨細胞は骨小窩（ラクナ）に取り囲まれ（**図2-7**），隣接する骨細胞同士は密集した骨細管系を通して微少な細胞突起を伸ばし相互に連結している．この小管−小窩構造により代謝産物や隣接する骨細胞や骨芽細胞，骨表層細胞との間の情報伝達分子の拡散が可能になる．骨基質は高度に石灰化しているため，骨細胞が生存し続けるために必要な栄養成分の浸透と老廃物の廃棄を，骨基質を通して行うことはほぼ不可能であるから，このシステムは骨細胞にとって必要不可欠である．しかしこのシステムの輸送能力にも限界がある．ほ乳類においては，その輸送距離が100 μmを超えると骨細胞は生存不可能となる[9]．よって海綿骨の骨単位や骨小胞の壁の厚みが100 μmを超えることはない理由が説明できる．骨細胞は骨のターンオーバー，電解質の変化や機械的な信号の認知などに関与することで骨の恒常性維持に活発に参加していると思われる[10]．

　骨表面被覆細胞は，骨芽細胞群に属する第三の細胞である．骨表面を覆う骨芽細胞で活

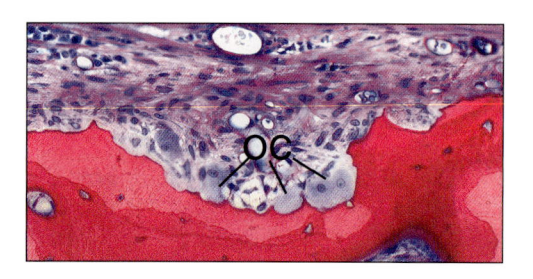

図2-8 歯槽骨内に形成されたハウシップ窩内に破骨細胞(OC)の光学顕微鏡像(塩基性フクシンとトルイジン・ブルー染色).

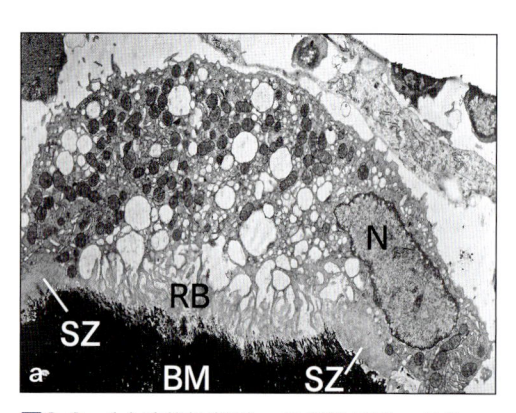

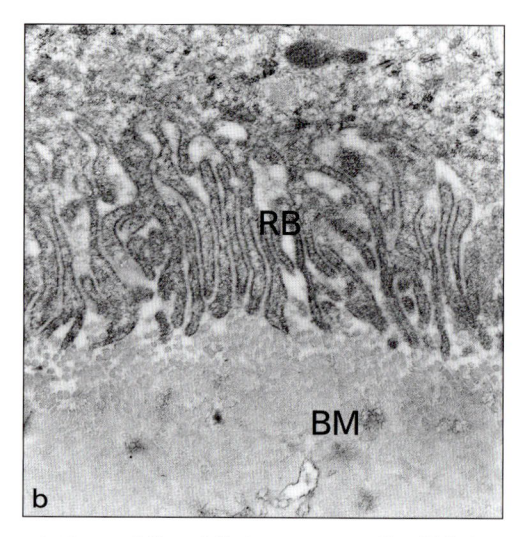

図2-9 (a)波状縁(RB),封鎖帯(SZ),多数のミトコンドリア,小胞,空胞をともなうが単一核(N)の骨芽細胞の透過電子顕微鏡像．波状縁は骨基質(BM)の融解と分解を示している．(b)波状縁(RB)と骨基質(BM)の透過電子顕微鏡像の拡大像(脱灰超薄切切片).

性は低いと考えられている．骨表面被覆細胞は，少数の細胞小器官(オルガネラ)しかもたず，これは細胞の代謝とタンパク質合成活性がともに低いことを示唆している．そのため非活動性骨芽細胞とか休止期骨芽細胞とも呼ばれる．骨表面被覆細胞は，破骨細胞活性化因子を放出することにより，また骨の表面を露出して破骨細胞を付着させるために活発に収縮すると考えられていることにより，骨吸収のきっかけづくりに関与している可能性がある[11].

破骨細胞は，単球マクロファージ・造血細胞系の細胞である[12]．その基本的機能は生理学的または病理学的なさまざまな働きによって骨基質を分解することである．ほかの巨細胞，とくに異物巨細胞と異なり，ハウシップ窩と呼ばれる吸収窩で発見されることにより特定される(図2-8)．さらに，破骨細胞は大きく多核で酒石酸抵抗性塩酸フォスファターゼ陽性である．そのほかの特徴は細胞表面に多数のレセプターをもつことである[13]．そのなかには核因子活性化受容体 NF-κB(RANK), マクロファージコロニー刺激因子(M-CSF),ビトロネクチン,カルシトニンなどが含まれる．その大きさは30〜100μmで核の数は，おおむね3〜30個である．

細胞質は好酸性でしばしば小胞を含む(図2-9a)．破骨細胞の辺縁部は石灰化表面に付着し，いわゆる封鎖帯(明帯)によって房状の吸収窩を閉じ込めている．房状の中心部には多

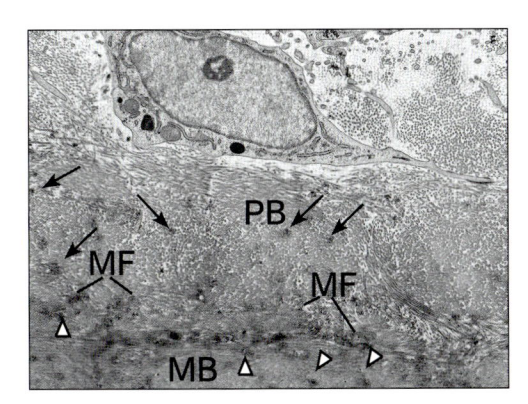

図2-10 骨芽細胞，類骨ないし前骨(PB)，石灰化の境界(MF)および石灰化骨基質(MB)の透過電子顕微鏡像．石灰化巣(→)と「灰色斑」(△部)が類骨内および石灰化骨基質内にそれぞれ認められる．

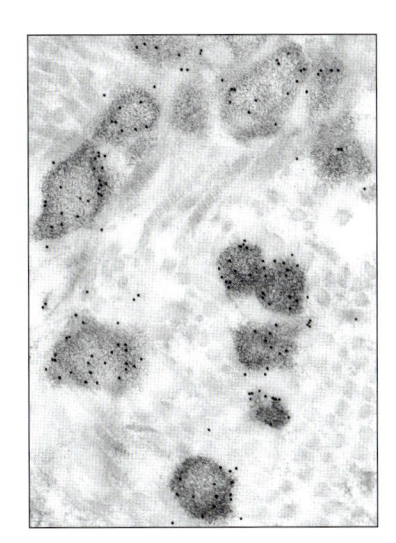

図2-11 高解像度の免疫細胞化学染色像では類骨内にオステオポンチンをラベルする金粒子と石灰化巣の結合を認める．

数の細胞質が折り重なって膨大し波状縁を形成している(**図2-9b**)．この伸展した細胞膜を通して水素イオンとタンパク分解酵素が放出され，石灰化結晶を溶解し有機骨基質を分解する．

骨基質

沈着と石灰化

　骨芽細胞は高分子混合物を合成し，細胞外環境に放出して骨基質を形成する．これが類骨または，前骨と呼ばれるものでコラーゲンや非コラーゲン性タンパクから構成される基質の接合部を形成する．破骨細胞から一定の距離にある石灰化前線において類骨は石灰化し骨になる．網状骨の石灰化は基質小胞により開始される．それとは対照的に基質小胞は石灰化層板骨の類骨中にはほとんどみられない．しかし，最初に膠原原線維中に表れる石灰化は，小さな孤立性の発生点から始まり，その後，類骨中に分散し石灰化の最前線に蓄積していく(**図2-10**)．オステオポンチン(**図2-11**)のような非コラーゲン性骨タンパクとシアロタンパク質が小石灰化の発生点と無定型の灰白部，あるいは石灰化骨の網状斑点の部位など両極に局在化していることは，これらのタンパクが石灰化のプロセスに関与していることを示唆している．一方，骨酸性糖タンパク75とオステオカルシンは石灰化骨基質全体にわたりびまん性に分布している[14]．

成分・構成要素

骨基質は水，ミネラル，コラーゲン，そして一般的に非コラーゲン性タンパクと呼ばれている非コラーゲン性の高分子で構成された生物複合物である．生化学的な骨の構成は，最近見直された[15-19]．コラーゲンは力学的および形態発生的役割を務めている[20]．石灰化した組織においては多様な非コラーゲン性タンパクと相互作用を行い石灰化結晶を内包するための足場を提供する[21]．骨の非コラーゲン性タンパクは，大きく糖タンパク質，プロテオグリカン，血漿由来のタンパク，成長因子とその他の高分子に分類される．構造上の機能に加えて，骨基質は生体内石灰化と基質─細胞間の相互作用を行う分子を内部にもち，成長因子とサイトカインの貯蔵庫として機能する．

組織修復の最中，成長および分化の因子は，局所の細胞から産生されるだけでなく石灰化した基質からも放出される可能性がある．破骨細胞の吸収過程で，石灰化した骨基質から放出される成長因子が局所の細胞に対して機能するというのが有力な見解である．骨基質中に発現する成長因子はインスリン様成長因子，線維芽細胞成長因子，形質転換成長因子β(TGF-β)，血小板由来成長因子などである．骨の再生に関してだけでなく異所性骨形成に関してとくに興味深いのは，TGF-βスーパーファミリーである．このファミリーは，水溶性の因子であり，胎生期の発達，形態形成のみならず細胞の増殖，分化，アポトーシス，細胞周期を含む細胞の多様な機能的反応を制御する．これらの反応は細胞種の違いだけでなく局所に存在するサイトカインやほかの成長因子に依存している．

骨芽細胞

骨芽細胞は骨髄中の間葉幹細胞から発生する[22]．骨芽細胞系の細胞分化は，複数の転写因子によって発生の各段階で制御されている．ラント関連転写因子(Runx2)として知られるコアバインディング因子(Cbfa1)と その転写下流のオステリックス(Osx)が骨芽細胞の分化のマスタースイッチである[23]．Cbfa1は骨形成や軟骨形成系統の細胞においてのみ発現するわけではなく[24,25]，完全に分化した細胞において Cbfa1 が出現することは骨芽細胞の機能に付加的役割の存在を示唆するものである．

生涯を通じて骨格は継続的なリモデリングを続け，その目的は修復と力学的な適応である．シグナル分子の発現不均衡は結果として，骨の代謝異常やパジェット病，大理石病，骨粗鬆症，関節炎，歯周炎における骨欠損を引き起こす[26,27]．骨のリモデリングは全身的にもまた，局所的にも制御されている．局所的にパラクリン(傍分泌)とオートクリン(自己分泌)の形で作用しており，破骨細胞，骨芽細胞，炎症ならびに免疫細胞は シグナル分子の発生源であり同時に標的でもある．多数のサイトカインと成長因子は骨形成に関して同化作用か異化作用あるいはその両方をもっている[28,29]．これらの骨制御分子のなかには以下のホルモンが含まれる．副甲状腺ホルモン，副甲状腺ホルモン関連ペプチド，カルシトニン，カルシトリオール(ビタミンDの活性型)，プロスタグランジンE_2，成長ホルモン，

骨の発生と構造

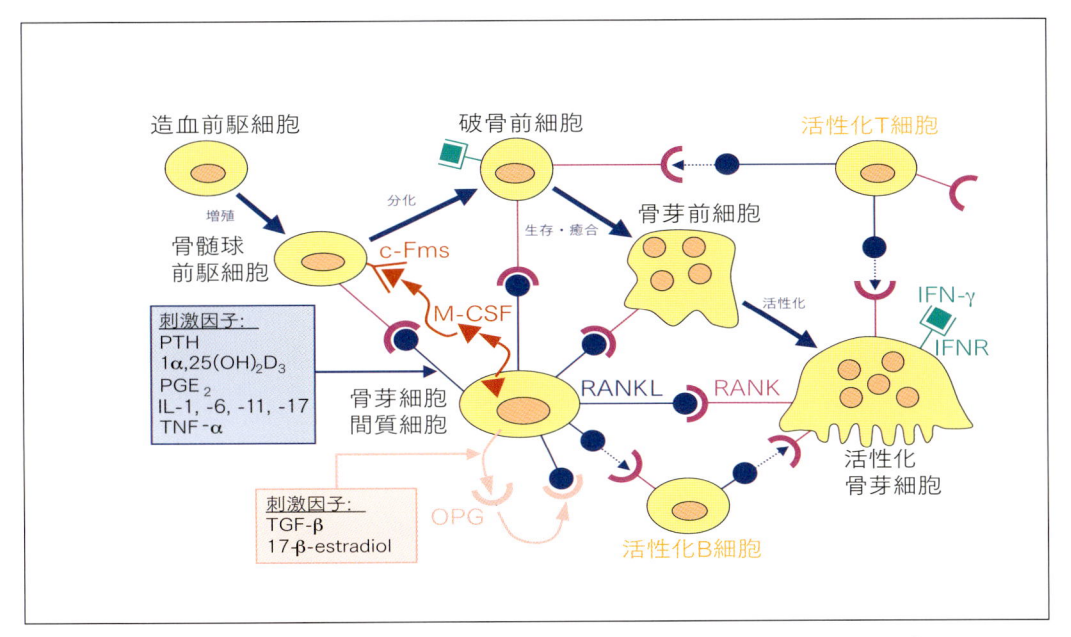

図2-12 RAN-RANKL-OPGシステム，〔PTH〕=副甲状腺ホルモン，〔1α, 25[OH]₂D₃〕=1α, 25-ジヒドロキシビタミンD₃，〔PGE₂〕=プロスタグランジンE₂，〔IL-1〕=インターロイキン1，〔IL-6〕=インターロイキン6，〔IL-11〕=インターロイキン11，〔IL-17〕=インターロイキン17，〔TNF-α〕=腫瘍壊死因子α，〔M-CSF〕=マクロファージコロニー刺激因子，〔c-Fms〕=M-SCレセプター，〔RANK〕=NF-κB活性化受容体，〔RANKL〕=NF-κB活性化受容体リガンド，〔IFN-γ〕=インターフェロンγ，〔IFNR〕=インターフェロンγレセプター，〔TGF-β〕=形質転換成長因子β，〔OPG〕=オステオプロテゲリン．

甲状腺ホルモン，性ステロイド(エストロゲン，テストステロン)，レプチン，スタチン，インターフェロンγ，腫瘍壊死因子α，形質転換成長因子α(TGF-α)，TGF-β，骨形成タンパク質(BMPs)，線維芽細胞成長因子，インスリン様成長因子1，血小板由来成長因子，インターロイキン1, 6, 11, 17などである．

破骨細胞

骨芽細胞と異なり破骨細胞は造血幹細胞から発生する[12]．それゆえ，ほかの細胞の造血分化の過程に関与する多くの成長因子や転写因子が，破骨細胞の分化も関与することは驚くにあたらない．

正常な骨のリモデリングは，骨の形成と吸収の微妙な均衡のうえに成り立っている．骨吸収は，RANKとそのリガンド(RANKL)から成るシステムにより制御されており，これらは，腫瘍壊死因子のリガンドとレセプターファミリー，およびオステオプロテゲリン(OPG)(図2-12)のグループに属する．RANKLは骨髄間質細胞，骨芽細胞とある種の線維芽細胞にて発現する．一方，RANKは破骨前駆細胞と成熟破骨細胞から発現する．RANK

23

とRANKLの結合は破骨細胞分化と活性化を誘導し破骨細胞生存を制御する．しかしながら，骨髄間質細胞，骨芽細胞とある種の線維芽細胞から生成されたOPGはRANKLに対する可溶性decoy受容体でこの結合と競合する．したがって，OPGは骨芽細胞分化と活性の天然阻害剤である．

このシステムに干渉するものはすべて，骨の添加と吸収の均衡を変化させてしまう．マクロファージコロニー刺激因子(M-CSF)の発現はこの制御系に不可欠な役割を果たしている．さらに多くの炎症誘発性サイトカインと成長因子，とくにインターロイキン1(IL-1)と腫瘍壊死因子α(TNF-α)がRANKLとOPGの発現を規制する．免疫機構はTおよびBリンパ球，星状細胞，サイトカインなどが絡む複雑な過程を通して骨形成と吸収のバランスを調整している．T細胞とB細胞，骨髄間質細胞上へのRANKLの発現と破骨細胞前駆細胞，成熟破骨細胞，Tリンパ球とBリンパ球，星状細胞上へのRANKの発現によりこれらの細胞は直接に骨吸収に作用し影響を及ぼす[30-32]．

この重要なコントロールシステムの発見は骨の生物学と免疫学を結合させ新たな治療戦略の可能性を創出した．組み替えOPGにより骨吸収と欠損の抑制の試みには成功している．しかし，患者から採取したOPG中に有意な力価の抗体が産生されていたためこの開発は早期に終焉を迎えた．RANKシグナルを阻止するほかの方法としてはデノスマブ(denosumab)を使用することがある．これはRANKLに対する完全なヒトモノクロナール抗体である．近年，骨粗鬆症，骨転移，骨髄腫，関節リューマチなどの骨欠損に対する，有効性について，臨床試験が行われている[33]．

■ 骨の維持

骨のモデリングとリモデリングは，成長停止後も継続する．細胞分化と活性にシグナル分子が関与していることはすでに述べた．この節では発生と成長が完成したのちの骨のモデリングとリモデリングの形態学的側面から考察を加える．皮質骨のモデリングは海綿骨のリモデリングとは区別されるであろうが，両者ともに生理学的リモデリングを経て維持されていく．

皮質骨

一次骨単位は付加的成長過程で形成されるが，二次骨単位は基質の代替による産物である．皮質骨のリモデリングの基本的構造単位は骨単位である(図2-2参照)．図2-13にリモデリングの流れが横断的に図示してある．まず，吸収管が破骨細胞によりつくられる．のちに骨芽細胞が出現し同心円状の層板で再び吸収管を満たし始める．ヒトの緻密骨では，

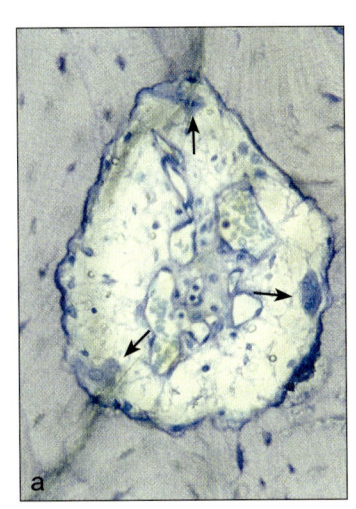

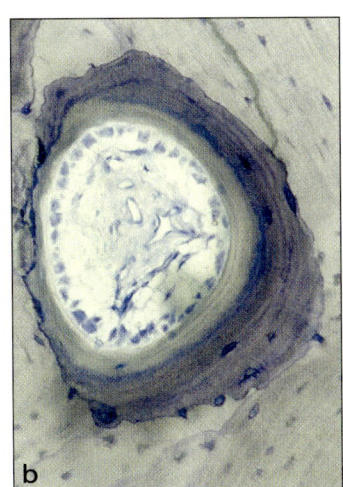

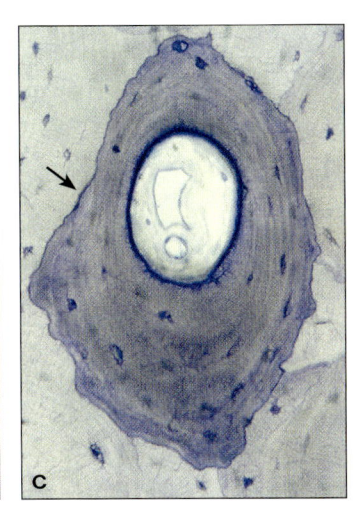

図2-13 成人上腕骨内の皮質骨リモデリング像．(a)吸収管と破骨細胞(→)，(b)骨芽細胞による同心円層板状の沈着．(c)セメント線で境界(→)され完成した二次骨単位(形成途上の二次骨単位の短軸切片：トルイジン・ブルー表面染色)．

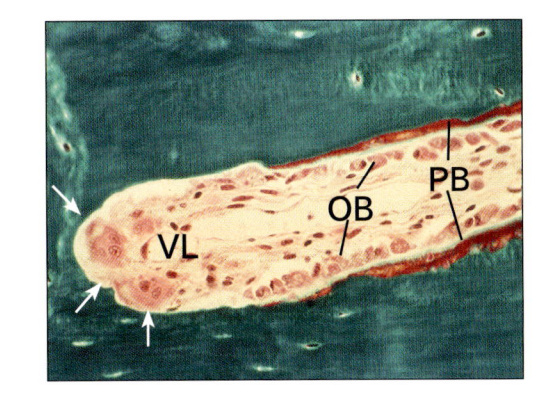

図2-14 イヌの頭骨の骨折治癒途上の二次骨単位(骨代謝単位)の先端を含む長軸切片．破骨細胞の切除円錐(→)，血管ループ(VL)，骨芽細胞(OB)，類骨または前骨シーム(PB)(マイクロトーム切片，ゴールドナートリクローム染色)．

完全な二次骨単位の外径は200〜250 μmで，中心に直径50〜80 μmの中心部の血管，つまりハバース管をもつ[34]．この円筒状構造同士は密着しているため二次骨単位が2.0〜3.0mmの長さを超えることはほとんどない．これらは，0.5〜1.0mmの間隔をあけて横断する脈管(フォルクマン管)により相互に結ばれている．

　新生骨単位の長軸方向の切断面をみると機能単位BMUs(骨代謝単位)と呼ばれる不連続なリモデリングが起こっている部位で，骨の吸収と添加が同時に同部位で起こっているのが観察できる(**図2-14**)．吸収管の進行方向の先端ではトウモロコシの縦断面のように破骨細胞が整列している．破骨細胞が長軸方向に進行している間に吸収管の直径は最終的な大きさにまで広がる．血管ループの先端は破骨細胞の直後に追随する．このループは，管の中心部に位置し，破骨細胞と破骨前駆細胞を含むと考えられる血管周囲細胞で囲まれている．たとえば骨吸収期と骨の添加期の間のいわゆる反転期では管の壁面には単核球が整列している．コーン状断面の裏側には骨芽細胞が出現し層板骨基質を沈着させ，これはのち

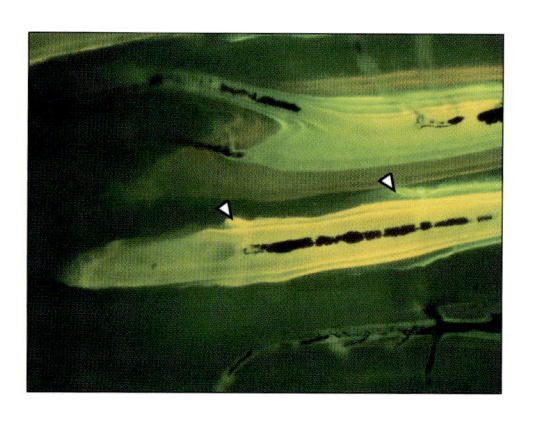

図2-15 骨代謝単位の1週間おきの連続ポリクローム標識（△部）により破骨細胞による1日の吸収率測定を行う（フォンコッサ・マクニール染色）．

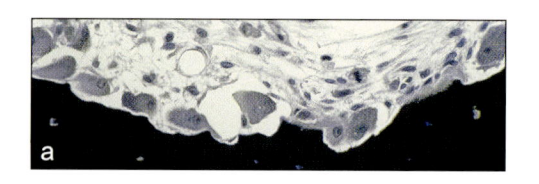

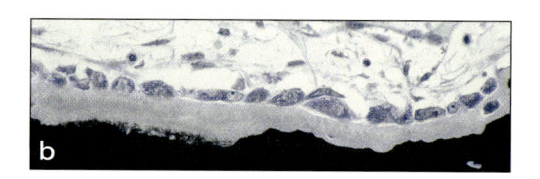

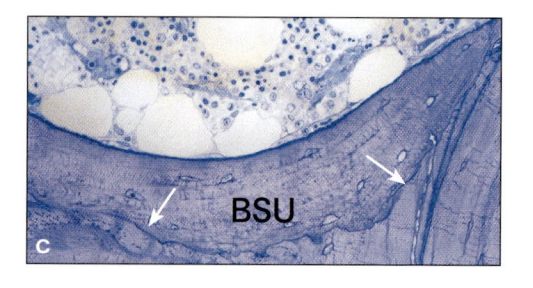

図2-16 ヒト腸骨稜生検の海綿骨再構築像．(**a**)吸収期，(**b**)形成初期，(**c**)新生小胞（骨構造単位[BSU]），反転もしくはセメント線(→)で明瞭に区別される(**a**, **b** はフォンコッサーマクニール染色)．(**c** はトルイジン・ブルー表面染色)．

に石灰化する．種によって骨単位の完成にかかる期間は異なり2〜4ヵ月である．

　これらの計測値およびその算出は連続蛍光色素標識（**図2-15**）により長軸方向の切片上で破骨細胞の吸収率を正確に同定できる．イヌの場合，この量は1日あたり50〜60μmである[35-37]．

海綿骨

　海綿骨の基本の枠組み構造は成長様式により決定されるが，とくに多孔質のモデリングにより生涯にわたりその構造を変えていく．骨梁のネットワークは主たる機能的負荷に適応して，あるいは「Wolffの法則」に準じて重大な変化を遂げる[38]．この適応は，骨の構造が最小限の材料で負荷に対応することを可能にしている．この機能的適応の機序は未だ完全に解明されておらず，今のところ「Wolffの法則」が，妥当な事実として許容されており，ほかの説明はみつかっていない．

　骨のリモデリングは機械的，代謝的特性において組織の質を改善する．海綿骨のリモデリングは個々の海綿骨単位（パケット）を新たな層板骨で置き換えていく（**図2-16**）．新たな

骨の維持

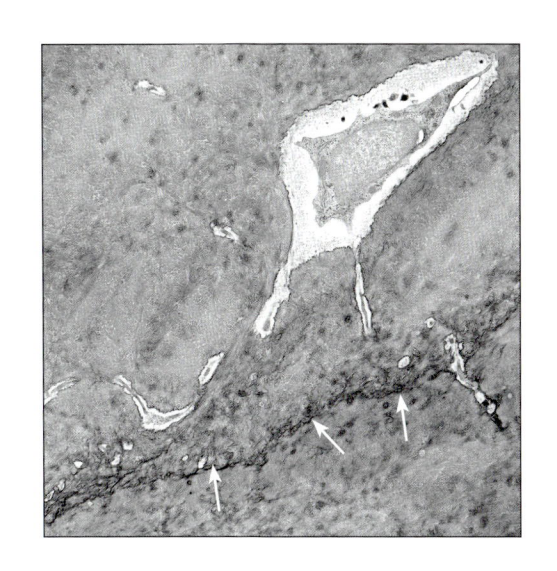

図2-17 既存骨と新性骨の境界のセメント線（→）の透過電子顕微鏡像．

海綿骨単位の形成は，局所の海綿骨に窩洞を形成した破骨細胞が集まることで始まる．これらの小窩の平均的深さは，おおよそ50μmで，70μmを超えることはほとんどない．この吸収期の終わりと短い静止期および反転期ののちに形成期となり骨芽細胞が新たな骨基質を堆積し始める．骨単位に類似して，新たなパケットは骨構成単位(BSU)と考えられ，その形成に関与する細胞の集合は骨代謝単位(BMU)であると考えられる．

ヒト骨格における海綿骨表面の大きさを考慮すると，海綿骨の制御と動力学的リモデリングはとくに骨粗鬆症のような骨代謝疾患の発症機序に重要な役割を果たしている．

セメントライン

セメントラインは骨の非常に特徴的な構成要素である．新生骨と既存骨の境界線をなしている．停止線と反転線の2種類のセメントラインが確認できる．停止線はなめらかで層板に正確に平行である．それらは，骨形成の休止期に形成され，休止期ののち，骨形成は再開する．反転線は反転期に形成され，それ以前に破骨細胞により吸収された骨の表面に骨基質が直接沈着している（図2-17）．停止線は，破骨細胞による吸収にさらされていない部位の骨芽細胞から産生され，反転線と同様の構造と組成を示す．

二次骨単位はつねに周囲の既存骨基質からセメントラインによって区切られてはいるが，隣接している．同様に，海綿骨のリモデリングの完成後に形成された新しいパケットは既存骨基質からセメントラインによって区切られている．破骨細胞により残されたハウシップ窩が残っているためセメントラインは，鋸歯状になる（図2-13c，図2-16c参照）．停止線と反転線双方のセメントラインの数が，基質の旺盛なターンオーバーを示唆している．

■ 骨再生の生物学

生理的再生 VS 修復的再生

　一般に再生とは，生体において欠損した構成要素を同様に高度な構造組織で置き換えられることによって生体の構造や機能は完全に修復されることと理解されている．生理的再生は修復的再生とは一線を画している．

　多くの組織や臓器は，細胞要素や組織要素の継続的な置き換えのような生理的再生を行う．皮質骨や海綿骨のリモデリングもまた，細胞と基質ともに置き換えられて再生の代表的なものである．

　修復的再生は組織が外傷や疾病により失われたときに起きる．骨は本来の構造を完全に修復する特異的な能力をもっているが，ある程度の限界もある．組織の本来の状態までの再建は，発生期と成長期に行われたのとほぼ同じ方式で連続的に起こっている．このとき，十分な血液供給とか確固たる足場の上に立つ機械的安定性といったようないくつかの基本的条件は満たされねばならない．このような骨の再生形式と修復過程を促進し保護する何らかの可能性は，卓越した組織学的研究によって明らかにされるであろう．

骨再生の活性化

　骨の病変部ではどこでも（骨折，欠損，インプラントの埋入，血液供給の遮断など），成長因子とほかの誘導因子の分泌と放出により，局所的な再生が活性化される．骨は成長因子の豊富な源泉の1つである．骨誘導とは，その古典的解釈では，異所性の骨形成，本来生理的には骨が存在しない場所に骨が形成されることを開始させるものを意味する．しかしこの言葉は，既存骨と接触する場所で元の組織の骨形成が活性化されるとき，つまり同所性骨誘導（直接的骨誘導）のときにもよく使われる．混乱を避けるため，「骨の活性化」という言葉は，同所性骨誘導のときに好んで使われる．

　異所性の骨形成では，誘導能のある骨前駆細胞が骨から遠く離れたところでみつかる．これらの間葉系細胞は皮下結合組織，骨格筋，脾臓，腎臓の被膜内に豊富に含まれている．これらの細胞の誘導性刺激，BMPなどに対する反応は，同所性骨誘導に比べ複雑で内骨膜性骨化に似ている[39]．ラットの皮下にBMPを移植すると間葉系細胞の増殖は3～4日のうちに始まる．5～8日で軟骨が発生し，その後1日のうちに石灰化が始まる．10～11日には血管が侵入し，石灰化軟骨による骨の置換作用が続く．もし誘導因子が誘導可能な前骨芽細胞に作用するのであれば，中間軟骨の分化は命令されて起こるようにみえる．重要なのは，その反応がつねに間接的骨形成であることである．

　同所性の骨形成において骨前駆細胞は以下のような直接骨に隣接している組織で認められる．骨髄幹細胞，外骨膜細胞，内骨膜細胞，皮質骨内管被覆細胞などである．これらの

細胞は，増殖，分化の誘導シグナルに反応して，直接骨芽細胞になる．このように，同所性の骨誘導では，誘導物質が運命の決まった骨前駆細胞に働き，これに対する細胞応答は直接の骨形成である．この反応の時間差は短く，滅多に1〜3日を超えない．そして，新生骨は既存骨の表面に並んでいく．

骨欠損の修復

骨欠損の修復機序は骨の再生研究にふさわしい．骨折に比べて骨の欠損は機械的要素や血液供給の遮断などに影響を受けることは少ない．そのため欠損の治癒は，外科手術や薬剤が骨の再生に与える影響を調べる実験に用いられてきた．以下の節で生理学的骨形成と成長の観点から欠損治癒の基本的形式について考察する．

皮質骨の小さな欠損

Johner[40]は，ウサギの脛骨にあけた0.1〜1.0mmの骨孔の治癒を検証した．それらの骨孔において，先行する破骨細胞による吸収は起こらず，骨形成が2，3日のうちに始まり，それは明確に孔の大きさに左右された．骨単位ほどの大きさ（0.2mm）の骨孔は層板骨によって同心円状に満たされた（図2-18）．より大きい骨孔はまず網状骨の足場がつくられ，層板骨が新生海綿骨の直径150〜200μmの骨梁間の空隙に堆積する（図2-19）．付加的骨成長と同様，層板骨の堆積率は，1日数μmにかぎられているが，網状骨は大型の欠損内に急速に架橋する．4週間後には大小どちらの骨孔も緻密骨で満たされた．しかしこの緻密骨の急速な架橋にも限界があり，ウサギの皮質骨中の骨孔では，1日1mmである[41]．

イヌの臀部多孔性寛骨への骨の侵入成長の研究では，同様の結果が得られており[42]，これは骨形成ジャンピングディスタンスとしてまとめられ，しばしば引用されている．この言葉は，骨は1mm以上の距離を1回のジャンプでは超えられないことを示唆している．インプラントの場合は，架橋が生体の骨面からしか起こらないので，この状況はさらに困難になる．これは大きな骨孔やギャップが，そのままいつまでも開放状態であるという意味ではなく，そこを満たすのは時間がかかるという意味で，3〜5mmの骨孔の修復が完成するには，数ヵ月とはいわないまでも数週間はかかるのは間違いないということである．インプラント周囲の骨治癒はインプラント表面と周囲骨間の距離[43]，およびその表面性状との関連で分析されている[44,45]．

しかし，欠損の充填は治癒の終了を意味するのではない．骨の再生部は緻密にみえるがその構造は単位皮質骨にははるかに及ばず，それはハバース管のリモデリングによって形成されなければならない．3週間後，骨孔の周囲の直近の皮質中から再生は始まる．リモデリングはドリリング時の血管損傷などといった局所の組織環境により活性化される．骨のリモデリングは欠損の周辺から進行して新生骨のなかへ進み，それを長軸方向に並んだ二次骨単位と置き換えていく（図2-20）．数ヵ月のうちに皮質骨の小欠損は完全に再建され

2 骨再生の生物学的基礎

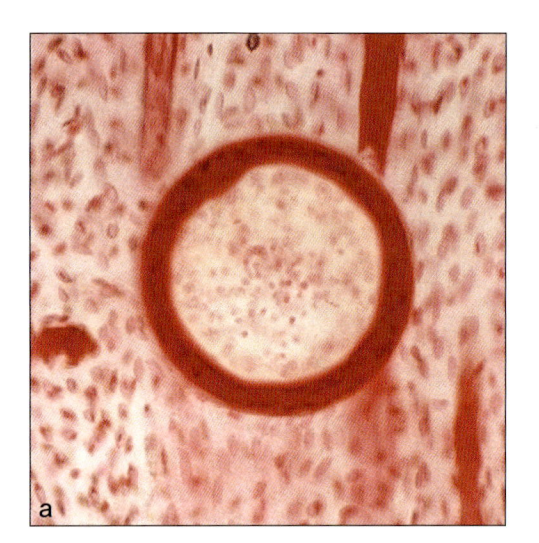

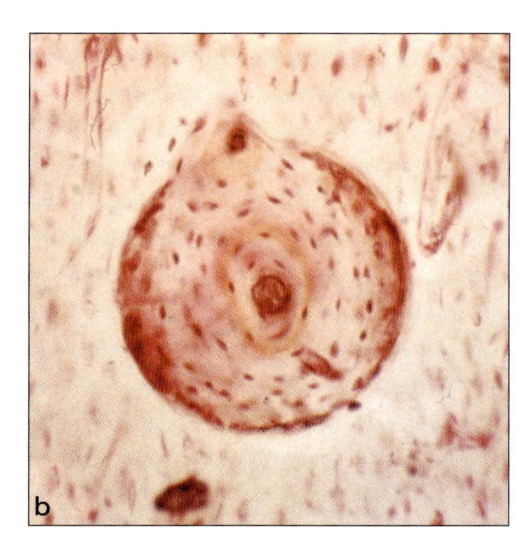

図2-18 皮質骨の微小欠損の修復像．ウサギ脛骨皮質の0.2mm径のドリル孔の（a）1週間後．（b）4週間後（塩基性フクシン染色）．

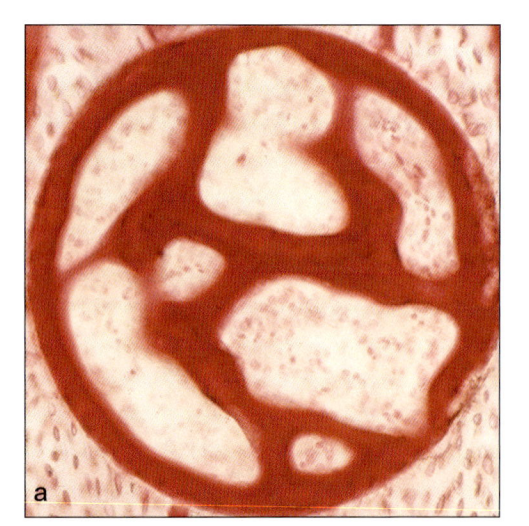

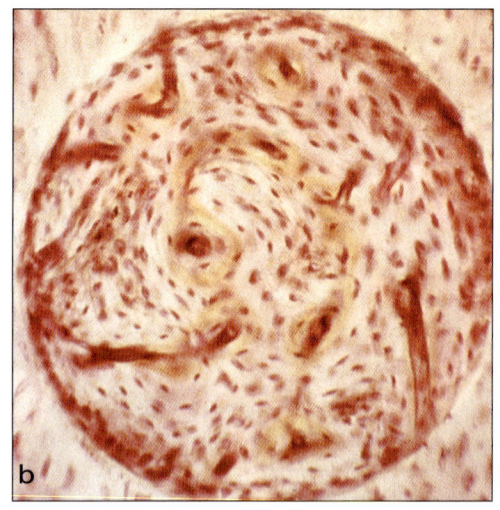

図2-19 皮質骨の微小欠損の修復像．ウサギ脛骨皮質の0.4mm径のドリル孔の（a）1週間後．（b）4週間後（塩基性フクシン染色）．

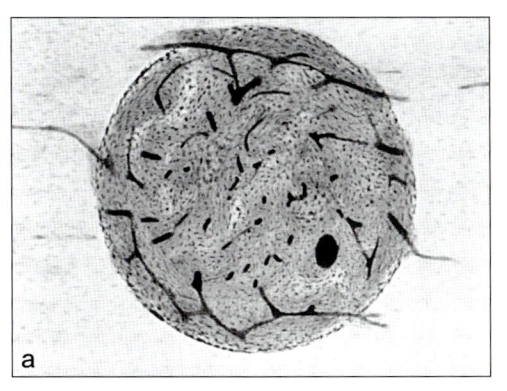

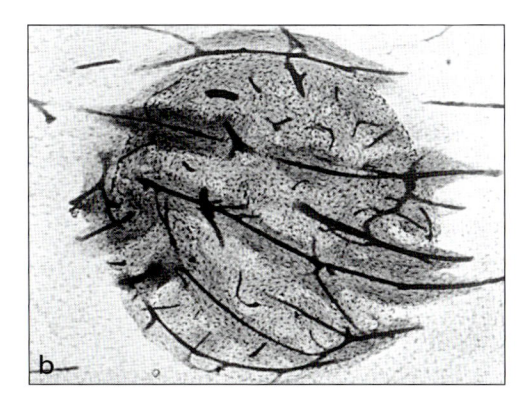

図2-20 直径0.6mmの小さな皮質骨欠損修復およびハバース管のリモデリング像．(a) 6週間後．(b) 6ヵ月後．当初の緻密骨は部分的に骨単位に置換されている(マイクロラジオグラフ)．

詳細な顕微鏡的解析によってしか判別できなくなる．

結局，皮質骨の小欠損の修復は2期に分けられ，発生期と成長期の緻密骨形成に酷似している．ドリリングなどでできた単純な小孔のような病変は，プログラム化された1つの連鎖反応を活性化するようにみえる．つまり，骨添加による欠損の充填に始まり，ハバース管のリモデリングによる欠損部位の構造的結合へと続いていく．

海綿骨の小さな欠損

小海綿骨欠損も皮質骨と同様の治癒経過をたどる．治癒は2期に分けて起こり，欠損を横断するか，あるいは隣接する梁状間隙に網状骨が形成されることで始まる．この初期の足場は，海綿状の構造格子を一次平行線維性骨で集中的に充満していくことで強化される．これにより欠損部位の骨密度をかなり向上させる．第二期には，リモデリングは梁状構造そのものに及ぶ．

■ 骨再生の促進

前述したように骨組織は卓越した再生能をもち元の構造と機械的特性を回復する．しかしこの能力にも制限があり，ある種の条件が満たされなければ失敗もありうる．骨の修復を妨げたり阻止したりする要因は以下のようなものである．(1)血管供給の不備，(2)機械的不安定さ，(3)過大な欠損，(4)高い増殖能をもつ競合組織の存在．しかし，単独で，

あるいは組み合わせて骨の形成を援助する例外もある．（1）成長因子による骨誘導，（2）骨移植か代替物による骨伝導，（3）骨芽細胞に分化できる幹細胞か前駆細胞を移植する，（4）仮骨延長術，（5）メンブレンを使用するGBRなどである．つぎの節ではこれらの方法の考え方と実験的観察について考察する．

成長・分化因子の臨床応用

骨の誘導には3つの要素が必要である．それは（1）可溶性の骨誘導シグナル，（2）シグナルに反応できる細胞，（3）細胞および分子レベルの因子を輸送したり，保有できる支持基質か足場などである．線維芽細胞成長因子，血小板由来成長因子，血管内皮細胞成長因子，インシュリン様成長因子，成長ホルモンなどの成長因子が骨格の修復促進に果たす役割を明確にするための実験研究が進行中である．しかし，これらの成長因子の骨誘導能は真のものではないため，骨形成促進のためのBMPの歯科臨床応用に研究者，臨床家ともに期待をしている．

脱灰骨[46]と象牙質基質[47]の骨誘導能は昔からよく知られており，それは後で述べる骨形成タンパク質（BMPs）の活性によるものである[48]．今日まで，少なくとも20種のBMP属が確認されている．なかでも，BMP-2とBMP-7は骨修復を促進するもっとも有望な治療手段として注目されている．米国と欧州においては，ヒト組み換えBMP-2（rhBMP-2）とBMP-7（rhBMP-7）が現在医療臨床で重篤な症例に対し使用されている．偽関節，開放脛骨骨折，および脊椎固定の3種のみが医療承認を受けている症状である．

rhBMPは実験的に試験されてきたが，歯科インプラント分野や歯周病学の分野では，未だ日常的には使われていない．Jungと共同研究者ら[49]の研究では，骨代替物としての脱タンパク牛骨ミネラル（DBBM）にrhBMP-2を組み合わせた影響がヒトの骨再生という観点から評価された．組織形態学的分析により新生骨の相対量には有意差がないことが示された．しかし，rhBMP-2を加えることで，補填材と骨の接触量を増大させ新生骨の成熟過程が促進された．しかしながら，rhBMPを日常臨床で比較的小さな骨欠損や歯周病による骨不足あるいは歯科インプラントに用いることにあまり過大な期待をもってはいけない．

今日ではrhBMP-2とrhBMP-7は主にほかの治療法のない整形外科の患者に使用されている．口腔内ではWarnkeと共同研究者[50]らによって部分的顎骨切除術を受けた患者に相当大きな再建が行われた．下顎再建術は籠状のチタンメッシュのなかに石灰化物ブロック，患者の骨髄，7 mgのrhBMP-7を入れ，胸背動脈上の広背筋のなかに移植して成長させた新生下顎骨部分を用いて行われた．7週間後，血管新生した骨皮弁を移植吻合し，下顎骨の欠損を修復した．

rhBMPを日常臨床で用いることができない理由はいくつかある．それは，ヒトで用いる場合有効性を得るには大変多量に必要であること，加齢とともに反応が低下すること，

早期の吸収, 高価であることなどである. rhBMPを分泌し運んでくれる適切なキャリアーを選べば, 創傷部位における滞留時間の延長が可能かもしれない. しかし, 完璧な担体機構は未だ研究途上である. 近年, 予想外の事実が発生した. それは, rhBMPを骨欠損や創傷に利用すると破骨細胞新生や破骨細胞活性化を促進する因子の分泌が開始され, これにより骨吸収が進行するという観察結果である[51].

遺伝子輸送技術の発展により, 骨形成タンパク質をコードする相補DNAを届けることができるようになった. この方法は今日実験的環境で研究されているが, それを用いれば標的器官以外には最小限の曝露で, 成長因子や分化因子を持続的に局所に存在させることが可能になる. 遺伝子組み換え技術が日常の再建的歯科学にその道をみつけられるかどうかは, 今後, 見守っていきたい. もちろん, それで致命的疾病を治療できるわけではないが.

骨移植と骨移植代替物（骨補填材）

骨補填材は, 再建手術のなかで使用され, 骨伝導能を用いて空隙を埋め, 骨の一部の代替物として, また骨を増大し, 骨欠損の修復を促進, 向上させ, 膜として機械的支持能をもち, 血餅を安定化し抗菌薬や成長因子の運搬機能をも持つ. 骨補填材は少なくとも安全で毒性がなく, 生体親和性があり機械的支持と骨伝導能をもつ足場とならねばならない. そして, 骨統合（オッセオインテグレート）し, あるいは置換されて, 血管の内方への成長を可能にし, 簡単に使用できて, しかも費用効率の良いものでなければならない. 最近では, 自家移植骨か同種移植骨, 異種移植骨や骨代替物質などを含む数種類の骨移植代替材料がある. これらの材料は一般に(1)骨伝導性, (2)骨誘導性, (3)骨形成能と表現される特性を1つかあるいは複数有している. インプラント歯科における今日の骨補填材については第4章で考察する.

骨伝導性の材料は, 骨の沈着が起こるための台座やより大きな固形の基盤として使用されるための足場または枠組みとして働く基質をもっている. 骨伝導性の特性をもつ材料は, 前駆細胞の拡散と分化を支持, 刺激し骨芽細胞に成長させるタンパク質をもっている. 骨形成能とは材料が適切な環境におかれると骨を形づくることができる骨芽細胞や前骨芽細胞などの骨形成細胞を含んでいるということである.

自家骨は好んで使われる骨移植材料である. というのは, これが, 骨誘導性, 骨形成能, 骨伝導性をもっているからである. しかしながら, 自家骨の採取は, 追加的な外科介入を必要とし, さらに手術時間, 費用, 術中の出血, 疼痛, 治癒期間などの負担を増やす. さらに, ドナーサイトの疾病罹患率の増大のリスクをともなう（たとえば, 術後疼痛の増大, 神経損傷, 血管損傷, 血腫, 感染, ヘルニア形成, 審美障害など）. 最後に, 自家骨移植材の供給量には限度がある.

同種骨やある種の骨由来, あるいは合成骨移植代替材料は似た骨伝導性の特性をもっている. 同種骨は単独であるいは自家骨と併用して骨欠損の処置に使われてきた. しか

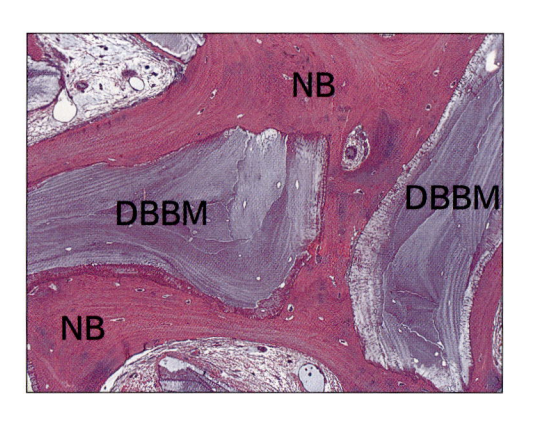

図2-21 脱タンパク牛骨ミネラル(DBBM)の骨誘導活性を示す半薄切標本．新生骨(NB)はDBBMよりも濃く染色される．しかしながらDBBM細粒の染色性は異なっている(脱灰後アクリルレジンに包埋，塩基性フクシンおよびトルイジン・ブルー染色)．

し，その効果のほどは自家骨単独使用には及ばない[52]．市販の脱灰骨基質が単独使用された場合，自家骨に相当する効果を挙げることはない．たとえば骨折の癒着不能の症例をAllomatrix(リン酸カルシウム含有脱灰骨基質，Wright Medical社)で治療した場合，傷口からの排膿，感染など治療の失敗が報告されている[53]．

異種移植や同種形成移植代替材料は続々市場に登場し普及している．これらもその能力はさまざまだが骨伝導性の特性をもっている(**図2-21**)．大きな欠損を骨で満たしていくのは骨伝導性により促進される．成功裏に骨伝導性を満たすには2つの重要な条件がある．（1）足場は生体不活性または生体活性の材料から構成されていること，（2）外側および内側の構造と大きさが組織の内側への成長と骨の沈着に促進的に働くこと．構造と大きさに関しては，海綿骨に似た材料が骨の内側への成長に理想的な条件を提供する．またこの骨の内側への成長は血管新生による脈管系の内側への成長に依存している[54]．

骨再生誘導法(GBR)

原則

GBRは日常の臨床で骨の増大にもっとも広く使われる方法で，通常は移植材と併用して用いられる．骨は比較的成長の遅い組織であるため，線維芽細胞と上皮細胞がより効率的に空間を占拠し骨の成長速度よりもずっと早く結合組織をつくり上げてしまう．GBRの背景にある生物学的機構としては，創傷の周囲から好ましくない細胞を排除し，骨細胞からの細胞がバリアメンブレンの下の凝血で満たされた空間に拡散していくのを可能にすることである．閉鎖性膜の機能が十分に継続し，膜が口腔内に露出しなければ，幹細胞と

骨再生の促進

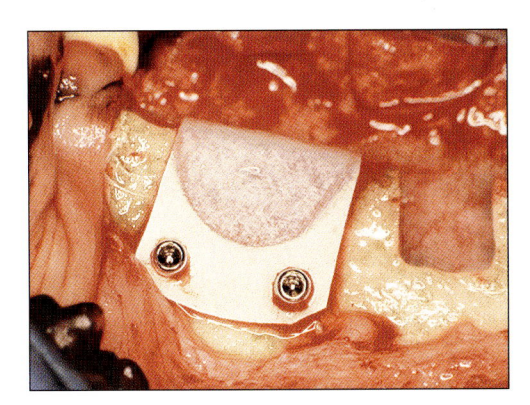

図2-22 GBRの手順．歯槽骨を露出させ小臼歯抜歯2ヵ月後にイヌの下顎に欠損を作製．遠心の欠損はそのまま，近心の欠損は遮蔽膜で覆った．メンブレンはミニスクリューで固定し，欠損の角にエックス線撮影用の印を付けた．

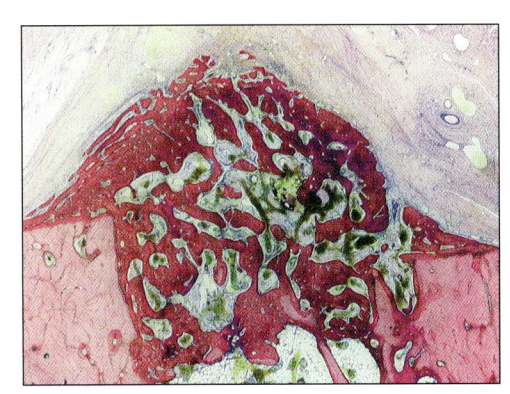

図2-23 2ヵ月後の遮蔽膜不使用の対照欠損中央部の研磨切片．欠損の基底部で骨様組織が骨髄腔を封鎖している（トルイジン・ブルーおよび塩基性フクシン表層染色）．

骨前駆細胞が骨芽細胞に分化するのに最適な条件がそろい，骨基質が沈着する．言い換えれば，バリアメンブレンは遮断された空間をつくり邪魔の入らない保護された環境で骨がその天然の治癒能力を発揮できるようにするのである．吸収性と非吸収性の両方のメンブレンが市販されている．

骨の治癒形式

次節では，イヌの下顎の実験的研究で得られたデータを基に，膜で保護された創傷内の骨再生の組織学的治癒形式を図示し考察していく[55]．この実験では，小臼歯を抜歯し2ヵ月後に8×12×10mm大の鞍状型の骨欠損を形成し，欠損を覆うのに膜の有無で分けた（**図2-22**）．伸展ポリテトラフルオロエチレン（ePTFE）メンブレンと2種類のポリプロピレンメッシュ強化型試作ePTFEメンブレンを用いた．メンブレンは2本のミニスクリューで固定し骨補填材は使用せず，静脈から採取した血液を膜下に注入した．2ヵ月から4ヵ月の治癒期間後組織分析を行った．

膜なしの治癒：メンブレンを用いなかった対照群では，骨の形成はたとえば欠損の近遠心壁や底部といった欠損の周囲にだけに限局された修復を示した（**図2-23**）．骨髄腔の封鎖は2ヵ月後に完了したが骨形成はそれ以上進展しなかった．4ヵ月後骨密度はわずかに増加した．

2 骨再生の生物学的基礎

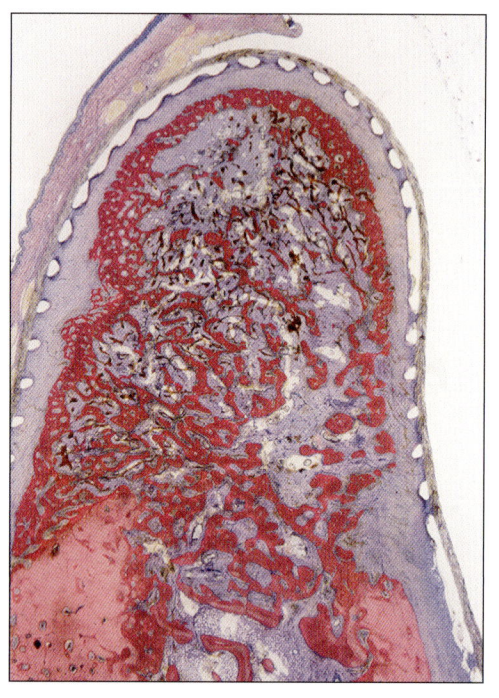

図2-24 メンブレンで覆われた欠損部の2ヵ月後の頬舌的基底部の断面．遮蔽膜直下の隔離された領域が骨で充填されている（トルイジン・ブルーおよび塩基性フクシン表層染色）．

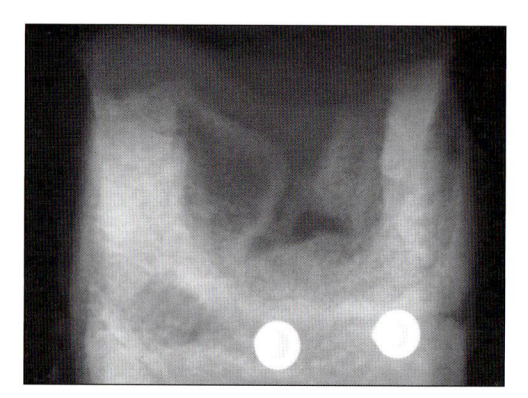

図2-25 遮蔽膜で覆われた欠損部の2ヵ月後のエックス線画像．近心と遠心の壁および欠損部の底部からも骨内部成長を認める（Schenk ら[55]より許可を得て転載）．

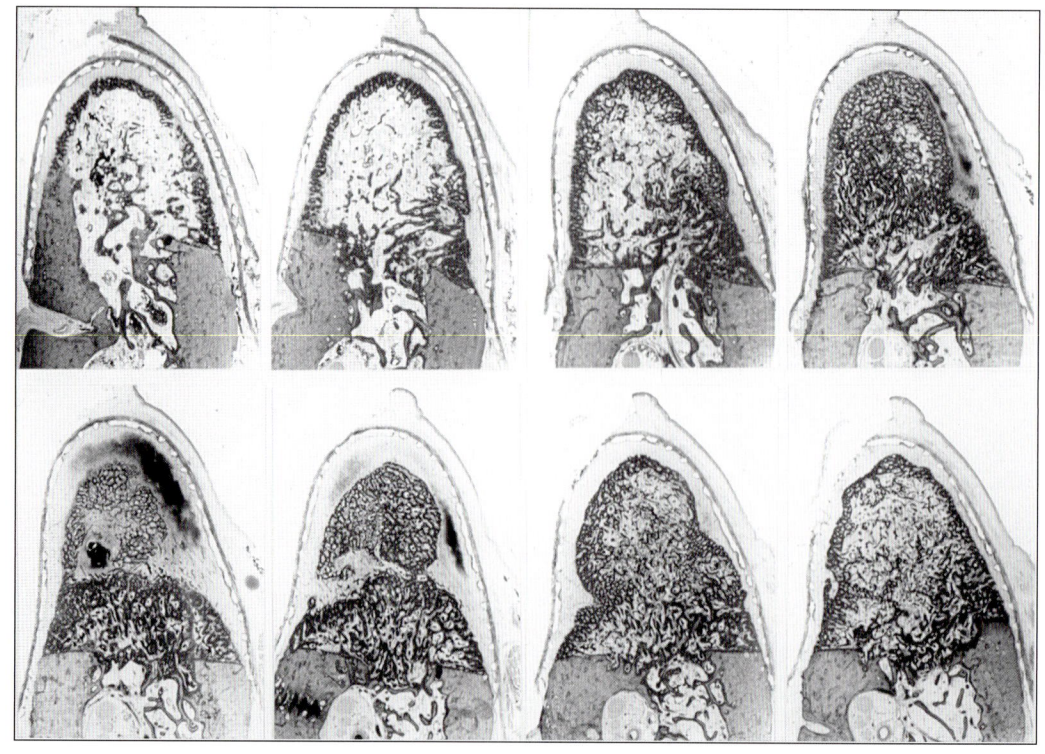

図2-26 遮蔽膜で覆われた欠損部の2ヵ月後の近心から遠心に向かう頬舌断の選択的連続標本（2.5倍）（Schenk ら[55]より許可を得て転載）．

図2-27 (図2-26中の左下5番目の標本に相当).(1)底部髄腔を骨が覆っている.(2)欠損の近心壁から生じている骨丘の頂点.(3)隣接する血腫を骨が覆っている.

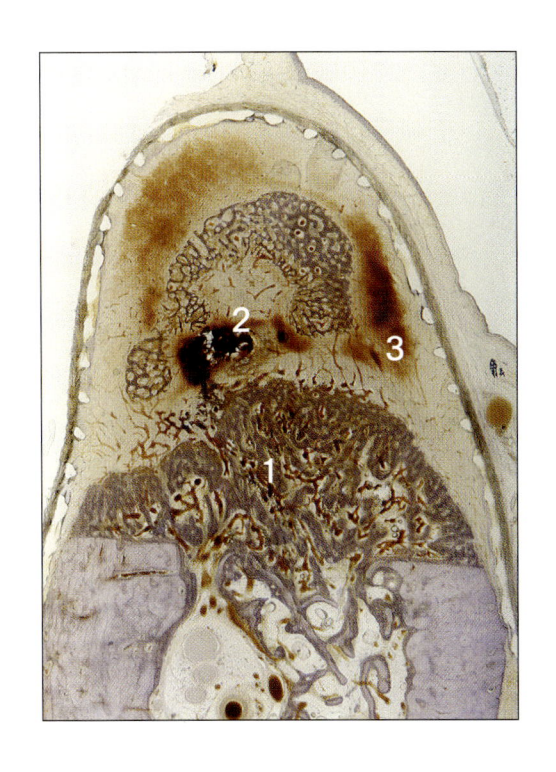

膜の下の治癒：メンブレンによる保護は骨と組織の再生に劇的変化をもたらした．膜は，口腔粘膜により構成されている外界と術中にできた空間を明確に分離して，維持し，主に骨髄腔側からのみ接触できるようにしている(**図2-24**).

この内側の仕切られた空間はまず血餅で満たされ，2ヵ月後では欠損の中心部には凝血の残留物がみられる(**図2-25～27**)．しかし血腫内には完全に肉芽組織と血管が侵入している．閉鎖空間の大部分は海綿状の骨様再生物でできており，その柱状構造の間に，微少な迷宮状の互いにかみ合ったような血管過多の疎な軟らかい結合組織で満たされた骨髄腔がある．脈管と線維性組織は連続性をもって本来の骨髄とつながっている．対照群でみられるように，骨形成は欠損の辺縁から起こり骨髄腔の中心へと広がる(**図2-27**).

このように基本的に3カ所の骨形成中心があり，骨髄腔の上にドーム状の蓋を形成する．この骨様のカバーからさらに，メンブレンで仕切られた空間部分の中心へと拡大していく．放射線的(**図2-25参照**)にも連続切片(**図2-26参照**)からもこの特徴的な骨治癒の様式がわかる．**図2-27**では，骨形成の第三の中心である欠損の底部からの骨形成が表現されている．

一次海綿骨による足場の形成：メンブレンにより保護された部位の骨形成の組織構造は，骨の発生と成長の過程でみられるものと酷似している(**図2-28**)．肉芽組織の血腫内部への浸潤は基本的な創傷治癒のパターンを踏襲していた．血管系が侵入を開始するときの発芽

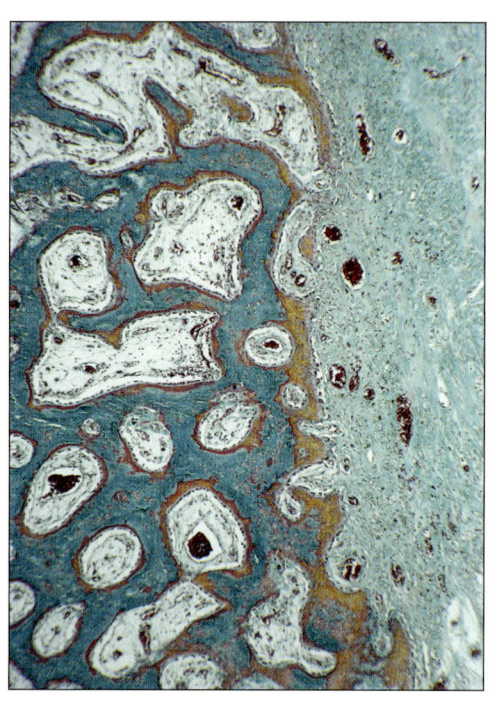

図2-28 血腫の器質化と網状骨形成．血管と骨形成細胞がかつての血腫部へ侵入し(右側)，網状骨の足場を形成している(ゴールドナートリクローム染色)．

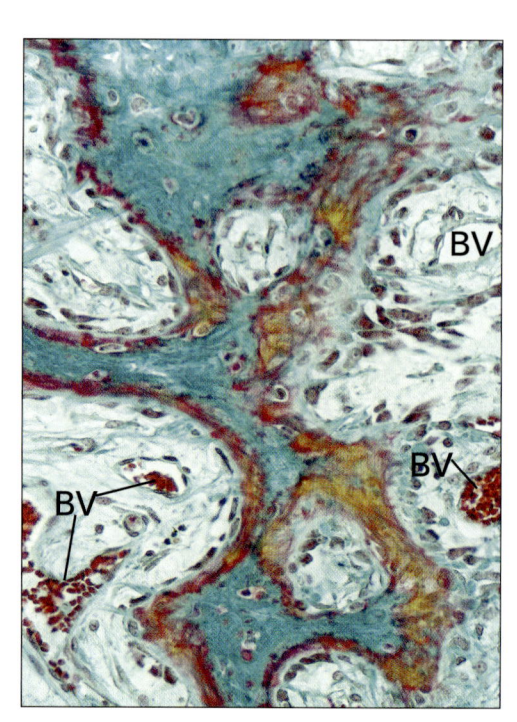

図2-29 骨形成部の最前線では血管(BV)と外向性に形成された骨稜は緊密に結びついている．類骨の配列は赤く染色され，石灰化骨基質は緑に染色される(ゴールドナートリクローム染色)．

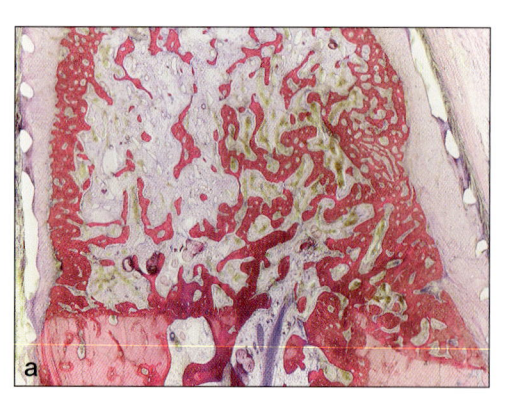

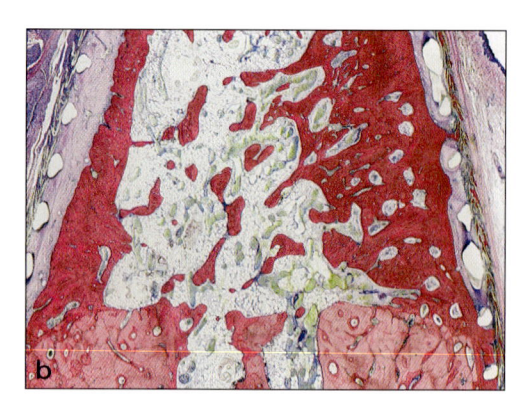

図2-30 一次海綿骨網が皮質骨および海綿骨へ移行している．(a)2ヵ月後，海綿骨網は骨再生の中心部より辺縁部のほうが中心部よりも密度が高い．(b)4ヵ月後の皮質骨と二次海綿骨．辺縁の緻密骨層は骨稜と正常な骨髄をもった海綿骨と明瞭に境界されている(トルイジン・ブルーおよび塩基性フクシン表層染色)．

は欠損の周囲の骨髄から発生した細胞をともなっていた．骨髄は，脂肪生成能，軟骨生成能，骨生成分化能をもつ成人間葉幹細胞を含んでいる[56]．皮質骨や海綿骨の切断表面から網状骨が生じる．その形は，薄い二股の板状である(**図2-29**)．一次海綿骨の足場の際だった特徴は，血管網と完璧に相互嵌合していることである．すでに述べたように，血管新生と十分な血液供給は骨の発生と維持に必須の条件である．

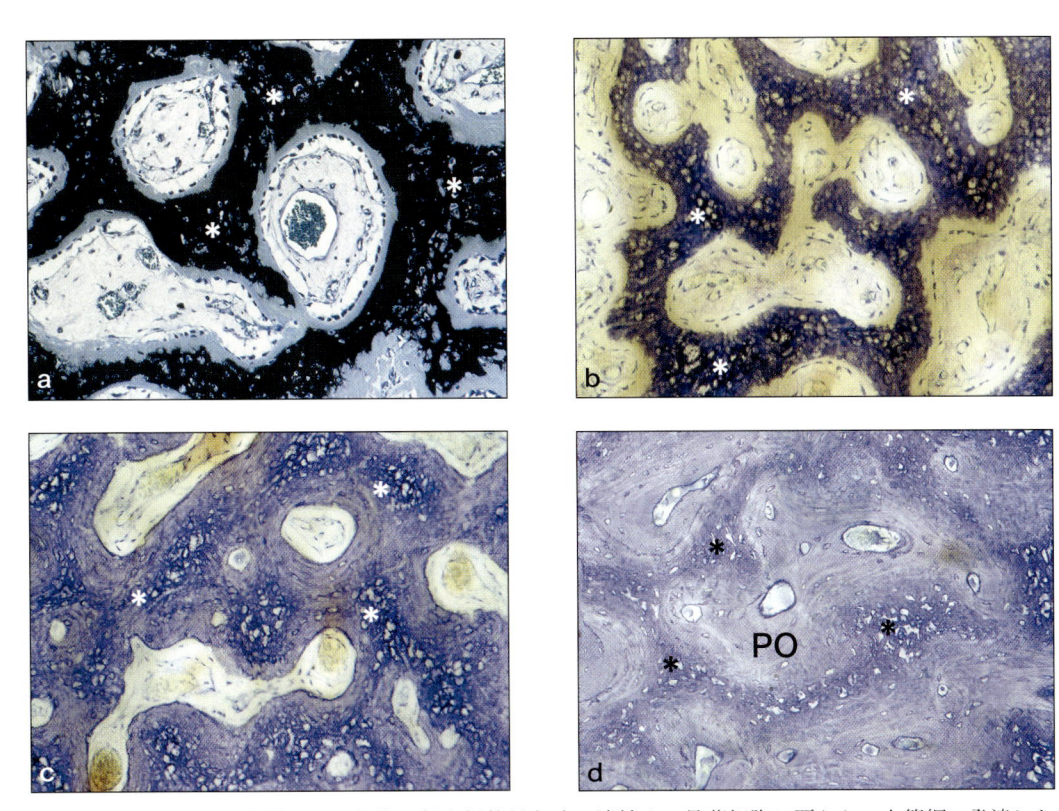

図2-31 網状骨から皮質骨への転換．新生網状骨（＊）は連続する骨芽細胞に覆われ，血管網の発達した骨梁に囲まれている．（a）ミクロトーム切片．（b）研磨切片．手術後2ヵ月の平行線維骨により強化された網状骨．（c）4ヵ月後には骨梁間の連続的充填により一次骨単位（PO）に変換される．網状骨（＊）はまだ明瞭に認められる（a：フォン・コッサ染色，b-d：トルイジン・ブルー表層染色）（Schenkら[55]より許可を得て転載）．

皮質骨と通常海綿骨への転換：初期の海綿網は，網状骨のみで構成されており，これがのちの層板骨の沈着時の型枠として働く．そして徐々に緻密骨と成熟した骨髄をもつ通常海綿骨となる．この変化は術後3ヵ月ないし4ヵ月後に起こる（図2-30）．

周辺の皮質骨層は骨欠損部に近い近心および遠心両辺縁壁から本来の皮質骨に連続的に形成されていく．この初期の海綿網の小柱には骨芽細胞が凝集して層を形成している（図2-31a）．継続的な骨の沈着は，海綿骨小柱の直径を増大させ，海綿骨間の距離を狭くしていく（図2-31b, 31c）．新生骨の構造は，次第に網状から層状へと変化していくが，これは，いわゆる平行線維骨と呼ばれ骨の成熟過程の中間生成物の呼称である．本来の海綿骨間空隙が通常の皮質管の大きさに到達し，周囲の同心円状の層板構造とともに初期オステオンを形成したときが，この過程の最終段階である（図2-31d）．

二次および通常の海綿骨の形成は骨欠損部の中心から始まる（図2-32a）．この部分では骨髄腔が一次海綿網の吸収にともない拡大している．残った海綿骨はさらにリモデリング

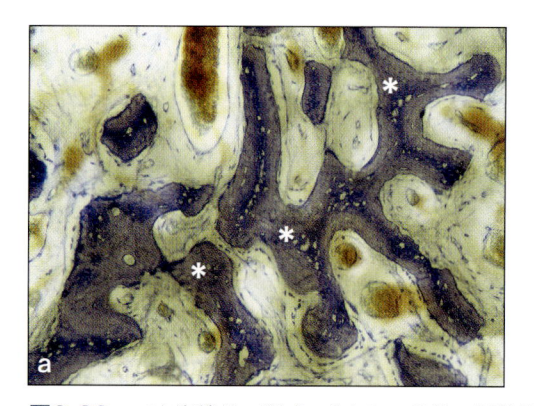

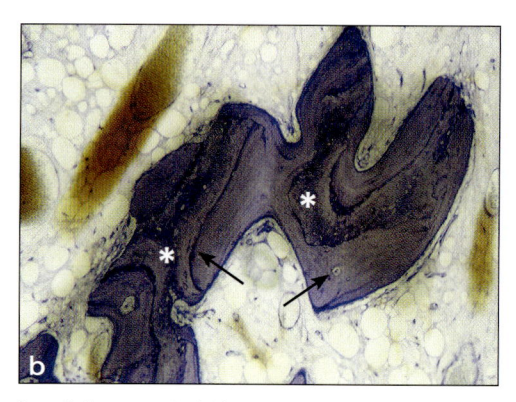

図2-32 二次海綿骨の形成．(a) 2ヵ月後，網状骨(＊)を形成する一次海綿骨網骨梁は平行線維骨の層により補強される．(b) 4ヵ月後，リモデリングにより層板骨の小胞(→)に覆われた当初の足場の残遺(＊)により骨梁が形成される(トルイジン・ブルー表層染色)．

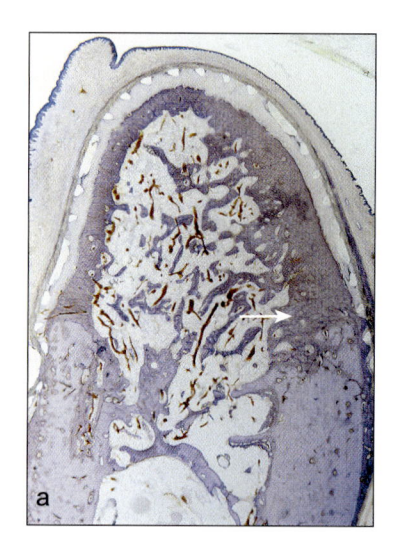

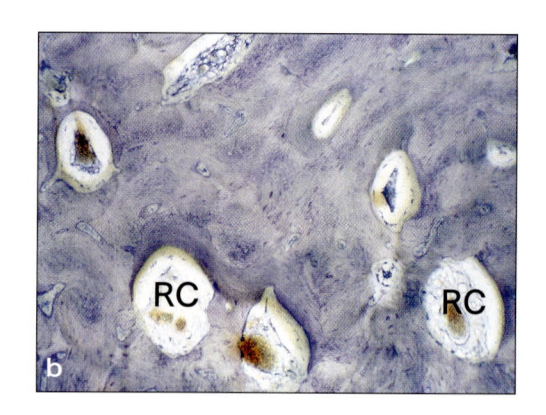

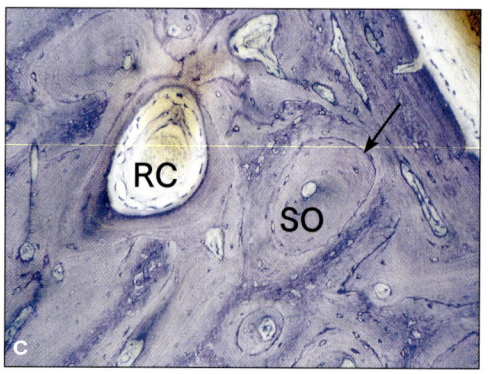

図2-33 4ヵ月後の皮質骨リモデリング像(研磨切片：トルイジン・ブルー表面染色)．(a) ハバース管リモデリングは緻密な皮質骨内で始まり，本来の皮質(→)に近接した部位で先行する．(b) 最初に形成された吸収管(RC)は成熟した層板骨で充填される．(c) 吸収管(RC)の強拡大像では骨沈着やセメント線(→)で確認される二次骨単位(SO)が認められる．

を行い，網状骨と平行線維骨の残渣は徐々に層板骨のパケットと置き換えられていく(**図2-32b**)．この過程は近遠心両面から始まり，中心部へ進展する．でき上がった海綿骨は既存の欠損部壁の海綿骨と連続性を保っている．

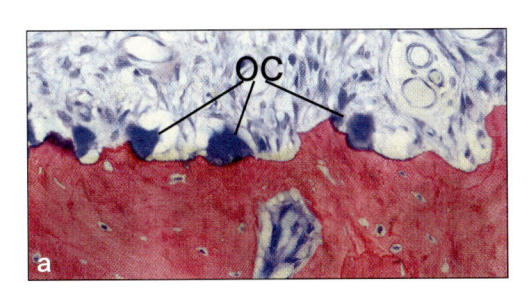

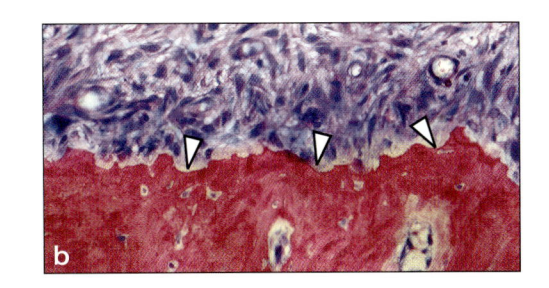

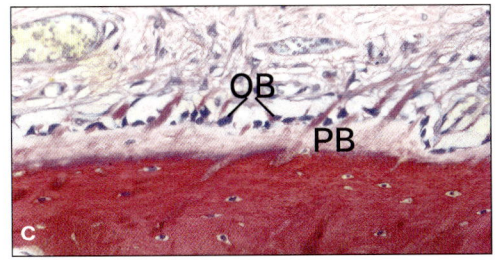

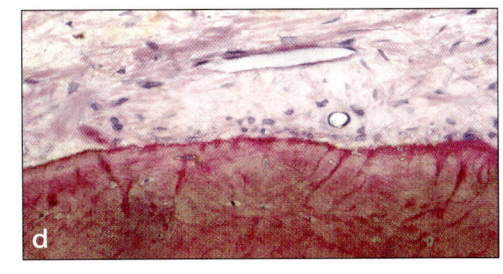

図2-34 皮質骨のモデリング．(a)吸収が活発に行われていることが破骨細胞(OC)の存在で示される．(b)ハウシップ窩(△部)ないし，浸食された表面は骨芽細胞による吸収の後に続き，新生骨に覆われるまで認められる．(c)骨芽細胞(OB)と類骨(前骨 PB)は骨の沈着を示している．(d)静止ないし活動停止中の骨表面は骨表面被覆細胞と通常の骨膜で覆われている(研磨切片：トルイジン・ブルーおよび塩基性フクシン表層染色)．

皮質骨のリモデリング：皮質骨は4ヵ月目に成熟の最終段階に入る．これはつまりハバース管リモデリングである．骨代謝単位(BMU)の活性化は吸収管の形成につながり，これはのちに同心円状の層板で満たされる(図2-33a, b)．その結果できた二次オステオンは周囲のリバース型(反転型)セメントラインによって一次オステオンとは明確に区別できる(図2-33c)．リモデリングの過程もまた再生がもっとも成熟した部位から起こり，それはつまり欠損に近い部位ということであるが，徐々に欠損部中央側へと進行する．

骨再生部のモデリング：4ヵ月目の終わりの頃には膜で保護された内部での骨成長と造成は継続しており，とくに中心部において盛んである．皮質骨層の形成にともなって外骨膜と内骨膜包が修復される．皮質骨の外側と内側の表面に沿って形態を変えるような吸収が起こることにより，モデリングが再開し骨の形成が起こる(図2-34)．モデリングが起こっている間，骨の表面は骨芽細胞と類骨のあわせ目で局所的に被覆されるか，破骨細胞やハウシップ窩で覆われる．これはモデリングが進行中か過去の吸収活動の存在を示すものである．休止期の骨表面は滑沢でコラーゲンは石灰化した骨基質中のシャーピー線維として組み込まれている．

2　骨再生の生物学的基礎

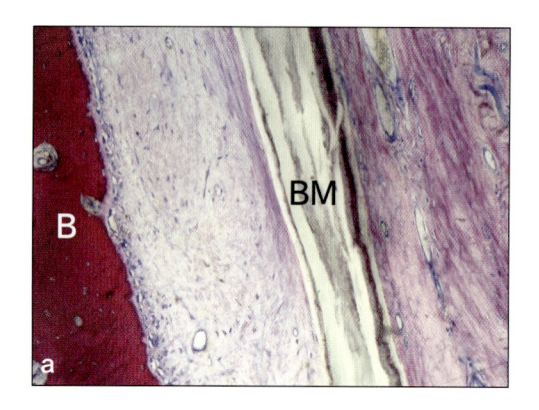

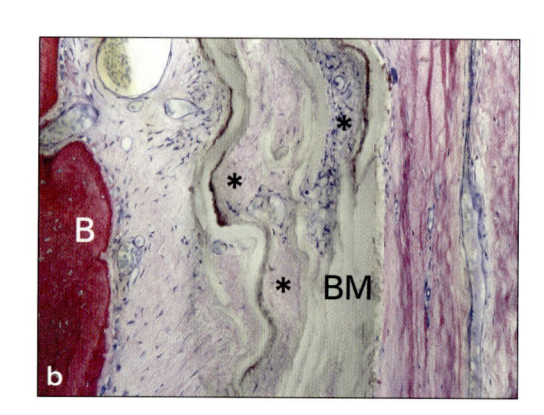

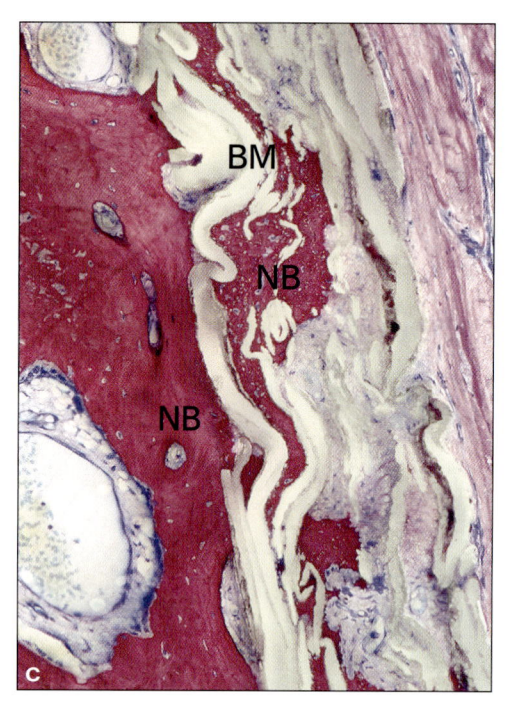

図2-35　ePTFE メンブレン(BM)に隣接する軟組織，硬組織の区画(研磨切片：トルイジン・ブルーおよび塩基性フクシン表層染色)．(a)膜の高密度部は外側の歯肉領域と主に骨領域(B)から到達可能な内側の結合織の区画を分けている．異物反応は認めない．(b)膜(*)の多孔性部の空隙内には毛細血管や細胞が侵入でき，成長する．(c)新生骨(NB)は膜の内面と接触し，その空隙内へ侵入・成長する．

　すべてのモデリング部では血管数が増加する．その結果，皮質骨の表面はより明瞭に確認できるようになり，海綿骨間空隙はより緊密に連絡するようになる．このようにして成熟勾配が維持され，中央部では骨の全体的高さや骨密度，構造的器質化については周囲よりやや遅れる．

　軟組織部分：最後に軟組織が，いかに膜と結合するかについて論じる．移植材料の生体親和性という特徴は，組織統合性に対し重大な影響を及ぼす(第3章参照)．バリアメンブレンは軟組織を内外の区画に分ける(図2-35a)．治癒期間中，材料の化学的組成と表面性状が結合組織の内側への成長や膜への付着に影響を与える．組織統合が成功するためには異物反応を惹起しない材料を用いるべきであるということは繰り返し述べられてきた．もし材料が多孔性で，生体親和性があれば軟組織は膜の間隙に侵入するであろう(図2-35b)．

さらに膜が骨と近接しているような場所では，孔内や膜の空隙への骨の成長が起こると考えられる（図2-35c）。骨が直接に孔内壁へ沈着し，ほぼ完全に孔内を満たして膜を透過もする。このような膜内骨形成は完全に生体に無害な材料で，さらに骨伝導能をもつものにおいてのみ生じる。

同様の現象はコラーゲンを基質とする膜，とくにクロスリンクの膜の場合に起こる。しかしこのようなクロスリンクコラーゲン膜では改良型のコラーゲンそれ自体が膜の骨形成の引き金を引くようにみえる[57,58]。

■ まとめ

骨は特異な能力をもっており欠損や骨折に反応して自身の構造と機能を再建することができる。骨の治癒の様式は骨の発生および成長によく似ている。力学的に安定な状況では，十分な血液供給と骨の沈着のための確固たる基質という2つの必須条件が整った環境であれば骨は直接に形成されるか，一次骨をつくることができる。確固たる基質は，欠損部の断端の表面か骨の辺縁から得られる。

骨欠損の修復は付加的成長に非常によく似ている。初期の急変の段階には網状骨による枠組みが構築され，層板骨により次第に強化される。その後，局所の環境によるが，この一次海綿網が緻密皮質骨か海綿骨に変換する。第二段階では，再生がさらに深いリモデリングを進行させ，骨代謝単位（BMU）が骨の置換を起こす。皮質骨では骨代謝単位（BMU）が二次オステオンをつくり出す。海綿骨では，最終的骨構造単位がパケットをつくる。

骨の治癒は数ミリメーター幅程度の大きさの限界があるが，単独か組み合わせで骨再生を促進する数種類の方法がある。

- 骨誘導：自家骨細粒から分泌されるか成長因子による。または移植されたキャリアーのなかの組み替えタンパク質として追加された成長因子による。
- 骨伝導：自家骨移植，他家骨移植，異種骨移植，骨代替材料などによる。骨伝導は，骨が添加できる確固たる足場を提供することで大きな骨欠損の架橋を促進する。骨補填材の置換率は使用された骨移植片や移植材の種類によって大きく異なる。
- 海綿骨または骨髄抽出物を利用して骨芽細胞に分化する幹細胞や前駆細胞を転移する。
- 仮骨延長術：継続的にコラーゲン線維束を引き延ばすことにより，長軸方向への骨性仮骨の形成を惹起し骨形成を行う。この方法の結果はめざましいものがある。
- GBR：確立した術式であり，その基本概念は急速に増殖する非骨形成性細胞による組織の過形成から骨の再生を保護することである。この術式は歯槽堤増大術でも成功裏に行われている。

参考文献

1. Bianco P. Structure and mineralization of bone. In: Bonucci E (ed). Calcification in Biological Systems. Boca Raton, FL: CRC Press, 1992:243-268.
2. Weiner S, Traub W, Wagner HD. Lamellar bone: Structure-function relations. J Struct Biol 1999;126:241-255.
3. Frost HM. Micropetrosis. J Bone Joint Surg 1960;42A:144-150.
4. Parfitt AM. The coupling of bone formation to bone resorption: A critical analysis of the concept and of its relevance to the pathogenesis of osteoporosis. Metab Bone Dis Relat Res 1982;4:1-6.
5. Marks SC Jr, Popoff SN. Bone cell biology: The regulation of development, structure, and function in the skeleton. Am J Anat 1988;183:1-44.
6. Candeliere GA, Liu F, Aubin JE. Individual osteoblasts in the developing calvaria express different gene repertoires. Bone 2001;28:351-361.
7. Qiu S, Rao DS, Palnitkar S, Parfitt AM. Relationships between osteocyte density and bone formation rate in human cancellous bone. Bone 2002;31:709-711.
8. Ferretti M, Muglia MA, Remaggi F, Cane V, Palumbo C. Histomorphometric study on the osteocyte lacunocanalicular network in animals of different species. 2. Parallel-fibered and lamellar bones. Ital J Anat Embryol 1999;104:121-131.
9. Ham AW. Some histophysiological problems peculiar to calcified tissues. J Bone Joint Surg 1952;34A:701-728.
10. Noble BS, Reeve J. Osteocyte function, osteocyte death and bone fracture resistance. Mol Cell Endocrinol 2000;159:7-13.
11. Jones SJ, Boyde A. Scanning electron microscopy of bone cells in cultures. In: Copp DH, Talmage RV (eds). Endocrinology of Calcium Metabolism. Amsterdam: Excerpta Medica, 1978:97-104.
12. Teitelbaum SL, Ross FP. Genetic regulation of osteoclast development and function. Nat Rev Genet 2003;4:638-649.
13. Minkin C. Bone acid phosphatase: Tartrate-resistant acid phosphatase as a marker of osteoclast function. Calcif Tissue Int 1982;34:285-290.
14. Nanci A. Content and distribution of noncollagenous matrix proteins in bone and cementum: Relationship to speed of formation and collagen packing density. J Struct Biol 1999;126:256-269.
15. Robey PG. Vertebrate mineralized matrix proteins: Structure and function. Connect Tissue Res 1996;35:131-136.
16. Sodek J, McKee MD. Molecular and cellular biology of alveolar bone. Periodontol 2000 2000;24:99-126.
17. Butler WT. Noncollagenous proteins of bone and dentin: A brief overview. In: Goldberg M, Boskey A, Robinson C (eds). Chemistry and Biology of Mineralized Tissues. Rosemont, IL: American Academy of Orthopedic Surgeons, 2000:137-141.
18. Bosshardt DD. Are cementoblasts a subpopulation of osteoblasts or a unique phenotype? J Dent Res 2005;84:390-406.
19. Lamoureux F, Baud'huin M, Dulomb L, Heymann D, Rédini F. Proteoglycans: Key partners in bone cell biology. Bioessays 2007;29:758-771.
20. Hay ED. Collagen and other matrix glycoproteins in embryogenesis. In: Hay ED (ed). Cell Biology of Extracellular Matrix. New York: Plenum Press, 1991:437-444.
21. Christoffersen J, Landis WJ. A contribution with review to the description of mineralization of bone and other calcified tissues in vivo. Anat Rec 1991;230:435-450.
22. Aubin JE, Triffit J. Mesenchymal stem cells and the osteoblast lineage. In: Bilezikian LG, Raisz LG, Rodan GA (eds). Principles of Bone Biology. New York: Academic Press, 2002:59-81.
23. Yang X, Karsenty G. Transcription factors in bone: Developmental and pathological aspects. Trends Mol Med 2002;8:340-345.
24. Otto F, Thornell AP, Crompton T, et al. Cbfa1, a candidate gene for cleidocranial dysplasia syndrome, is essential for osteoblast differentiation and bone development. Cell 1997;89:765-771.
25. Bronckers AL, Engelse MA, Cavender A, Gaikwad J, D'Souza RN. Cell-specific patterns of Cbfa1 mRNA and protein expression in postnatal murine dental tissues. Mech Dev 2001;101:255-258.
26. Suda T, Nakamura I, Jimi E, Takahashi N. Regulation of osteoclast function. J Bone Miner Res 1997;12:869-879.
27. Mogi M, Otogoto J, Ota N, Togari A. Differential expression of RANKL and osteoprotegerin in gingival crevicular fluid of patients with periodontitis. J Dent Res 2004;83:166-169.
28. Aubin JE. Regulation of osteoblast formation and function. Rev Endocr Metab Disord 2001;2:81-94.
29. Harada S, Rodan GA. Control of osteoblast function and regulation of bone mass. Nature 2003;423:349-355.
30. Hofbauer LC, Heufelder AE. Role of receptor activator of nuclear factor-κB ligand and osteoprotegerin in bone cell biology. J Mol Med 2001;79:243-253.
31. Goldring SR. Inflammatory mediators as essential elements in bone remodeling. Calcif Tissue Int 2003;73:97-100.
32. Clowes JA, Riggs BL, Khosla S. The role of the immune system in the pathophysiology of osteoporosis. Immunol Rev 2005;208:207-227.
33. Kearns AE, Khosla S, Kostenuik P. Receptor activator of nuclear factor κB ligand and osteoprotegerin regulation of bone remodeling in health and disease. Endocr Rev 2008;29:155-192.
34. Enlow DH. Functions of the Haversian system. Am J Anat 1962;110:269-305.
35. Schenk R, Willenegger H. Morphological findings in primary fracture healing. In: Krompecher S, Kerner E (eds). Callus Formation: Symposium on the Biology of Fracture Healing. Symp Biol Hung 1967;7:75-86.
36. Jaworski ZF, Lok E. The rate of osteoclastic bone erosion in Haversian remodeling sites of adult dog's rib. Calcif Tissue Res 1972;10:103-112.
37. Schenk RK. Cytodynamics and histodynamics of primary bone repair. In: Lane JM (ed). Fracture Healing. Edinburgh: Churchill Livingstone, 1987:23-32.
38. Wolff J. Das Gesetz der Transformation der Knochen. Berlin: Hirschwalk, 1892.

39. Reddi AH. Cell biology and biochemistry of endochondral bone development. Coll Relat Res 1981;1:209-226.
40. Johner R. Zur Knochenheilung in Abhängigkeit von der Defektgrösse. Helv Chir Acta 1972;39:409-411.
41. Schenk R, Willenegger H. Zur Histologie der primären Knochenheilung. Modifikationen und Grenzen der Spaltheilung in Abhängigkeit von der Defektgrösse. Unfallheilkunde 1977;80:155-160.
42. Harris WJ, White RE Jr, McCarthy JC, Walker PS, Weinberg EH. Bony ingrowth fixation of the acetabular component in canine hip joint arthroplasty. Clin Orthop 1983;176:7-11.
43. Berglundh T, Abrahamsson I, Lang NP, Lindhe J. De novo alveolar bone formation adjacent to endosseous implants. A model study in the dog. Clin Oral Implants Res 2003;14:251-262.
44. Abrahamsson I, Berglundh T, Linder E, Lang NP, Lindhe J. Early bone formation adjacent to rough and turned endosseous implant surfaces. An experimental study in the dog. Clin Oral Implants Res 2004;15:381-392.
45. Buser D, Broggini N, Wieland M, et al. Enhanced bone apposition to a chemically modified SLA titanium surface. J Dent Res 2004;83:529-533.
46. Urist MR. Bone: Formation by autoinduction. Science 1965;150:893-899.
47. Bang G, Urist MR. Bone induction in excavation chambers in matrix of decalcified dentin. Arch Surg 1967;94:781-789.
48. Urist MR, Strates BS. Bone morphogenetic protein. J Dent Res 1971;50:1392-1406.
49. Jung RE, Glauser R, Schärer P, Hämmerle CHF, Sailer HF, Weber FE. Effect of rhBMP-2 on guided bone regeneration in humans. A randomized, controlled clinical and histomorphometric study. Clin Oral Implants Res 2003;14:556-568.
50. Warnke PH, Springer IN, Wiltfang J, et al. Growth and transplantation of a custom vascularized bone graft in man. Lancet 2004;364:766-770.
51. Gautschi OP, Frey SP, Zellweger R. Bone morphogenetic proteins in clinical applications. ANZ J Surg 2007;77:626-631.
52. Finkemeier CG. Bone-grafting and bone graft substitutes. J Bone Joint Surg 2002;84:454-464.
53. Ziran BH, Smith WR, Morgan SJ. Use of calcium-based demineralized bone matrix/allograft for nonunions and posttraumatic reconstruction of the appendicular skeleton: Preliminary results and complications. J Trauma 2007;63:1324-1328.
54. Dai J, Rabie AB. VEGF: An essential mediator of both angiogenesis and endochondral ossification. J Dent Res 2007;86:937-950.
55. Schenk RK, Buser D, Hardwick WR, Dahlin C. Healing pattern of bone regeneration in membrane-protected defects: A histologic study in the canine mandible. Int J Oral Maxillofac Implants 1994;9:13-29.
56. Jackson L, Jones DR, Scotting P, Sottile V. Adult mesenchymal stem cells: Differentiation potential and therapeutic applications. J Postgrad Med 2007;53:121-127.
57. Connolly JM, Alferiev I, Clark-Gruel JN, et al. Triglycidylamine crosslinking of porcine aortic valve cusps or bovine pericardium results in improved biocompatibility, biomechanics, and calcification resistance: Chemical and biological mechanisms. Am J Pathol 2005;166:1-13.
58. Zubery Y, Goldlust A, Alves A, Nir E. Ossification of a novel cross-linked porcine collagen barrier in guided bone regeneration in dogs. J Periodontol 2007;78:112-121.

第3章

バリアメンブレン(遮蔽膜)の特性

Michael M. Bornstein
Thomas von Arx
Dieter D. Bosshardt

　特定の組織の治癒を促進し，組織再生の方向づけをするために，ある種の物理的遮蔽物を用いて外科処置部位を物理的に封鎖する考え方は再建手術や脊椎固定術の神経再生において1950年代半ばから用いられてきた[1,2]．骨の再建術では結合組織が骨欠損部に侵入するのを防ぐ目的でバリアメンブレン(遮蔽膜)が使われている．原則的に膜は，周囲骨の表面と直接接するように設置されるので，骨膜は膜の外側に形成されることになる．粘膜骨膜弁(全層弁)を元に戻し縫合することにより閉鎖空間をつくり出し，隣接した骨からのみ細胞が浸潤してくるようにするものである[3]．

　バリアメンブレンの使用は今日では標準的な口腔外科処置となり，骨再生誘導法(GBR)や組織再生誘導法(GTR)を用いて歯周骨欠損やインプラント周囲骨欠損の造成，またはインプラント埋入前あるいは埋入と同時に行う骨造成においても使用されている[4,5]．ところが文献中でも，また臨床においてもGTRとGBRという言葉はしばしば混同されて，まるで同義語のように不適切な使われ方をしている．GTRはセメント質，歯根膜，歯槽骨などの歯周支持組織の再生を意味し，GBRは骨形成の促進にのみ関与する．

■ バリアメンブレンの基本的な特性

　今日ではGTRやGBRのための多様な材料が入手可能である．それぞれの症例にもっとも適した材料を選ぶためには，その適応にふさわしい膜材料の基本となる必要条件を理解しなければならない[6]．膜材料の基本特性には以下のものが含まれる．生体親和性，細胞遮断性，組織統合性，スペースメーキングおよびスペース維持能力，術中の操作性，合併症を起こしにくいことなどである[6,7]．

3 バリアメンブレン(遮蔽膜)の特性

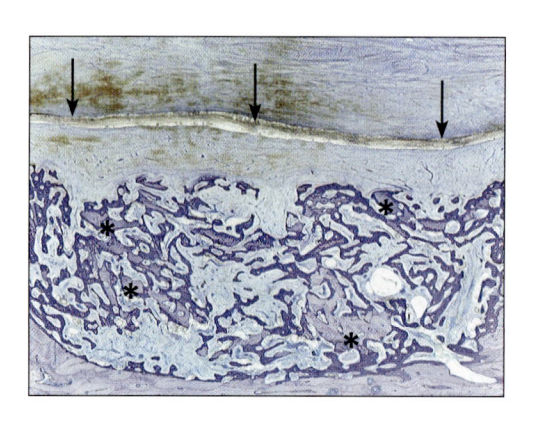

図3-1 生後4週間のミニブタ下顎骨につくった骨欠損部．欠損部に細粒状他家骨移植材(＊)を充填し，伸展ポリテトラフルオロエチレン(ePTFE)のバリアメンブレン(→)で覆われている．膜上部の軟結合組織と下部の骨区画が分離されていることに注目．新生骨が欠損の辺縁から生じ，他家骨粒子間に伸びている(非脱灰研磨切片：トルイジン・ブルー染色).

生体親和性

生体親和性はすべてのインプラント用医療機材に求められる基本的な必須特性である．生体親和性とは，「特定の使用法でホストの適正な反応のもとに材料が機能する能力」と定義されている．生体親和性を有する材料は，何であれリスクや安全性に関する深刻な懸念を患者に与えるものであってはならない．バリアメンブレンの生体親和性は細胞毒性，組織適合性，遺伝毒性，変異原性といった数多くの異なったパラメーターにより性格づけられているため，ある材料の生物学的反応を1つの検査方法だけで特徴づけるのは不可能である．

一方，その特性は，in vitro でも in vivo でもきちんと構築された方法で多様なテストにより検査しなければならない[8]．原理的には，新旧の材料を対象にもっとも簡単なものからもっとも複雑なものまで一連の試験にかけねばならない．たとえば，in vitro から動物実験，そしてヒトにおける臨床前実験，臨床治験といった流れである[9]．

不活性材料(生理学的環境中では劣化しないもの)が，一般的に劣化する材料に比べて重篤な危険をまねく可能性は低い，という事実をバリアメンブレンを扱う臨床家はよく認識する必要がある[6]．劣化する材料は周囲のホスト組織に分解物質を放出するので，局所的・全身的副反応を引き起こす可能性がある[10]．このような劣化過程でつくられる最終産物も良性でなければならず，初期の材料設計の段階から中間産物も計算に入れて管理しなければならない．

細胞遮断性

膜の細胞遮断性に求められる基本的特性は骨再生を予定する部位から，結合組織を排除することである(図3-1)．この概念は1980年代に歯周病学において広く試みられ，軟結合組織と歯－歯肉上皮を排除することにより，患歯の根周囲の歯周再生を可能にしようとする意図があった(Takakis らを参照[11])．

図3-2 イヌの下顎につくられた骨欠損の2ヵ月経過後の頬舌部切片．欠損部は血液で満たされ，強化・伸展ポリテトラフルオロエチレン（ePTFE）の試作品で覆った．下顎の形状はきわめて良く保存されている点に注目．膜で囲まれた部分のほとんどが一次海綿骨網で満たされている（非脱灰研磨切片：トルイジン・ブルーおよびフクシン染色）．

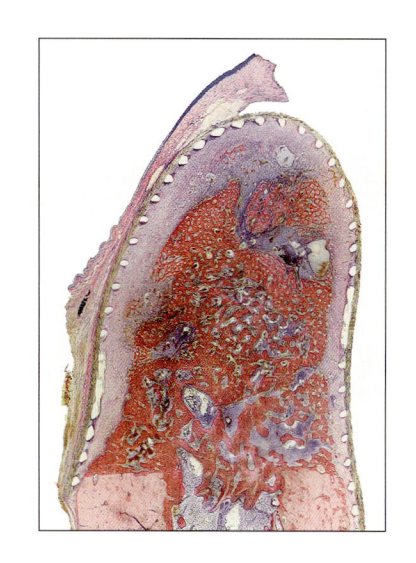

一方，完全細胞遮断性説は，バリアメンブレンを通した栄養分の輸送が再生過程では重要だ，という事実により反論されることもあった[6,12]．ほかの研究によると，難症例でないGTR処置においてマクロ多孔性膜のほうが，遮断性膜に比べ予知性が高く伝導性があるとしている[13,14]．また，適切な血管供給，骨形成原細胞と元の骨（親骨）由来の骨細胞などといった局所的要因のほうが，バリアメンブレンによる完全な細胞排除と同等か，それ以上に骨の再生については重要である可能性もある[15]．

組織統合

バリアメンブレンの生体親和性という特性は材料の組織統合に重要な影響力をもち，基本的にバリアメンブレンの表面形状（粗さ），多孔性，化学的性質が治癒期間中に組織が内部へ成長するか，または表面結合をするかを決定づける．軟組織に移植した非多孔質で，表面が滑沢な生体材料は，線維性の結合組織包を形成し，治癒期間中の機械的創傷保護能力の低下を引き起こす[16]．理想的な組織統合能をもつ膜はGBRやGTR処置時に造成部の力学的安定性を向上させる[6,17]．

スペースメーキングとスペース維持

GBRやGTR処置用に製造された膜のスペースメーキング能力とは生体内で陥没しにくく，治癒期間中に十分なスペース容量を維持し，形状を保つ能力と定義づけられる（図3-2）．膜の陥没に対する抵抗能を決定する重要な要素は，使用する材料の剛性である．

また，吸収性バリアメンブレンに影響を及ぼす重要な問題は，分解性材料が機械的強度

を喪失し，それにしたがって膜の挿入直後からスペースメーキング能力が喪失することである[18]．強化型非吸収性膜に比べて，吸収性膜の機械的性質には多少の欠点があるため，膜の陥没を防ぐ目的で補強材の使用が推奨されている(たとえば：同種他家骨ブロック，骨補填材)[19]．今日でも，GBRにおいて良好な結果を得るために，チタン強化型ePTFEメンブレンを用いた場合でさえ移植材を用いて補強しているほどである[20]．

処置中の取り扱い

一般的に手術中に造成部分に適合させ，完全に同部を覆うようにバリアメンブレンを切断し形を整えることが行われている．処置が適正な時間内に終了できるように，膜は，容易に取り扱いできるものでなければならない．非吸収性膜は剛性があり疎水性なのでスクリューとピンで正しい位置に固定する[21,22]．生体吸収性膜，とくにコラーゲン膜は柔軟で親水性であるため，血液に浸漬するとすぐに周囲の骨や移植材料に接着する[23]．

早期に膜が露出したり，感染を起こしたときや，段階法インプラントの埋入時に非吸収性バリアメンブレンを除去しなければならない状況においても，このメンブレンは問題を起こすことはない．非吸収性膜はその構造を保持できるので，完全な除去が可能である．一方，吸収性生体膜は，膜が露出し感染すると必ず除去しなければならないという欠点をもつ．つまり，バリアメンブレンが破損し分解するため，材料としての一体性がなくなり，膜の残存物の除去が非常に困難になるからである．

合併症に対する感受性

治癒の過程で，材料の特性によりバリアメンブレンは多様な合併症を呈する．非吸収性膜では膜が早期に露出するリスクがとくに高い[24]．これにより，創傷の感染を引き起こし，骨再生の観点から良い結果は得られないこととなる[25]．生体吸収性膜，とくにクロスリンクでない場合は，取り扱いが容易で，早期の膜露出のリスクは比較的低い．合成高分子製膜が使用された場合は，膜の吸収過程で炎症反応と異物反応に遭遇することがある[26]．

■ 非吸収性膜

　伸展ポリテトラフルオロエチレン(ePTFE)は，1969年に初めて開発され，1971年にゴア・テックスとして市場に出た．W. L. Gore はこの材料を友人の心臓外科医にみせたとする伝説がある．彼はこの材料が水分を保持しつつも通気性を有し，多孔質の枠組みが気体を透過させることを示した[27]．この出会いはその後のいくつもの事象の始まりとなった．基礎研究と動物実験に ePTFE が導入され，心臓血管外科，泌尿器・婦人科手術，胎児手術，再建術，口腔手術，そのほか一般手術に臨床応用される数も増加した[28-32]．

　化学的には，PTFE は合成フッ化高分子化合物で，炭素とフッ素の非常に強固な結合により非分解性で生物学的に不活性な性質をもつ．炭素フッ素結合を開裂(切断)できる酵素は人体には存在しない[33]．非強化型の薄膜の織り目形状は長鎖の反復構造であることから，どんな寸法にも伸展可能で，厚く圧縮することもできる．材料への剛性はフッ化エチレンプロピレンを付加，補強されることで獲得され，ePTFE メンブレンを生みだす礎となった．

　歯科においては，1980年代，1990年代初期に ePTFE メンブレンを使用することが GTRと GBR 処置の標準となった[11, 21, 22, 31, 32, 34]．ePTFE メンブレンに加えて非吸収性チタン強化型 ePTFE メンブレンも使用可能である[35]．非吸収性膜を用いた GBR の概要を論じた古典的論文中で Dahlin とその共同研究者ら[36]は，30匹の成体ラットの粘膜骨膜弁を挙上し下顎角部に両側性の骨欠損をつくった．一側は ePTFE メンブレンで欠損部を覆い，反対側はコントロール(対照群)とした．被験側の治癒3週間後の組織分析では，半数の個体で完全な骨治癒が観察され，6週間後にはすべての個体で治癒が観察された．対照群においては22週間に至っても治癒の兆候がほとんど，もしくはまったくみられなかった．ラットの骨形成能は旺盛なので，この動物実験で得られた好ましい結果が，必ずしもヒトに適応できるわけではないため，同グループは同様の研究を霊長類で行った[21]．貫通型の欠損が下顎の両側欠損部顎堤に形成され，同様に上顎にも側切歯の歯根端切除術とともに欠損がつくられた．片側は頬側，舌側，口蓋側ともに ePTFE バリアメンブレンで覆われ，反対側は対照群(膜不使用群)とした．3ヵ月の治癒期間後，すべての実験部位において完全な骨の治癒が確認された．対照群では骨治癒は完了せず，程度の異なる結合組織の内方成長が観察された．

　膜で保護された部位の骨治癒の事象は第2章で述べられている．本章では ePTFE バリアメンブレンによる軟組織部位の分画化と組織統合について論じる．Schenk とその共同研究者ら[37]はイヌの下顎をモデルとした画期的な実験的研究を行い，ePTFE バリアメンブレンを用いた GBR 後の記述的組織所見を報告している．それによるとバリアメンブレンの内外で軟組織に明確な違いがみられた(図3-3a)．膜の外側の組織は，角質化した上皮で覆われた軟結合組織で構成されていた(図3-3b)．固有層のコラーゲン線維の密度と直径はバリアメンブレンに向かって増大していくので粗いコラーゲン線維束が ePTFE バリアメンブレンの表面に接していた．

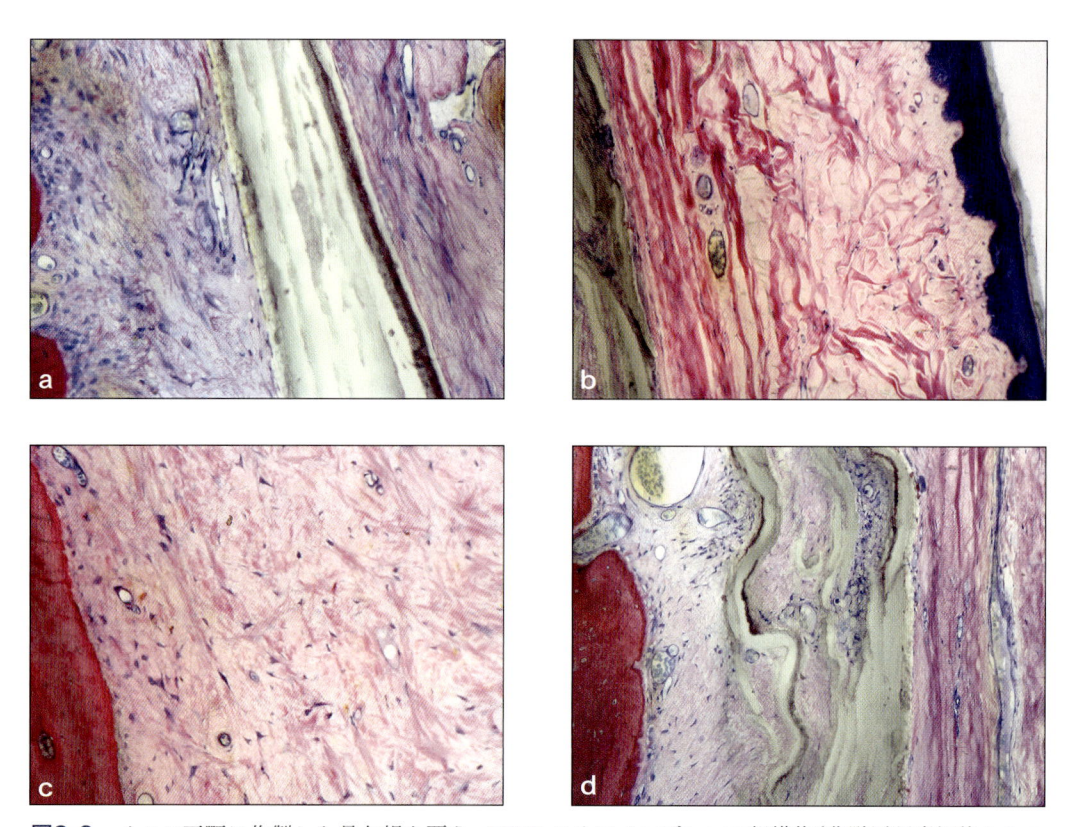

図3-3 イヌの下顎に作製した骨欠損を覆う ePTFE バリアメンブレンの組織像(非脱灰研磨切片:トルイジン・ブルーおよびフクシン染色).(a)中央の厚いメンブレンが外側の口腔粘膜の軟組織と,内側の骨区画の結合組織を分けている.両側の線維組織はメンブレン表面と直接接している.(b)外側の線維性組織の区画では,メンブレン表面に向かってその径が太くなるコラーゲン基質が特徴的である.(c)内側の区画は骨表面に直接接し,血管に富む疎な結合組織で構成されている.(d)膜辺縁の多孔性領域では毛細血管と細胞の膜間隙への内方成長が可能である.

一方内側の区画では,疎な結合線維と壊れやすいコラーゲン線維束が多くみられた(**図3-3c**).骨髄から得られたこの組織では血管が新生発達し,血管の数も骨表面に向かって多くなっていた.マクロファージ,リンパ球,細粒球は膜の内側の表面でさえもほとんどみられなかった.これらの発見が再度,ePTFE メンブレンの優れた生体親和性を証明することとなった.

Schenk とその共同研究者ら[37]らの実験で用いられた ePTFE バリアメンブレンの辺縁部には多孔な部分があり,直径約50μm に及ぶ間隙が通じていた.実際にすべての多孔性の部分は生活細胞が多く存在していたため,この孔の大きさが細胞と小血管の侵入を容易にし,これを第三の膜内分画と定義づけるのが適当だと考えられた(**図3-3d**).これらの細胞のほとんどが線維芽細胞で,薄いコラーゲン線維と毛細血管をともなっていた.

5匹のビーグル犬を用いた実験的研究では,下顎骨歯槽突起に埋入されたインプラン

非吸収性膜

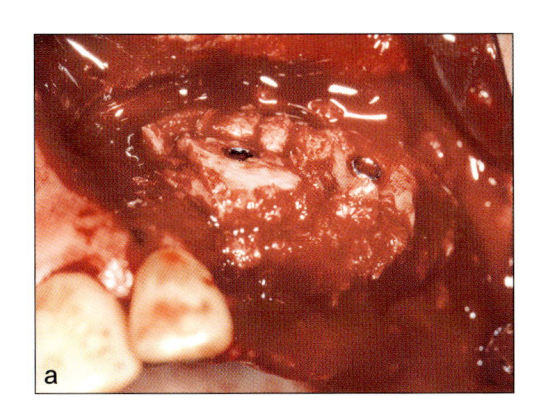

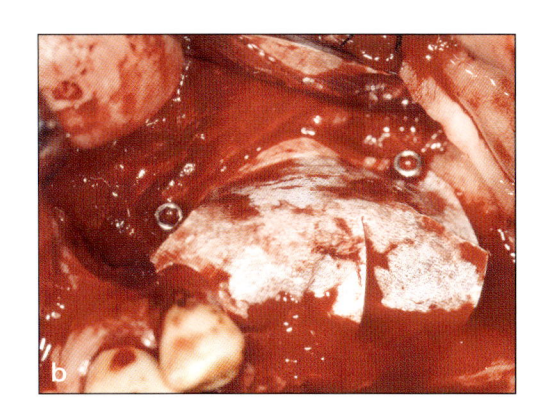

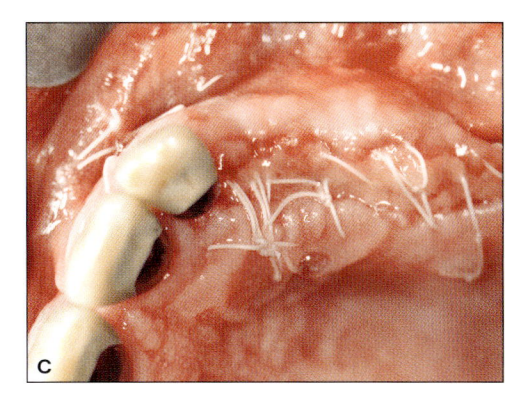

図3-4 上顎左側歯欠損患者への水平的歯槽堤増大．（a）オトガイから採取した骨ブロックを左犬歯および小臼歯部位にスクリューで固定．（b）移植材は頬側に固定された ePTFE で覆われた．（c）手術10日後．膜部位の粘膜は幼弱で，抜糸の際に露出した．

ト周囲の大きな裂開と歯槽骨頂欠損（部位）で，チタン強化型 ePTFE メンブレンと通常の ePTFE メンブレンおよびメンブレン不使用（対照群）の骨化促進能力を比較した[38]．6ヵ月の治癒期間後の組織切片分析では大量の新生骨が両方のバリアメンブレンの下にみられ，その表面には一層の結合組織がともなっていた．強化型膜のみインプラント上部に骨の新生が認められた．メンブレンを設置しなかった対照群においては歯槽骨頂の骨新生は最小限のものだった．著者らは，チタン強化型 ePTFE メンブレンが治癒期間中に再生部位の本来の形状を保つ能力が，ほかよりも優れていると結論づけた．

　臨床的，実験的研究がすでに非吸収性膜を用いた GTR，GBR における優れた結果を示しているが[11,21,22,31,32,34,39-41]，この結果は創傷治癒のトラブル症例，とくに裂開との高い相関性を示している[24,41,42]．多くの研究が ePTFE メンブレン露出後の創傷の感染と，結果的に骨再生がうまくいかないことについて報告している[25,43,44]（図3-4）．Simion とその共同研究者[41]らは新鮮抜歯窩に埋入したインプラント周囲の骨増量は，膜が露出した場合は露出しない場合に比べて大幅に少なかったと報告している．バリアメンブレンの早期の口腔内環境への露出とそれに続く細菌のコロニー形成が起こると骨の成熟前に膜を除去する必要が生じる[45,46]．ほかにも非吸収性膜の重大な欠点として，生体不活性である膜を二次手術によって除去しなければならないことがある[47]．これは患者に不快感とさらなる出費

3 バリアメンブレン(遮蔽膜)の特性

を強いることになり，フラップの挙上によってある程度の歯槽骨吸収が生じるため，再生した骨を一部喪失するというリスクもともなう[48,49]．

■ 生体吸収性膜

早期のバリアメンブレンの露出のリスクとメンブレンを二次手術によって除去しなければならないことから，臨床家と研究者双方がGBRにおいて生体吸収性膜を使用することを提唱してきた．文献に記載された生体吸収性膜の利点と特性は，膜除去手術が不要であることと，段階法インプラントシステムを使用することで術式を簡単にできること，生体不活性膜を使用した場合，除去と同時にアバットメント接続を行わなければならないが，吸収性膜のときは，その方法の選択肢が多いこと，対費用効果が高いこと，患者の合併症リスクを低下できることなどである[5]．

今日，吸収性膜には主に合成脂肪族ポリエステルと数種の動物由来のコラーゲンの2種類の材料が使われている[50]．どちらも生体材料と考えられるが，それぞれに独特の特徴と生物学的効果をもつ[51,52]．臨床的に意義のある重要な要因は，メンブレンの機能の永続性とメンブレンの分解時の組織反応(バリアメンブレンの生体親和性)である．

高分子膜

バリアメンブレンの材料に使われている合成ポリエステルは，ポリグリコライド(PGAs)ポリラクタイド(PLAs)，もしくはこれらの共重合体である．そのほかの合成脂肪族ポリエステルで使用されるのはポリジオキサン[53]とトリメチレン炭酸塩[54]である．これらの合成材料は厳密に管理された環境下で何度でも製造することができ，量的制限もない点がコラーゲンのような天然材料よりも明かに勝っている．もう1つの利点はPGA，PLAの能力とその共重合体が生分解性をもちクレブス回路を通して二酸化炭素と水に分解される点である[50]．

in vitroでもin vivoでも生分解性ポリマーの分解に多様な要因が影響することが知られている．その要因は，構造，化学的組成，分子量，形状，処理条件，滅菌条件，物理化学的要因，加水分解機構などである[55,56]．これらのポリマー(高分子化合物)を骨プレート，スクリュー，薬剤と成長因子の送達手段などとして整形外科手術，顎顔面外科手術，インプラント歯科において使用してきたが，つねに炎症反応や異物反応がともなうものであった．症例によっては外科的創面切除や材料の除去手術が必要となることもあった[26,57-61]．

PLA膜の挿入後，早期に起こる組織反応は，Piattelliら[62]によってウサギの腓骨を用いた実験的研究によって分析されている．1週間後膜の外形はまだ認識可能で分解や吸収の

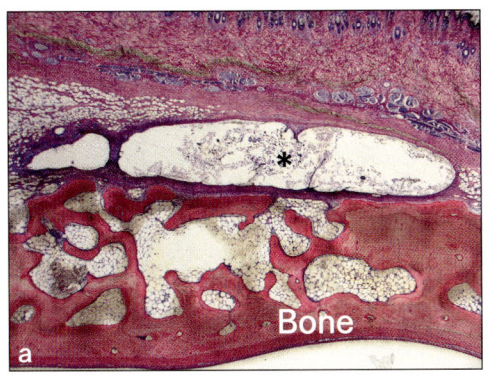

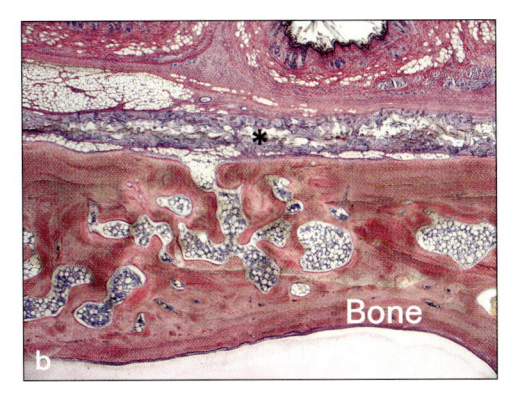

図3-5 ウサギ頭蓋の骨欠損形成後12週間の2つの合成膜の耐久性比較(非脱灰研磨切片：トルイジン・ブルーおよびフクシン染色).(a)ポリラクタイド膜(Atrisorb, Tolmar)では膜の形態と統合性は保たれていた(＊).(b)GTLC膜(Osseoquest, Gore)では膜の存在した空隙は保たれていたが膜の一部は不規則な基質で置き換えられていた(＊).

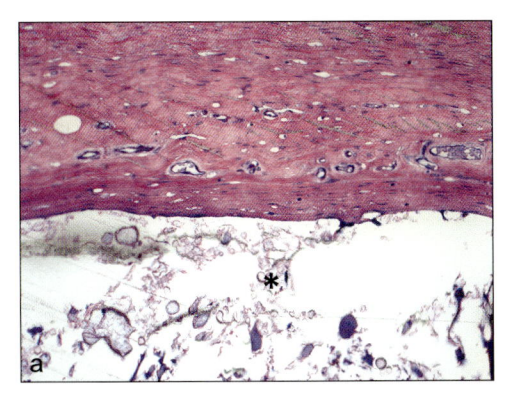

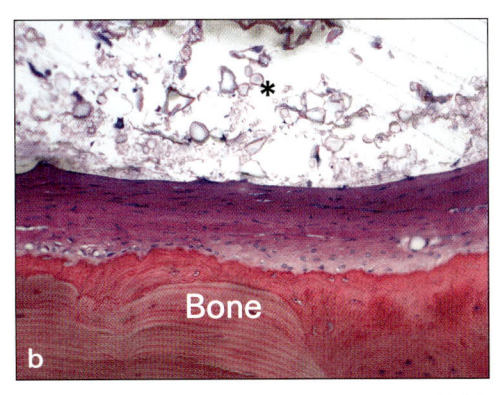

図3-6 12週間後のポリラクタイド膜(＊)(非脱灰研磨切片：トルイジン・ブルーおよびフクシン染色)膜は線維性組織により被包化.(a)骨区画外側の軟組織に対する炎症細胞の浸潤は最小である.(b)膜と骨の間には炎症細胞の侵入が認められる.

兆候はみられなかった．しかし膜の外側表面は不規則で，マクロファージと多核巨細胞が存在していた．3週間後には膜は分解の兆候をみせ始め，数個の断片に分割する様子がみられた．膜周囲の骨形成には，2つの異なる特徴が認められた．部位によっては膜の表面と直に接しているが，別の部分では多核巨細胞の薄い層が骨とバリアメンブレンの間に介在していた．

von Arxと共同研究者[63]による別の研究では，伸展膜の耐久性が，PLA膜とグリコライド・ラクタイド・トリメチレンカーボネイト(GLTC)膜の2種類で観察された(図3-5).PLA膜の両端は細胞浸潤の兆候はほとんどない状態で線維性被覆がみられたが(図3-6)，GLTC膜では，2週間で膜を包み込んでいる軟組織のなかに炎症性細胞浸潤が出現した(図

3 バリアメンブレン(遮蔽膜)の特性

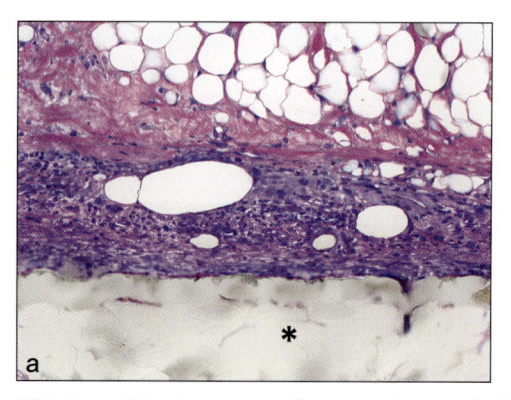

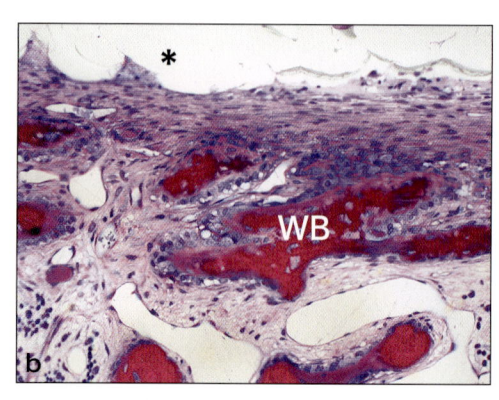

図3-7 2週間後の GLTC 膜(＊)(非脱灰研磨切片：トルイジン・ブルーおよび塩基性フクシン染色)．膜は両側に少数の炎症細胞浸潤をともなう線維性組織で覆われている．(a)外側の軟組織．(b)内側の軟組織．(WB)網状骨．

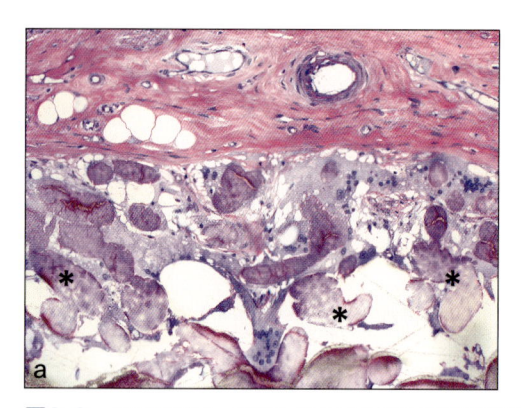

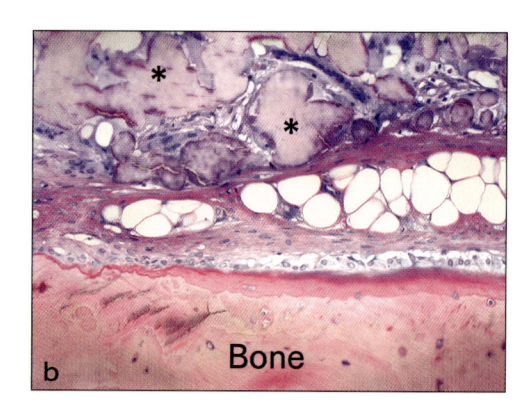

図3-8 12週間後の GLTC 膜(＊)(非脱灰研磨切片：トルイジン・ブルーおよび塩基性フクシン染色)．骨部位の外側(a)および内側(b)の膜に接する軟組織内の炎症細胞浸潤はほとんど認められない．膜の変性はかなり進み，膜の存在した空隙は保たれていたが，一部は不規則な基質で置き換えられていた(＊)．

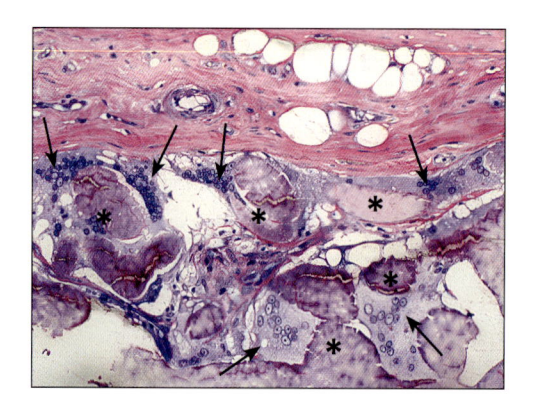

図3-9 12週間後の GLTC 膜．膜基質を一部置換している無構造の基質(＊)との間に多数の多核巨細胞(→)が介在する(非脱灰研磨切片：トルイジン・ブルーおよび塩基性フクシン染色)．

3-7).膜の分解はかなり進行し，12週間で軟組織中の炎症反応はもはやみられない（図3-8）．しかし，多くの多核巨細胞が膜のあった空隙に存在していた（図3-9）．

骨が未成熟の状態で口腔内に露出した膜について Simion と共同研究者[64]は，PLA／PGA 膜はひとたび露出するとほぼ瞬間的に吸収を始め，3～4週間で完全に吸収しまうことを発見した．著者らは自発的な治癒と封鎖につながるものとして，この特徴的な性質を非吸収性膜に勝る点と考え，この特徴が，感染した膜と創傷部位の露出期間を短縮し，移植部位への細菌の侵入を防止できる可能性があるとした．一方，速すぎる分解過程は膜の機能時間を短縮し，スペースメーキング能を低下させる．これは GBR 処置の全過程において思わしくない結果を引き起こす．

コラーゲン膜

流通しているほとんどのコラーゲン膜は，歯周結合組織の主要な構成要素であるタイプⅠのコラーゲンから生成されるか，あるいはタイプⅠとタイプⅢの結合体から生成される．バリアメンブレン中のコラーゲンの原材料は，多様であり，そのなかにはウシの腱・真皮，子牛の皮膚，ブタ皮膚などが含まれる[4]．文献では，コラーゲン原材料の利点として止血，歯周靱帯線維[65]と歯肉線維に対する走化性[66]，低い免疫原性[67]，操作の容易性，骨形成に対する直接の影響[68]，組織の厚みを増大させる能力[69]などが挙げられている．これらの理由からコラーゲン膜は GBR や GTR 用の吸収性膜の理想的な選択肢として登場した．

コラーゲン膜は生体親和性が高いと考えられる一方，マクロファージや多核白血球の酵素活性により早期に生分解されるので，機械的特性としては好ましいものではなく[70]，バリアメンブレンとして十分に機能しないという報告もある[71-73]．コラーゲン膜の遮蔽機能を長もちさせるために，紫外線照射，グルタールアルデヒド，ジフェニルリン酸アジド，ヘキサメチレンジイソシアネートなど，数種類をクロスリンクする方法が使用されてきた[74,75]．この研究でこれらの化学的架橋技術のなかでもっとも広く用いられたのは，グルタールアルデヒドテクニックだったが，処理過程のなかで，細胞毒性のある残留物の存在が報告された[76]．

von Arx と共同研究者ら[63]はウサギの頭蓋骨を使って，3種類の試作クロスリンク吸収性コラーゲン膜と，臨床使用されている非クロスリンクコラーゲン膜および2種類の合成高分子膜とを比較する実験的研究を行った．試験された2種類の合成高分子膜では，線維性の被包化が観察された．GLTC 膜では2週間後に辺縁に炎症性の細胞浸潤がみられ，12週間後には，多核異物型巨細胞が膜の裂け目にみられた．対照的に，非クロスリンクコラーゲン膜（図3-10）と3種類の試作吸収性コラーゲン膜（図3-11）は，異物反応を示さなかった．しかし，すべてのコラーゲン膜の辺縁には炎症性細胞が侵入していた．

この細胞侵入はコラーゲン膜の細胞分解に必要な事象と解釈されており，12週間後には細胞浸潤がまったくみられなかったという事実に裏づけられている．2週間後の膜への細

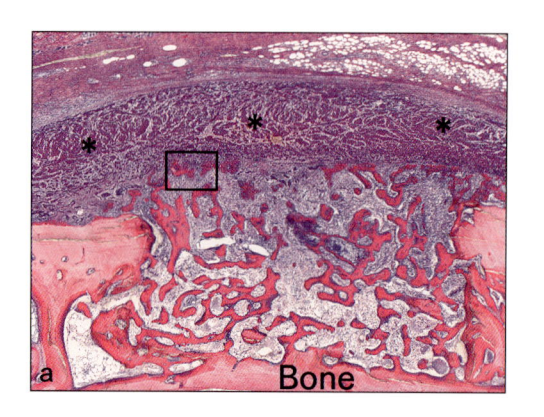

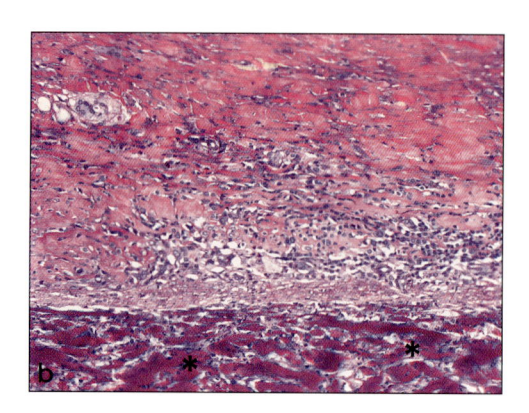

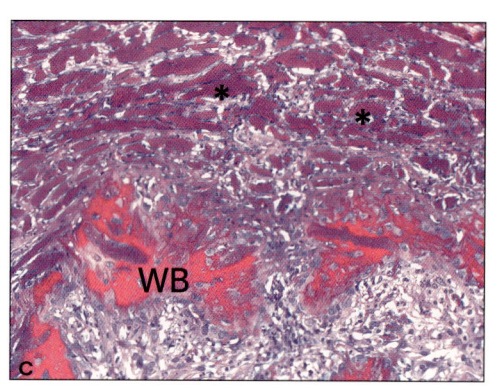

図3-10 ウサギ頭蓋に作製した骨欠損の2週間後における非クロスリンクコラーゲン膜の変性過程(＊)(Bio-Gide, Geistlich)(非脱灰研磨切片：トルイジン・ブルーおよび塩基性フクシン染色)．(a)再生骨は部分的に欠損部を充填し，本来の骨の高さを超えている．(b)膜の外側は炎症細胞浸潤をともなう線維性皮膜に覆われている．(c)膜の内側の近傍では網状骨形成(WB)を認める([a])の枠の拡大像)．膜の空隙はさまざまな細胞が浸潤している．

胞浸潤は，非クロスリンクコラーゲン膜において明らかに進行している(**図3-10**と**図3-11**の比較)．非クロスリンクコラーゲン膜と2種類の試作クロスリンク吸収性コラーゲン膜は6週間で生分解性の組織学的兆候を示し，12週間後には消失していた(**図3-12**)．一方，化学的に改良した試作膜の成分は12週間後の試験片でも目視可能だった[63](**図3-13**)．

最近では，市販の5種のコラーゲン膜と3種の実験的コラーゲン膜がラットの実験的研究で評価されている[77]．Rothamel らは，牛・豚由来のタイプⅠとタイプⅢコラーゲンを架橋化することが，生分解性の延長，組織統合の低下，血管造成の低下に関与していると述べている．同グループによる追加研究では，本来のコラーゲンとクロスリンク型コラーゲンの血管新生のパターンがラットで評価された[78]．分析された膜は，移植後2〜8週間で膜を透過して血管形成がなされたことを示していた．

口腔内への露出後の非クロスリンクコラーゲン膜の急速な分解は，臨床的には，水平的

生体吸収性膜

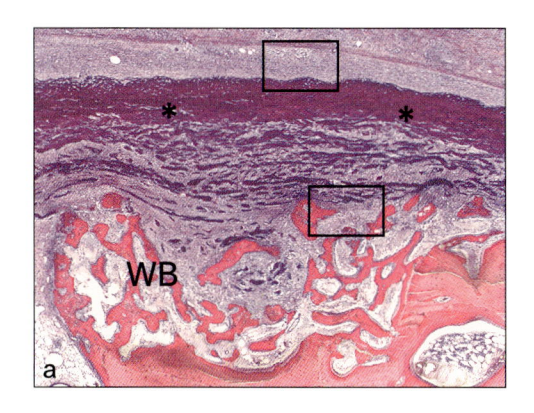

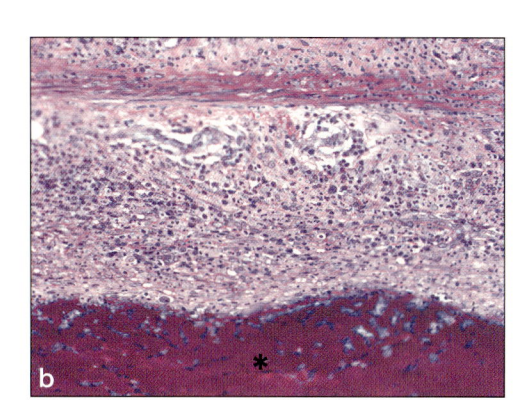

図3-11 ウサギ頭蓋骨に2週間前に作製した骨欠損部位を耐久期間を延長した試作クロスリンクコラーゲン膜で覆った(非脱灰研磨切片：トルイジン・ブルーおよび塩基性フクシン染色).(a)大部分の膜層は緻密で,炎症細胞浸潤を認めない.新たに形成された網状骨(WB)が膜直下の欠損部内にみられる.(b)膜上部の軟組織では細胞浸潤を認める((a)の上部挿入枠の拡大像).(c)網状骨(WB)の形成が膜の内側表面の近傍にみられる((a)の下部挿入枠の拡大像).より多孔質の膜の内部には多彩な細胞の浸潤を認める.

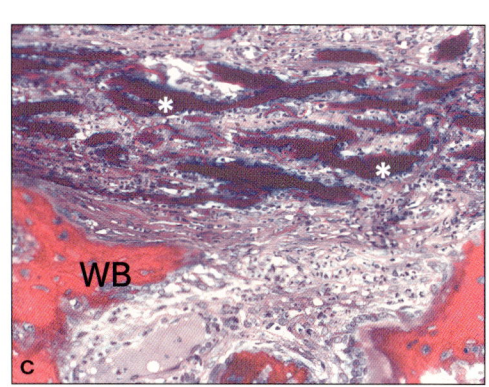

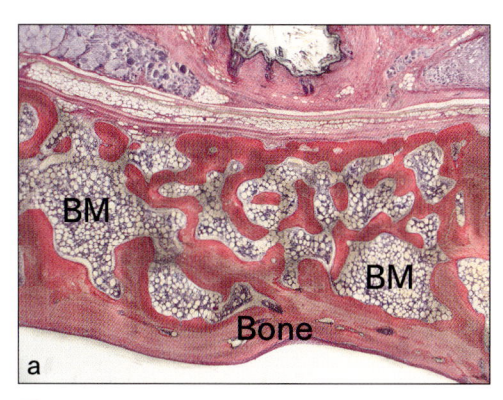

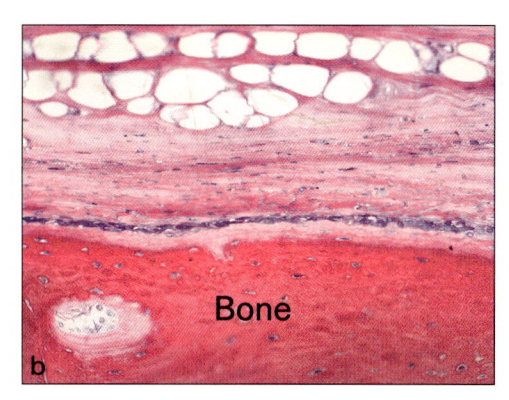

図3-12 非クロスリンクコラーゲン膜で覆ったウサギ頭蓋骨の欠損部の12週間後(非脱灰研磨切片：トルイジン・ブルーおよび塩基性フクシン染色).(a)欠損部は骨髄組織(BM)を内含した厚い骨梁で埋められた.(b)骨の外側をコラーゲンに富む結合組織が覆っている.膜とホストのコラーゲン組織の鑑別は事実上不可能である.

59

3 バリアメンブレン(遮蔽膜)の特性

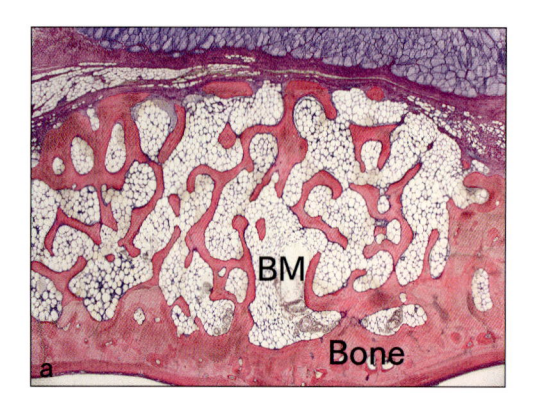

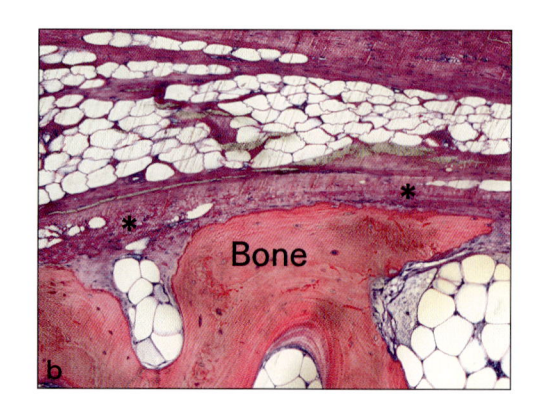

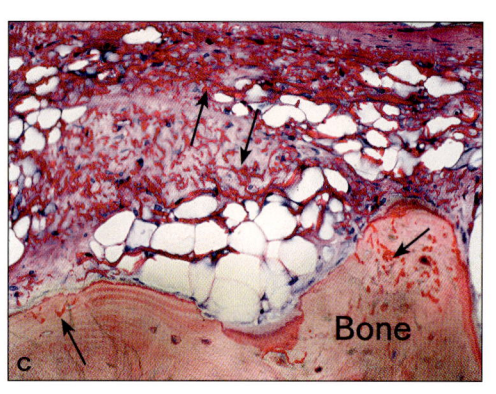

図3-13 クロスリンクコラーゲン膜で覆ったウサギ頭蓋骨の欠損部の12週間後(非脱灰研磨部切片:トルイジン・ブルーおよび塩基性フクシン染色).(a)骨の欠損部は骨髄組織(BM)を内含した厚い骨梁で埋められている.(b)骨の外側をコラーゲンに富む結合組織が覆っている(＊).ホスト組織内に残るメンブレンの遺残物はほとんどみえない.(c)強拡大ではメンブレンの遺残物(→)が軟結合組織や石灰化した骨基質内にもみえることがある.

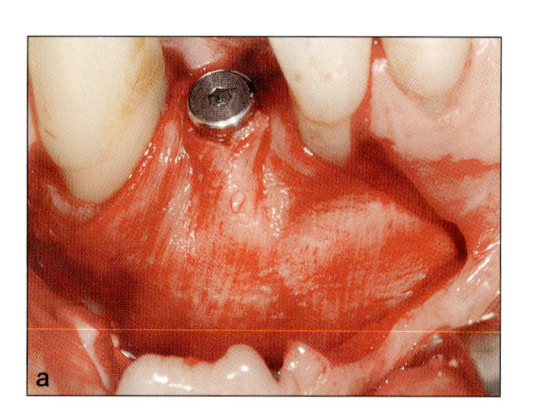

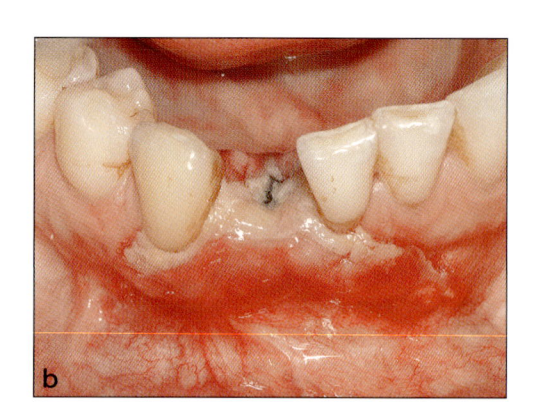

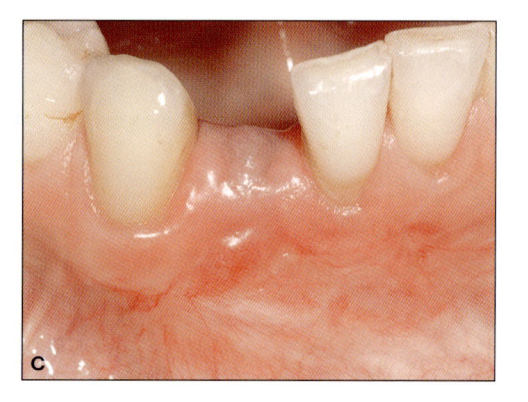

図3-14 側切歯の欠損に対して単独植立インプラントを行った34歳女性症例.(a)手術中インプラントの頬側は骨チップ,脱タンパク牛骨ミネラル(DBBM)と生体吸収性コラーゲン膜で覆われた.(b)術後10日では早期の膜の露出がインプラント部位に認められる.合併症の管理として局所のクロルヘキシジンゲル(0.2%)による消毒と毎週の受診を行う.(c)2ヵ月後には手術部位は感染なく二次性の創傷治癒で閉鎖している.

生体吸収性膜

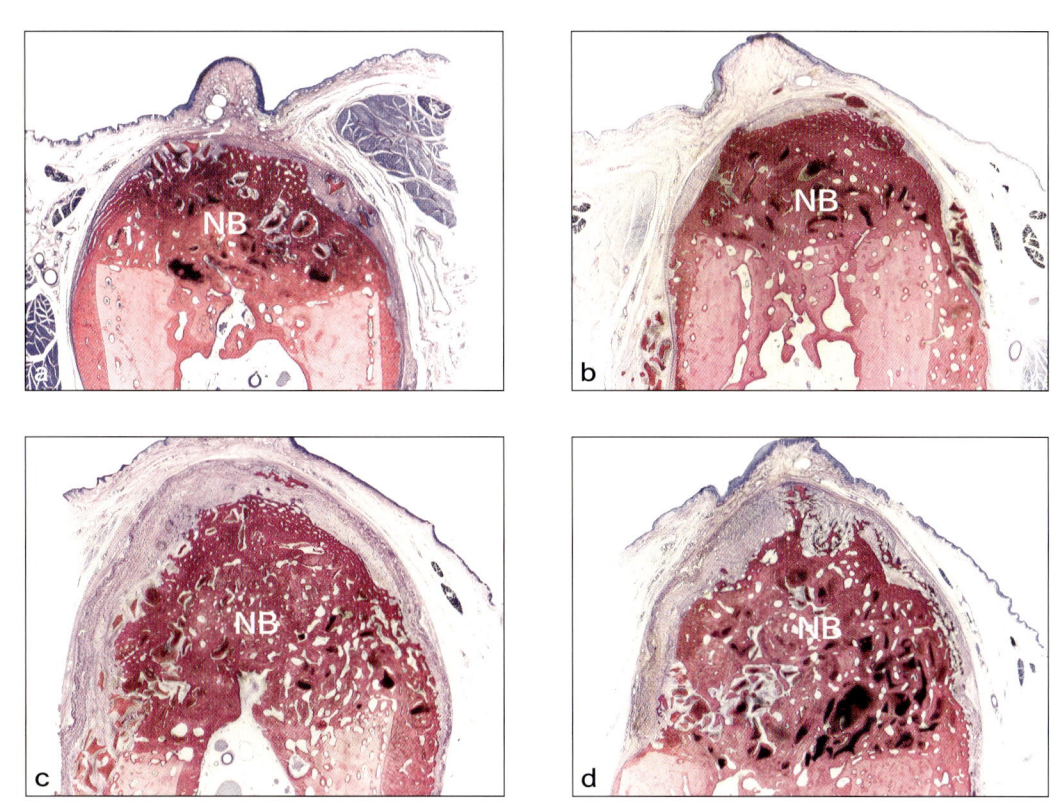

図3-15 イヌの下顎の骨欠損部の頬舌的断面．(a, b)非クロスリンク膜使用．(c, d)試作クロスリンク膜使用．(a, c)8週間後の状態．(b, d)16週間後状態．すべての欠損部位で骨新生がみられ(NB)，表面形状は良く保たれている(非脱灰研磨切片：トルイジン・ブルーおよび塩基性フクシン染色)．

顎堤増大術において有利に働くと報告されている[23]（**図3-14**）．この研究では，顎堤増大術後に42人中3人の患者が膜の小露出を経験した．全部位で問題なく治癒し，自発的再上皮化が2〜4週間以内に起こり，すべての部位で二次手術の際にインプラント埋入が可能であった．

　イヌの下顎鞍状型骨欠損の再生に試作クロスリンク吸収性コラーゲン膜(タイプⅠとⅢ)を用いた実験では，規格化した3個の欠損を下顎の両側につくった[79]．欠損には骨片と脱タンパク牛骨ミネラル(DBBM)が充填され，膜不使用(対照群)と，コラーゲン膜および試作クロスリンクコラーゲン膜で覆う3種類の方法が採られた．下顎の両側をそれぞれ8週間と16週間の治癒期間に分けた（**図3-15**）．

　治癒期間8週間のグループでは2件の裂開が，試作クロスリンクコラーゲン膜で起こっ

61

3 バリアメンブレン(遮蔽膜)の特性

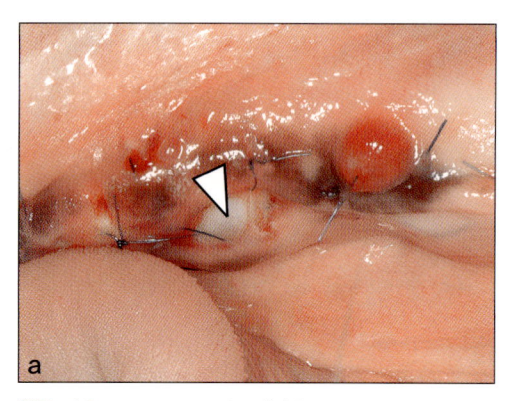

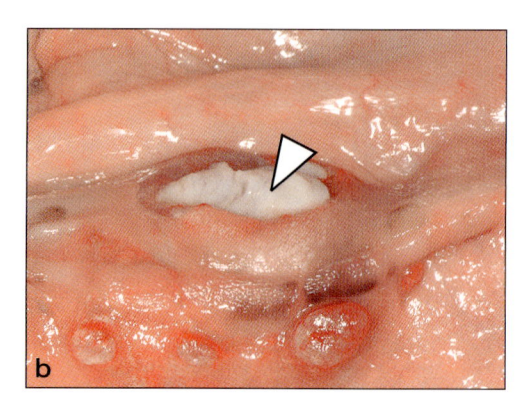

図3-16 イヌの下顎に作製された骨欠損部を試作品コラーゲン膜で覆って1週間後．炎症をともなう右(**a**)左(**b**)の膜の早期露出を認める．クロスリンクコラーゲン膜(△)が露出部にはっきりみえる(Bornstein[79]らより許可を得て転載)．

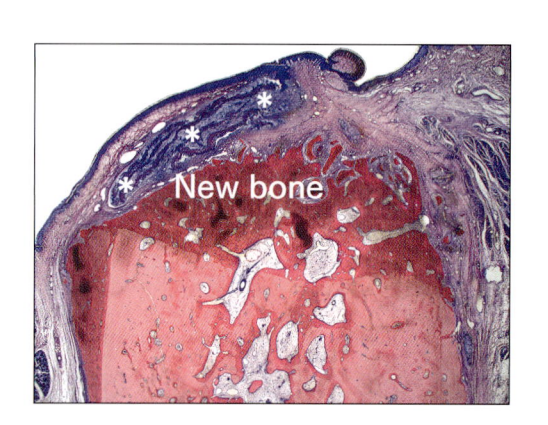

図3-17 イヌの下顎に作製された鞍状の骨欠損の頬舌的切断面．試作クロスリンクコラーゲン膜で覆われている．8週間の治癒期間終了前に膜は口腔内へ露出していた(図3-16参照)．組織学的には再生骨を覆う断裂した膜を認める．大きな膜の断片(＊)が骨の表面と口腔粘膜を裏打ちする上皮の間にみられる(非脱灰研磨切片：トルイジン・ブルーおよび塩基性フクシン染色)．

た(図3-16)．これら2つの早期の膜露出により相当量の骨再生が失敗し，平均骨再生量はほとんどの対照群と非クロスリンクコラーゲン膜使用部位より低くなった(図3-17)．さらに，細胞浸潤が膜の基質にともなって発見された(図3-18)．クロスリンク技術により，早期の膜が露出した際に細菌によるコラーゲンの分解に対する膜の抵抗性が備わったことで，激しい炎症と吸収が移植部位に起こると，Bornsteinらは推測した[79]．

これらの結果と対照的に，酵素クロスリンクされた牛由来タイプⅠコラーゲン膜を用い

生体吸収性膜

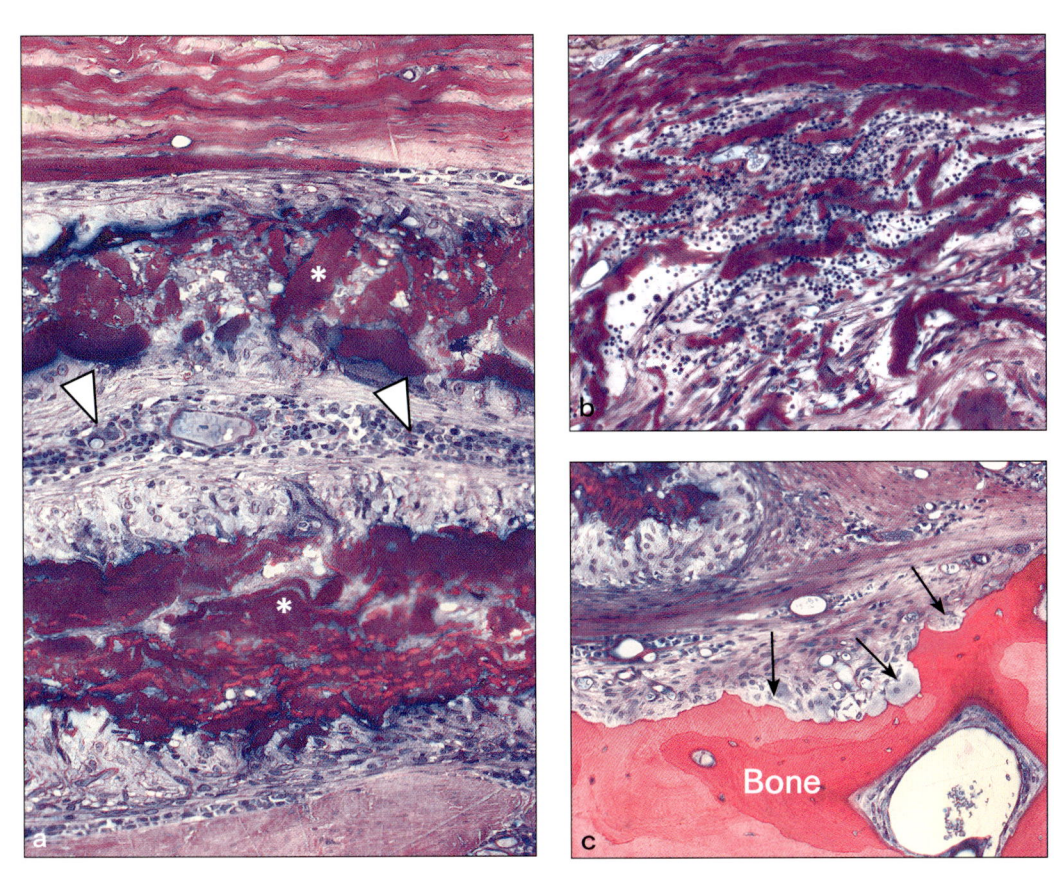

図3-18 露出したクロスリンクコラーゲン膜の詳細は図3-17参照(非脱灰研磨切片：トルイジン・ブルーおよびフクシン染色). (a) 2つの膜の層(＊)はコラーゲン膜の位置のズレと重なりを示している. 膜の層を囲む組織内には多彩な細胞浸潤, 血管や少量のコラーゲンがみられ, これらはコラーゲン膜の上および下の組織とは明確に区別される. 薄い炎症細胞(△)の列が二層の膜の間に認められる. (b, c)コラーゲン膜の疎な部分には炎症細胞浸潤がみられることがある(b). 炎症細胞の浸潤した膜に隣接した部位で骨吸収(→)がみられることがある. 膜への炎症細胞浸潤と骨吸収は以前に露出したコラーゲン膜の細菌汚染に関係していると考えられる.

た一連の症例研究では, 4週間以内のすべての早期の露出部分で二次的治癒が起こったが, 露出したePTFEメンブレンでは治癒の傾向はみられなかったと報告されている[80]. この実験で使用された膜は, 6ヵ月以上にわたって損傷のない状態に保たれ, 早期の膜露出が起こっても良好な骨再生を促進していた.

3 バリアメンブレン(遮蔽膜)の特性

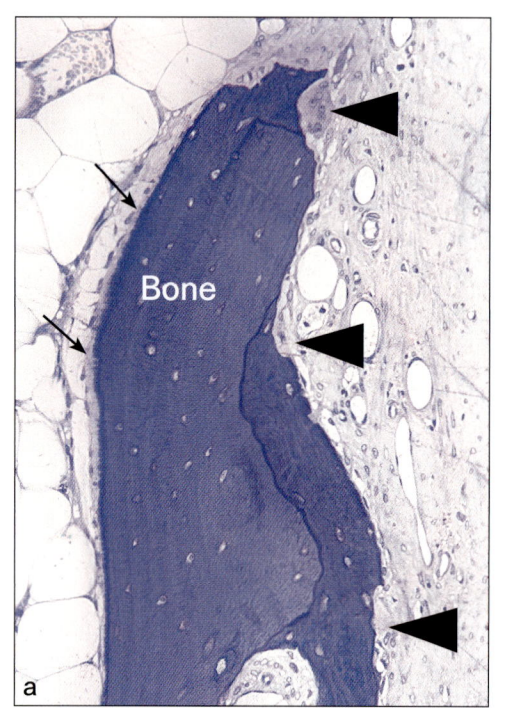

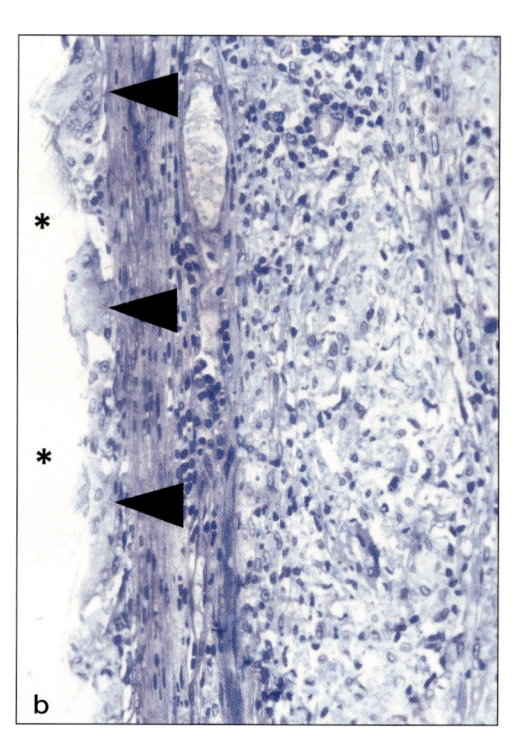

図3-19 分解中の試作品三層膜に隣接する硬組織と軟組織の反応．三層構造は二層のコラーゲン膜と，中間部のポリラクタイド層で構成されており，イヌ下顎の顎堤側方増大術3ヵ月後の状態．(a)膜下部に接する，新生骨板の表層では破骨吸収(▲)がみられる．骨板の反対側は層板骨の形成を示唆する類骨と骨芽細胞の層が並んでいる(←)(非脱灰研磨切片：トルイジン・ブルーおよび塩基性フクシン染色)．(b)異物型多核巨細胞(▲)が遮断膜(＊)と炎症細胞浸潤をともなう軟組織の間に認められる(ミクロトーム切片：トルイジン・ブルー染色)．

組み合わせ膜

　von Arxら[81]は二層のコラーゲン層にPLA層をはさんだ三層構造の試作吸収性層に2種類の骨補填材を併用した側方顎堤増大術をイヌで実験し，膜を評価した．三層膜を使用したほとんどの部位で，PLAの断片に一致した疎な空間に隣接して，中程度に浸潤したリンパ球と形質細胞が組織標本に認められた．さらに，これらの反応はそののちに続く新生骨の吸収を誘発するようにみえた(図3-19)．対照群のePTFEの部位ではこの反応は観察されなかった．コラーゲンと合成ポリエステルの利点をもち合わせる吸収性膜は魅力的に思えるが，著者らは今回のテストに用いた試作膜は臨床応用には推奨できないと結論づけている．

膜の支持

コラーゲン材料と合成ポリエステルは(強化型)非吸収性膜に比べて，力学的に弱い性質をもつことから，膜の陥没を防ぐ支持的材料(自家骨移植，骨補填材)が必要である．移植材が生体吸収性膜と併用される場合，GBRの結果は一般に良好で，非吸収性ePTFEメンブレンを用いて得られた結果に匹敵する[82-85]．移植材単独では，支持材料や遮蔽物の併用に比べ効果は劣るように思われる．Lundgrenと共同研究者[82]らは，増大された骨の高さと量は吸収性膜で移植材を覆ったときのほうが明らかに良好であるという結果を報告した．

■ 将来の方向性

GBR処置用のバリアメンブレン分野の将来の研究開発は，おおむね2つの方向をとるだろう[5]．1つは外科手術介入を容易にすることと，患者の合併症罹患率を下げることを目指す力学的アプローチである．もう1つは，創傷治癒過程の細胞と分子のメカニズムにまで焦点をあてた生物学的アプローチ，つまり人体内の自然な骨再生と修復の研究である．この研究の目標は，研究による基礎的かつ生物学的メカニズムの新たな発見を，臨床の現場と今日行われているGBRの手法に応用することであろう．

力学的アプローチではポリエチレングリコール(PEG)ハイドロゲルを主要成分とする液状生体吸収性膜が，GBRの現場で新たな吸収性膜となる可能性の高い材料と考えられている[86]．PEGハイドロゲルは，その生体親和性でよく知られており，すでに脳神経外科や血管外科手術などの医療分野で使用されている[87,88]．しかしながら，新しい技術の臨床応用を評価するには今後とも研究は必要である．PEGハイドロゲル基質は，成長因子や分化因子と結合して移植材と膜が一体になったものをつくり出す可能性がある．より良いGTRやGBRの結果を得るために，当面採るべき生物学的アプローチは，新たな材料の模索であろう．その新しい研究対象の1つはヒト皮膚由来の無細胞皮膚基質で，これは無歯顎のGBRや抜歯即時インプラント時の膜として使われてきた[89,90]．今後もGTRやGBR用バリアメンブレンの必要条件を満たす可能性を評価するための対照臨床研究が必要である．

■ まとめ

　GBR 処置には，非クロスリンクコラーゲン膜が今日の第一選択である．スイスのベルン大学 Oral surgery and Stomatology（口腔外科・口腔科学）講座での基本方針は，すべての水平的 GBR と上顎洞底挙上術には生体吸収性コラーゲン膜を使用することである．非吸収性 ePTFE メンブレンを使用するのは，特別な垂直的 GBR を行うときのみである．この原則は以下のような明確な吸収性膜の優位性に基づいている．

- 親水性の性質を有するなどの点から術中の臨床的操作性が良好．
- 非吸収性 ePTFE メンブレンに比べて骨再生を阻害する早期の膜の露出などの術後合併症のリスクが低い．
- 膜を除去するための二次手術の必要がない．

　しかし日々の臨床にこの原則を応用する場合は，下記の吸収性コラーゲン膜の短所も考慮に入れなければならない．

- 力学的に弱い特性のため，膜の陥没を防ぐために何らかの支持材料が必要である（自家骨ブロック，または細粒状移植骨，骨補填材）．
- コラーゲン膜の遮蔽機能期間の短さを補うために吸収時間の長い移植材料が必要．

■ 参考文献

1. Bassett CA, Campbell JB, Girado JM, Rossi JP, Seymour RJ. Application of monomolecular filter tubes in bridging gaps in peripheral nerves and for prevention of neuroma formation; A preliminary report. J Neurosurg 1956;13:635-637.
2. Hurley LA, Stinchfield FE, Bassett AL, Lyon WH. The role of soft tissues in osteogenesis. An experimental study of canine spine fusions. J Bone Joint Surg Am 1959;41A:1243-1254.
3. Dahlin C. Scientific background of guided bone regeneration. In: Buser D, Dahlin C, Schenk RK (eds). Guided Bone Regeneration in Implant Dentistry. Chicago: Quintessence, 1994:31-48.
4. Bunyaratavej P, Wang HL. Collagen membranes: A review. J Periodontol 2001;72:215-229.
5. Hämmerle CHF, Jung R. Bone augmentation by means of barrier membranes. Periodontology 2000 2003;33:36-53.
6. Hardwick R, Scantlebury TV, Sanchez R, Whitley N, Ambruster J. Membrane design criteria for guided bone regeneration of the alveolar ridge. In: Buser D, Dahlin C, Schenk RK (eds). Guided Bone Regeneration in Implant Dentistry. Chicago: Quintessence, 1994:101-136.
7. McAllister BS, Haghighat K. Bone augmentation techniques. J Periodontol 2007;78:377-396.
8. Hauman CHJ, Love RM. Biocompatibility of dental materials used in contemporary endodontic therapy: A review. 1. Intracanal drugs and substances. Int Endod J 2003;36:75-85.
9. Autian J. The use of rabbit implants and tissue culture tests for the evaluation of dental materials. Int Dent J 1970;20:481-490.
10. Ignatius AA, Claes LE. In vitro biocompatibility of bioresorbable polymers: Poly(L, DL-lactide) and poly(L-lactide-co-glycolide). Biomaterials 1996;17:831-839.
11. Tatakis DM, Promsudthi A, Wikesjö OM. Devices for periodontal regeneration. Periodontol 2000 1999;19:59-73.
12. Boyne PJ. Restoration of osseous defects in maxillofacial casualities. J Am Dent Assoc 1969;78:767-776.
13. Zellin G, Linde A. Effects of different osteopromotive membrane porosities on experimental bone neogenesis in rats. Biomaterials 1996;17:695-702.

参考文献

14. Wikesjö UME, Lim WH, Thomson RC, Hardwick WR. Periodontal repair in dogs: Gingival tissue occlusion, a critical requirement for GTR? J Clin Periodontol 2003;30:655-664.
15. Majzoub Z, Berengo M, Giardino R, Aldini NN, Cordioli G. Role of intramarrow penetration in osseous repair: A pilot study in the rabbit calvaria. J Periodontol 1999;70:1501-1510.
16. Claffey N, Motsinger S, Ambruster J, Egelberg J. Placement of a porous membrane underneath the mucoperiosteal flap and its effect on periodontal wound healing in dogs. J Clin Periodontol 1989;16:12-16.
17. Haney JM, Nilvéus RE, McMillan PJ, Wikesjö UM. Periodontal repair in dogs: Expanded polytetrafluoroethylene barrier membranes support wound stabilization and enhance bone regeneration. J Periodontol 1993;64:883-890.
18. Lundgren D, Sennerby L, Falk H, Friberg B, Nyman S. The use of a new bioresorbable barrier for guided bone regeneration in connection with implant installation. Case reports. Clin Oral Implants Res 1994;5:177-184.
19. von Arx T, Kurt B. Implant placement and simultaneous ridge augmentation using autogenous bone and a microtitanium mesh: A prospective clinical study with 20 implants. Clin Oral Implants Res 1999;10:24-33.
20. Lorenzoni M, Pertl C, Polansky R, Jakse N, Wegscheider W. Evaluation of implants placed with barrier membranes. A retrospective follow-up study up to five years. Clin Oral Implants Res 2002;13:274-280.
21. Dahlin C, Gottlow J, Linde A, Nyman S. Healing of maxillary and mandibular bone defects using a membrane technique. An experimental study in monkeys. Scand J Plast Reconstr Surg Hand Surg 1990;24:13-19.
22. Buser D, Dula K, Belser U, Hirt HP, Berthold H. Localized ridge augmentation using guided bone regeneration. 1. Surgical procedures in the maxilla. Int J Periodontics Restorative Dent 1993;13:29-45.
23. von Arx T, Buser D. Horizontal ridge augmentation using autogenous block grafts and the guided bone regeneration technique with collagen membranes: A clinical study with 42 patients. Clin Oral Implants Res 2006;17:359-366.
24. Machtei EE. The effect of membrane exposure on the outcome of regenerative procedures in humans: A meta-analysis. J Periodontol 2001;72:512-516.
25. Nowzari H, Slots J. Microbiologic and clinical study of polytetrafluoroethylene membranes for guided bone regeneration around implants. Int J Oral Maxillofac Implants 1995;10:67-73.
26. Dupoirieux L, Pourquier D, Picot MC, Neves M. Comparative study of three different membranes for guided bone regeneration of rat cranial defects. Int J Oral Maxillofac Surg 2001;30:58-62.
27. Hanel KC, McCabe C, Abbott WM, Fallon J, Megerman J. Current PTFE grafts: A biomechanical, scanning electron, and light microscopic evaluation. Ann Surg 1982;195:456-463.
28. Schoenrock LD, Chernoff WG. Subcutaneous implantation of Gore-Tex for facial reconstruction. Otolaryngol Clin North Am 1995;28:325-340.
29. Singh S, Baker JL Jr. Use of expanded polytetrafluoroethylene in aesthetic surgery of the face. Clin Plast Surg 2000;27:579-593.
30. Bordenave L, Fernandez P, Rémy-Zolghardi M, Villars S, Daculsi R, Midy D. In vitro endothelialized ePTFE prostheses: Clinical update 20 years after the first realization. Clin Hemorheol Microcirc 2005;33:227-234.
31. Becker W, Lynch SE, Lekholm U, et al. A comparison of ePTFE membranes alone or in combination with platelet-derived growth factors and insulin-like growth factor-I or demineralized freeze-dried bone in promoting bone formation around immediate extraction socket implants. J Periodontol 1992;63:929-940.
32. Becker W, Dahlin C, Lekholm U, et al. Five-year evaluation of implants placed at extraction and with dehiscences and fenestration defects augmented with ePTFE membranes: Results from a prospective multicenter study. Clin Implant Dent Relat Res 1999;1:27-32.
33. Ham J, Miller PJ. Expanded polytetrafluoroethylene implants in rhinoplasty: Literature review, operative techniques, and outcome. Facial Plast Surg 2003;19:331-339.
34. Buser D, Dula K, Belser U, Hirt HP, Berthold H. Localized ridge augmentation using guided bone regeneration. 2. Surgical procedures in the mandible. Int J Periodontics Restorative Dent 1995;15:10-29.
35. Jovanovic SA, Nevins M. Bone formation utilizing titanium-reinforced barrier membranes. Int J Periodontics Restorative Dent 1995;15:57-70.
36. Dahlin C, Linde A, Gottlow J, Nyman S. Healing of bone defects by guided tissue regeneration. Plast Reconstr Surg 1988;81:672-676.
37. Schenk RK, Buser D, Hardwick WR, Dahlin C. Healing pattern of bone regeneration in membrane-protected defects: A histologic study in the canine mandible. Int J Oral Maxillofac Implants 1994;9:13-29.
38. Jovanovic SA, Schenk RK, Orsini M, Kenney EB. Supracrestal bone formation around dental implants: An experimental dog study. Int J Oral Maxillofac Implants 1995;10:23-31.
39. Buser D, Ruskin J, Higginbottom F, Hardwick R, Dahlin C, Schenk RK. Osseointegration of titanium implants in bone regenerated in membrane-protected defects: A histologic study in the canine mandible. Int J Oral Maxillofac Implants 1995;10:666-681.
40. Buser D, Dula K, Hirt HP, Schenk RK. Lateral ridge augmentation using autografts and barrier membranes: A clinical study with 40 partially edentulous patients. J Oral Maxillofac Surg 1996;54:420-432.
41. Simion M, Baldoni M, Rossi P, Zaffe D. A comparative study of the effectiveness of ePTFE membranes with and without early exposure during the healing period. Int J Periodontics Restorative Dent 1994;14:167-180.
42. Zitzmann NU, Näf R, Schärer P. Resorbable versus nonresorbable membranes in combination with Bio-Oss for guided bone regeneration. Int J Oral Maxillofac Implants 1997;12:844-852.
43. Gher ME, Quintero G, Assad D, Monaco E, Richardson AC. Bone grafting and guided bone regeneration for immediate dental implants in humans. J Periodontol 1994;65:881-891.
44. Augthun M, Yildirim M, Spiekermann H, Biesterfeld S. Healing of bone defects in combination with immediate implants using the membrane technique. Int J Oral Maxillofac Implants 1995;10:421-428.
45. Selvig KA, Kersten BG, Chamberlain ADH, Wikesjö UME, Nilvéus RE. Regenerative surgery of intrabony periodontal defects using ePTFE barrier membranes: Scanning electron microscopic evaluation of retrieved membranes versus clinical healing. J Periodontol 1992;63:974-978.

46. Tempro PJ, Nalbandian J. Colonization of retrieved polytetrafluoroethylene membranes: Morphological and microbiological observations. J Periodontol 1993;64:162-168.

47. Nevins M, Mellonig JT. Enhancement of the damaged edentulous ridge to receive dental implants: A combination of allograft and the Gore-Tex membrane. Int J Periodontics Restorative Dent 1992;12:96-111.

48. Philstrom BL, McHugh RB, Oliphant TH, Ortiz-Campos C. Comparison of surgical and nonsurgical treatment of periodontal disease. J Clin Periodontol 1983;10:524-541.

49. Rasmusson L, Sennerby L, Lundgren D, Nyman S. Morphological and dimensional changes after barrier removal in bone formed beyond the skeletal borders at titanium implants. A kinetic study in the rabbit tibia. Clin Oral Implants Res 1997;8:103-116.

50. Hutmacher DW, Hürzeler MB, Schliephake H. A review of material properties of biodegradable and bioresorbable polymers and devices for GTR and GBR applications. Int J Oral Maxillofac Implants 1996;11:667-678.

51. Zellin G, Gritli-Linde A, Linde A. Healing of mandibular defects with different biodegradable and non-biodegradable membranes: An experimental study in rats. Biomaterials 1995;16:601-609.

52. Aaboe M, Schou S, Hjørting-Hansen E, Helbo M, Vikaer D. Osseointegration of subperiosteal implants using bovine bone substitute and various membranes. Clin Oral Implants Res 2000;11:51-58.

53. Ray AJ, Doddi N, Regula D, Williams JA, Melveger A. Polydioxanone (PDS), a novel monofilament synthetic absorbable suture. Surg Gynecol Obstet 1981;153:497-507.

54. Hürzeler MB, Quinones CR, Hutmacher D, Schüpbach P. Guided bone regeneration around dental implants in the atrophic alveolar ridge using a bioresorbable barrier. An experimental study in the monkey. Clin Oral Implants Res 1997;8:323-331.

55. Vert M, Li S, Garreau H. New insights on the degradation of bioresorbable polymeric devices based on lactic and glycolic acids. Clin Mater 1992;10:3-8.

56. Vert M, Mauduit J, Li S. Biodegradation of PLA/GA polymers: Increasing complexity. Biomaterials 1994;15;1209-1212.

57. Böstman OM. Osteolytic changes accompanying degradation of absorbable fracture fixation implants. J Bone Joint Surg Br 1991;73:679-682.

58. Bergsma EJ, Rozema FR, Bos RR, de Bruijn WC. Foreign body reactions to resorbable poly(L-lactide) bone plates and screws used for the fixation of unstable zygomatic fractures. J Oral Maxillofac Surg 1993;51:666-670.

59. Gotfredsen K, Nimb L, Hjørting-Hansen E. Immediate implant placement using a biodegradable barrier, polyhydroxybutyrate-hydroxyvalerate reinforced with polyglactin 910. Clin Oral Implants Res 1994;5:83-91.

60. Schliephake H, Dard M, Planck H, Hierlemann H, Jakob A. Guided bone regeneration around endosseous implants using a resorbable membrane vs. a PTFE membrane. Clin Oral Implants Res 2000;11:230-241.

61. Schmitz JP, Lemke RR, Zardeneta G, Hollinger JO, Milam SB. Isolation of particulate degradation debris 1 year after implantation of a Guidor membrane for guided bone regeneration: Case report. J Oral Maxillofac Surg 2000;58:888-893.

62. Piattelli A, Scarano A, Coraggio F, Matarasso S. Early tissue reactions to polylactic acid resorbable membranes: A histological and histochemical study in rabbit. Biomaterials 1998;19:889-896.

63. von Arx T, Broggini N, Jensen SS, Bornstein MM, Schenk RK, Buser D. Membrane durability and tissue response of different bioresorbable barrier membranes: A histologic study in the rabbit calvarium. Int J Oral Maxillofac Implants 2005;20:843-853.

64. Simion M, Maglione M, Iamoni F, Scarano A, Piattelli A, Salvato A. Bacterial penetration through Resolut resorbable membrane in vitro. An histological and scanning electron microscopic study. Clin Oral Implants Res 1997;8:23-31.

65. Postlethwaite AE, Sayer JM, Kang AH. Chemotactic attraction of human fibroblasts to type I, II, and III collagens and collagen-derived peptides. Proc Natl Acad Sci U S A 1978;75:871-875.

66. Locci P, Calvitti M, Belcastro S, et al. Phenotype expression of gingival fibroblasts cultured on membranes used in guided tissue regeneration. J Periodontol 1997;68:857-863.

67. Schlegel AK, Möhler H, Busch F, Mehl A. Preclinical and clinical studies of a collagen membrane (Bio-Gide). Biomaterials 1997;18:535-538.

68. Rothamel D, Schwarz F, Sculean A, Herten M, Scherbaum W, Becker J. Biocompatibility of various collagen membranes in cultures of human PDL fibroblasts and human osteoblast-like cells. Clin Oral Implants Res 2004;15:443-449.

69. Pitaru S, Tal H, Soldinger M, Noff M. Collagen membranes prevent apical migration of epithelium and support new connective tissue attachment during periodontal wound healing in dogs. J Periodontal Res 1989;24:247-253.

70. Hürzeler MB, Kohal RJ, Naghshbandi J, et al. Evaluation of a new bioresorbable barrier to facilitate guided bone regeneration around exposed implant threads. An experimental study in the monkey. Int J Oral Maxillofac Surg 1998;27:315-320.

71. Miller N, Penaud J, Foliguet B, Membre H, Ambrosini P, Plombus M. Resorption rates of 2 commercially available bioresorbable membranes. A histomorphometric study in a rabbit model. J Clin Periodontol 1996;23:1051-1059.

72. Zhao S, Pinholt EM, Madsen JE, Donath K. Histological evaluation of different biodegradable and non-biodegradable membranes implanted subcutaneously in rats. J Craniomaxillofac Surg 2000;28:116-122.

73. Owens KW, Yukna RA. Collagen membrane resorption in dogs: A comparative study. Implant Dent 2001;10:49-56.

74. Minabe M, Kodama T, Hori T, Watanabe Y. Effects of atelocollagen on the wound healing reaction following palatal gingivectomy in rats. J Periodontal Res 1989;24:178-185.

75. Quteish D, Dolby AE. The use of irradiated-crosslinked human collagen membrane in guided tissue regeneration. J Clin Periodontol 1992;24:476-484.

76. Speer DP, Chvapil M, Ekelson CD, Ulreich J. Biological effects of residual glutaraldehyde in glutaraldehyde-tanned collagen biomaterials. J Biomed Mater Res 1980;14:753-764.

77. Rothamel D, Schwarz F, Sager M, Herten M, Sculean A, Becker J. Biodegradation of differently cross-linked collagen membranes: An experimental study in the rat. Clin Oral Implants Res 2005;16:369-378.

78. Schwarz F, Rothamel D, Herten M, Sager M, Becker J. Angiogenesis pattern of native and cross-linked collagen membranes: An immunohistochemical study in the rat. Clin Oral Implants Res 2006;17:403-409.

79. Bornstein MM, Bosshardt D, Buser D. Effect of two different bioresorbable collagen membranes on guided bone regeneration. A comparative histomorphometric study in the dog mandible. J Periodontol 2007;78:1943-1953.

80. Friedman A, Strietzel FP, Maretzki B, Pitaru S, Bernimoulin JP. Histological assessment of augmented jaw bone utilizing a new collagen barrier membrane compared to a standard barrier membrane to protect a granular bone substitute material. A randomized clinical trial. Clin Oral Implants Res 2002;13:587-594.

81. von Arx T, Cochran DL, Schenk RK, Buser D. Evaluation of a prototype trilayer membrane (PTLM) for lateral ridge augmentation: An experimental study in the canine mandible. Int J Oral Maxillofac Surg 2002;31:190-199.

82. Lundgren AK, Sennerby L, Lundgren D, Taylor A, Gottlow J, Nyman S. Bone augmentation at titanium implants using autologous bone grafts and a bioresorbable barrier. An experimental study in the rabbit tibia. Clin Oral Implants Res 1997;8:82-89.

83. Lundgren AK, Lundgren D, Sennerby L, Taylor A, Gottlow J, Nyman S. Augmentation of skull bone using a bioresorbable barrier supported by autologous bone grafts. An intra-individual study in the rabbit. Clin Oral Implants Res 1997;8:90-95.

84. Simion M, Misitano U, Gionso L, Salvato A. Treatment of dehiscences and fenestrations around dental implants using resorbable and nonresorbable membranes associated with bone autografts: A comparative clinical study. Int J Oral Maxillofac Implants 1997;12:159-167.

85. Donos N, Kostopoulos L, Karring T. Alveolar ridge augmentation using a resorbable copolymer membrane and autogenous bone grafts. An experimental study in the rat. Clin Oral Implants Res 2002;13:203-213.

86. Jung RE, Zwahlen R, Weber FE, Molenberg A, van Lenthe GH, Hämmerle CHF. Evaluation of an in situ formed synthetic hydrogel as a biodegradable membrane for guided bone regeneration. Clin Oral Implants Res 2006;17:426-433.

87. Boogaarts JD, Grotenhuis JA, Bartels RH, Beems T. Use of a novel absorbable hydrogel for augmentation of dural repair: Results of a preliminary clinical study. Neurosurgery 2005;57(1 suppl):146-151.

88. Wallace DG, Cruise GM, Rhee WM, et al. A tissue sealant based on reactive multifunctional polyethylene glycol. J Biomed Mater Res 2001;58:545-555.

89. Fowler EB, Breault LG. Ridge augmentation with a folded acellular dermal matrix allograft: A case report. J Contemp Dent Pract 2001;15:31-40.

90. Novaes AB Jr, Papalexiou V, Luczyszyn SM, Muglia VA, Souza SL, Taba M Jr. Immediate implant in extraction socket with acellular dermal matrix graft and bioactive glass: A case report. Implant Dent 2002;11:343-348.

第4章

骨移植材および代替骨

Simon Storgård Jensen
Dieter D. Bosshardt
Daniel Buser

骨補填材は骨再生誘導法(GBR)の目的を達成するうえで以下に挙げた有効な働きをする．

- メンブレンの陥没を避けるための支持．
- レシピエントサイトからの骨の欠損内方への成長の足場となる．
- レシピエントサイトからの骨の内方への成長を刺激する．
- 覆っている軟組織の圧力に対する力学的保護材となる．
- 増大した骨の吸収を防ぐ．

さらに，骨補填材の臨床適応は，インプラント周囲の軽度の骨欠損への移植から，広範囲の連続欠損まで多岐にわたる．

骨補填材の使用目的の幅広さを考慮すれば，単独の補填材料ではすべての要件を満たせないことが予想される．したがって，予知性の高い良好な治療結果を得るためには複数材料を併用する必要がある．本章では，もっとも使用頻度が高い骨移植材料および骨代替材料について考察する．

骨補填材料は患者本人から採取する場合(自家骨移植)，あるいは外部から材料を獲得する場合(代替骨)がある．図4-1は使用可能な骨移植材料の分類である．自家骨，代替骨ともにブロック状または細粒状で用いられる．

その由来や産生方法にかかわらず，骨移植材料は一定の必要条件を満たし，骨造成術に適合した材料特性を明確に示さなければならない．代替骨は安全性と，疾病伝播および免疫反応のリスクを回避するために生体親和性を有していなければならないが，自家骨移植材には不適切な施術を行わないかぎりそのような問題は生じない．移植材の構造は，その内部で生じる骨形成に不可欠である血管の内方への成長を保護するものでなければならない[1]．すなわち多孔質で，さらに相互連結の微小孔を有していなければならない．相反する報告があるものの，最適とされる微小孔の大きさは100〜150μmの範囲であると考えられている[2]．ブロック状で使用する場合，骨補填材中の血管新生では，マクロ多孔質の程度がもっとも重要だと推測される．細粒状移植材を使用する場合，血管の内方への成長が粒子間で生じる可能性があるため，移植部位の補填材に過度の圧を加えないことが重要であり，血管新生が損なわれないようにしなければならない．

4 骨移植材および代替骨

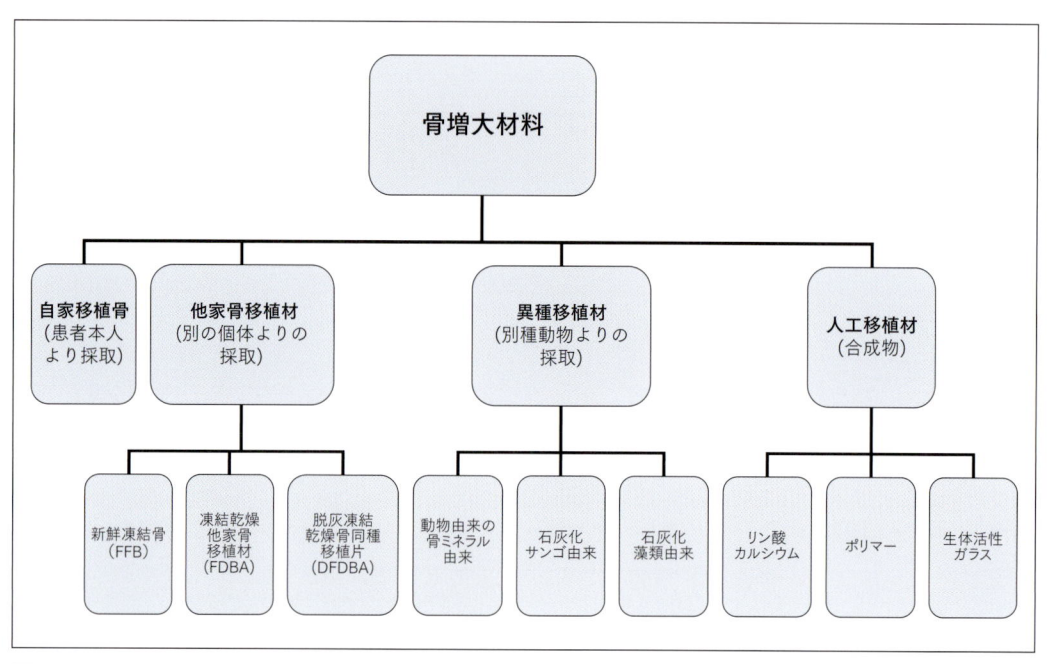

図4-1 骨増大材料の分類.

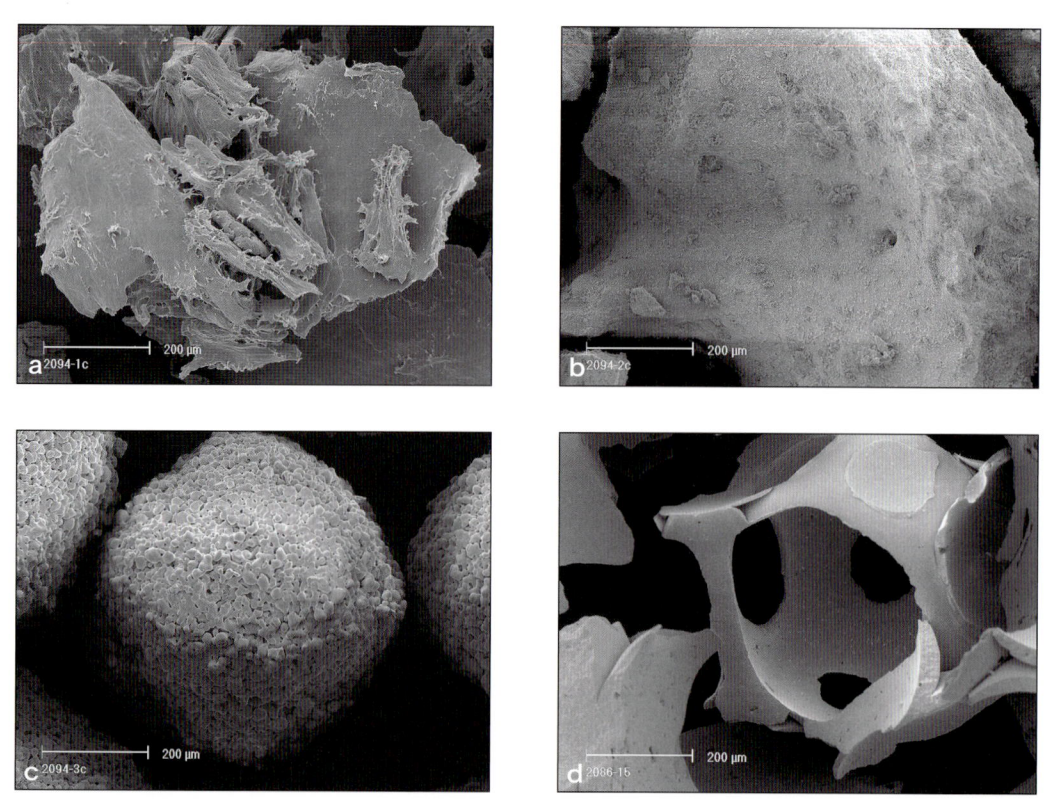

骨増大材料
- 自家移植骨（患者本人より採取）
- 他家骨移植材（別の個体よりの採取）
  - 新鮮凍結骨（FFB）
  - 凍結乾燥他家骨移植材（FDBA）
  - 脱灰凍結乾燥骨同種移植片（DFDBA）
- 異種移植材（別種動物よりの採取）
  - 動物由来の骨ミネラル由来
  - 石灰化サンゴ由来
  - 石灰化藻類由来
- 人工移植材（合成物）
  - リン酸カルシウム
  - ポリマー
  - 生体活性ガラス

図4-2 走査型電子顕微鏡像（a）脱灰凍結乾燥骨同種移植片（DFDBA），（b）脱タンパク牛骨ミネラル（DBBM），（c）無孔性合成リン酸カルシウム，（d）有孔性合成リン酸カルシウム（R. Christ博士，スイス・バーゼル：ストローマン研究所のご厚意による）．

代替骨の表面性状は化学成分，ミクロ多孔質の程度，表面粗さ，結晶化度および結晶の大きさで決定される．この表面性状は，初期タンパク質吸着，骨芽細胞と破骨細胞の付着および類骨沈着の際に非常に重要になる．したがって，材料表面性状が新生骨の直接沈着にも大きく影響する(骨伝導)[3-8](**図4-2**)．

　最後に，移植材は臨床応用を容易にするための操作性が必要である．そのほかの望ましいとされる材料特性は臨床での適応症によって異なる．つまり，のちにインプラント埋入を予定している抜歯窩などに骨補填材を適用する場合，インプラントができるかぎり生活骨内に埋入できるように，骨補填材は新生骨形成とともに吸収されるもの，あるいはリモデリング中に吸収されるものが望ましい．臨床状況によっては，置換率の低い材料あるいは非吸収性材料が好ましい症例もあり，審美領域のインプラント治療がこれに該当する．この場合，骨補填材は歯槽突起の外形の再建目的で用いられ，軟組織支持を維持する吸収性のバリア(遮蔽物)の働きをすることで，審美性の点で長期的な成功をもたらす[9,10]．

　新しい代替骨を臨床現場に導入する前に，このような材料特性をすべて慎重に評価すべきである．研究室では，骨芽細胞株を用いたin vitro研究により，細胞増殖・分化および細胞外基質産生に関して，主要標的細胞が代替骨にどのように反応するかが明らかになる可能性がある．また，破骨細胞が材料表面に吸収窩を形成するか，あるいは物理化学的な溶解が起こるかを見極めることもできるだろう．実験結果には，論文で十分に認知されたほかの骨増大用材料の標準化された研究データとの比較を記録として残すべきである．

　Buserと共同研究者らは，生体材料の比較に有効であると証明されたミニブタの下顎骨を用いた実験モデルを開発した[7,11-13]．ミニブタの骨は構造と代謝の点でヒトとかなりの類似性が認められることから実験に用いられ[14,15]，3～4個の標準的な骨欠損を左右それぞれの下顎に形成できる．これらの人工欠損は欠損の限界寸法を超えないようにつくられるので[16]，移植材を使用しなくとも時間の経過とともに自己治癒力による回復が見込まれる大きさにとどめてある．この実験モデルは新しい補填材の治癒過程の動態研究，とくにほかの骨補填材との直接比較に適しており，最初の類骨沈着から成熟層板骨による欠損の完全な治癒に至るまでを比較できる(**図4-3, 4**)．

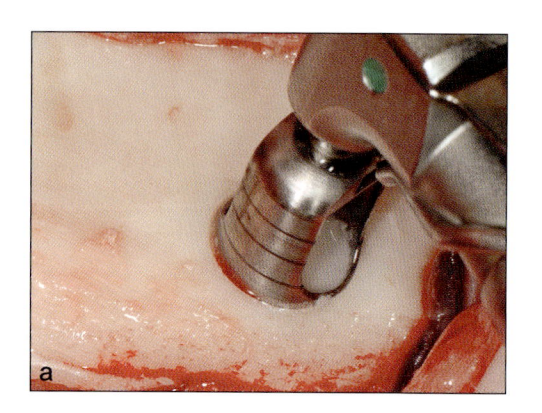

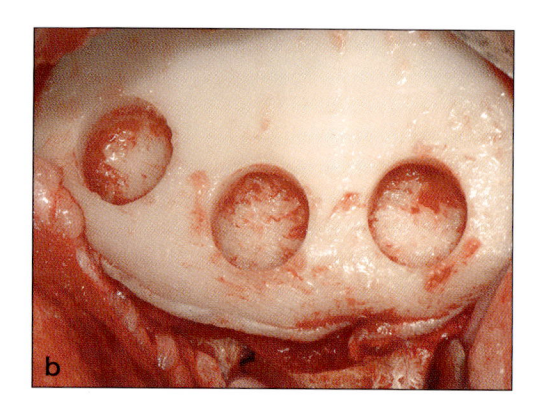

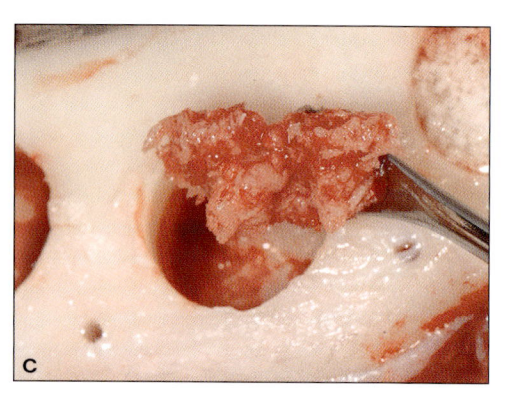

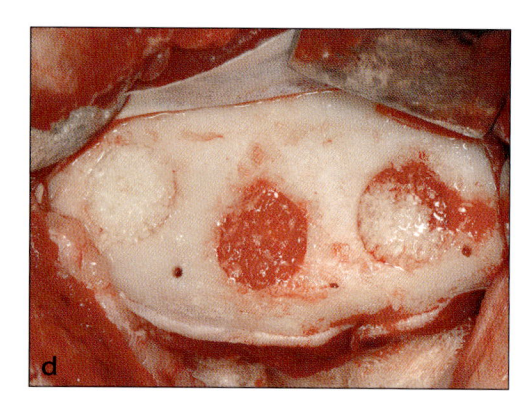

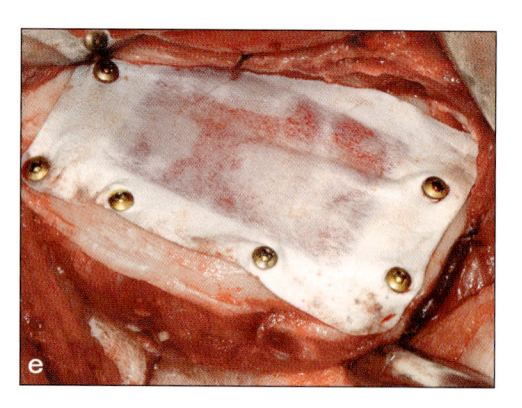

図4-3 ミニブタ下顎骨の限界寸法内で作製した骨欠損モデル．本システムは生体材料と骨形成が生じる関係の多様な研究に有効であることが判明した．(**a**)ミニブタの下顎角にトレフィンバー(直径9mm)を使用し，大量の生理食塩水の注水下で骨欠損を形成する．(**b**)グラフト前の皮質骨欠損．同一規格3個．(**c**)1つの欠損部に細粒状の自家骨を移植する．(**d**)中央の欠損部は細粒状の自家骨を移植し，ほかの2つは人工骨のリン酸カルシウム骨補填材を移植する．(**e**)線維組織の内向性増生を防ぐために，移植材を添入した欠損部を伸展ポリテトラフルオロエチレン(ePTFE)バリアメンブレンで覆い，後日組織切片作製の際に欠損部境界を判別できるようにスクリューで固定する．

　比較スクリーニング試験で最良の成績を残した骨補填材は，臨床的関連性が高い骨欠損モデルの実験的研究でさらに試験しなければならない．GBRで使用する骨補填材は，イヌを用いた側方への歯槽堤増大術で頻繁に試験されている(第3章参照)．臨床データには，試験結果の，可能ならば1年以上の前向き研究記録および短期・長期の組織観察を含むべきである．

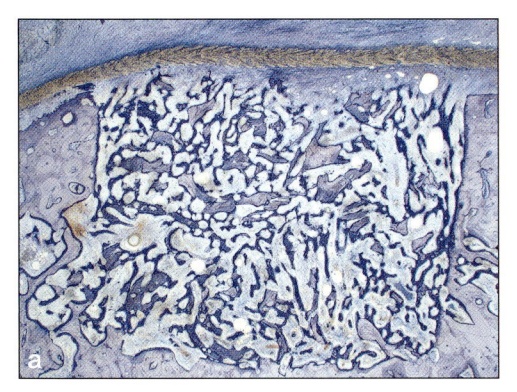

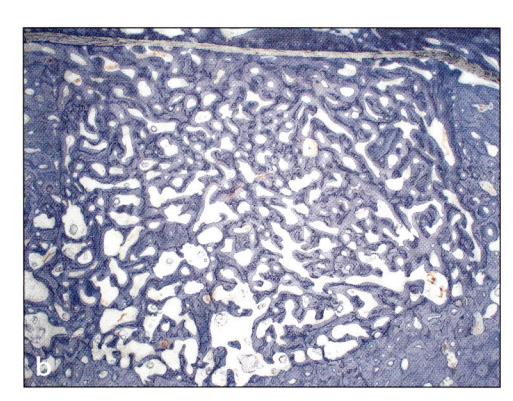

図4-4 ミニブタ下顎に作製した骨欠損部の組織学的概観．欠損部には細粒状自家骨が移植され，ePTFE で覆われている（非脱灰研磨切片，トルイジン・ブルー染色）．(a) 2 週間の治癒期間で欠損部では膜の表面に至るまで網状骨が形成されている．(b) 6 ヵ月後では線維性骨形成が膜に達し，骨性治癒を示している．平行線維性骨と網状骨の遺残が依然として存在している．

新しい移植材料導入前に，in vivo および in vitro 研究で得られた全記録を慎重に評価する必要があるが，インプラント歯科分野では，十分なデータのないまま新しい代替骨が流通することも多い．

■ 自家骨移植材

自家骨移植材は患者本人の口腔内・口腔外のドナーサイトから採取する（**表4-1**）．自家骨は約30％の有機化合物と70％の無機化合物から構成される．有機化合物の90％から95％はⅠ型コラーゲンで，残りは非コラーゲン性タンパク質オステオカルシン，カルシトニン，オステオポンチン，シアロタンパク質などである．無機化合物はリン酸カルシウムで構成されており，主に結晶状ハイドロキシアパタイト（HA）の形で存在している．

自家骨移植では，骨刺激成長因子と生活骨形成原細胞が自家骨からレシピエントサイトへ移動する[17]．細胞数と成長因子濃度は個体間・個体内で大きく変わり，患者の年齢，全身性疾患の有無およびドナーサイトの場所に影響されることが多い．

成長因子の構成物質はつぎのとおりである．骨形成タンパク質（BMPs），形質転換成長因子 β（TGF-β），インスリン様成長因子Ⅰ型・Ⅱ型（IGF-Ⅰ, Ⅱ），血小板由来成長因子（PDGF），および線維芽細胞成長因子 A と B（FGF-A, B）などである．成長因子は主に骨基質中に存在し，自家移植材の吸収中に放出される．自家骨移植材の全表面積が大きくなるほど，成長因子が自由に放たれる．つまり海綿骨ブロックのほうが緻密骨ブロックよりも成長因子が放出されやすく，ブロック骨移植材よりも細粒状自家骨移植材のほうが骨刺激成長因子の放出が早いことになる[18]．

4　骨移植材および代替骨

表 4-1　自家移植骨の供給部位

部位	形態	量	吸収度
口腔内			
オトガイ	皮質海綿骨*	++	++
下顎枝・下顎体	皮質骨	++	+
鼻棘	皮質海綿骨*	+	+++
上顎結節	皮質海綿骨†	+	+++
頬骨体	皮質海綿骨†	+	+++
口腔外			
腸骨稜（前・後）	皮質海綿骨†	+++	++
脛骨顆	海綿骨	++	+++
頭蓋冠	皮質骨	++	+
腓骨	皮質海綿骨†	+++	+

量：+ = 1歯分に十分な骨量，++ = 上顎洞底挙上術2カ所分に足る量，+++ = インレーグラフト，アンレーグラフト，連続欠損を増大するのに十分な量
吸収：+ = 最少，++ = 中程度，+++ = 顕著
＊皮質骨が海綿骨より多量
†海綿骨が皮質骨より多量

　骨組織中の細胞には骨細胞，骨芽細胞，破骨細胞，休止期骨芽細胞がある．GBRの関心の中心となる細胞は，骨原生細胞（骨芽細胞，前骨芽細胞，万能幹細胞）である．骨形成原細胞は骨梁内にもっとも多く存在し，緻密骨は骨形成原細胞がもっとも少ない．骨形成能は健康な若年層のほうが高齢患者よりも高いが，これは骨芽細胞の機能低下というよりも，主に高齢者の前骨芽細胞の増殖力低下が原因である[19]．小腔内で休止している移植された骨細胞が骨形成に対して何らかの作用を及ぼしているかどうかは不明だが，GBR処置後の骨生検で生きた骨細胞の存在が認められるのは，移植処置後も細胞が生き延びられるという裏づけになる．

　皮質骨および海綿骨移植材の形状は主に患者の年齢とドナーサイトの場所で大きく変わる（**表4-1**参照）．自家骨移植材はさまざまな部位から採取可能であり，用いられる形状も多種多様である（第5章参照）．種類別にみた移植材の生物学的挙動の可能性については以下の節で述べる．

自家骨ブロック移植材

　自家骨ブロック移植材は，固定用スクリューで固定すれば，覆っている軟組織からの圧力に抗して力学的な安定性を有する唯一の移植材である．血管再生率はブロック骨移植材の形状次第であり，つまりはドナーサイトによるところが大きい[20]．ブロック骨移植材を覆うための細胞遮蔽型メンブレンの使用は，血管再生の進行を遅らせる可能性があるが[21]，レシピエントサイトの皮質板を小型バーで貫通すれば，新生血管の内方への成長は促進さ

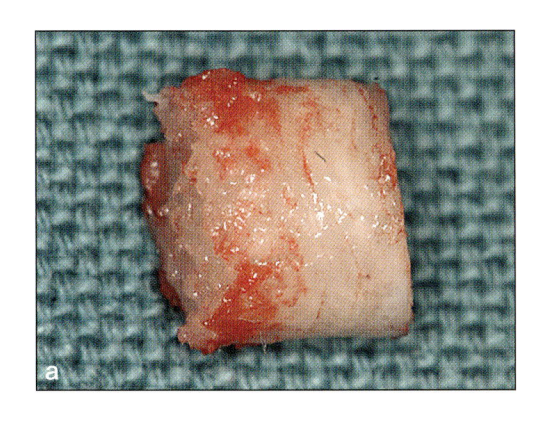

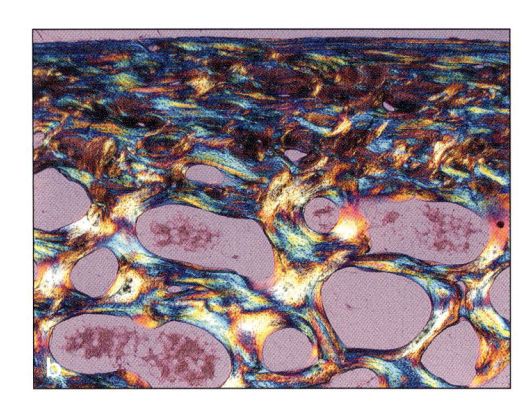

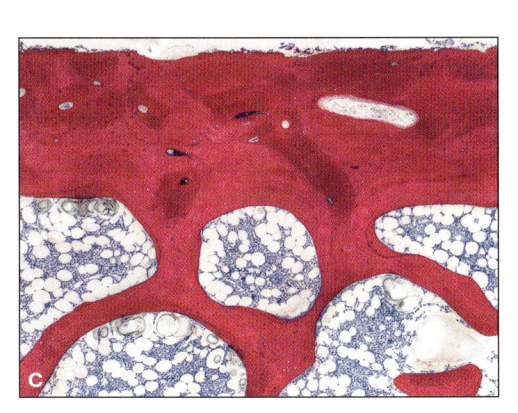

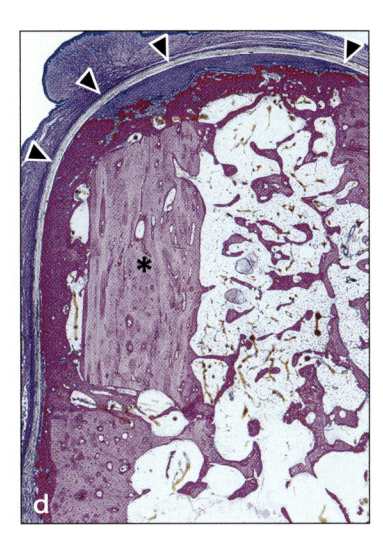

図4-5 自家移植骨．(a)オトガイよりトレフィンにて採取したヒト皮質海綿骨ブロック．(b)頭蓋骨より採取したヒト皮質海綿骨ブロックの移植前の組織切片(偏光下の非脱灰研磨切片)．(c)腸骨稜より採取したヒト皮質海綿骨ブロックの移植前の組織像．皮質骨層と繊細な骨梁構造がみられる．骨髄は造血細胞で満たされている(非脱灰研磨切片，塩基性フクシン，トルイジン・ブルー染色)．(d)イヌ下顎歯槽骨の広範囲な陳旧性骨欠損部に皮質海綿骨ブロック(＊)を移植しePTFEバリアメンブレン(▲)で覆った組織像．術後6ヵ月後．歯槽堤の形状がよく保たれ，非常に良好な治癒結果が得られた(非脱灰研磨切片，塩基性フクシンおよびトルイジン・ブルー染色)．

れる[22]．たとえば，下顎体から採取した緻密骨ブロックは，腸骨稜から採取した皮質海綿骨ブロックよりも血管再生および吸収が遅いことが実証されている[17]．皮質海綿骨ブロックは，6ヵ月以内に初期(骨)量が最大60％まで吸収される可能性がある[23,24]．頭蓋から採取した皮質骨ブロックにも吸収がみられるが，その量は皮質海綿骨ブロックよりも少ない[25]．

ブロック骨移植材は，いわゆるクリーピング置換(creeping substitution)と呼ばれる過程を経て数年にわたり新生骨に置換されていく．このリモデリング様の過程では，移植組織中の骨刺激成長因子が露出し，さらなるリモデリングを引き起こす(図4-5)．

自家骨細粒状移植材

　自家骨細粒状移植材はブロック骨移植材よりも骨誘導能および骨伝導能が高いが，これは表面積が大きく，成長因子が放出されやすいからである[18]．移植材の骨形成能は細粒状骨の場合でさらに高くなる反面，移植材に機械的な操作をすることで骨形成細胞数は減少する[26]．腸骨稜から採取したブロック骨移植材のほうが，それを細粒状に砕いたものよりも細胞数が多い（図4-6）．しかし，骨ブロックを細粒状にした場合，移植材の固定が困難になり，力学的な安定度は低下する．さらに吸収率は大幅に上昇する[27]．

　実験・臨床研究から得た一連の膨大な科学的エビデンスでは，高度の骨形成を有する移植材料を必要とする骨増大術には細粒状移植材が適当であることが証明されている．現在，市販されている代替骨のどれよりも，細粒状自家骨に最高の骨形成能がみられることが，数多くの実験研究で証明されている[7,11,13]（図4-7）．

ボーンスクレイパーによる自家骨移植材採取

　この数年間，簡単な骨再生処置にはボーンスクレイパーで採取した自家骨移植材の使用が推奨されてきた．これは抜歯窩，局所的上顎洞底挙上術（サイナスフロアエレベーション）あるいは裂開型欠損の被覆などの小規模な骨再生処置に，自家骨を単独使用，または代替骨材料と併用して使用されている[28-30]．簡単な口腔内処置であるが，ボーンスクレイパーを用いて，骨表面をこすり取り微細粒の皮質骨を採取することにより，最大5 cm^{3}の骨を得ることができる[28]．空隙内には生活骨細胞が移植処置中も存在しているが，移植材が皮質骨由来なので，骨芽細胞および骨芽前駆細胞の存在はほとんどないと想像される．粒子が小さいため（1.0〜1.3×0.2×0.1mm）[30]吸収に対する抵抗性は低いと考えられ，成長因子の含有量に関するデータはまだ得られていない（図4-8）．

ボーンコレクターによる自家骨移植材採取

　ボーンコレクターによる自家骨の採取は，インプラント床形成時に用いる吸引器具に接続したフィルターを通して骨粉を集める方法である．この方法の興味深い点は，患者に追加的不快感を与えずに自家骨移植材採取できることである．さまざまな収集性能のボーンコレクターが市販されているが[31]，採取できる骨量はどれも軽度のインプラント周囲欠損を補う程度にすぎないと予想される．

　口腔内細菌による移植材の汚染が頻繁にみられるが，以下の方法を実践すれば滅菌には及ばないものの汚染は低減できる．まず，術前に患者にクロルヘキシジンで含嗽させる．2つの吸引器具の使用は厳密に手引に基づいて実施し，ボーンコレクターを接続した器具

自家骨移植材

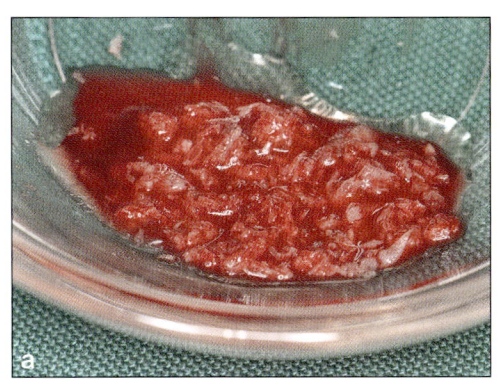

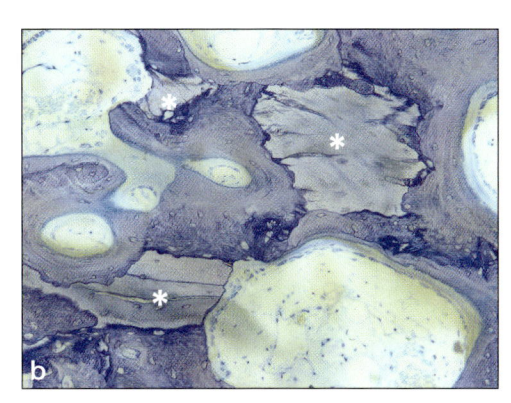

図4-6 細粒状の自家移植骨．（a）ヒト皮質海綿骨をボーンミルで削合して得られた細粒状移植骨．（b）細粒状の自家移植骨（＊）周囲に骨形成を認める組織像（トルイジン・ブルー表層染色）．

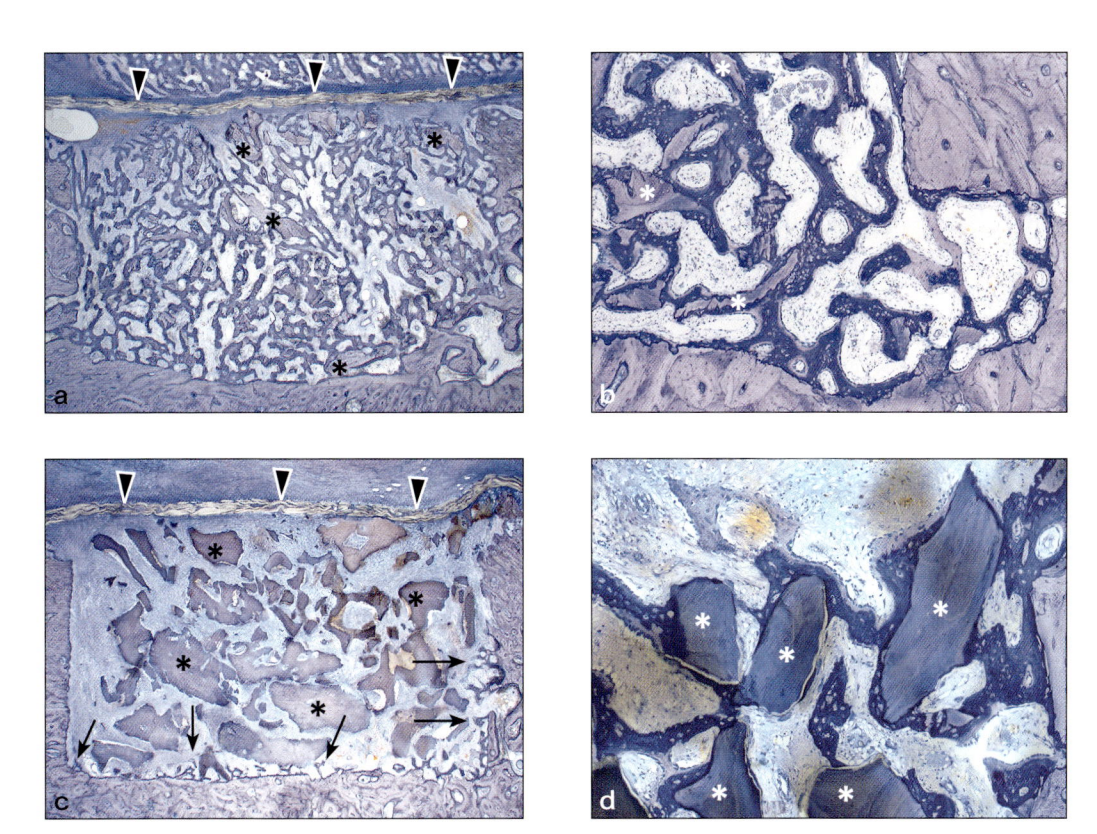

図4-7 細粒状の自家移植骨（a，b．＊）と骨の代替物質としての脱タンパク牛骨ミネラル（c，d．＊）による骨誘導能を比較した組織所見．ミニブタの下顎に作製された欠損に骨補填材を満たしePTFEバリアメンブレン（▲）で覆う．治癒期間は2週間（非脱灰研磨切片，トルイジン・ブルー染色）．（aとb）自家移植骨の周囲や間隙に新たに形成された密な骨梁のネットワークが認められる．（cとd）対して，欠損部の周辺に異種移植骨が使用された欠損辺縁部位（→）では骨新生はほとんどみられない．

79

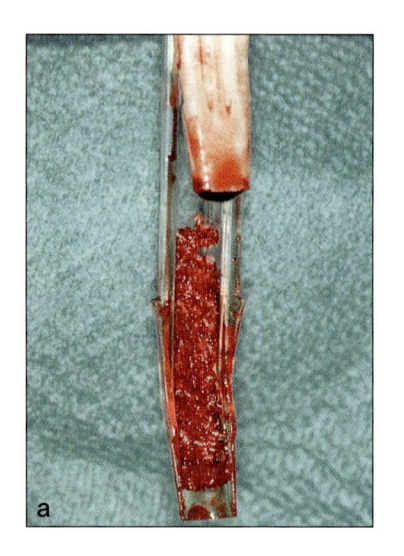

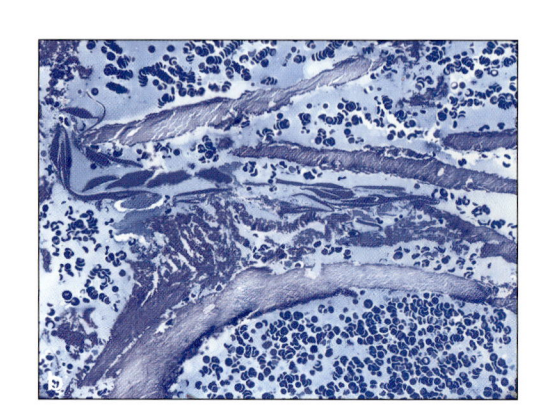

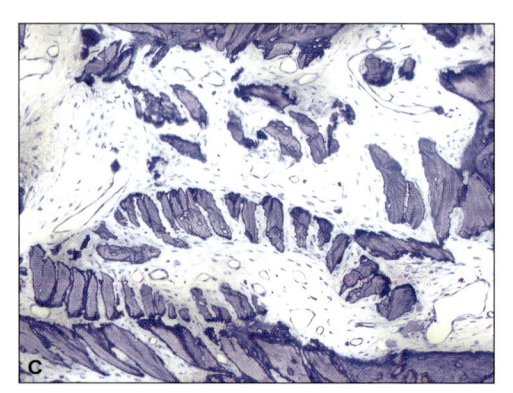

図4-8 自家移植皮質骨の骨片.（**a**）ボーンスクレイパーで採取した自家移植皮質骨のチップ.（**b**）骨採取直後の自家移植骨チップの組織像.（生体外）骨チップ内に血漿成分および多数の血球がみられることに注目（脱灰組織の薄片切片：トルイジン・ブルー染色）.（**c**）ボーンスクレイパーで採取された自家骨移植材細粒の組織切片.チップの組織統合に注目.明らかな吸収傾向はみられない（非脱灰研磨切片：トルイジン・ブルー染色）.

は骨穿孔時のみの専用にする．採取骨をクロルヘキシジンで洗浄する方法もあるが[32,33]，クロルヘキシジンでの洗浄が移植材の骨再生力にどのような影響を与えるのかは不明である．

アルカリファターゼ（ALP）およびオステオカルシンを発現する生活骨細胞と骨芽細胞様細胞がボーンコレクターで採取した骨チップ中に認められるが，細胞数は明らかにほかの自家骨移植材よりも少なく，限局的な成長能しか有していない[26,34]．ボーンコレクターで収集した骨移植材料の吸収に対する抵抗性および機械的安定性はまだ研究されていないが，粒子が非常に小さいことから，どちらもほとんどないと想像される（**図4-9**）．

形状別にみた移植材の可能な適応症の概要は**表4-2**を参照されたい．

自家骨移植材は依然として骨再建外科学のゴールドスタンダードだと考えられている[35]．しかし，自家骨移植材には顕著な欠点が観察されることから代替移植材を求める動きが大きくなっている．自家骨移植材の欠点としてはまず，皮質海綿骨ブロック移植材に最大60％の予知不可能な吸収が生じることが挙げられる[24]．吸収率が一定であれば，増大時のオーバーコレクション量の標準化は容易であろう．つぎに，ドナーサイトの合併症が挙げられる．これは口腔外ドナーサイトでもっとも顕著であるが[36]，口腔内においても同様である（第5章参照）．最後に，自家骨の採取量に制限があることも問題であろう．

自家骨移植材

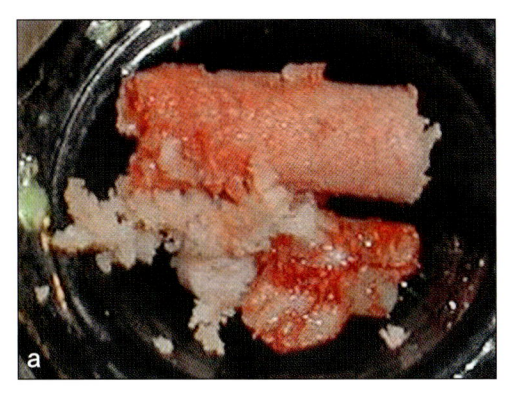

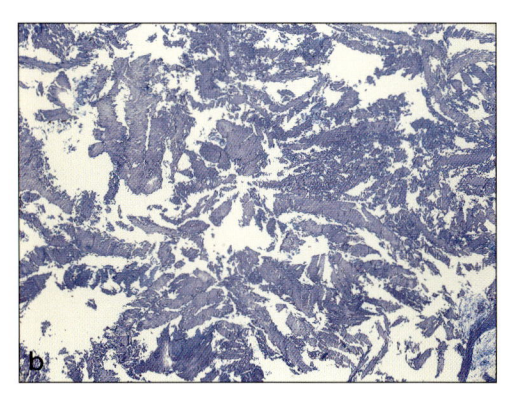

図4-9 自家移植骨粉末．（a）インプラント床形成時に骨回収装置を付けて回収した骨粉末（デンマーク，コペンハーゲン大学：S. Hillerup 教授のご厚意による）．（b）骨回収装置で集めた直後の骨粉末の組織切片（生体外）．骨粉粒子内には血漿成分，細胞成分ともに認めない（脱灰標本の薄切切片：トルイジン・ブルー染色）．

表 4-2　自家移植骨の特徴と適応

移植材の種類	骨形成細胞	成長因子	機械的安定性	吸収度	適応
皮質骨ブロック	++	++++	+++++	+	・段階法での水平・垂直的歯槽堤増大術
皮質海綿骨ブロック	++++	+++	++++	++	・段階法での水平・垂直的歯槽堤増大術
皮質骨細粒	+	+++	+++	+++	・小規模な水平増大，インプラント周囲骨欠損，開窓，同時インプラント埋入時の裂開型欠損 ・上顎洞底挙上術 ・ブロック骨移植材周囲につめる ・骨代替材料と混合して使用
海綿骨細粒	+++	++	++	++++	・小規模な水平増大，インプラント周囲骨欠損，開窓，同時インプラント埋入時の裂開型欠損 ・上顎洞底挙上術 ・ブロック骨移植材周囲につめる ・骨代替材料と混合して使用
ボーンスクレイパーで採取した骨	+	++	++	++++	・小規模な水平増大，インプラント周囲骨欠損，開窓，同時インプラント埋入時の裂開型欠損 ・小規模な上顎洞底挙上術 ・骨代替材料と混合して使用
ボーンコレクターで採取した骨	+	+	+	+++++	・骨代替材料と混合して使用

骨形成細胞および成長因子：+ = ほとんどなし，++ = 中程度，+++ = 多量，++++ = 豊富
機械的安定性，吸収度：+ = 最少，++ = 限定的，+++ = 中程度，++++ = 十分，+++++ = 顕著

自家骨移植材の欠点を減らし，さらには失くしていくことを最終目的とした最適な骨代替材料の模索は40年に及び続けられている．

■ 他家骨移植材

他家骨移植材はドナーから採取された骨を別の個体に移植材として使う．整形外科手術の分野では，ヒトから他の個体のヒトへの骨移植は120年以上の歴史がある[37]．

他家骨移植材は通常骨バンクに保存されており，新鮮凍結骨（FFB），凍結乾燥他家骨移植材（FDBA）あるいは脱灰凍結乾燥骨同種移植片（DFDBA）として使用される．免疫拒絶と疾病伝播のリスクが高いことからFFBがGBRに用いられることはまれである．しかし，FDBAおよびDFDBAの凍結化は移植材の免疫原性を低下させ，臨床成績を向上させる可能性があるとの報告がある．他家骨移植材は皮質骨由来または海綿骨由来のブロック，あるいは細粒状で入手できる[38,39]．

FDBAおよびDFDBAは生体親和性があり，BMPなどの骨誘導性分子を含むことがわかっている[40]．他家骨移植材を脱灰する目的は，BMPを放出させてさらに即時骨誘導能を向上することにある．しかし脱灰過程でFDBAの力学的な安定性が一部失われるので，全周を骨壁に囲まれていない骨欠損に用いる場合は，スペース保持用材料と併用してDFDBAを用いることが必要となる．個別の商品ごとにDFDBAに含有されるBMP[41,42]の濃度に大きな差がみられることから，骨誘導能もそれに応じて変化すると予想される．

ミニブタ下顎骨の比較実験研究から得た組織学的なエビデンスでは，自家骨移植材（陽性対照：positive control）や血餅（陰性対照：negative control）と比較すると，他家骨移植材は新生骨形成を遅延させることがわかっている[11]．DFDBAは骨伝導能を示してはいるものの，骨誘導能の高低については検証できなかった[11]（図4-10, 11）．したがって，FFB，FDBAおよびDFDBAが骨誘導分子を含有することに異論はないが，これらのBMPの濃縮が臨床上問題となるほどの骨誘導能をもつのか，また活性体として存在しているのかについては依然として議論の余地がある．

米国では他家骨移植材の使用が普及している一方で，欧州ではヒトの骨採取の規制が臨床医の他家骨移植材の使用に歯止めをかけている．自家骨移植材に量的限度があることに比べると，ドナーサイトの罹患率はたいした問題ではない．他家骨移植材は大量に使用できるが，自家骨移植材同様に吸収が起こることが報告されている[38]．

他家骨移植材

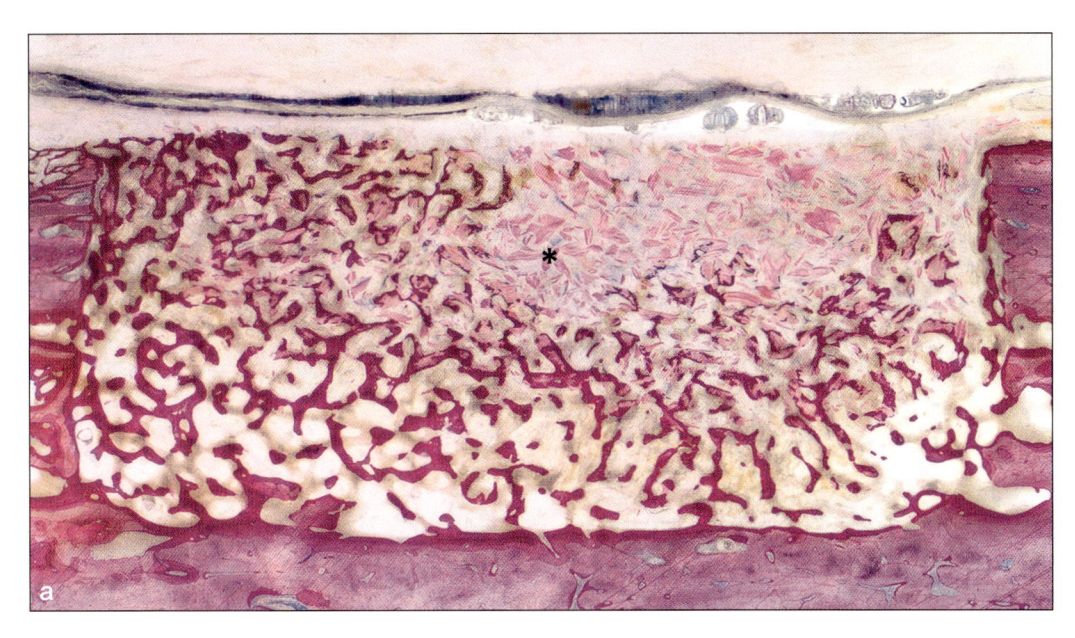

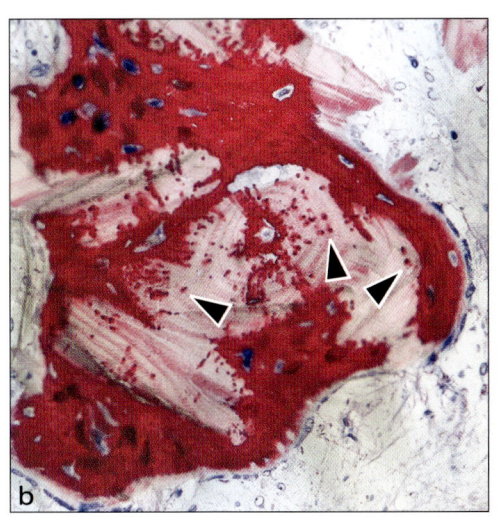

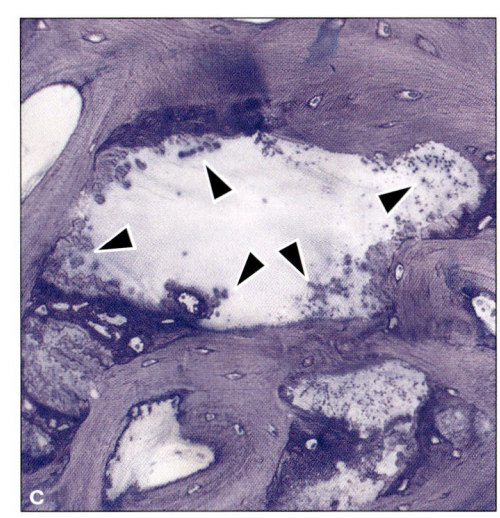

図4-10 ミニブタ下顎の欠損部にDFDBA細粒を充填し，バリアメンブレンで覆った．(a)DFDBA充填4週間後の概観顕微鏡像．欠損壁から骨形成が開始している．バリアメンブレン直下の中心部分(＊)では肉芽組織に埋もれたDFDBA細粒のみがみられる(bとc)．4週(b)，12週(c)経過後．DFDBA細粒の明瞭な再石灰化像(▲)が顕著．再石灰化のプロセスは骨－移植材の境界部から始まりDFDBA細粒の中心部へと進行するようにみえる(非脱灰研磨切片(aとb)：塩基性フクシン・トルイジン・ブルー染色，(c)：トルイジン・ブルー単染色).

83

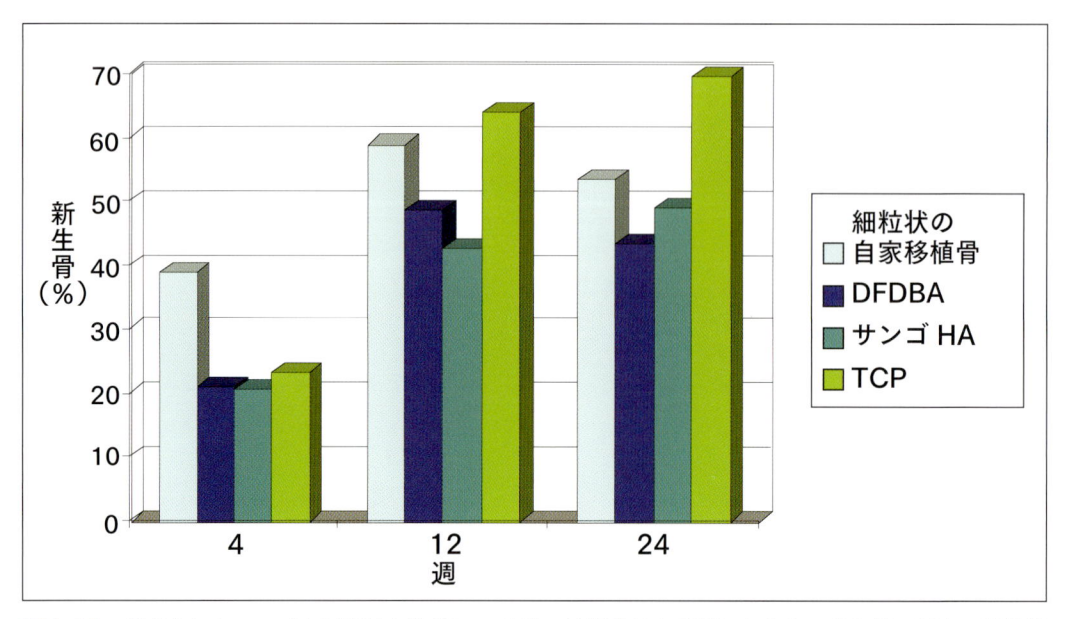

図4-11 規格化したミニブタ下顎骨欠損部に，4種の骨移植材を充填したときの新生骨の割合．細粒状の自家移植骨，DFDBA，異種移植材のサンゴミネラルハイドロキシアパタイト(coralline HA)および異種サンゴ由来 β -トリカルシウムフォスフェイト(TCP)（データはBuser ら[11]より）．

■ 異種移植材

　異種移植材(異種代替骨)は動物由来の骨ミネラルや石灰化サンゴ・藻類由来の骨様ミネラルから成るが，免疫反応や疾病伝播のリスクを排除するために，有機成分は除去されている．

サンゴ由来・藻由来の骨様ミネラル

　1980年代後半に，整形外科手術および頭部顔面手術の分野でサンゴ由来の代替骨が普及した．種類の異なる石灰化サンゴ中にヒト海綿骨の形状と類似する200〜600 μm の内部連結微小孔を有する炭酸カルシウム骨格が認められた(**図4-12**)．サンゴ質(coralline)の炭酸カルシウムは，リンとの熱水交換反応によりハイドロキシアパタイト(HA)に転化する．サンゴ質ハイドロキシアパタイトの成分は骨のミネラル分の成分とほぼ同じだが，実験研究では骨伝導能はほかの代替骨材料に劣ることが示されている[11,43](**図4-13**)．遅延合併症率が高いことから，現在ではサンゴ質HAはGBRのアンレー移植にはほとんど使用されていない[44]．
　細粒状で用いる場合，サンゴ質の細粒は移動する傾向があり，増大部位に用いられた細粒は線維組織により大部分が被包化する反面，ブロック状で用いた場合は，増大量全体にわたって，よく骨形成を示すが，後期に裂開が生じる傾向がある[45](**図4-14**)．

異種移植材

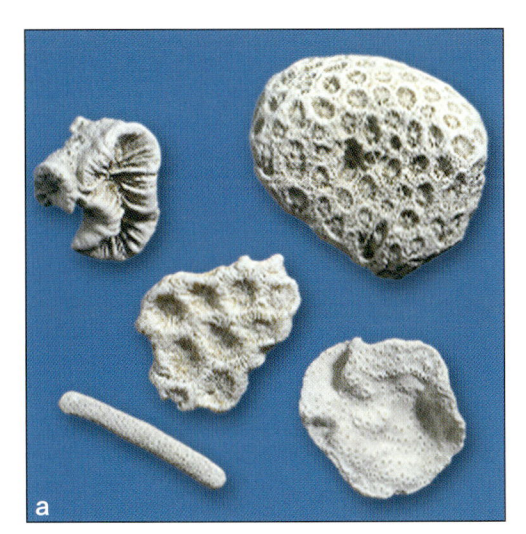

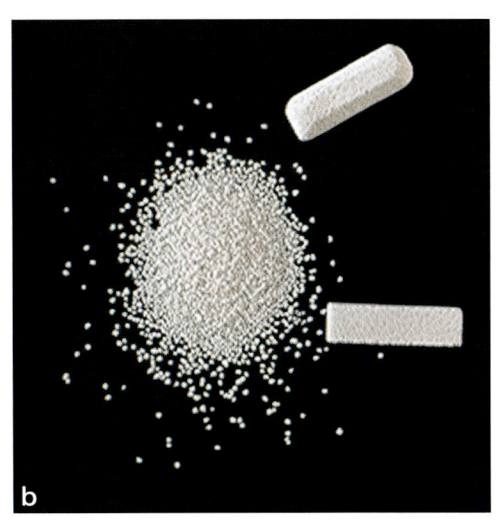

図4-12 サンゴ由来の異種移植材.（a）石灰化サンゴ（Porites 属）の天然の形態.（b）石灰化サンゴ由来の非生体人工 HA ブロックと細粒（デンマーク，コペンハーゲン大学病院：N. Worsaae 博士のご厚意による）.

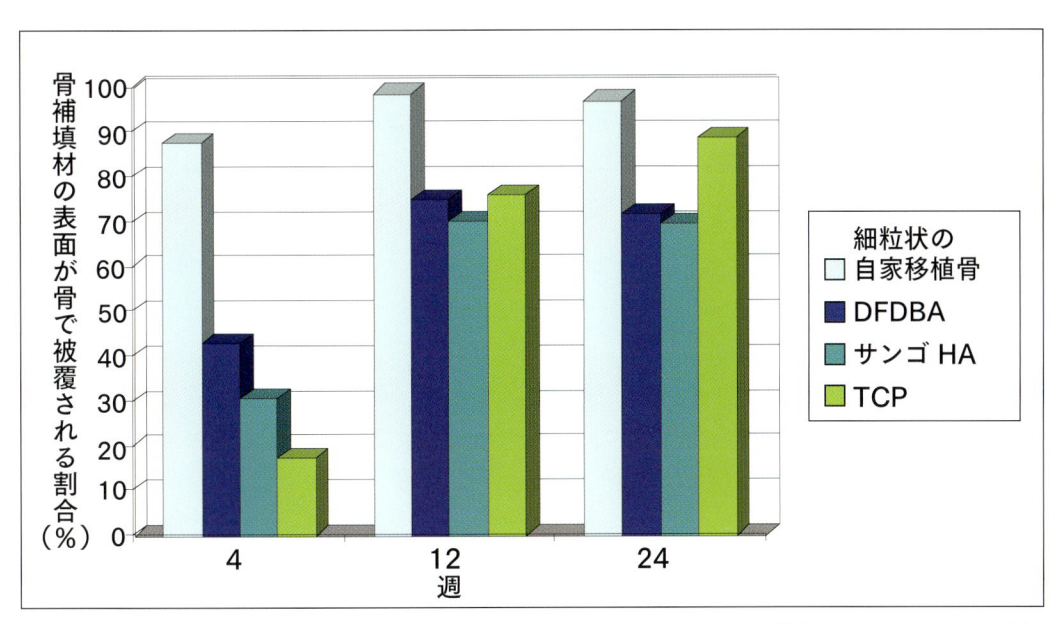

図4-13 骨誘導能の指標として骨補填材の表面が骨で被覆される割合．規格化したミニブタ下顎欠損部に，細粒状の自家移植骨，DFDBA，異種移植材のサンゴミネラルハイドロキシアパタイト（coralline HA）および合成 β-トリカルシウムフォスフェイト（TCP）を使用（Buser ら[11]より）.

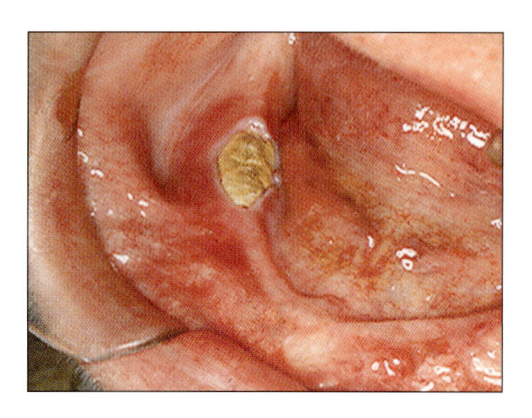

図4-14 下顎無歯顎に移植したサンゴ由来の異種移植材ブロック．4年後に粘膜裂開(デンマーク，コペンハーゲン大学病院：N. Worsaae 博士のご厚意による).

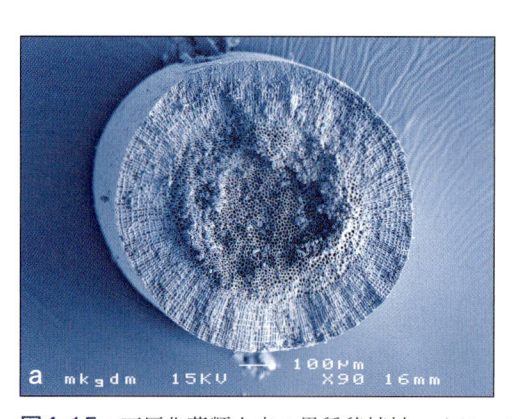

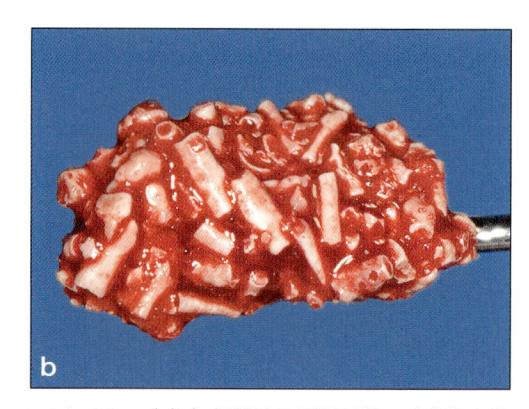

図4-15 石灰化藻類由来の異種移植材ハイドロキシアパタイト．(a)走査型電子顕微鏡像．(b)臨床使用直前の，血液と混合した藻類由来異種材料．

炭酸カルシウムから成る石灰化外骨格を有する海藻群もある．海藻は約700℃のリン酸アンモニウムと交換反応してフッ化ハイドロキシアパタイトに転化する．形態の構造は平均径10μmで並行に走行する孔から構成されており，ミクロ穿孔により連結されている(図4-15)．その形状は血管が侵入しやすいわけではなく，血管の内方成長には理想的とはいえないが，孔への細胞侵入および材料表面への直接骨沈着が実証されており，血管新生が細粒状代替骨間で起こることが予想される[46,47]．サンゴ HA とは対照的に，藻類由来のフルオロアパタイトは酵素の働きと細胞の劣化によって吸収が遅くなるが，自家骨移植材に比べて吸収率は低い[46]．

動物由来の骨ミネラル

天然骨由来の異種移植材は多角的な実験・臨床研究で広く調査されてきた．とくに牛の海綿骨は，ヒト海綿骨との類似性が高いことから，動物由来の代替骨原料として使用され

異種移植材

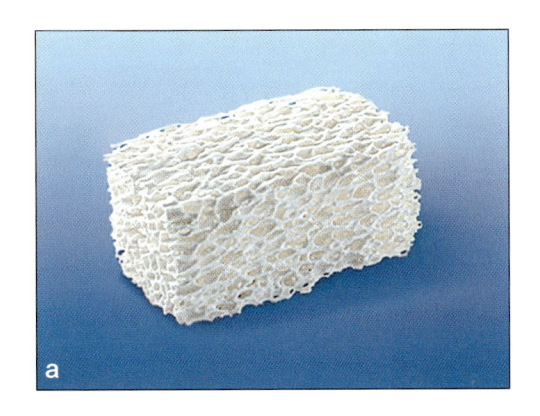

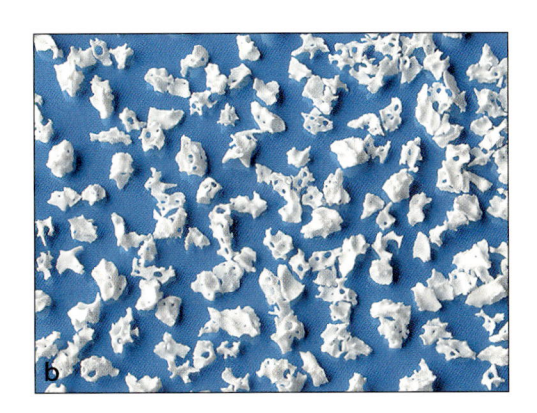

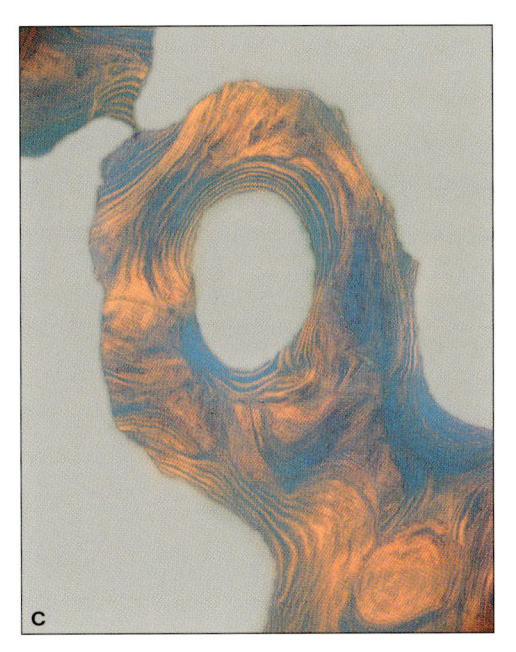

図4-16 異種代替骨としての DBBM．(a) DBBM の海綿状ブロック．(b)細粒状 DBBM．(c) 移植前の細粒状 DBBM の組織切片．層板状の骨パターンが偏光顕微鏡で観察される．

てきた(図4-16)．免疫反応や疾病伝播のリスクを除去するために，有機成分は加熱処理か化学的抽出法，またはこの2つを併用して除去される．牛海綿状脳症(BSE)が初めて報告されて以来，牛骨のタンパク質を完全除去するために，これらの化学的抽出法はとくに注目されてきた[48,49]．しかし，牛代替骨の有機残存物にはリスクが仮定されているにもかかわらず，牛代替骨材料に起因する疾病感染の報告はない．対照的に，他家骨移植材では，ヒト免疫不全ウイルス(HIV)感染および肝炎の症例報告は数例ある[50]．

脱タンパク牛骨ミネラル類(DBBMs)は，一般的に生体親和性と骨伝導能が知られているが，産生方法が生物学的挙動に与える影響は大きい．牛海綿状骨由来の牛代替骨材料には，高温で脱タンパク化されたものと，主に化学的抽出法で脱タンパク化されたものの2

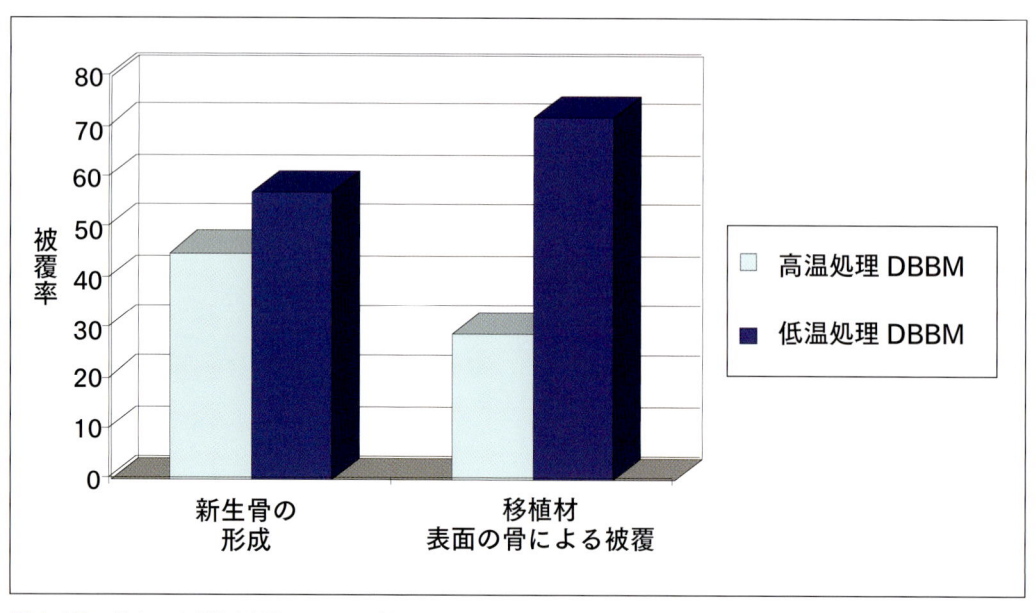

図4-17 異なった脱灰方法による2種のDBBMsの新生骨形成量および表面の骨による被覆率の比較．新生骨の量では統計学的に有意差を認めないが，低温で脱タンパクされたほうが高温で処理を受けたものよりも統計学的に有意に高い(p<0.01)骨伝導能を示している(Jensenら[43]のデータより)．

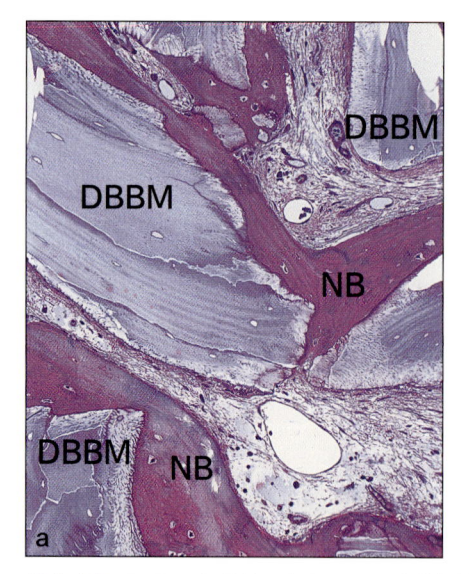

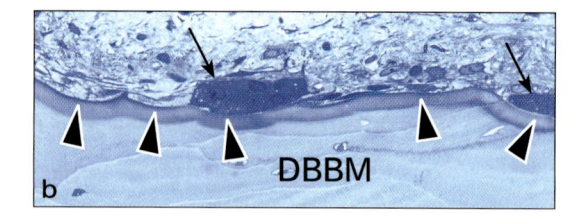

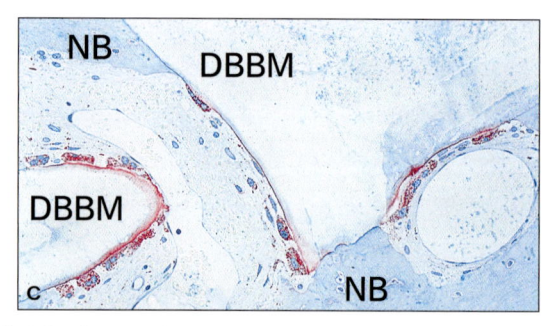

図4-18 DBBMを移植されたヒトの生検組織切片(脱灰薄切切片)．(a)DBBM細粒は組織と良く統合している．新生骨(NB)は骨補填材の表面を覆い，隣接するDBBM細粒間を架橋している(塩基性フクシン・トルイジン・ブルー染色)．(b)破骨細胞様の多核巨細胞(→)がDBBM(▲)の表面に一部に並んでみられ，これはしばしば浅い吸収陥凹を示す(▲)(トルイジン・ブルー単染色)．(c)酒石酸抵抗性酸性フォスファターゼ(TRAP)染色でDBBMの表面に破骨細胞様多核巨細胞を認める(TRAP染色およびトルイジン・ブルー染色)．

種があるが，この2つは in vitro および in vivo で非常に異なる骨伝導能と吸収特性を示している[43,47,51]（図4-17）．この違いが産生時に生じる表面性状の違いをもっともよく説明している．1,000℃超の高温で天然ハイドロキシアパタイトの焼結が生じることでアパタイト結晶が増大し，結晶間のスペースが広範囲にわたって消失する[4]．焼結により，代替骨の微視的粗さおよび多孔性が低下し，結晶化度が増す．

　DBBM の本質的な吸収性については議論が続いている[52]．in vitro 実験では，破骨細胞前駆細胞（osteoclast progenitor cell）が DBBM 表面で増殖後，破骨様細胞として吸収窩をつくることがわかっている．だが天然の牛骨に比べて，DBBM の破骨細胞は小さく，量も少ないうえに吸収窩も明確ではない[51]．in vivo 実験研究で酒石酸抵抗性酸性ホスファターゼ（TRAP）染色で陽性を示す多核細胞が DBBM の表面に存在することが証明されている[7,8,53]（図4-18）．この結果は多核細胞が破骨様特徴を有することを示唆しているが，同研究で，1年に及ぶ観察期間中に DBBM 量がわずかでも減少することを組織形態的に実証することはできなかった[8]．上顎洞増大後のヒト生検では，牛骨由来の代替骨の粒子が術後最長で10年認められることが確認された[52]．したがって，日常臨床的には，異種移植材はほぼ非吸収性だと考えなければならない．

■ 人工代替骨材料

　人工代替骨材料の優位性は100%合成物質という性質から疾病伝播リスクが皆無な点である．この40年間で人工代替骨材料に対する科学的・臨床的注目度が高まっている大きな理由としては，理論上特定の臨床適応症に応じて単独の材料特性を個別に設計できるという可能性があるからである．今日，移植材料の化学成分は分子レベルで管理され，ミクロ孔の大きさと相互連結性は血管の内方への成長のため最適化できる．また，晶質・非晶質材料間の位相分布は多様であり，ブロックおよび細粒子の形態は調整できる．

　しかし，人工代替骨としての理想的な特性がすべて特定されているわけではない．たとえば，血清からタンパク質およびほかの高分子を初期吸収することは，骨原生細胞および骨原生細胞前駆細胞の吸着に非常に重要だと考えられており，これはほかの代替骨材料にも言える（図4-19）．だが，この物質－組織の相互作用に関与する表面特性についての知見は少ない[54]．また現時点では，技術的な限界により，望ましい材料特性の再生が不可能な状態にある．したがって，天然骨ミネラルを模倣した表面粗さをもつマクロ多孔質の材料は今のところ存在しない．これはチタンインプラント表面技術の進歩と対照的である[55-57]．

　現在，市販されている材料はリン酸カルシウム，生体活性ガラス，ポリマーの3つのグループに分類される（図4-1参照）．このなかでリン酸カルシウム，とくにハイドロキシアパタイトおよびβ－3リン酸カルシウム（TCP）は骨の無機質位相に類似した成分構成であることから，研究がもっとも集中している[58]．多種多様の材料が市場に登場するが大部

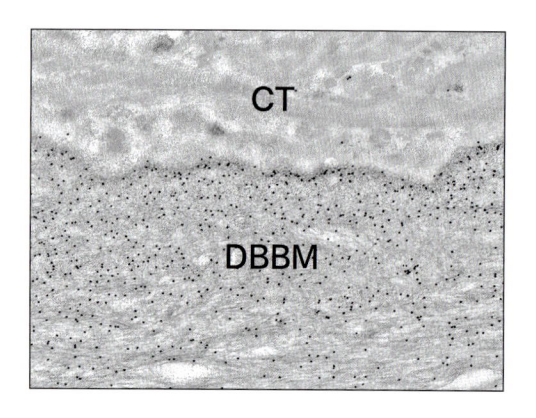

図4-19 DBBMにて増大された骨から採取した組織をアクリル樹脂に包埋した超薄切切片．包埋後に抗典型的骨由来非コラーゲンタンパク抗体による免疫細胞染色を施した高解像度画像．Protein A-金染色で金粒子がDBBMの辺縁に沿って選択的にラベルされているのがわかる．この所見は創傷環境から骨側に移植したDBBM側へタンパクが吸着しているのを示している．(CT)軟結合組織．

分はすぐに淘汰される．「失敗に終わった」多くの材料の敗因は，天然の骨ミネラルに近い化学成分構成であれば，代替骨として十分に適合する材料になるだろうという誤った推測によるものなのかもしれない．異なる材料特性，マクロ多孔性・結晶化度・結晶の大きさ・表面の粗さなどの重要性に対する理解が高まることは，同一の化学成分構成とマクロ形態を有する材料が，in vivoで生物学的に大きく異なる結果を示す理由を明らかにする一助となる．

だが，一般的にハイドロキシアパタイトは骨伝導性で非吸収性だと考えられている一方で，TCPは骨伝導能を示すが急速な吸収がみられる．スペースが確保されている（全周が骨壁で囲まれた）骨欠損では，TCP基材の代替骨は，ハイドロキシアパタイト基材の材料よりも骨治癒が早い[7,11,13]（**図4-11, 図4-20, 21**）．これは分解過程でカルシウムイオンとリン酸イオンがTCP基材の代替骨から放出され，それが新骨形成のための「原料」として使われていることで説明がつく．さらに，TCPの吸収はクリーピング置換の過程で治癒骨用のスペースを形成するが，側方歯槽堤増大などのさらに術式の要求度が高い骨欠損では，TPCの吸収率が高すぎて新骨を形成できない．これは新しく形成された骨の増大量が安定する前に，TCP材料のスペースメイキング力が消失してしまうからである[59]．

したがって，HAのもつ安定したスペース保持特性とTCPの骨形成および吸収特性の両方の利点を活用するために，HAとTCP（二相性リン酸カルシウム）の併用が研究されている[60]．動物実験では，HA−TCPの比率を変えることで移植材料の置換率と生体活性を調整できた[7,8]．将来的には，これらの結果を個別の臨床適応症に実用化できるように，二相性リン酸カルシウムの種類を増やし選択肢を拡大することが必要である．

一般的にリン酸カルシウムは骨伝導能を有すると考えられているが（**図4-22**），天然海綿骨表面の骨伝導性獲得のためには，最適表面特性を特定する必要がある（**図4-23**）．だが，リン酸カルシウムは，ヒト由来あるいは動物由来のインプラント移植材料の使用を躊躇する臨床医や患者にとっては貴重な代替材料である．

生体ガラス材料はシリカ基材で，1970年代前半に初めて紹介された．この材料に特徴

人工代替骨材料

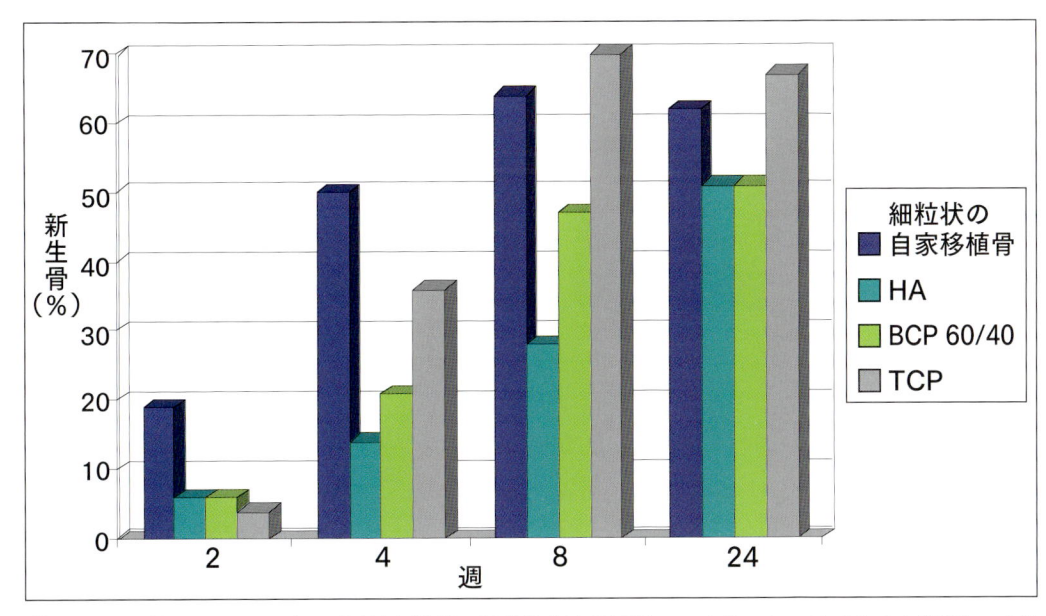

図4-20 規格化したミニブタ下顎骨欠損部に細粒状自家移植骨，ハイドロキシアパタイト(HA)，二相性リン酸カルシウム(BCP)，β-3リン酸カルシウム(TCP)を移植した際の新生骨生成の率．3つの骨補填材の化学組成は異なるが，ほぼ同様の物質特性を示す．治癒の早期段階では TCP を移植したほうが BCP 移植よりも多くの骨新生を認め，最終的に HA よりも骨新生は多かった(Jensen ら[7]のデータより)．

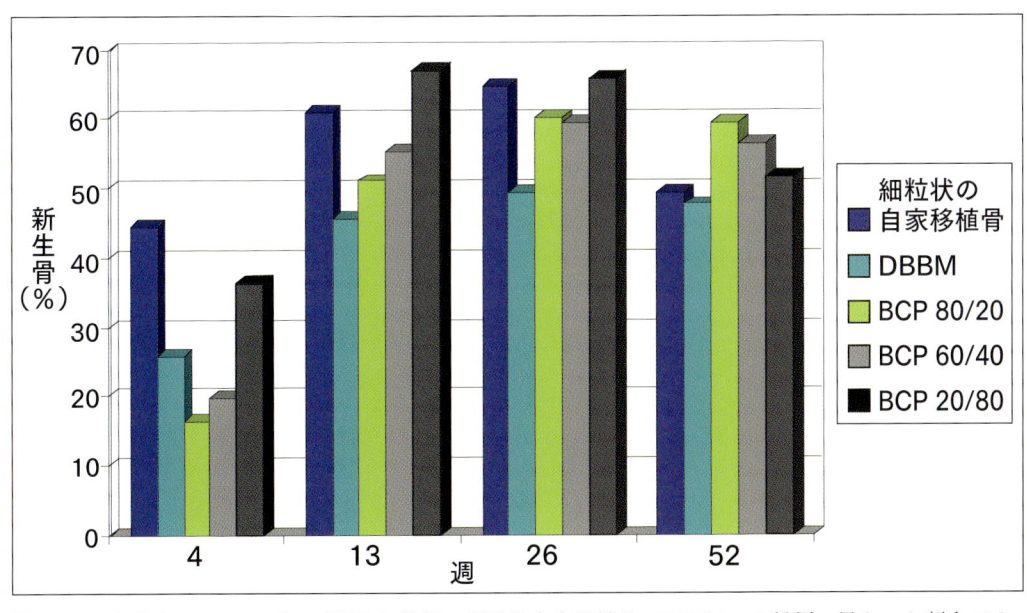

図4-21 規格化したミニブタ下顎骨欠損部に細粒状自家移植骨，DBBM，3種類の異なった割合でβ-3リン酸カルシウム(TCP)とハイドロキシアパタイト(HA)を混合し二相性リン酸カルシウム(BCP)に加えた材料を用いた骨新生の率．治癒の早期段階では TCP 高配合の BCPs を補填した場合の骨新生率が高い(Jensen ら[8]のデータより)．

91

4 骨移植材および代替骨

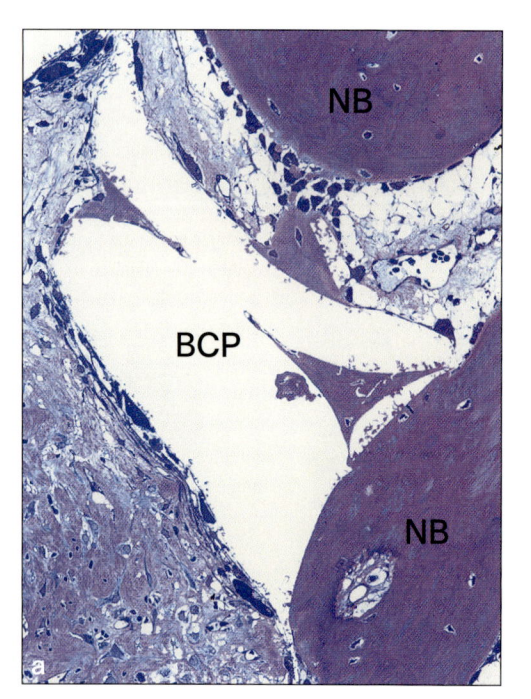

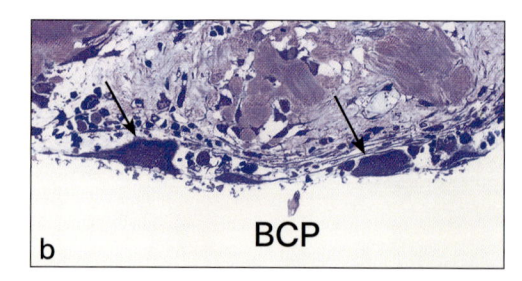

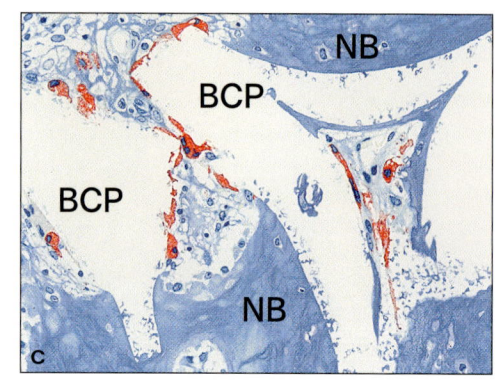

図4-22　HA と TCP から成る二相性リン酸カルシウム（BCP）を移植した部位から採取したヒト生検検体（脱灰組織の薄切切片．[a と b] 塩基性フクシン・トルイジン・ブルー染色．[c] TRAP 染色，トルイジン・ブルーによる対比染色）．（a）合成骨補填細粒の組織統合は良好である．新生骨（NB）が細粒の一部を覆い，隣接する BCP との間を架橋している．（b）多数の破骨細胞様多核巨細胞が BCP 細粒（→）を覆っている．（c）TRAP 染色（赤染）で多数の破骨細胞様多核巨細胞が BCP 細粒の表面にみられる．

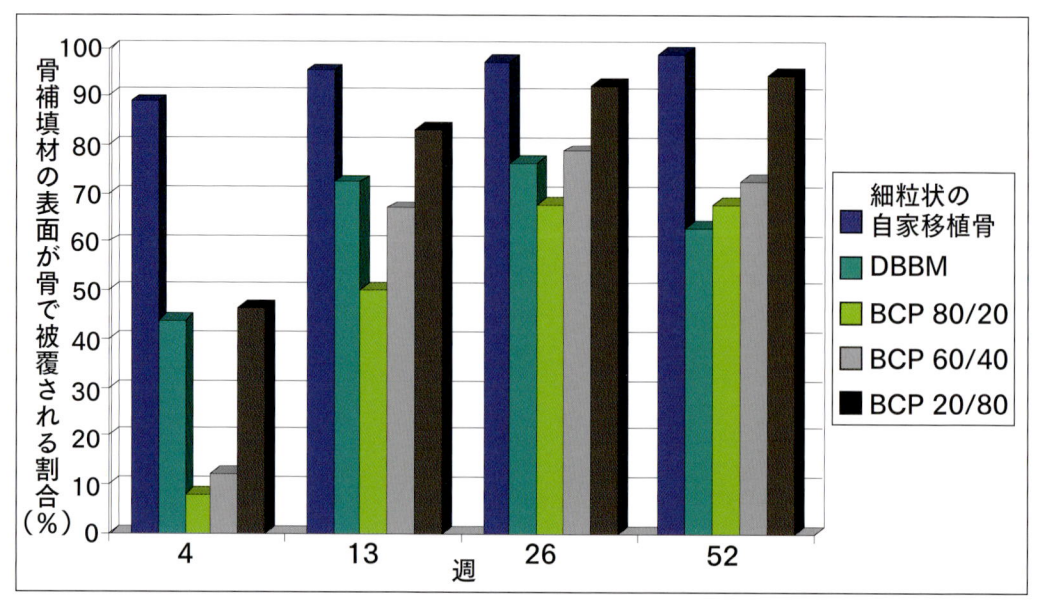

図4-23　規格化したミニブタ下顎骨欠損部の補填材表面を覆う新生骨の割合．DBBM，ハイドロキシアパタイトとβ-3リン酸カルシウムの配合の異なる3種類の二相性リン酸カルシウム（BCP）（Jensen ら[8]のデータより）．

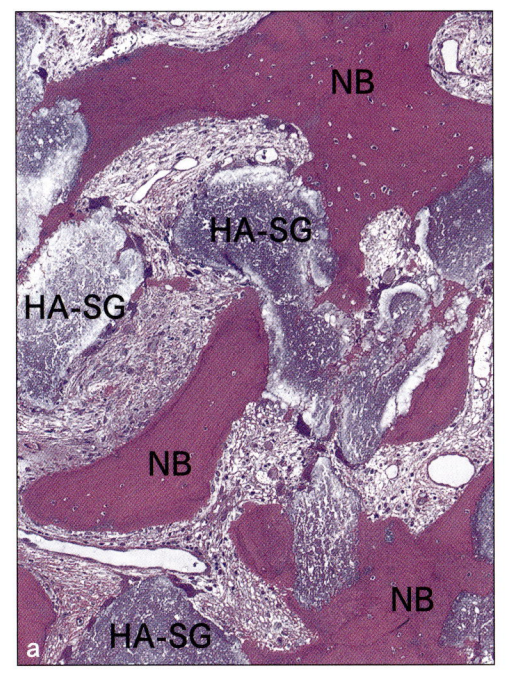

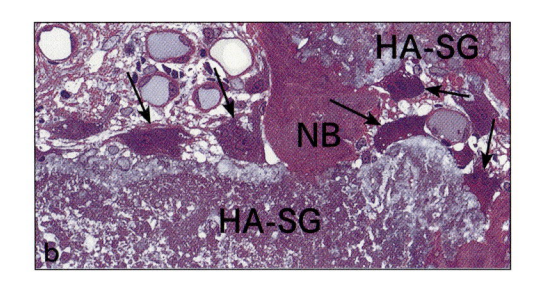

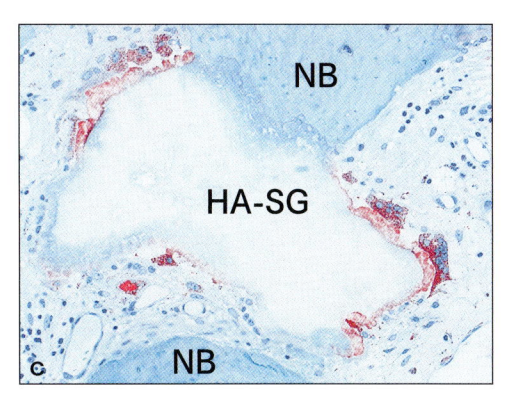

図4-24 シリカゲル基質に包埋した非焼結・ナノクリスタリン・ハイドロキシアパタイト(HA)の混合物を移植したヒト生検検体の顕微鏡写真(脱灰組織の薄切片．[aとb] 塩基性フクシン・トルイジン・ブルー染色．[c] TRAP 染色，トルイジン・ブルーで対比染色)．(a)合成骨補填材細粒の組織統合は良好である．新生骨(NB)が細粒の一部を覆い，隣接する HA-SG 細粒との間を架橋している．(b)多数の破骨細胞様多核巨細胞が HA-SG 細粒(→)を覆っている．(c)TRAP 染色(赤染)で多数の破骨細胞様多核巨細胞が HA-SG 細粒の表面にみられる．

的な表面反応性シリカ，カルシウム，リン酸のグループが存在することによって，生体ガラスは骨組織接着性をもつ．シリカは生体活性において重要な働きをすると考えられている．生体ガラスは生体親和性の高い材料で，ソケットプリザーベーションや上顎洞増大術などの GBR においてその使用を支持する実験データもある．だが，現在市販されている生体ガラス材固有の限界もある．細粒状で無孔質という性質から，生体ガラスはスペース保持材料としての信頼性に欠けるが，最近は先駆的な微小孔ガラスセラミックが登場している[61]．

シリカ基材およびハイドロキシアパタイト基材の人工移植材料の複合材も歯科市場に流通している．シリカゲル基質に埋め込まれた非焼結ナノ結晶 HA を成分にする製剤もある．DBBM と同様にこの製剤は内部連結した高多孔質なのでタンパク質を吸収しやすい[62]．シリカ基材の代替骨材料で十分な骨量の新骨形成が観察されている．ヒトおよび動物生検では，この複合材の表面は TRAP 染色陽性を示し，多核巨細胞の存在が示されている(図4-24)．表面は時間の経過とともに一部が骨に置換される．これは破骨様細胞が分解に関与していることを示唆しているが，溶解などほかの分解過程も考慮されるべきである．

■ まとめ

骨移植材および代替骨はGBRでは重要な働きをしており，インプラントの開窓状骨欠損など軽度のものから重度の顎顔面の顎骨再建架橋術まで適応症は多岐にわたる．

自家骨移植材は，十分に実証された骨誘導能を有する唯一の移植材である．自家骨中の骨刺激分子の即時有効性は，移植材を細粒状にすることで高まり，それにより表面積も拡大される．だが，自家骨粒子が小さくなれば，移植材は吸収しやすくなる．予測不能な吸収，ドナーサイトの合併症および骨採取量の制限は骨増大術に自家骨移植材を使用する際の主な欠点である．

これらの欠点を踏まえて，適合可能な代替材料を求めて多大な努力がなされてきた．自家骨移植材同様，他家骨移植材は骨誘導分子を含有するが，分子の濃度と活動の臨床的意義が論議されている．さらに，移植材を大量採取できるという点を除けば，他家骨移植材には自家骨移植材と同じ欠点がある．

現在，異種移植材は主にDBBMの形で使用されている．その産生過程では海綿形状の原形と本来の表面特性は保存されるが，疾病伝播リスクを排除するために有機物質は除去される．DBBMはほぼ非吸収性の骨伝導性材料であるということは，よく研究されている．

人工骨移植材は異なる組成をもつリン酸カルシウムを成分とすることが多い．リン酸カルシウムの形状はハイドロキシアパタイトか，TCPの形を採り，あるいはこの2つを合わせた「二相性リン酸カルシウム」と呼ばれるものである．骨形成細胞の理想的な表面特性が十分理解され，産生技術が向上していることから，異種移植材の生物学的な機能には大きな進歩がみられる．今のところ，天然骨ミネラルの表面の模態はできないが，現在市販されている異種移植材は，すでに天然由来の代替骨の使用を躊躇する患者と臨床医にとっては貴重な代替材料となっている．

■ 参考文献

1. Mastrogiacomo M, Scaglione S, Martinetti R, et al. Role of scaffold internal structure on in vivo bone formation in macroporous calcium phosphate bioceramics. Biomaterials 2006;27:3230-3237.
2. Eggli PS, Müller W, Schenk RK. Porous hydroxyapatite and tricalcium phosphate cylinders with two different pore size ranges implanted in the cancellous bone of rabbits. A comparative histomorphometric and histologic study of bone ingrowth and implant substitution. Clin Orthop Relat Res 1988;232:127-138.
3. Yamada S, Heymann D, Bouler JM, Daculci G. Osteoclastic resorption of calcium phosphate ceramics with different hydroxyapatite/b-tricalcium phos-phate ratios. Biomaterials 1997;18:1037-1041.
4. Ong JL, Hoppe CA, Cardenas HL, et al. Osteoblast precursor cell activity on HA surfaces of different treatments. J Biomed Mater Res 1998;39:176-183.
5. Berube P, Yang Y, Carnes DL, Stover RE, Boland EJ, Ong JL. The effect of sputtered calcium phosphate coatings of different crystallinity on osteoblast differentiation. J Periodontol 2005;76:1697-1709.
6. Rohanizadeh R, Padrines M, Bouler JM, Couchourel D, Fortun Y, Daculsi G. Apatite precipitation after incubation of biphasic calcium-phosphate ceramic in various solutions: Influence of seed species and proteins. J Biomed Mater Res 1998;42:530-539.
7. Jensen SS, Yeo A, Dard M, Hunziker E, Schenk R, Buser D. Evaluation of a novel biphasic calcium phosphate in standardized bone defects. A histologic and histomorphometric study in the mandibles of minipigs. Clin Oral Implants Res 2007;18:752-760.

8. Jensen SS, Bornstein MM, Dard M, Bosshardt D, Buser D. Comparative study of biphasic calcium phosphates with different HA/TCP ratios in mandibular bone defects. A long-term histomorphometric study in minipigs. J Biomed Mater Res B Appl Biomater 2009;90B:171-181.

9. Buser D, Martin W, Belser UC. Optimizing esthetics for implant restorations in the anterior maxilla: Anatomic and surgical considerations. Int J Oral Maxillofac Implants 2004;19(suppl):43-61.

10. Buser D, Chen ST, Weber HP, Belser UC. Early implant placement following single-tooth extraction in the esthetic zone: Biologic rationale and surgical procedures. Int J Periodontics Restorative Dent 2008;28:441-451.

11. Buser D, Hoffmann B, Bernard JP, Lussi A, Mettler D, Schenk RK. Evaluation of filling materials in membrane-protected bone defects. A comparative histomorphometric study in the mandibles of miniature pigs. Clin Oral Implants Res 1998;9:137-150.

12. Jensen SS, Broggini N, Weibrich G, Hjørting-Hansen E, Schenk R, Buser D. Bone regeneration in standardized bone defects with autografts or bone substitutes in combination with platelet concentrate: A histologic and histomorphometric study in the mandibles of minipigs. Int J Oral Maxillofac Implants 2005;20:703-712.

13. Jensen SS, Broggini N, Hjørting-Hansen E, Schenk R, Buser D. Bone healing and graft resorption of autograft, anorganic bovine bone and b-tricalcium phosphate. A histologic and histomorphometric study in the mandibles of minipigs. Clin Oral Implants Res 2006;17:237-243.

14. Hönig J, Merten HA. Das Göttinger Miniatureschwein (GMS) als Versuchstier in der humanmedizinischen osteologischen Grundlagenforschung. Z Zahnärztl Implantol 1993;2:244-254.

15. Pearce AI, Richards RG, Milz S, Schneider E, Pearce SG. Animal models for implant biomaterial research in bone: A review. Eur Cells Mater 2007;13:1-10.

16. Schmitz J, Hollinger J. The critical size defect as an experimental model for craniomandibular nonjunction. Clin Orthop 1986;205:299-304.

17. Burchardt H. The biology of bone graft repair. Clin Orthop Rel Res 1983;174:28-42.

18. Pallesen L, Schou S, Aaboe M, Hjørting-Hansen E, Nattestad A, Melsen F. Influence of particle size on the early stages of bone regeneration: A histologic and stereologic study in rabbit calvarium. Int J Oral Maxillofac Implants 2002;17:498-506.

19. Stenderup K, Justesen J, Clausen C, Kassem M. Aging is associated with decreased maximal life span and accelerated senescence of bone marrow stromal cells. Bone 2003;33:919-926.

20. Pinholt EM, Solheim E, Talsnes O, Larsen TB, Bang G, Kirkeby OJ. Revascularization of calvarial, mandibular, tibial, and iliac bone grafts in rats. Ann Plast Surg 1994;33:193-197.

21. De Marco AC, Jardini MA, Lima LP. Revascularization of autogenous block grafts with or without an e-PTFE membrane. Int J Oral Maxillofac Implants 2005;20:867-874.

22. Gordh M, Alberius P, Lindberg L, Johnell O. Bone graft incorporation after cortical perforations of the host bed. Otolaryngol Head Neck Surg 1997;117:664-670.

23. Widmark G, Andersson B, Ivanoff CJ. Mandibular bone graft in the anterior maxilla for single-tooth implants. Int J Oral Maxillofac Surg 1997;26:106-109.

24. Johansson B, Grepe A, Wannfors K, Hirsch JM. A clinical study of changes in the volume of bone grafts in the atrophic maxilla. Dentomaxillofac Radiol 2001;30:157-161.

25. Gordh M, Alberius P. Some basic factors essential to autogeneic nonvascularized onlay bone grafting to the craniofacial skeleton. Scand J Plast Reconstr Surg Hand Surg 1999;32:129-146.

26. Springer ING, Terheyden H, Geiss S, Härle F, Hedderich J, Acil Y. Particulated bone grafts-Effectiveness of bone cell supply. Clin Oral Implants Res 2004;15:205-212.

27. Chiapasco M, Abati S, Romeo E, Vogel G. Clinical outcome of autogenous bone blocks or guided bone regeneration with e-PTFE membranes for the reconstruction of narrow edentulous ridges. Clin Oral Implants Res 1999;10:278-288.

28. Peleg M, Garg AK, Misch CM, Mazor Z. Maxillary sinus and ridge augmentations using surface-derived autogenous bone graft. J Oral Maxillofac Surg 2004;62:1535-1544.

29. Artzi Z, Kozlovsky A, Nemcovsky CE, Weinreb M. The amount of newly formed bone in sinus grafting procedures depends on tissue depth as well as the type and residual amount of the grafted material. J Clin Periodontol 2005;32:193-199.

30. Zaffe D, D'Avenia F. A novel bone scraper for intraoral harvesting. A device for filling small bone defects. Clin Oral Implants Res 2007;18:525-533.

31. Kainulainen VS, Kainulainen TJ, Oikarinen KS, Carmicheal RP, Sandor GKB. Performance of six bone collectors designed for implant surgery. Clin Oral Implants Res 2006;17:282-287.

32. Young MPJ, Korachi M, Carter DH, Worthington H, Drucker DB. Microbial analysis of bone collected during implant surgery: A clinical and laboratory study. Clin Oral Implants Res 2001;12:95-103.

33. Etcheson AW, Miley D, Gillespie J. Osseous coagulum collected in bone traps: Potential for bacterial contamination and methods for decontamination. J Oral Implantol 2007;33:109-115.

34. Pradel W, Tenbieg P, Lauer G. Influence of harvesting technique and donor site location on in vitro growth of osteoblastlike cells from facial bone. Int J Oral Maxillofac Implants 2005;20:860-866.

35. Hjørting-Hansen E. Bone grafting to the jaws with special reference to reconstructive preprosthetic surgery. A historical review. Mund Kiefer Gesichtschir 2002;6:6-14.

36. Summers BN, Eisenstein SM. Donor site pain from the ileum. A complication of lumbar spine fusion. J Bone Joint Surg Br 1989;71:677-680.

37. Tomford WW. Bone allografts: Past, present and future. Cell Tissue Banking 2000;1:105-109.

38. Lyford RH, Mills MP, Knapp CI, Scheyer ED, Mellonig JT. Clinical evaluation of freeze-dried block allografts for alveolar ridge augmentation: A case series. Int J Periodontics Restorative Dent 2003;23:417-425.

39. Block MS, Degen M. Horizontal ridge augmentation using human mineralized particulate bone: Preliminary results. J Oral Maxillofac Surg 2004;62:67-72.

40. Reddi AH, Wientroub S, Muthukumaran N. Biologic principles of bone induction. Orthop Clin North Am 1987;18:207-212.

41. Schwartz Z, Mellonig JT, Carnes DL Jr, et al. Ability of commercial demineralized freeze-dried bone allograft to induce new bone formation. J Periodontol 1996;67:918-926.

42. Boyan BD, Ranly DM, McMillan J, Sunwoo M, Roche K, Schwartz Z. Osteoinductive ability of human allograft formulations. J Periodontol 2006;77:1555-1563.

43. Jensen SS, Aaboe M, Pinholt EM, Hjørting-Hansen E, Melsen F, Ruyter IE. Tissue reaction and material characteristics of four bone substitutes. Int J Oral Maxillofac Implants 1996;11:55-66.

44. Piecuch JF, Ponichtera A, Nikoukari H. Long-term evaluation of porous hydroxyapatite blocks for alveolar ridge augmentation. Int J Oral Maxillofac Surg 1990;19:147-150.

45. Hjørting-Hansen E, Worsaae N, Lemons JE. Histologic response after implantation of porous hydroxylapatite ceramic in humans. Int J Oral Maxillofac Implants 1990;5:255-263.

46. Ewers R. Maxilla sinus grafting with marine algae derived bone forming material: A clinical report of long-term results. J Oral Maxillofac Surg 2005;63:1712-1723.

47. Thorwarth M, Wehrhan F, Srour S, et al. Evaluation of substitutes for bone: Comparison of microradiographic and histological assessments. Br J Oral Maxillofac Surg 2007;45:41-47.

48. Schwartz Z, Weesner T, van Dijk S, et al. Ability of deproteinized cancellous bovine bone to induce new bone formation. J Periodontol 2000;71:1258-1269.

49. Wenz B, Oesch B, Horst M. Analysis of the risk of transmitting bovine spongiform encephalopathy through bone grafts derived from bovine bone. Biomaterials 2001;22:1599-1606.

50. Mellonig JT. Donor selection, testing, and inactivation of the HIV virus in freeze-dried bone allografts. Pract Periodontics Aesthet Dent 1995;7:13-22.

51. Taylor JC, Cuff SE, Leger JPL, Morra A, Anderson GI. In vitro osteoblast resorption of bone substitute biomaterials used for implant site augmentation: A pilot study. Int J Oral Maxillofac Implants 2002;17:321-330.

52. Piattelli M, Favero GA, Scarano A, Orsini G, Piattelli A. Bone reactions to anorganic bovine bone (Bio-Oss) used in sinus augmentation procedures: A histologic long-term report of 20 cases in humans. Int J Oral Maxillofac Implants 1999;14:835-840.

53. Hämmerle CHF, Chiantella GC, Karring T, Lang NP. The effect of a deproteinized bovine bone mineral on bone regeneration around titanium dental implants. Clin Oral Implants Res 1998;9:151-162.

54. Wilson CJ, Clegg RE, Leavesley DI, Pearce MJ. Mediation of biomaterial-cell interactions by adsorbed proteins: A review. Tissue Eng 2005;11:1-18.

55. Buser D, Schenk RK, Steinemann S, Fiorellini JP, Fox CH, Stich H. Influence of surface characteristics on bone integration of titanium implants: A histomorphometric study in miniature pigs. J Biomed Mater Res 1991;25:889-902.

56. Buser D, Broggini N, Wieland M, et al. Enhanced bone apposition to a chemically modified SLA titanium surface. J Dent Res 2004;83:529-533.

57. Bagno A, Di Bello C. Surface treatments and roughness properties of Ti-based biomaterials. J Mater Sci Mater Med 2004;15:935-949.

58. Bohner M. Calcium orthophosphates in medicine: From ceramics to calcium phosphate cements. Injury 2000;31(suppl 4):37-47.

59. von Arx T, Cochran DL, Hermann JS, Schenk RK, Higginbottom FL, Buser D. Lateral ridge augmentation and implant placement: An experimental study evaluating implant osseointegration in different augmentation materials in the canine mandible. Int J Oral Maxillofac Implants 2001;16:343-354.

60. LeGeros RZ, Lin S, Rohanizadeh R, Mijares D, LeGeros JP. Biphasic calcium phosphate bioceramics: Preparation, properties and applications. J Mater Sci Mater Med 2003;14:201-209.

61. Vitale-Brovarone C, Verné E, Robiglio L, Martinasso G, Canuto RA, Muzio G. Biocompatible glass-ceramic for bone substitution. J Mater Sci Mater Med 2008;19:471-478.

62. Götz W, Gerber T, Michel B, Lossdörfer S, Henkel KO, Heinemann F. Immunohistochemical characterization of nanocrystalline hydroxyapatite silica gel (NanoBone) osteogenesis: A study on biopsies from human jaws. Clin Oral Implants Res 2008;19:1016-1026.

第5章

口腔内骨採取

Thomas von Arx

　歯科インプラント埋入のための患者評価で重要な診断要素となるのがインプラント予定部位の骨量である．骨内インプラントが最適機能と審美性を獲得するためには，インプラントが理想的位置に埋入でき，同時にインプラント体が完全に被覆できる十分な骨量が必要である．抜歯，外傷，その他の病的原因により生じる歯槽骨吸収により，歯槽堤の高さと幅がインプラント埋入に不十分となる症例が多くみられる．

　従来，自家骨移植は骨量不足の部位を再建する際のゴールドスタンダードと考えられてきた[1]．初期の頃には機械的な圧力に抵抗する材料として移植材が評価されてきたが，現在では移植材を生物学的構造体と考えており，骨量不足あるいは骨欠損がみられる患者の歯槽突起部の外形づくり，拡大，三次元形態の修正に応用されている．

　自家骨が拒絶反応を引き起こすことはなく，移植材としての生物学的特性および生体親和性が重要な要素であることに変わりはない．過去20年間，自家骨は代替骨（第4章参照）と競合してきたが，今なお自家骨が人体にとって最良の骨移植材として用いられる理由は，代替骨では再現できないその生物学的・力学的特性によるものである．自家骨の欠点は，採取のための追加手術，費用，合併症，および後遺症をともなうことである．

　骨移植材を用いる専門医は，採取・設置および骨移植の最終結果の評価に精通していなければならない．移植の必要性と必要量を見極め，適する骨移植材の種類を決定するために，まず必要なことは綿密なレシピエントサイトの評価である．つぎに，骨質と骨量の観点から最適なドナーサイトを決定するために，候補となるドナーサイトの徹底的な臨床評価，エックス線画像評価が必要である．

　通常，口腔内骨採取は一般的装備の開業医において，あるいは病院外来おいて局所麻酔下で行われる（鎮静剤使用の場合もある）．保険適用外治療として扱われることが多い処置だが，このような選択肢があるおかげで，処置が複雑になることが，同時に，患者の経済的負担を最小限に抑えることができることを患者に理解してもらう[2]．口腔内にドナーサイトを求めることの利点は，外科処置時にアクセスが容易なこととドナーサイトとレシピエントサイトが近接していることにより処置時間が短縮できることである．口腔内ドナーサイトの欠点は，採取骨量の制限に加え，ドナーサイトへの侵襲，感染症，知覚神経障害などの合併症の可能性が挙げられる．

5　口腔内骨採取

> **Box5-1　骨移植材の特徴**
>
> **皮質骨**
> - コンパクトな構築
> - 血管再生しにくく、吸収されにくく、海綿骨よりも生存しにくい
> - 適切な固定を要する
> - 機械的ストレスのかかる部位が第一適応
> - 感染の多い部位では腐骨化するリスクが高い
>
> **海綿骨**
> - スポンジ様で、小柱構造
> - 融合に優れている
> - 早く、完全な血管再生を得る
> - 新生骨形成を得る(再生、再構築、置換)
> - 清潔、不潔術野で使用可能

　口腔内で採取された骨移植材は，歯周外科手術，囊胞性欠損部位への移植，顎裂の再建，顎外科矯正手術，頬骨造成など，多種多様な外科処置に使用されている．本章では骨再生誘導法(GBR)およびインプラント治療に関連する口腔内の骨移植材採取について述べる．

■ 骨移植材の種類

　自家骨移植材は，その生物学的効果，成分構成，発生学的由来による特徴がある．自家骨を選択し使用する観点からは発生学的由来は重要視されていない．現在，骨移植後の治癒は主に血管再生の早さで決定されると考えられている[3]．自家骨が緻密でないほど血管再生と治癒は早くなり，逆に緻密であるほど血管再生の速度と完成度は低下する．血管再生の早さは，移植材内部へ向かう血管の発芽を促進する周囲組織からの刺激にも関係する．
　非血管性骨移植材には骨ブロック，細粒状骨，骨チップ，骨スラリーの4種類がある．皮質骨および海綿骨の特徴は**Box5-1**にまとめた．

ブロック骨移植材

　自家骨ブロック移植材は皮質骨単一，皮質骨と海綿骨の組み合わせ，またはバイコルチカルで採取することができる(**図5-1a**)．この種の移植骨は通常下顎骨(下顎オトガイ部あるいは下顎枝)から採取する．インプラントに際しては，口腔内で採取した骨ブロックは，主に段階法によるインプラント埋入の前に行われる側方歯槽堤増大に用いられる(**図5-1b**)．そのほかの適応症としては，垂直的歯槽堤増大術あるいは側方と垂直的両方向の歯槽堤増大がある．骨ブロック移植とインプラント埋入を同時に行うことは，骨ブロック

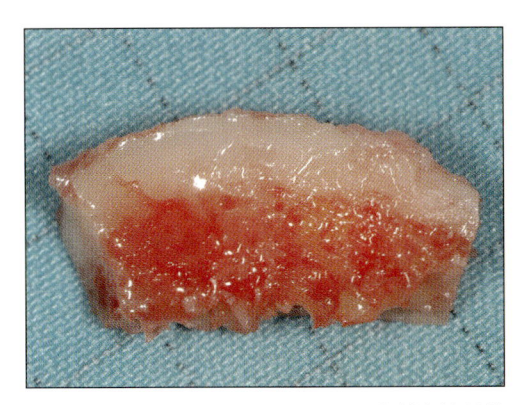

図5-1a 下顎結合より採取された皮質海綿骨移植ブロック（長さ15mm：深さ6mm）.

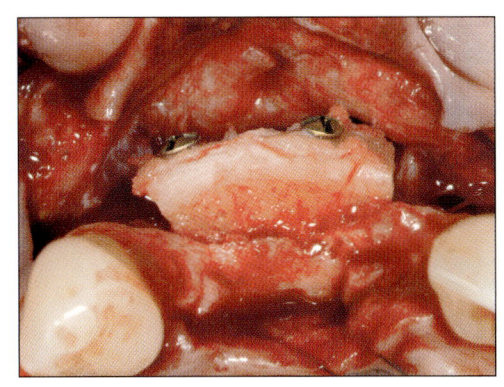

図5-1b 水平的歯槽堤増大術．上顎右側に2本のフィクスゼーションスクリューで固定された同種移植ブロック．

の血管新生能力が制限されるために一般的には用いられない．骨ブロックは，レシピエントサイトにしっかりと固定しなければならない．

そこでドナーサイトでは，まず，外形線に沿って切り込みを入れ，分離できることを確認しておく．動きを確認できたらレシピエントサイトに固定するためのスクリュー用の小孔をその場で形成し，それから骨ブロックをはがし取る．これでレシピエントサイトに固定用スクリューでしっかり固定することができる．この処置を行うには欠損部位を綿密に診査し，その結果から固定点を予測し，適正な位置に小孔をあけるようにしなければならない[4]．

ベニア移植材

ベニア移植材は皮質骨を主成分とし，骨ブロックよりも薄く，下顎の臼後結節部から採取する．ベニア移植材は頬骨下稜（本章で後述）からも採取できる．骨ブロックと同様にベニア移植材もスクリュー固定が必要である．ベニア移植材の適応症は主に審美的領域などの骨豊隆形態の増大である．

細粒状骨

細粒状骨はボーンミルや骨鉗子を用いて，骨ブロックや大きな骨の移植材を1〜2mmの細粒状に砕いたものである[4,5]（**図5-2**）．通常，細粒状骨は力学的な強度を必要としない部位で，骨ブロックとレシピエント床の間隙，インプラント周囲骨欠損あるいは上顎洞底挙上術中などに使用される．代替骨と併用して複合移植材として使用する場合もある．

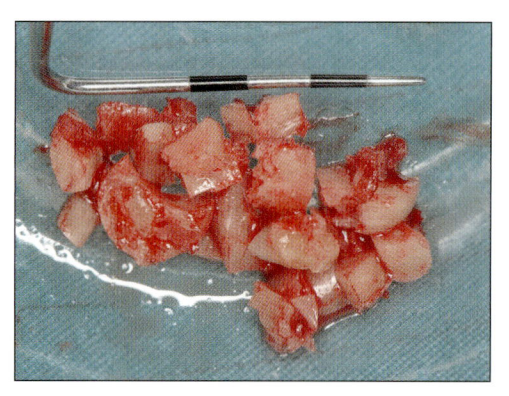

図5-2a 下顎結合（オトガイ部）よりトレフィンで採取された大きな細粒状骨（細粒サイズ3〜6mm）.

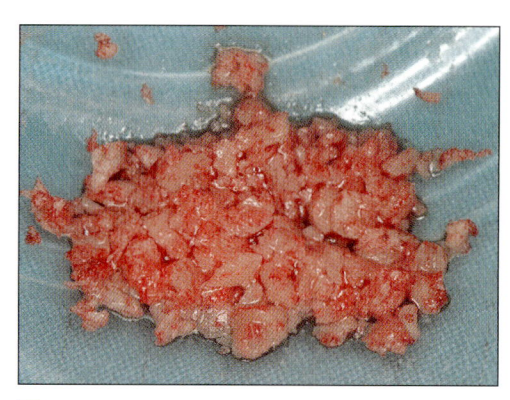

図5-2b 大きな移植骨片をボーンミル（bone mill）で砕いた微細粒状骨（細粒サイズ1〜2mm）.

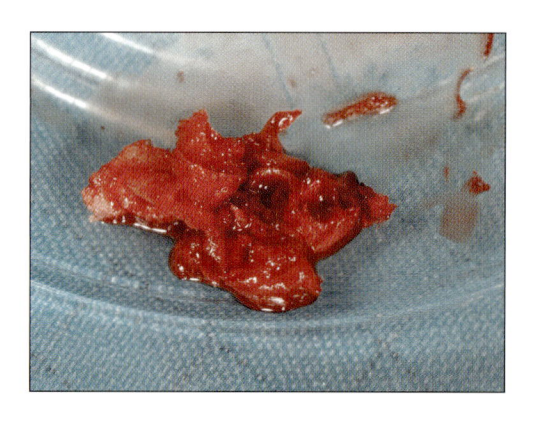

図5-3 皮質骨表面より手用ボーンスクレイパーを用いて採取した骨チップ（削片）.

骨チップ

細粒状骨と骨チップの違いは，移植材となる骨の採取法と粒子の大きさである．骨チップ（250 μm〜1 mm）は細粒状骨よりも小さく（**図5-3**），通常，スクレイパーかチゼルを用いて皮質骨表面から採取され，外科用キュレットやスプーンを用いて海綿骨部から採取されることはめったにない．

すでに述べたとおり，骨チップには力学的な強度はないが，表面積が増大するので，骨沈着が促進される（骨伝導能）．海綿骨由来の骨チップのほうが，皮質骨由来骨チップよりも顕著に新生骨形成を促進する（骨誘導能および骨新生能）．粉砕していない海綿骨チップ中の生きた骨芽細胞量は，粉砕皮質骨やドリリング時に出る泥状骨粉（ドリルスラッジ）よりもはるかに多いことがわかっている[6,7]．

皮質表面を削いだ骨チップは幅の狭いリボン状の削りくずになり，吸引器を使わずに採取できるので，汚染の可能性を大幅に軽減し移植材の乾燥も避けられる．手用切削器具を使用すると熱の発生が最低限に抑えられるので，細胞が生存する可能性も高まる[2]．骨の採取時に，切削骨表面の出血血液がすくい集められて採取骨と混ざり，成形可能な粘土状の基材となる．この基材は，モルタルと同様の粘稠度のため，取り扱いと位置決めが容易

である．この状態になると，表面が平坦な器具であればどんな器具でも取り扱いやすく形をつくることができる．高多孔質であるため，皮質骨ブロックよりも移植材中の血管新生が迅速に行われる．このことは，細粒状骨におけるものと同様である．移植材の表面積が大きいので，成功率もかなり高い傾向がある[2]．

切削骨スラリー

切削骨粉あるいはスラリーは通常，インプラント床形成などの皮質骨や海綿骨をドリリングする際に得られる．骨スラリーは100〜250μm程度の小さな骨破片の混合物である．ボーントラップで採取した骨の組織学的構成は，孔の大きさに影響されることが示されている[8]．Savantと共同研究者ら[9]は，インライン(内蔵式)・ボーンコレクターを使用してインプラント床形成で採取される骨量を測定した．約4×13mmのインプラント床ドリリング部位での平均採集量は0.195mlだった．

近年，ボーンコレクターで骨切削粉を採取する方法は疑問視されている．と言うのは集められた骨切削粉はつねに細菌に汚染されているからである[10, 11]．また，骨粉の質に対する懸念もある．研究によると，切削骨粉は皮質骨チップや海綿骨チップに比べて骨形成細胞の増殖・分化が起こりにくいことがわかっている[6, 7, 12]．細菌感染リスクおよび骨新生能の低下という2つの理由から，切削骨粉の移植材料としての適性は低く，使用には注意が必要である[9]．

■ 採取方法

口腔内自家骨の採取には手用切削器具または，機械器具(回転式／振動式)を使用する．

手用切削器具

骨採取に広く用いられている手用切削器具にはチゼルやオステオトーム，ボーンスクレイパーがある．チゼルは顎顔面外科で使用されてきた長い歴史があり，ボーンスクレイパーはインプラント歯科にともなう骨移植用に最近導入された．

チゼルは先端が平坦なものと湾曲しているものがあり，大きさも多様である(図5-4)．押し出して使う方法(シャベル法)とマレットを用いる方法(彫刻法／カービング法)がある．力を加えた際に周囲組織を損傷するリスクから，マレットの使用には注意が必要である．チゼルは，比較的大きな皮質骨チップを採取する場合や皮質骨除去後に海綿骨を採取する

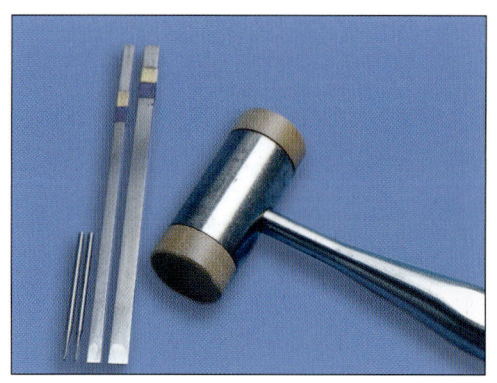

図5-4 ラウンドバーとフィッシャーバー，鋭利な直線状の作業端を有する2種類のサイズのチゼル（4 mmと6 mm），マレット（木槌）（図中左から）．

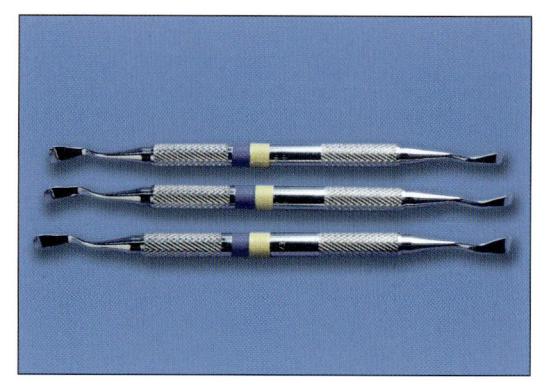

図5-5 さまざまな両端の形態を有する手用スクレイパー（図中上から：3 mmと5 mm，4 mmと5 mm，4 mmと6 mm）．

のにも多用されている．同様に，外科用キュレットや鋭匙（スプーン）も海綿骨採取に用いられる．

　チゼルとは対照的に，ボーンスクレイパーは皮質骨表面から小〜中サイズの骨チップ（削片）を採取するために開発された（**図5-5**）．顎顔面領域には，下顎骨体後方部，上顎骨前方壁と側方壁，頬骨下稜などの，骨の表層部がドナーサイトとして十分利用可能な部位が豊富に存在する．ボーンスクレイパーには2種類あり，使い捨てタイプはきわめて鋭利な刃が付いており，骨貯蔵部は保護されてその内部に骨チップを直接採取できる．また，再利用可能な滅菌処理タイプは，使用ごとに刃を研ぎ直す必要がある．

　これまでに採取された骨チップは最大のもので長さ5 mm，厚さ約100 μmである[13]．手用器具で採取した皮質骨チップの組織学的解析では，ほとんどの骨チップが生活細胞を包含し，生活骨芽細胞と間質細胞がハバース管とともに骨チップ内にみられるものもあった．骨細胞の平均生存率は45%から70%である[13]．ある研究報告によると[2]，手用器具で骨表面部から採取した自家骨の量は1〜5 mLで，神経損傷，歯の創傷，上顎洞粘膜の穿孔はみられなかった．この研究では，すべてのドナーサイト（下顎骨体側方，上顎前方壁，頬骨上顎骨支壁，臼後結節）でも合併症を発症せずに治癒した．

回転式切削器具

　回転式切削器具にはバー，トレフィン，ソーディスクなどがある．従来の簡単な骨ブロック採取では小型のラウンドバーで移植用骨の輪郭に印を付け，その後フィッシャーバーでこの外形を連結していた[14]．この方法は比較的容易で，骨ブロックの形状を必要に応じて変えられるが，回転式切削器具の欠点は，切断中に骨量が減少すること（損失量はバーの直径で決まる）や，隣接する軟組織への為害性の可能性（裂傷や火傷）があること，処置部位へハンドピースが到達できない場合があることなどがある．骨構造への加熱防止のための適

採取方法

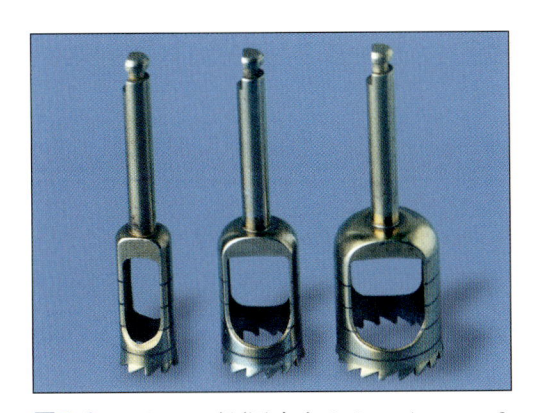

図5-6a 3つの径(図中左から：4 mm，6 mm，8 mm)と深度マーカーを有する骨トレフィン．

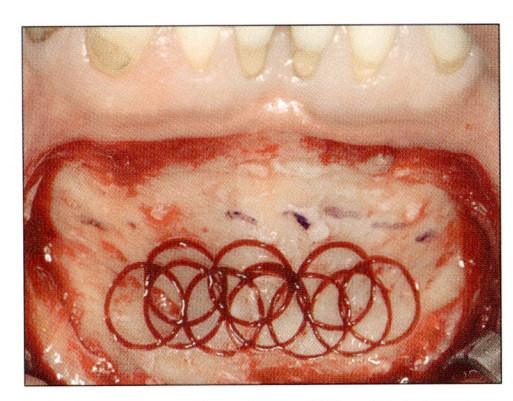

図5-6b 骨移植片を容易に削除・採取するためにトレフィンで重なるようにドリリングする．

切な冷却を忘れてはならない．

　骨トレフィン(図5-6a)は大きさが規格化されており，シリンダー形の骨ブロック獲得に使われる．トレフィンの大きさから，目的の採取部位へのアクセスができない場合もある．器具の冷却は骨壊死を防ぐうえでもっとも重要である．またトレフィンによる骨採取は細粒状骨を必要とする症例にも使用を推奨する[4,14]．トレフィンでの穿孔は，自家骨を取り出しやすくするために部分的に重なり合わせるように行うと良い(図5-6b)．取り出された骨はその後，ボーンミルで細粒状にして使用する．

　ソーディスクも骨ブロック切断用に開発された器具である[15]．使用時は隣接軟組織を損傷しないことがもっとも重要であり，器具のアクセスが困難な場合の位置付けは非常に難しい．しかし，切断面の幅が細いため，骨をブロックとして取り出すのは困難である．

振動式器具

　骨採取用の振動式器具には電動型やピエゾ(圧電)型などがある．電動型は専用ハンドピースを使うが，その動きはらせん状の回転運動からなめらかな直線の往復運動に変換される．骨切断と骨成形の際にはさまざまな先端チップを用いることが可能である．振動式器具は隣接軟組織への侵襲を最小限に抑えると標榜されているが，骨採取法として幅広く受け入れられてはいない．

　電動型とは対照的に，この10年間でピエゾ型による処置は口腔内骨採取法を大きく変えた．ピエゾサージェリーでは，硬組織を安全かつ正確に切断できる変調超音波周波数(29kHz)を用いることで，骨切断が正確になり指先で触覚的に感じながらコントロールできる(図5-7a〜c)．さらに，口腔内後方部への処置アクセスは外科用バー[16-18]よりも容易である(図5-7d)．多種の先端チップがあるので，骨ブロック採取に必要な骨切断，骨分割，骨形成，あるいは骨チップ採取に必要な骨掻爬(bone scraping)が可能である(図5-7e)．

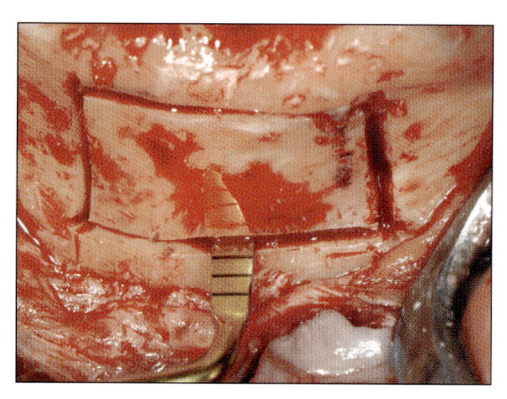

図5-7a ピエゾ手術による正確で速い骨切除．切除の深さは先端チップの目盛りで容易にコントロールできる．

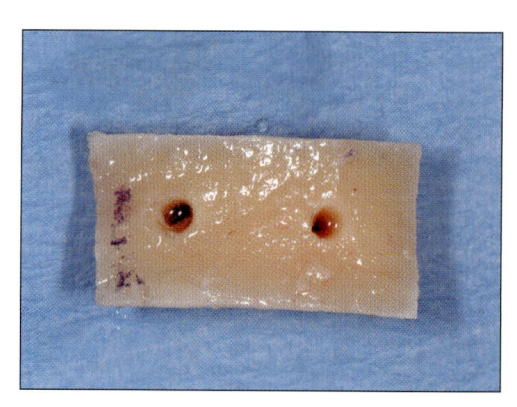

図5-7b ピエゾ手術によりオトガイ部より採取し形成された骨ブロック．

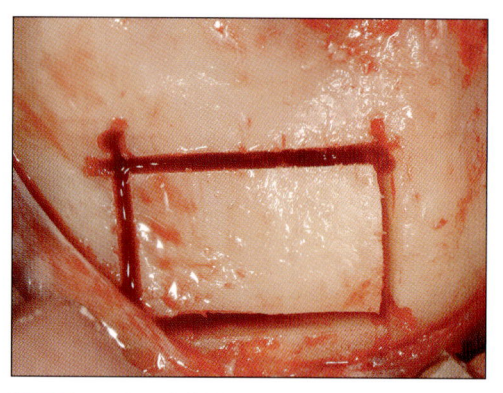

図5-7c ピエゾ手術で骨ブロックを切り出す際には四隅にはとくに注意が必要．

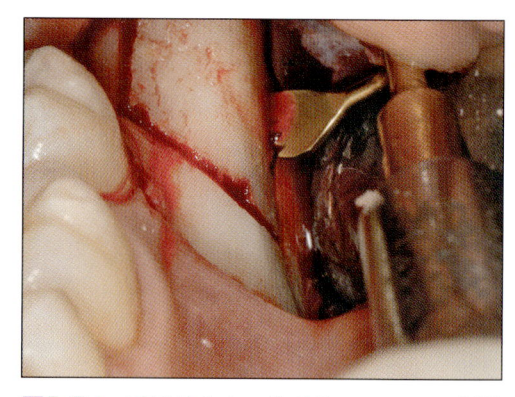

図5-7d 下顎枝などの外科的アクセスが制限されている場所には角度つきピエゾ手術用先端チップを使うことで下顎水平骨切りが容易に行える．

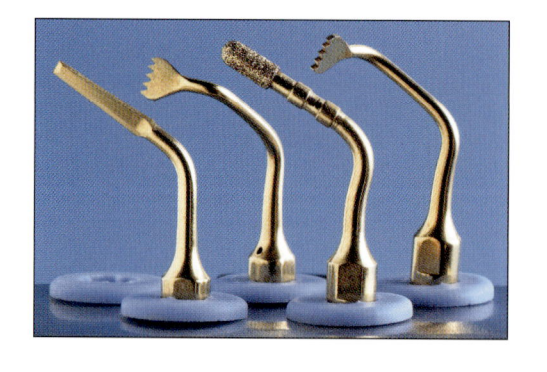

図5-7e ピエゾ手術用ハンドピースに装着する先端チップ．

　微小振動では神経，血管，粘膜が損傷を受けることはないので，ピエゾサージェリーでは口腔内の骨採取中に軟組織を傷つけることはほとんどない．キャビテーション（空洞現象）という物理的な現象により処置部位の出血はほとんどみられない．現在の科学的データでは，超音波器具で形成した欠損部の骨では，回転式切削器具を使った場合と同等かそれ以上に良好な骨再生が観察されている[19-21]．

■ 感染予防

　口腔内手術が準清潔手術と考えられているのは，口腔内の外科処置には必然的に口腔内の通性病原性複合細菌叢があり，手術創の汚染をともなうからである[22]．自家骨を用いた再建手術での予防的抗菌薬投与の有効性に関する研究が大規模には行われたわけではないが，口腔外科医や顎顔面外科医の大半は術後5～10日間の長期間抗菌薬を処方している．

　Lindenboomとvan den Akker[22]が実施した無作為臨床試験では，ペニシリン（フェネチシリン）2gを術前1時間に経口投与すると，骨ブロックを採取する臼後結節部のドナーサイトの感染を防止できた．一方でプラセボを投与された患者の30％に感染症がみられた．同グループは，その後の研究で感染予防に2種類の抗菌薬を評価した（クリンダマイシン600mgまたはペニシリン／フェネチシリン2gを術前1時間に単回経口投与）[23]．骨ブロックを臼後部から採取した際，ドナーサイトの感染が両グループともに患者75人中3人（4％）にみられた．単回の抗菌薬予防投薬処置においては，副作用の報告はなかった．

　Lindeboomと共同研究者[24]のグループ研究では，クリンダマイシン単回投与（経口600mg術前1時間）後の感染症発症率は，24時間のクリンダマイシン投薬方法（経口600mg術前1時間と300mg術後毎6時間）の発症率と変わらないとする結果が出ている．この2つの投薬方法による結果には大きな差異はみられなかった（ドナーサイトの感染率は6.4%対3.2%）．この3つの研究結果は，骨ブロック採取時の術前の抗菌薬の単回投与の効果を支持するものとなった．

■ 口腔内ドナーサイト

　口腔内ドナーサイトには上顎骨，下顎骨，頬骨などがある．ドナーサイトの選択基準とすべき要素はつぎのとおりである．必要な骨の種類と量（骨欠損の長さ），ドナーサイトの解剖学的要因とアクセスのしやすさ，移植材採取の所要時間，費用，処置にともなうリスクと後遺症，続発症の可能性，患者の承諾，同意である[25]．

　必要な骨チップが少量であれば，通常はインプラント部位に近い場所からボーンスクレイパーで移植材を採取することもできる．上顎前歯部（審美領域）では，前鼻棘（図5-8）および犬歯窩（図5-9）を皮質骨チップ採取のドナーサイトに加えることができる．口蓋粘膜弁を翻転している場合は，そこで，口蓋の皮質骨からも骨チップを採取できる（図5-10）．典型的な上顎臼歯部のドナーサイトは，上顎結節[26]と頬骨下稜である．皮質骨表面から骨を採取できれば，移植材採取が可能な口腔内部位を大幅に増やすことができる．

　口腔内ドナーサイトの多くは骨膜下までの比較的小さな切開から始める．切開は粘膜骨膜弁として比較的安全かつ容易に挙上でき骨の表面部を広く露出することができる．このような部位では，さらにその下にある不安要素，つまり歯根や神経血管構造などの制約を

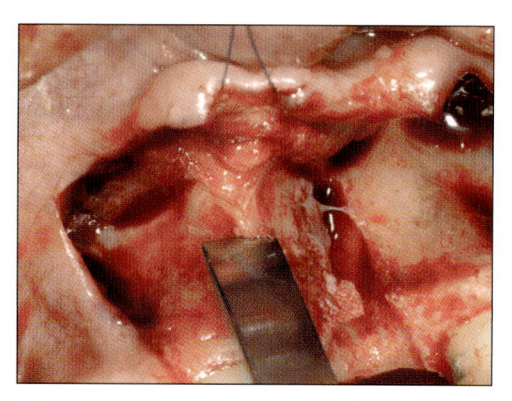

図5-8 直のチゼルを用いて鼻棘前面から骨チップを採取する.

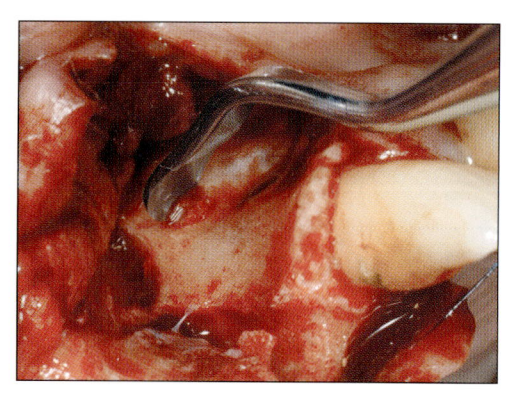

図5-9 ボーンスクレイパーを用いて梨状口側方の犬歯窩の皮質骨表面より骨チップを採取する.

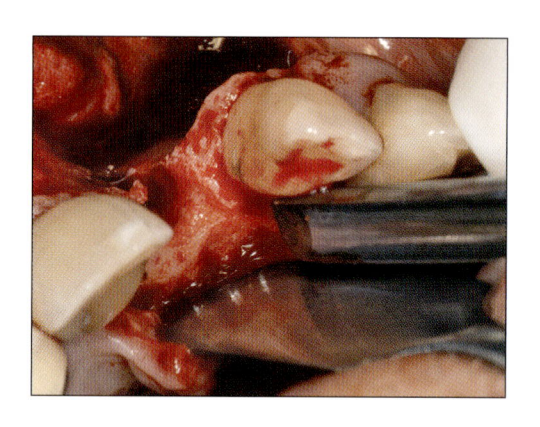

図5-10 曲のチゼルで前方の口蓋側の皮質骨より骨チップを削り出す.

受けずに,患者の合併症を最小限に抑えながら,ドナーサイトの骨表面から厚みのある小さな骨を採取できる[2].

最近は,口腔内の骨の採取部位として頬骨下稜が注目されている.だが,この部位に関する情報は限定的で,入手できるのは複数のケースリポート[27-30], in vivo（基礎的）研究報告1編[31],臨床研究報告1編[32]である.頬骨ドナーサイトの利点は,アクセスの良さ,可視性,移植材の表面が凸形態であること,2歯までの骨性欠損再建が可能な骨量を有していること,術後の合併症の発生率が低いことである.将来有望なこのドナーサイトを評価するために,今後の臨床研究が必要である.最近の症例報告[29,30]では,上顎洞粘膜を穿孔するリスクが低減することから,ピエゾサージェリーによる頬骨領域からの骨採取の有効性が指摘されている.

さらに小さい皮質骨ブロックも下顎隆起切除処置などによって,下顎舌側からも採取することができる.ドナーサイトの合併症の報告はされていないが[33,34],大きめの骨ブロックが必要な場合は,一般的に下顎オトガイ部分と下顎枝（臼後結節部）をドナーサイトとする.

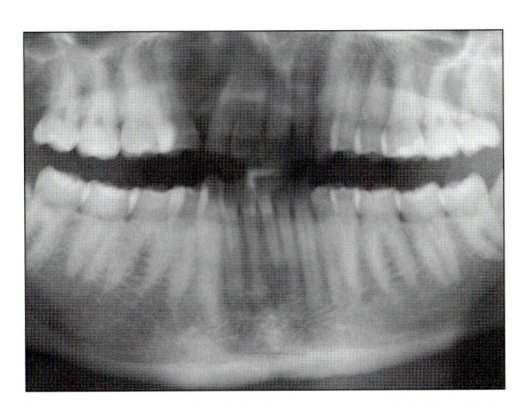

図5-11a 30歳女性患者のパノラマ写真．骨採取のための下顎結合（オトガイ）の評価．

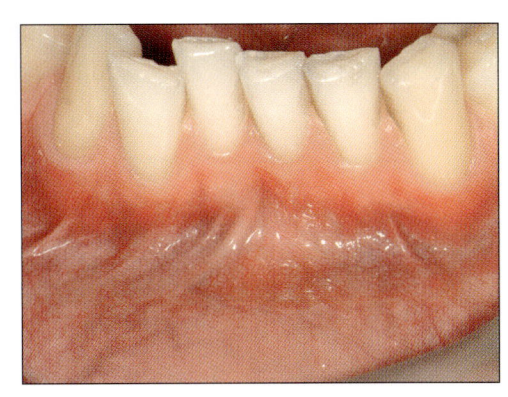

図5-11b 下顎前歯部の臨床所見．付着歯肉は少ないが，口腔前庭は比較的深い．

下顎結合部（オトガイ部）

　現在，以前にも増してオトガイ部からの移植処置は臨床の現場で実施されているが，その利点はアクセスの容易性，ドナーサイトとレシピエントサイトの近さ，ほかの口腔内ドナーサイトと比較して採取可能な皮質骨と海綿骨の量が多いこと，骨の吸収が少ない，入院が不要などが挙げられる．

　歯槽堤の欠損を埋め合わせるのに十分な硬組織が存在しているかどうかを見極めるために，オトガイ部のエックス線検査と臨床検査が必要である（**図5-11a, b**）．オトガイ部は最大で歯6本分の部位を増大するのに十分な骨量をもっているが[35]，歯列弓全体を増大するには不十分であろう．

　オトガイ部に存在する移植可能な骨材料の量は水置換容積測定値で測定されている[36]．両側の骨ブロックなどの平均容積は4.8mL（3.3〜6.5mLの範囲）で，ブロックの平均サイズは21.0×10.0×7.0mmだった．

　上述の容積は解剖学研究データからでも確認できる．オトガイ孔から下顎正中部までの平均距離は24mm[37,38]，下顎下縁から下顎切歯根尖までは20mmと報告されている[39,40]．安全性の点から，採取部位の外形周囲に5mmの余裕をもたせて，隣接する解剖学的なランドマークから離すと，片側の骨ブロックの大きさは，平均長さ19mm，高さ10mmだと考えられる．厚みに関しては，下顎骨前歯部の皮質骨の平均的な厚さが1.3mmから2.4mmの範囲である（上方部から下方部にかけて厚さが増す）．また，平均的な骨梁の厚さは3.3〜6.8mmの範囲である（下顎第三大臼歯部において最大）[41,42]．比較すると，オトガイ骨ブロック移植材の骨含有量は69.3％，顎細粒状骨は62.6％であることが明らかになった[43]．

　下顎オトガイ部の移植材採取処置が予定されている場合は，切開を行う前に以下の臨床所見を評価する必要がある．歯周病の進行度（プロービングの深さ，歯肉縁のレベル，アタッ

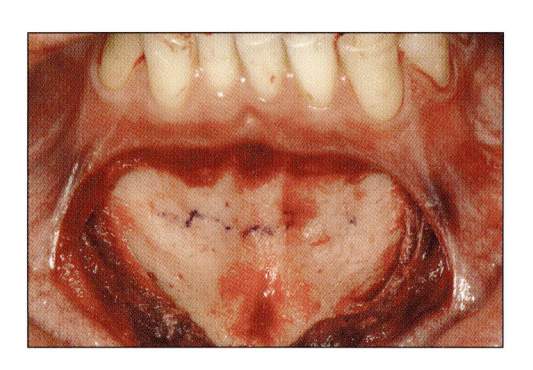

図5-11c 歯肉頬移行部の下方に半月状の切開を加える．切開は犬歯遠心を越えない．滅菌マーカーを用いて隣接する歯根尖のおおよその位置を印記する．

表 5-1	オトガイ部からの骨採取用切開デザインの特徴		
切開法		利点	欠点
歯槽粘膜切開		フラップ挙上 歯肉退縮の予防 縫合が容易	出血が多い 裂開のリスクが高い 瘢痕形成
歯肉溝内切開		出血が少ない 裂開のリスクが低い	骨頂部の骨吸収 歯肉退縮 縫合が難しい
付着歯肉切開 (歯肉溝外切開)		辺縁組織への低侵襲 縫合が容易	瘢痕形成 裂開のリスクが高い

チメントレベル），根尖部露出のリスク，付着歯肉量，歯肉レベルに対する修復物のマージンの位置，口腔前庭の深さおよびオトガイの形状である．

　下顎オトガイ部移植材採取処置を行うにはつぎの3種類の切開法がある[44]．歯槽粘膜切開，付着歯肉部への歯肉溝外切開，付着への歯肉溝内切開である．歯肉歯槽粘膜境の下方に切開を入れる口腔前庭切開により，アクセスは容易になるが，軟組織からの出血と口腔内瘢痕形成を起こす(**図5-11c**)．歯肉溝内切開を用いると，歯間乳頭の解剖学的形態により，切開線が理想的位置よりも乳頭に近づいてしまい[45]，ほかの切開法よりも唇側歯肉退縮のリスクが高くなる[46]．歯肉溝内切開に起因する合併症のいくつかは，歯肉溝外切開を用いることで防止可能なものもあるが，付着歯肉の幅が狭い患者に対してこの切開を用いるには注意が必要である．

　各切開法の特徴は**表5-1**にまとめた．遠心の縦切開や外斜切開による縦切開を用いるときは，犬歯部よりも遠心側へ切開を広げないように注意すればオトガイ神経の麻痺の発症リスクを軽減することができる[14,47]．

術式

　粘膜骨膜弁を挙上して下顎結合部，オトガイ部を露出する．弁の挙上には，湿らせた

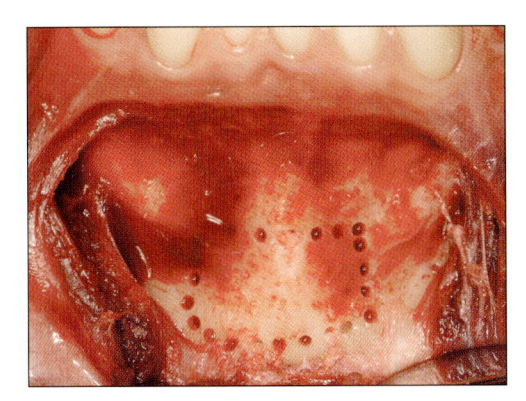

図5-11d 小さなラウンドバーを用いて必要な移植骨ブロックの外形線を描く．

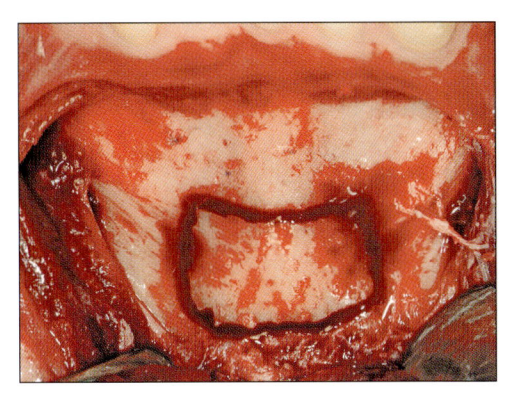

図5-11e フィッシャーバーを用いてドリルホールをつなげ，骨の切断を終了する．

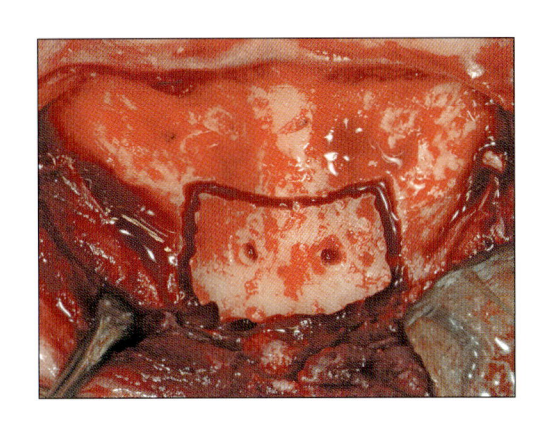

図5-11f 移植用ブロック骨を可動化したのち，特殊なツイストドリルを用いて2つの穴をあける．

ガーゼ（2×2cm）を用いて手指にて引き上げるようにすると挙上しやすい．筋緊張の消失や，オトガイの下垂を防ぎ，オトガイの不自然なシワができるのを予防するために下顎骨とオトガイ筋は完全に剥離してはいけない[48]．滅菌マーカーを用いて，下顎前歯根尖の位置を表示し，移植材の採取範囲を明示する．移植骨ブロック採取のための骨切除は，大量の滅菌生理食塩水（4℃）を注水しながら実施する（**図5-11d, e**）．舌側皮質骨の損傷を避けるために5〜7mmの深さを超えないように，骨の切削を行う．

　縦方向に切削した骨の境界部分に平坦なチゼルを挿入し骨ブロックを離断させるのが望ましい．上下部の切断面へのチゼル挿入は，隣接する根や下顎下縁を損傷する恐れがあるので勧められない．テコの要領でチゼルを使って骨ブロックを動かし，海綿骨との連結部を分離させる．骨ブロックがうまく動かせない場合は，隅角部にとくに注意しながらチゼル，ピエゾ，バーなどで境界線を削合し直すことが重要である．固定スクリュー用の孔を作製するまでは，骨ブロックを取り外してはならない（**図5-11f**）．

　骨ブロック除去後に海綿骨部から骨をさらに採取することがあるが，限界を超えた採取や切削は術後の感覚障害の発症につながる可能性があるため，海綿骨の採取は最小限にとどめるようにし，深く掘り取らない[4]．移植材採取後は，止血剤（コラーゲンフリース）や代

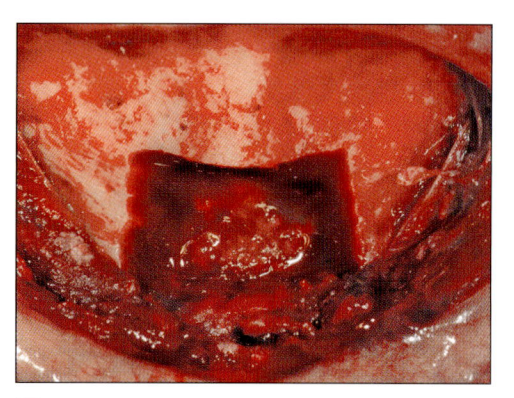

図5-11g 移植ブロック骨摘出後のオトガイ部ドナーサイト．

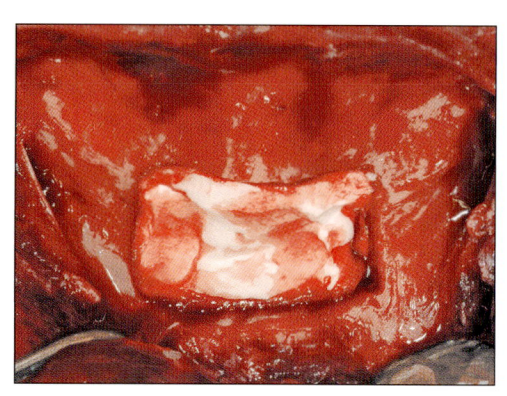

図5-11h ドナー骨の欠損部は線維状のコラーゲンで充填する．

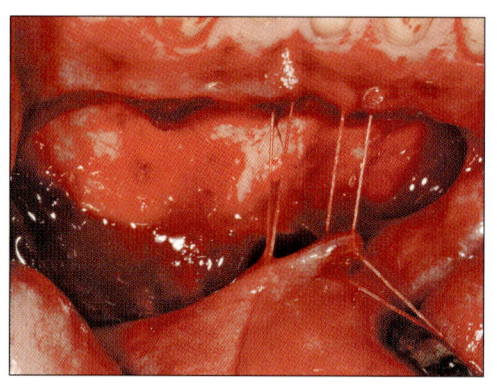

図5-11i この部位の創の閉鎖には吸収性縫合糸を使用する．

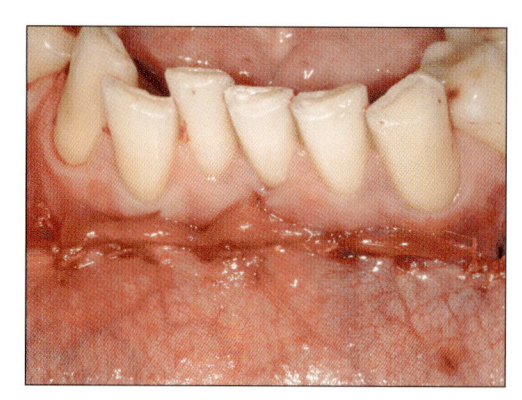

図5-11j 水平マットレス縫合を用い気密性の高い，しっかりとした創の閉鎖がなされた．

　替骨でドナーサイトを充填し，吸収性膜は使用しなくても良い(**図5-11g, h**)．ドナーサイトの縫合は水平マットレス縫合(**図5-11i, j**)か，あるいは二層縫合法のいずれかで行う．二層縫合法には内側(骨膜と筋層)縫合および外側(粘膜)縫合がある．創傷の裂開を避けるために慎重にテンションフリーで縫合することが重要である．

　腫脹と硬結はステロイド投薬1回，口腔外圧迫包帯(テープ)など弾性絆創膏の使用，2，3日の冷却材を使用することで抑えられる．ドナーサイトとレシピエントサイトの術直後の状態を評価するために術後エックス線撮影の必要がある(**図5-11k**)．経過観察期間中には治癒過程を確認するようにする(**図5-11l, m**)．

合併症

　下顎結合オトガイ部の処置における，懸念される合併症は，オトガイ筋の下垂と唇の機能不全である．オトガイ筋はオトガイの外形をつかさどっている．この筋線維の起始は下

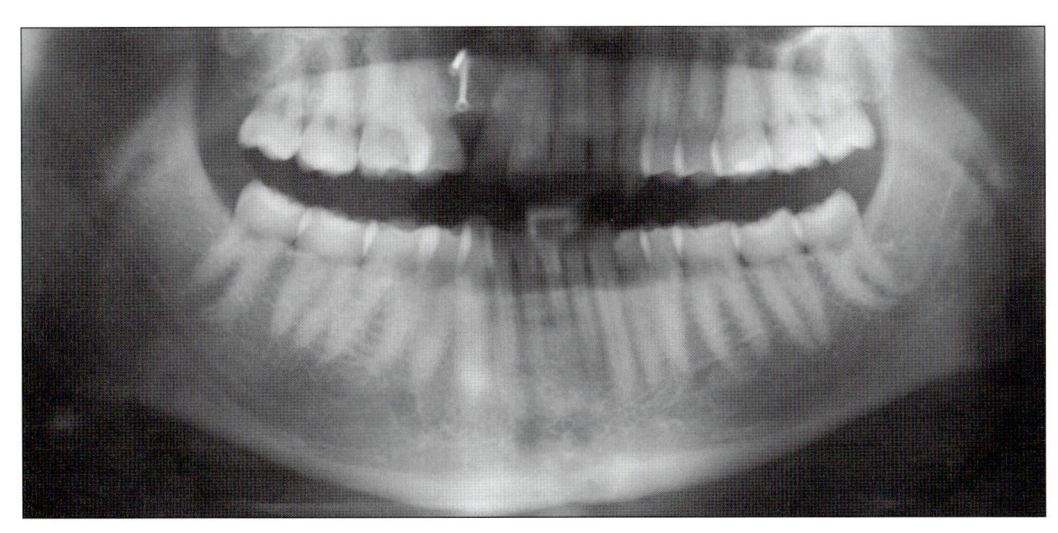

図5-11k 術後のパノラマ写真ではドナーサイトの骨欠損と隣接する解剖学的構造体(歯根端,オトガイ孔,下顎下縁)との距離は許容範囲である.

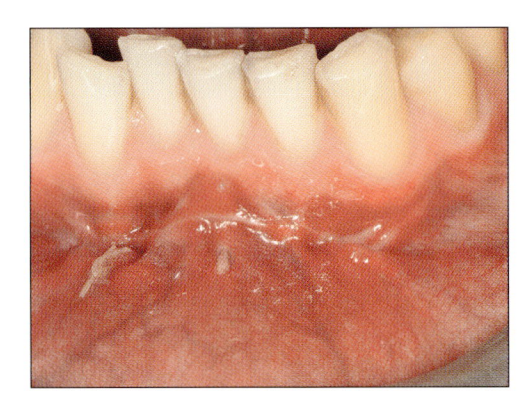

図5-11l 手術4週間後.口腔前庭の瘢痕が顕著.

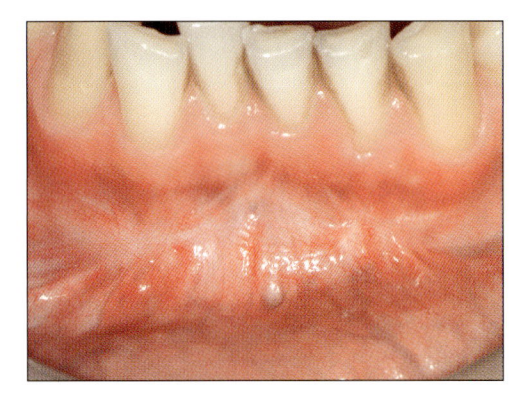

図5-11m 術後14ヵ月のフォローアップ時.瘢痕はほぼ解消している.

顎骨の楕円部で,停止部は切歯の根尖の対側にあり,下顎結合オトガイ部の前方表面である.オトガイ筋線維は基本的に扇子を広げたように3方向に広がり,皮質骨内に陥入する.オトガイ筋の起始部を骨から剥離した場合は,つねにオトガイ筋の下垂のリスクをともなう[49].オトガイ部位に処置を施す際は完全に剥離してしまわないことが最良の防止策である[50].

下顎枝(臼後部)

下顎枝ドナーサイトの適応症は,中等度から重度の局所的な歯槽堤の吸収委縮や1歯から4歯相当分の無歯部顎堤の骨欠損が含まれる[51].下顎枝から採取した骨は,歯槽堤の幅径拡大のためのベニア移植材に適している[51].解剖学的に近いことから下顎枝は薄い下顎

臼歯部増大のドナーサイトとして選択される．下顎枝において解剖学的に骨採取を制限する要因は筋突起，臼歯，下顎管，下顎臼後部の幅などがある．頬棚や外斜線部に十分な幅があれば，最後臼歯の頬側からも移植材の採取が可能な場合もある[52]．

パノラマエックス線画像は，下顎後方ドナーサイトの評価に必須である．Nkenkeと共同研究者ら[53]のチームがパノラマエックス線画像を評価して計算した下顎管上部の骨の平均的な高さは11mm（7〜15mmの範囲）だった．同様に術中口腔内で測定した臼後結節部の骨幅は10〜17mmの範囲（平均14mm）だった．以前にも同様の測定結果が報告されているが，解剖学的調査によると下顎基底部の幅は頬棚部分の歯槽頂幅よりも平均5mm狭い[54]．エックス線画像で下顎管が外斜線に近い位置か，それより上部に位置している場合，または下顎枝の幅が10mm未満の場合は，ほかのドナーサイトを検討したほうが良い[51]．

下顎後方部ドナーサイトを完全に評価するためには，下顎体と下顎枝を区別することが重要である[55]．下顎第一大臼歯，第二大臼歯の側方に位置する頬棚部は下顎板よりも前方で骨採取可能な部位である．現存する歯を失活させることなく最大で25mm長の皮質骨を単体で採取できる[55]．下顎枝はこの採取部位に隣接し延長上にあるもう1つの採取部位である．下顎枝採取部位は下顎枝と下顎体の接合部にあり，もっとも厚みがある部位である．

下顎枝から採取した骨ブロックの平均容積はつぎのように報告されている．ストレートハンドピース[47]のラウンドバーおよびフィッシャーバーで採取した移植骨0.9cm^3，ピエゾサージェリー[52]で採取した移植骨1.15cm^3，ダイヤモンドソーで採取した移植骨1.7cm^3，下顎枝から採取した骨ブロックの構成は皮質骨が大部分を占め，オトガイの骨ブロックは，皮質海綿骨である[47,52,56]．

術式

埋伏第三大臼歯の抜歯に用いられる方法と同様の切開法で行う．この切開は臼後結節の上側方1cmの位置から始めて前方に延ばし，臼後結節の側方3分の1で45°回転し方向を変える．歯が存在している場合は，歯の周囲に沿って頬側の歯肉溝内を前方に切開を進める．Capelli[57]は下顎枝部分への処置アクセスのために3種類の切開線デザインを表記している．すなわち（1）歯肉溝内切開を第二小臼歯の遠心隅角から開始し，後方へ向かい臼後結節の側方を通り外斜線の中央部に延ばす，（2）歯肉歯槽粘膜境に沿って，歯肉溝内切開同様に後方へ延長する歯肉溝外切開，（3）欠損部歯槽堤の歯槽頂切開あるいは同様に欠損部にインプラントを計画している場合の歯槽頂切開である．

全層の粘膜骨膜弁を挙上して下顎側方部，臼後結節相当部の骨，下顎上行枝の外斜線を露出させる．移植骨はドリル，トレフィン，ピエゾサージェリーで採取できる[58]．この部位にアクセスする際，軟組織の外傷をさらに減らすために下顎枝部の骨採取にピエゾサージェリーを用いることは興味深い．と言うのもピエゾサージェリーは神経血管束への損傷を最小限に抑え，角度のついた切削用器具により下顎の水平方向の骨切断を容易に行える

| Box5-2 | 骨採取の際の後遺症と合併症 |

正常な術後症状	軽症の合併症	重篤な合併症
・腫脹	・血腫	・多量の持続的出血
・斑状出血	・創傷の裂開	・感染
・疼痛(一週間以内)		・知覚の変化(歯、粘膜、皮膚)

からである[52].

　骨ブロックは舌側に存在する舌神経を傷つけないようにチゼルで丁寧にはがし取る．マレットは使用しないほうが良い．チゼルを舌側に差し込まないように注意し，骨採取部で固定用スクリュー孔をつくる場合は，下歯槽神経を損傷しないように慎重に穿孔しなければならない．スクリュー孔を口腔外で形成する代替法もある．下歯槽神経が移植材のなかに取り込まれていないことを確認して注意深く骨ブロックを取り出す．

　開口障害や顎関節機能障害を有する患者の場合には，下顎枝へのアクセスと可視性が制限される．患者の承諾を得やすくするためにも，臼後部からの骨移植材採取処置は，第三大臼歯の抜歯と同時に実施するほうが良いかもしれない．臼後部位からの骨採取の一環として第三大臼歯を抜歯する際には，オトガイ骨からの骨採取と比べて承諾される割合が有意に高かった[48,59]．骨採取後に抜歯を行う場合は，皮質骨を大量に除去することにより，構造的に下顎が弱くなるため，特別な配慮が必要である[48]．患者には顎骨が弱くなる可能性と，結果としてその部位が骨折の要因となる可能性を説明しておかなければならない．

　臼後ドナーサイトの処置はオトガイ部位の処置と同様である．切れ味の鈍い器具でさらに海綿骨を採取する際は神経血管束を傷つけないようにすること．止血剤をドナーサイトにおき，複数回の単層単純縫合で縫合を終了する．

■ 術後後遺症

　多くの研究が下顎結合，オトガイ部あるいは下顎枝からの骨採取後の一過性および永続的な合併症を評価してきた．どの臨床研究も，研究デザイン，患者数，追跡期間，評価方法，とくに合併症の定義に違いがみられるため，比較は慎重を期すべきである(Box5-2)．だがこれらの相違点を考慮しても，データではオトガイ部ドナーサイトの合併症は下顎枝ドナーサイトよりも頻発し，深刻な症状を呈することが示されている(表5-2)．

5 口腔内骨採取

表 5-2　骨採取後の後遺症

著者	研究種別	部位	患者数(N)	評価の時期	その他	創傷裂開	血腫	感染	知覚異常歯	皮膚知覚異常
Misch ら[60]	前向き	オトガイ	11	術直後	NA	27.3%(3/11)	NA	NA	0%(0/11)	0%(0/11)
				4ヵ月後	NA	NA	NA	NA	0%(0/11)	0%(0/11)
Raghoebar ら[61]	後ろ向き，比較	オトガイ	12	術直後	NA	NA	NA	NA	0%(0/12)	0%(0/12)
				3ヵ月後	NA	NA	NA	NA	0%(0/12)	0%(0/12)
		下顎枝	7	術直後	NA	NA	NA	NA	0%(0/7)	0%(0/7)
				3ヵ月後	NA	NA	NA	NA	0%(0/7)	0%(0/7)
Misch[47]	後ろ向き，比較	オトガイ	31	術直後	NA	VI, 10.7%(3/28) SI, 0%(0/3)	NA	VI, 7.1%(2/28) SI, 0%(0/3)	29.0%(9/31)	9.7%(3/31)
				6ヵ月後	NA	NA	NA	NA	0%(0/31)	0%(0/31)
		下顎枝	19	術直後	NA	0%(0/19)	NA	0%(0/19)	0%(0/19)	0%(0/19)
				6ヵ月後	NA	NA	NA	NA	0%(0/19)	0%(0/19)
Widmark ら[62]	前向き	オトガイ	9	術直後	NA	0%(0/9)	NA	NA	NA	22.2%(2/9)
				4ヵ月後	NA	NA	NA	NA	NA	0%(0/9)
von Arx と Kurt[63]	後ろ向き，比較	オトガイ	15	術直後	NA	20%(3/15)	13.3%(2/15)	NA	33.3%(5/15)	0%(0/15)
				6ヵ月後	NA	NA	NA	NA	13.3%(2/15)	0%(0/15)
		下顎枝	13P 15S	術直後	NA	0%(0/15)	6.7%(1/15)	NA	0%(0/15)	6.7%(1/15)
				6ヵ月後	NA	NA	NA	NA	0%(0/15)	0%(0/15)
Hunt と Jovanovic[4]	後ろ向き	オトガイ	44	術直後	NA	NA	NA	NA	13.6%(6/44)	6.8%(3/44)
				6ヵ月後	NA	NA	NA	NA	6.8%(3/44)	0%(0/44)
Bedrossian[55]	前向き	下顎枝	63	術直後	NA	NA	NA	0%(0/63)	NA	3.2%(2/63)
				4ヵ月後	NA	NA	NA	NA	NA	0%(0/63)
Nkenke ら[64]	前向き	オトガイ	20	術直後	NA	NA	NA	NA	21.6%(38/176 T)	40%(8/20)
				12ヵ月後	NA	NA	NA	NA	11.4%(20/176 T)	10%(2/20)

P：患者数(症例数)，S：部位，T：歯数，Subj：患者の(自覚に基づく)主観的な，Obj：客観的な，NA：コメントなし，VI：前庭切開，SI：歯肉溝内切開

表 5-2　骨採取後の後遺症（続き）

著者	研究種別	部位	患者数 (N)	評価の時期	その他	創傷裂開	血腫	感染	知覚異常歯	皮膚知覚異常
Raghoebar ら[65]	後ろ向き	オトガイ	21	術直後 1-3年後	42.90% (9/21)* NA	4.8%(1/21) NA	NA NA	NA NA	Subj: 19%(4/21)[†] 0%(0/21)	Subj: 42.9%(9/21); Obj: 0%(0/21) Subj: 33.3%(7/21); Obj: 0%(0/21)
Sethi と Kaus[66]	前向き 比較	オトガイ	27	術直後 3-6ヵ月後	NA NA	7.4%(2/27) NA	NA NA	NA NA	3.7%(1/27) 0%(0/27)	3.7%(1/27) 0%(0/27)
		下顎枝	33	術直後 3-6ヵ月後[§]	NA NA	NA NA	NA NA	3%(1/33)[‡] NA	0%(0/33) 0%(0/33)	頬神経： 3%(1/33) 頬神経： 3%(1/33)[§]
Cotter ら[49]	後ろ向き	オトガイ （下縁）	15	術直後 6ヵ月後	NA 33%(5/15)‖	NA NA	NA NA	NA NA	Subj: 13.3%(2/15) Subj: 6.7%(1/15)	Subj: 40%(6/15) Subj: 6.7%(1/15)
Nkenke ら[53]	前向き	下顎枝	20	術直後 12ヵ月後¶	NA NA	NA NA	0%(0/20) NA	NA NA	0%(0/20) 0%(0/20)	0%(0/20) 0%(0/20)
Proussaefs ら[67]	前向き	下顎枝	8	術直後	25% (2/8)#	NA	NA	NA	NA	NA
Clavero と Lundgren[68]	後ろ向き 比較	オトガイ	29	術直後 18ヵ月後	40% (概数)* NA	NA NA	NA NA	0%(0/29) NA	NA NA	75.9% (22/29) 51.7% (15/29)
		下顎枝	24	術直後 18ヵ月後	10% (概数)* NA	NA NA	NA NA	0%(0/24) NA	NA NA	20.8%(5/24) 4.2%(1/24)
Joshi[69]	前向き	オトガイ	27	術後1週間 12ヵ月後	NA NA	NA NA	NA NA	NA NA	18.5%(5/27) 7.4%(2/27)	7.4%(2/27)

表 5-2 は次ページに続く

P：患者数（症例数），S：部位，T：歯数，Subj：患者の（自覚に基づく）主観的な，Obj：客観的な，NA：コメントなし，VI：前庭切開，SI：歯肉溝内切開
* 長引く疼痛（一週間以上）
[†] 冷水反応
[‡] 移植材の感染（回収骨を用いてドナーの欠損を埋めた）
[§] 神経の知覚異常を経験した患者を18ヵ月追跡調査
¶ 客観的にみた外形の変化
# 後遺症がみつかったときのみ経過観察
* 持続性疼痛

5 口腔内骨採取

表 5-2 骨採取後の後遺症（続き）

著者	研究種別	部位	患者数(N)	評価の時期	その他	創傷裂開	血腫	感染	知覚異常歯	皮膚知覚異常
Lindeboom ら[24]	前向き、比較、無作為化**	オトガイ	58	8週間後	NA	NA	NA	5.2% (3/58)	NA	NA
		下顎枝	66	8週間後	NA	NA	NA	4.5% (3/66)	NA	NA
Proussaefs と Lozada[70]	前向き	オトガイ	3	術直後	NA	33% (1/3)	NA	NA	NA	NA
		下顎枝	9	術直後	22% (2/9) #	NA	NA	NA	NA	NA
von Arx ら[14]	前向き	オトガイ	30	術直後	NA	NA	NA	NA	43.3% (13/30 P) 18.6% (30/161 T)	3.3% (1/30)
				12ヵ月後	NA	NA	NA	NA	3.3% (1/30 P) 0.6% (1/161 T)	0% (0/30)
Raghoebar ら[48]	前向き、比較	オトガイ	15	術直後	33% (5/15)*	NA	0% (0/15)	0% (0/15)	Subj: 13.3% (2/15) Obj: 0% (0/15)	Subj: 40% (6/15) Obj: 6.7% (1/15)
				12ヵ月後	NA	NA	NA	NA	0% (0/15)	Subj: 13.3% (2/15) Obj: 0% (0/15)
		下顎枝	15	術直後	20% (3/15)	NA	0% (0/15)	0% (0/15)	0% (0/15)	Subj: 6.7% (1/15) Obj: 0% (0/15)
				12ヵ月後	NA	NA	NA	NA	0% (0/15)	0% (0/15)
		下顎枝および第三大臼歯抜歯	15	術直後	20% (3/15)	NA	0% (0/15)	6.7% (1/15)††	0% (0/15)	Subj: 6.7% (1/15) Obj: 0% (0/15)
				12ヵ月後	NA	NA	NA	0% (0/15)	0% (0/15)	0% (0/15)
Happe[52]	前向き	下顎枝	40P 45S	術直後	NA	2.5% (1/40)	NA	2.5% (1/40)	NA	2.5% (1/40)
				4ヵ月後	NA	NA	NA	NA	NA	0% (0/40)
von Arx ら[71]	前向き	オトガイ	20	6ヵ月後	NA	NA	NA	NA	25% (5/20 P) 11.4% (12/105 T)	NA

P：患者数（症例数），S：部位，T：歯数，Subj：患者の（自覚に基づく）主観的な，Obj：客観的な，NA：コメントなし，VI：前庭切開，SI：歯肉溝内切開
* 長引く疼痛（1週間以上）
# 持続性疼痛
** 抗生物質とプラセボによる無作為試験
†† 抜歯窩治癒の遅延

創傷裂開

歯槽粘膜切開を適用した場合，創傷裂開リスクはオトガイ部で最大27%あることが複数の研究で実証されている[47,60,63,65,66]．創傷の裂開を回避するには，二層縫合法(ダブルレイヤー)や創の辺縁を外翻させるマットレス縫合，口外圧迫包帯装着，抗炎症薬の投与，術後の冷却などを行う．浅い前庭やオトガイ部の緊張がみられる患者には，下顎前歯部に歯肉溝内切開の適用が推奨される．下顎枝ドナーサイトの創傷裂開のリスクは少ない．

遅延する術後疼痛

術後の長期的な疼痛を経験した患者は，下顎枝部位の処置(最大25%)よりもオトガイ部位に処置(最大43%)を実施した場合のほうが多いことが複数の研究データで示されている[48,60,65,67,68,70]．この結果によって処置侵襲(そして術後腫脹)が下顎枝ドナーサイトよりもオトガイドナーサイトで重篤であることの説明がつく．フラップ剥離時には鋭利な切開を行い，翻転後は骨膜の断裂を避けるため，鈍的剥離を行うといった侵襲の少ない外科処置を行う．

血腫

下顎枝と下顎結合部位の骨採取では，わずかではあるが術後の血腫リスクがある[48,53,61]．出血源は海綿骨，大血管(下顎動脈)破裂，筋肉(オトガイ筋)切断などである．術後血腫の危険を最小限にとどめるためには出血部位の特定と，適切な止血操作が必要である．

感染

下顎結合，下顎枝ともに術後感染はまれである[22-24,47,48,52,55,66,68]．ドナーサイトの感染防止には，少なくとも術前1時間の単回抗菌薬投与が勧められる[22-24]．

オトガイの下垂

視覚的に認められるオトガイの輪郭の変化はきわめてまれであると考えられるが，患者によっては変化を自覚し症状を訴える場合がある[4,48,60,65,68,69]．この変化はオトガイ部分の皮膚感覚の変化を患者が認識していることとの関連性も考えられる．骨膜を介してオト

ガイ筋下の骨への付着を保存することは必須である．下顎枝ドナーサイトにおいて，顔貌の変化の報告はない[68]．顔面の輪郭変化に対する患者の心配は，下顎枝ドナーサイトのほうがオトガイ部ドナーサイトについて心配するよりも少ないと考えられる．

皮膚感覚の変化

オトガイ部ドナーサイトでは，オトガイ神経で一時的な知覚障害を発症することが多い[4, 14, 48, 49, 62, 64, 65, 68, 69]．術後のオトガイ部分の知覚障害が客観試験で確認できない場合が多い原因は，下顎切歯神経あるいはオトガイ神経の終末枝の神経麻痺が原因である．幸い，皮膚感覚の変化を訴えた患者の大半は時間の経過とともに完全回復したとの報告もあるが，なかには，1年以上も続く知覚変化の症例もある[64, 66, 68]．可能であればつねに，オトガイ神経を損傷しないように切開線は犬歯の遠心側までに限定することにより防ぐことができる．骨ブロックを取り出す際に骨を切断するときなどに，下顎切歯神経が損傷され，それがのちにオトガイ神経に悪影響を与える可能性も考えられる．

持続的な皮膚感覚の変化は主にオトガイ／下顎結合からの骨採取後に報告されており[48, 49, 64, 65, 68]，対照的に下顎枝からの骨採取後の後遺症としての皮膚感覚の変化はまれである[47, 48, 52, 53, 55, 61, 66, 68]．

歯髄感覚の変化

皮膚感覚の変化と同様に，歯髄感覚の変化もオトガイ部の骨採取後頻繁に観察されている[4, 14, 47, 61, 64-66, 69]．水平骨切開と歯根尖端の間に最低5mm以上の距離が確保されていたと執筆者の大半が報告しているが，この長さを測定するだけでは術後の歯の知覚変化を予防することはできない．興味深いのは，時間の経過とともに大部分の歯に歯髄感覚が戻ることである[4, 14, 47, 48, 64-66, 69]．この所見は，下顎の舌側に分布し下顎前歯に感覚を与えている神経血管構造の吻合に関係している[72, 73]．

患者は歯の知覚変化を主観的に訴えても，同じ歯の歯髄検査の結果は正常であるとの報告もある[48]．少数の症例では，下顎結合の骨採取後に持続的(1年以上)な下顎前歯の知覚変化が観察されている[14, 64, 69]．下顎枝ドナーサイトに関しては，隣在歯または同側の歯の歯髄感覚変化は報告されていない[47, 48, 53, 61]．

■ まとめ

口腔内で採取した自家骨の使用は，今なお GBR の重要なポイントである．その利点は自家骨移植材の生物学的特徴と組織適合性，処置アクセスの容易性，口腔内ドナーサイトとレシピエントサイトの近さが挙げられる．

ドナーサイトの選択は移植材の種類(たとえば，骨ブロックと骨チップの選択など)や，必要な骨量から判断する．骨チップの採取は比較的簡単で上顎および下顎部のほぼすべてから採取できるが，骨ブロックは主に下顎結合(オトガイ部)と下顎枝から採取される．ドナーサイトとしては，下顎枝のほうが下顎結合に優る利点を有する．顔面輪郭変化に対する患者の懸念が最小限であること，切開裂傷の発生が少ない，術後の感覚変化に対する不快感の減少，下顎臼歯部レシピエントサイトに近いことなどが利点として挙げられる．対照的に，下顎結合(オトガイ部)のほうがアクセスは良く，厚みのある移植材が採取可能で，多量の海綿骨を有している可能性がある．

■ 参考文献

1. Habal MB, Reddi A. Introduction to bone grafting. In: Habal MB, Reddi A (eds). Bone Grafts and Bone Substitutes. Philadelphia: Saunders, 1992:3-5.
2. Peleg M, Garg AK, Misch CM, Mazor Z. Maxillary sinus and ridge augmentations using a surface-derived autogenous bone graft. J Oral Maxillofac Surg 2004;62:1535-1544.
3. Pinholt EM, Solheim E, Talsnes O, Larsen TB, Bang G, Kirkeby OJ. Revascularization of calvarial, mandibular, tibial and iliac bone grafts in rats. Ann Plast Surg 1994;33:193-197.
4. Hunt DR, Jovanovic SA. Autogenous bone harvesting: A chin graft technique for particulate and monocortical bone blocks. Int J Periodontics Restorative Dent 1999;19:165-173.
5. Wood RM, Moore DL. Grafting of the maxillary sinus with intraorally harvested autogenous bone prior to implant placement. Int J Oral Maxillofac Implants 1988;3:209-214.
6. Springer ING, Terheyden H, Geiss S, Härle F, Hedderich J, Acil Y. Particulated bone grafts — Effectiveness of bone cell supply. Clin Oral Implants Res 2004;15:205-212.
7. Gruber R, Baron M, Busenlechner D, Kandler B, Fürst G, Watzek G. Proliferation and osteogenic differentiation of cells from cortical bone cylinders, bone particles from mill, and drilling dust. J Oral Maxillofac Surg 2005;63:238-243.
8. Young MPJ, Worthington HV, Lloyd RE, Drucker DB, Sloan P, Carter DH. Bone collected during dental implant surgery: A clinical and histological study. Clin Oral Implants Res 2002;13:298-303.
9. Savant TD, Smith KS, Sullivan SM, Owen WL. Bone volume collected from dental implant sites during osteotomy. J Oral Maxillofac Surg 2001;59:905-907.
10. Kürkcü M, Öz IA, Köksal F, Benlidayi E, Günesli A. Microbial analysis of the autogenous bone collected by bone filter during oral surgery: A clinical study. J Oral Maxillofac Surg 2005;63:1593-1598.
11. Graziani F, Cei S, Ivanovski S, La Ferla F, Gabriele M. A systematic review of the effectiveness of bone collectors. Int J Oral Maxillofac Implants 2007;22:729-735.
12. Pradel W, Tenbieg P, Lauer G. Influence of harvesting technique and donor site location on in vitro growth of osteoblastlike cells from facial bone. Int J Oral Maxillofac Implants 2005;20:860-866.
13. Zaffe D, d'Avenia F. A novel bone scraper for intraoral harvesting: A device for filling small bone defects. Clin Oral Implants Res 2007;18:525-533.
14. von Arx T, Häfliger J, Chappuis V. Neurosensory disturbances following bone harvesting in the symphysis: A prospective clinical study. Clin Oral Implants Res 2005;16:432-439.
15. Khoury F. Augmentation of the sinus floor with mandibular bone block and simultaneous implantation: A 6-year clinical investigation. Int J Oral Maxillofac Implants 1999;14:557-564.
16. Vercellotti T, de Paoli S, Nevins M. The piezoelectric bony window osteotomy and sinus membrane elevation: Introduction of a new technique for simplification of the sinus augmentation procedure. Int J Periodontics Restorative Dent 2001;21:561-567.
17. Stübinger S, Kuttenberger J, Filippi A, Sader R, Zeilhofer HF. Intraoral piezosurgery: Preliminary results of a new technique. J Oral Maxillofac Surg 2005;63:1283-1287.
18. Sohn DS, Ahn MR, Lee WH, Yeo DS, Lim SY. Piezoelectric osteotomy for intraoral harvesting of bone blocks. Int J Periodontics Restorative Dent 2007;27:127-131.

19. Horton JE, Tarpley TM, Jacoway JR. Clinical applications of ultrasonic instrumentation in the surgical removal of bone. Oral Surg Oral Med Oral Pathol 1981;51:236-242.

20. Chiriac G, Herten M, Schwarz F, Rothamel D, Becker J. Autogenous bone chips: Influence of a new piezoelectric device (piezoelectric surgery) on chip morphology, cell viability and differentiation. J Clin Periodontol 2005;9:994-999.

21. Vercellotti T, Nevins ML, Kim DM, et al. Osseous response following resective therapy with piezoelectric surgery. Int J Periodontics Restorative Dent 2005;25:543-549.

22. Lindeboom JAH, van den Akker HP. A prospective placebo-controlled double-blind trial of antibiotic prophylaxis in intraoral bone grafting procedures: A pilot study. Oral Surg Oral Med Oral Pathol Oral Radiol Endod 2003;96:669-672.

23. Lindeboom JA, Frenken JW, Tuk JG, Kroon FH. A randomized prospective controlled trial of antibiotic prophylaxis in intraoral bone-grafting procedures: Preoperative single-dose penicillin versus preoperative single-dose clindamycin. Int J Oral Maxillofac Surg 2006;35:433-436.

24. Lindeboom JAH, Tuk JGC, Kroon FHM, van den Akker HP. A randomized prospective controlled trial of antibiotic prophylaxis in intraoral bone grafting procedures: Single-dose clindamycin versus 24-hour clindamycin prophylaxis. Mund Kiefer Gesichtschir 2005;9:384-388.

25. Chiapasco M, Abati S, Romeo E, Vogel G. Clinical outcome of autogenous bone blocks or guided bone regeneration with e-PTFE membranes for the reconstruction of narrow edentulous ridges. Clin Oral Implants Res 1999;10:278-288.

26. ten Bruggenkate CM, Kraaijenhagen HA, van der Kwast WAM, Krekeler G, Oostenbeek HS. Autogenous maxillary bone grafts in conjunction with placement of ITI endosseous implants. A preliminary report. Int J Oral Maxillofac Surg 1992;21:81-84.

27. Kainulainen VT, Sandor GKB, Oikarinen KS, Clokie CML. Zygomatic bone: An additional donor site for alveolar bone reconstruction. Technical note. Int J Oral Maxillofac Implants 2002;17:723-728.

28. Stübinger S, Robertson A, Zimmerer KS, Leiggener C, Sader R, Kunz C. Piezoelectric harvesting of an autogenous bone graft from the zygomaticomaxillary region: Case report. Int J Periodontics Restorative Dent 2006;26:453-457.

29. Bormann KH, Kokemüller H, Rücker M, Gellrich NC. New methods and techniques for biologically adequate jaw crest augmentation. Minimally invasive, precise bone transplantation using grafts from the zygomatic crest [in German]. Implantologie 2007;15:253-261.

30. Gellrich NC, Held U, Schön R, Pailing T, Schramm A, Bormann KH. Alveolar zygomatic buttress: A new donor site for limited preimplant augmentation procedures. J Oral Maxillofac Surg 2007;65:275-280.

31. Kainulainen VT, Sandor GKB, Clokie CML, Keller AM, Oikarinen KS. The zygomatic bone as a potential donor site for alveolar reconstruction — A quantitative anatomic cadaver study. Int J Oral Maxillofac Surg 2004;33:786-791.

32. Kainulainen VT, Sandor GKB, Carmichael RP, Oikarinen KS. Safety of zygomatic bone harvesting: A prospective study of 32 consecutive patients with simultaneous zygomatic bone grafting and 1-stage implant placement. Int J Oral Maxillofac Implants 2005;20:245-252.

33. Neiva RF, Neiva GF, Wang HL. Utilization of mandibular tori for alveolar ridge augmentation and maxillary sinus lifting: A case report. Quintessence Int 2006;37:131-137.

34. Proussaefs P. Clinical and histologic evaluation of the use of mandibular tori as donor site for mandibular block autografts: Report of three cases. Int J Periodontics Restorative Dent 2006;26:43-51.

35. Cranin AN, Katzap M, Demirdjan E, Ley J. Autogenous bone ridge augmentation using the mandibular symphysis as a donor. J Oral Implantol 2001;27:43-47.

36. Montazem A, Valauri DV, St-Hilaire H, Buchbinder D. The mandibular symphysis as a donor site in maxillofacial bone grafting: A quantitative anatomic study. J Oral Maxillofac Surg 2000;58:1368-1371.

37. Cutright B, Ouillopa N, Schubert W. An anthropometric analysis of the key foramina for maxillofacial surgery. J Oral Maxillofac Surg 2003;61:354-357.

38. Agthong S, Huanmanop T, Chentanez V. Anatomical variations of the supraorbital, infraorbital, and mental foramina related to gender and side. J Oral Maxillofac Surg 2005;63:800-804.

39. de Andrade E, Otomo-Corgel J, Pucher J, Ranganath KA, St George N. The intraosseous course of the mandibular incisive nerve in the mandibular symphysis. Int J Periodontics Restorative Dent 2001;21:591-597.

40. Jacobs R, Mraiwa N, van Steenberghe D, Gijbels F, Quirynen M. Appearance, location, course, and morphology of the mandibular incisive canal: An assessment on spiral CT scan. Dentomaxillofac Radiol 2002;31:322-327.

41. Mraiwa N, Jacobs R, Moerman P, Lambrichts I, van Steenberghe D, Quirynen M. Presence and course of the incisive canal in the human mandibular interforaminal region: Two-dimensional imaging versus anatomical observations. Surg Radiol Anat 2003;25:416-423.

42. Park HD, Min CK, Kwak HH, Youn KH, Choi SH, Kim HJ. Topography of the outer mandibular symphyseal region with reference to the autogenous bone graft. Int J Oral Maxillofac Surg 2004;33:781-785.

43. Lorenzetti M, Mozzati M, Campanino PP, Valente G. Bone augmentation of the inferior floor of the maxillary sinus with autogenous bone or composite bone grafts: A histologic-histomorphometric preliminary report. Int J Oral Maxillofac Implants 1998;13:69-76.

44. Gapski R, Wang HL, Misch CE. Management of incision design in symphysis graft procedures: A review of the literature. J Oral Implantology 2001;27:134-142.

45. Kramper BJ, Kaminski EJ, Osetek EM, Heuer MA. A comparative study of the wound healing of three types of flap design used in periapical surgery. J Endod 1984;10:17-25.

46. von Arx T, Vinzens-Majaniemi T, Bürgin W, Jensen SS. Changes of periodontal parameters following apical surgery: A prospective clinical study of three incision techniques. Int Endod J 2007;40:959-969.

47. Misch CM. Comparison of intraoral donor sites for onlay grafting prior to implant placement. Int J Oral Maxillofac Implants 1997;12:767-776.

48. Raghoebar GM, Meijndert L, Kalk WWI, Vissink A. Morbidity of mandibular bone harvesting: A comparative study. Int J Oral Maxillofac Implants 2007;22:359-365.

49. Cotter CJ, Maher A, Gallagher C, Sleeman D. Mandibular lower border: Donor site of choice for alveolar grafting. Br J Oral Maxillofac Surg 2002;40:429-432.

50. Rubens BC, West RA. Ptosis of the chin and lip incompetence: Consequences of lost mentalis muscle support. J Oral Maxillofac Surg 1989;47:359-366.
51. Misch CM. Use of the mandibular ramus as a donor site for onlay bone grafting. J Oral Implantol 2000;26:42-49.
52. Happe A. Use of a piezoelectric surgical device to harvest bone grafts from the mandibular ramus: Report of 40 cases. Int J Periodontics Restorative Dent 2007;27:241-249.
53. Nkenke E, Radespiel-Tröger M, Wiltfang J, Schultze-Mosgau S, Winkler G, Neukam FW. Morbidity of harvesting of retromolar bone grafts: A prospective study. Clin Oral Implants Res 2002;13:514-521.
54. Smith BR, Rajchel JL, Waite DE, Read L. Mandibular anatomy as it relates to rigid fixation of the sagittal ramus split osteotomy. J Oral Maxillofac Surg 1991;49:222-226.
55. Bedrossian E, Tawfilis A, Alijanian A. Veneer grafting: A technique for augmentation of the resorbed alveolus prior to implant placement. A clinical report. Int J Oral Maxillofac Implants 2000;15:853-858.
56. Khoury F, Happe A. Zur Diagnostik und Methodik von intraoralen Knochenentnahmen. Z Zahnärztl Implantol 1999;15:167-176.
57. Capelli M. Autogenous bone graft from the mandibular ramus: A technique for bone augmentation. Int J Periodontics Restorative Dent 2003;23:277-285.
58. Crawford EA. The use of ramus bone cores for maxillary sinus bone grafting: A surgical technique. J Oral Implantol 2001;27:82-88.
59. Misch CM. The harvest of ramus bone in conjunction with third molar removal for onlay grafting before placement of dental implants. J Oral Maxillofac Surg 1999;57:1376-1379.
60. Misch CM, Misch CE, Resnik RR, Ismail YH. Reconstruction of maxillary alveolar defects with mandibular symphysis grafts for dental implants: A preliminary procedural report. Int J Oral Maxillofac Implants 1992;7:360-366.
61. Raghoebar GM, Batenburg RHK, Vissink A, Reintsema H. Augmentation of localized defects of the anterior maxillary ridge with autogenous bone before insertion of implants. J Oral Maxillofac Surg 1996;54:1180-1185.
62. Widmark G, Andersson B, Ivanoff CJ. Mandibular bone graft in the anterior maxilla for single-tooth implants. Presentation of a surgical method. Int J Oral Maxillofac Surg 1997;26:106-109.
63. von Arx T, Kurt B. Intraoral bone harvesting for autotransplantation [in German]. Schweiz Monatsschr Zahnmed 1998;108:447-453.
64. Nkenke E, Schultze-Mosgau S, Radespiel-Tröger M, Kloss F, Neukam FW. Morbidity of harvesting of chin grafts: A prospective study. Clin Oral Implants Res 2001;12:495-502.
65. Raghoebar GM, Louwerse C, Kalk WWI, Vissink A. Morbidity of chin bone harvesting. Clin Oral Implants Res 2001;12:503-507.
66. Sethi A, Kaus T. Ridge augmentation using mandibular block bone grafts: Preliminary results of an ongoing prospective study. Int J Oral Maxillofac Implants 2001;16:378-388.
67. Proussaefs P, Lozada J, Kleinman A, Rohrer MD. The use of ramus autogenous block grafts for vertical alveolar ridge augmentation and implant placement: A pilot study. Int J Oral Maxillofac Implants 2002;17:238-248.
68. Clavero J, Lundgren S. Ramus or chin grafts for maxillary sinus inlay and local onlay augmentation: Comparison of donor site morbidity and complications. Clin Implant Dent Relat Res 2003;5:154-160.
69. Joshi A. An investigation of post-operative morbidity following chin graft surgery. Br Dent J 2004;196:215-218.
70. Proussaefs P, Lozada J. The use of intraorally harvested autogenous block grafts for vertical alveolar ridge augmentation: A human study. Int J Periodontics Restorative Dent 2005;25:351-363.
71. von Arx T, Chappuis V, Winzap-Kälin C, Bornstein MM. Laser Doppler flowmetry for assessment of anterior mandibular teeth in conjunction with bone harvesting in the symphysis: A clinical pilot study. Int J Oral Maxillofac Implants 2007;22:383-389.
72. Liang X, Jacobs R, Lambrichts I, Vandewalle G. Lingual foramina on the mandibular midline revisited: A macroanatomical study. Clin Anat 2007;20:246-251.
73. Stein P, Brueckner J, Milliner M. Sensory innervation of mandibular teeth by the nerve to the mylohyoid: Implications in local anesthesia. Clin Anat 2007;20:591-595.

第6章

骨再生誘導法（GBR）をともなう同時インプラント埋入：生体材料の選択と手術の基本概念

Daniel Buser

　今日では，バリアメンブレン（遮蔽膜）を用いた骨再生誘導法（GBR）と同時インプラント埋入がより多く行われるようになってきている．その際，バリアメンブレン単体で使用したり，骨移植材や骨代替材料を併用することもある．インプラント埋入部位に骨欠損が存在しても，GBRを使うことで良好な治療結果を得られるようになった．GBRの第一の目的は，高い予知性をもち，合併症のリスクは低く抑えながら，骨欠損部位に望ましい骨再生を獲得することであった．第二の目的は，最小回数の外科的介入で，合併症率を低く抑え治癒期間を短縮し，満足できる治療結果を得ることであった．本章ではインプラント埋入同時GBRの適用基準について述べ，適切な生体材料選択の生物学的判断原則とインプラント同時埋入の手順についても段階ごとに解説する．とくに歯槽頂部裂開と根尖部の開窓などの骨欠損症例に重点をおき，抜歯窩へのインプラント埋入については第7章で詳細に述べる．

■ 同時埋入 GBR の選択基準

　インプラント患者に局所的骨欠損が存在しているのは，日常臨床ではよくあることであり，臨床医には同時法と段階法のどちらであれGBRの選択肢がある．前述の治療目的を考慮すれば，どのようなときでも可能なかぎり外科的介入を減らし，オープンフラップの手術を1回に限定できるインプラント埋入同時GBRが好ましい．臨床家は自身の経験を生かしてこの重要な決定を行わなければならないが，ときとして直感に頼って行われていることがある．しかし，以下に示す基準を用いて意志決定の一助とすることができる．

- インプラントは機能的にも審美的観点からも三次元的に正しい位置に埋入しなければならない．
- その位置で，インプラントの初期固定が得られなければならない．

●予知性のある骨再生をできるようなインプラント周囲の骨欠損形態でなければならない.

　機能的にも審美的にも最高の治療結果を得るためには，インプラントを三次元的に正しい位置に埋入することがもっとも重要である．この理念は，1990年代中頃，歯科インプラント分野に紹介され，補綴主導型インプラントと呼ばれた[1,2]．三次元的に正しいインプラントの位置づけについては，最近さらに良く理解されるようになったが，とくに審美インプラント領域において顕著である．

　1960年代，1970年代にいわれていたとおり良好なインプラントの初期固定が，オッセオインテグレーションの重要な必要条件である[3-5]．初期の治癒期間において，インプラントが動揺しないことが，骨芽細胞によるインプラント表面への新生骨の沈着を可能にする[6]．

　最後に，インプラント周囲骨欠損の形状は，同時法が利用できるかどうかの重要な決定要因である．Schenkら[7]は，主に新生骨の形成は露出した骨の表面積と骨髄に依存することを発見した．と言うのも欠損部位における骨形成に重要な役割をもつ血管新生細胞と骨新生細胞は骨髄腔に存在しているからである．

　インプラント周囲の骨欠損部位の骨新生能は全身的，局所的要因に左右される．関係する全身的要因は患者の年齢，健康状態である．一般的に，糖尿病や骨粗鬆症，高齢者に特有の疾病，あるいは抗凝固療法やビスホスフォネートなどを投薬され，いろいろな健康問題を抱えた70歳以上の患者より，若くて健康な患者のほうが欠損部位の治癒能力は高い．これらの要因を歯科医師が変えられるわけではないが，術前の検査時に考慮に入れる必要があり，それが与えられた条件のなかでの最適な術式の選択に影響を及ぼす可能性がある．

　もっとも重要な局所的要因は，露出した骨の表面積と再生予定の骨欠損の量の比率である．多様な臨床的状況を識別するために，骨新生に寄与できる骨壁の数を数える方法が使われてきた[8]．この方法は歯周組織再生療法から応用したもので，大まかなやり方だが簡単である．つまり，骨欠損部位に使える骨壁があればあるほど，その欠損部位での骨再生能力は高くなるというものである．1壁性の骨欠損は2，3壁性の骨欠損に比べて臨床状況は，はるかに厳しい(図6-1)．

　1壁性と2壁性欠損を直接比較すれば，同時埋入GBRにおける治癒能力の差が如実にわかるだろう(図6-2)．2壁性欠損のほうが好ましい欠損形態をしている(図6-2a参照)．これらの欠損は，抜歯後の部位でよくみられ，唇側骨壁での骨欠損は近遠心的には大きく広がらない．2壁性骨欠損では，インプラントの唇側にクレーター様形状の骨欠損ができる．正確な位置に埋入したインプラントの表面の一部が露出したとしても，このインプラントは，本来の歯槽堤の内側に位置しているはずである(図6-2b参照)．これくらいの小さい欠損は，数週間の内に再生する卓越した骨再生能力が備わっている．なぜなら，両隣在骨壁の骨髄中に宿っている血管新生細胞と骨新生細胞が欠損部間に架橋するために移動しなければならない距離は，ごくわずかなものだからである．

　一方，1壁性骨欠損は遙かに困難な欠損形態をしている(図6-2c参照)．このような欠損は抜歯か事故による歯の喪失後，少なくとも6ヵ月以上経過し治癒の完了した顎堤でも

同時埋入GBRの選択基準

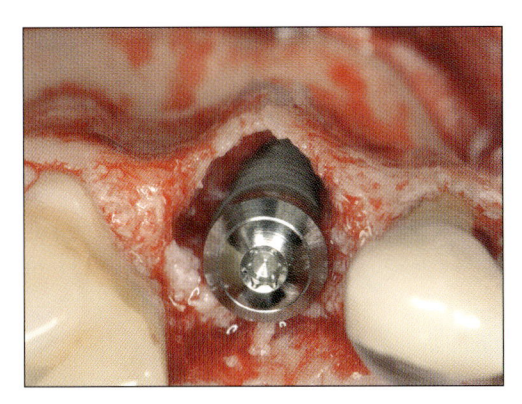

図6-1a　抜歯後即時インプラント埋入を行い正しい三次元的位置関係を達成する．3壁性欠損になることで良好な組織再生が得られる．

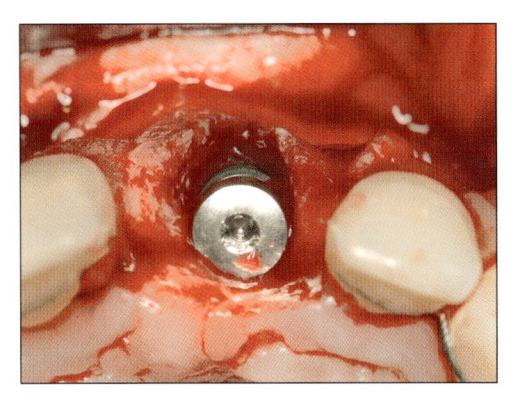

図6-1b　抜歯部位へのインプラント埋入によりクレーター様の2壁性欠損が生じたが，良好な組織再生が期待される．

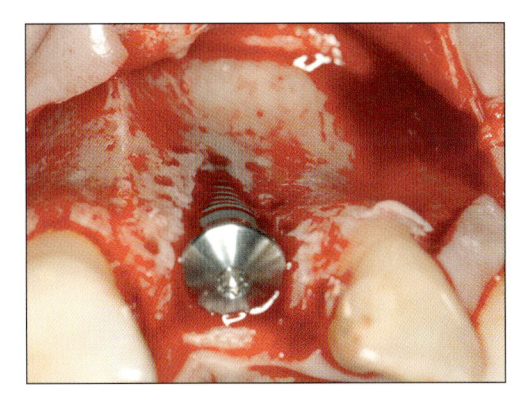

図6-1c　約5mm幅の治癒後の歯槽堤にインプラントを埋入した1壁性と2壁性の境界の状態である．良好な組織再生結果が得られる予知性は低くなる．

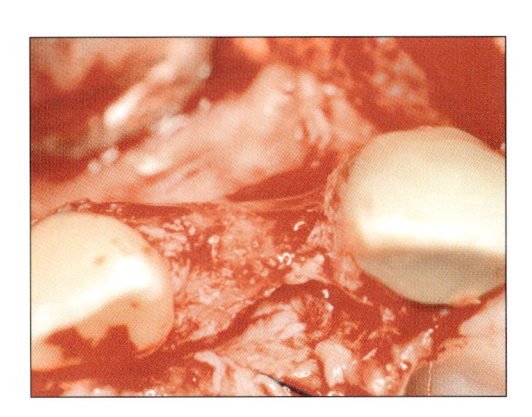

図6-1d　1歯欠損．歯槽頂部の幅は4mmに満たない．インプラント埋入は歯槽の外側にインプラント表面が露出した1壁性欠損を生じさせる．段階的アプローチが推奨される．

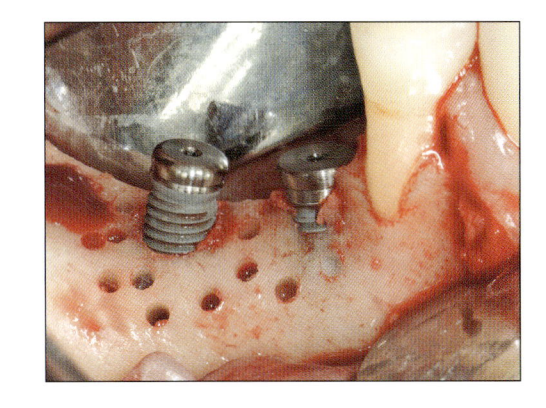

図6-1e　インプラント埋入後に下顎臼歯部に垂直方向の骨欠損が存在している．これは良好な組織再生を得るのがもっとも困難な臨床的状態である．

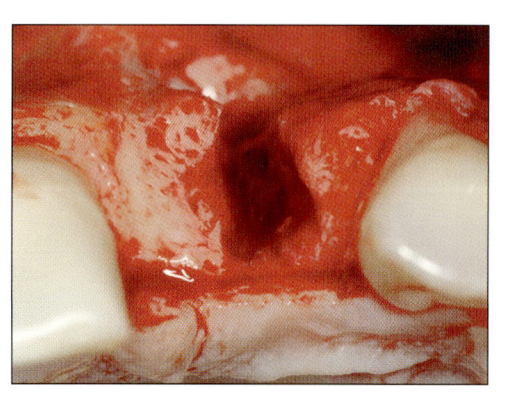

6 骨再生誘導法(GBR)をともなう同時インプラント埋入：生体材料の選択と手術の基本概念

図6-2a 抜歯8週間後のインプラント埋入のための形成時．歯槽頂部の幅は6mm以上あり，歯槽頂にはクレーター様の抜歯窩欠損がある．

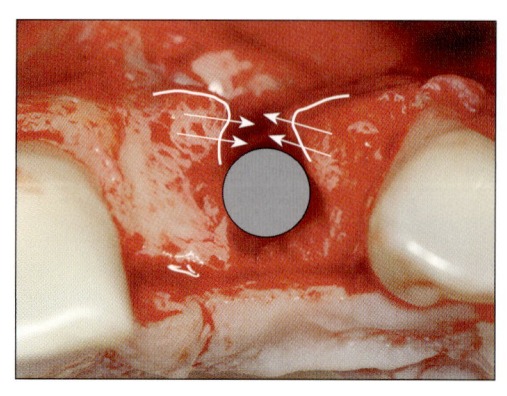

図6-2b 幅径4mmのインプラントを仮想埋入した．インプラントの埋入によってクレーター様の2壁性欠損が生じることを示している．この欠損状態は望ましく，隣接する骨髄腔から内側へ骨形成細胞が(→)侵入してくるので再生可能である．

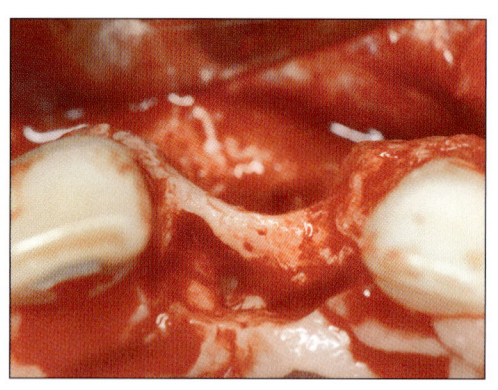

図6-2c 広範な骨欠損は唇側面の平坦化を生じる．歯槽頂幅は4mm以下．

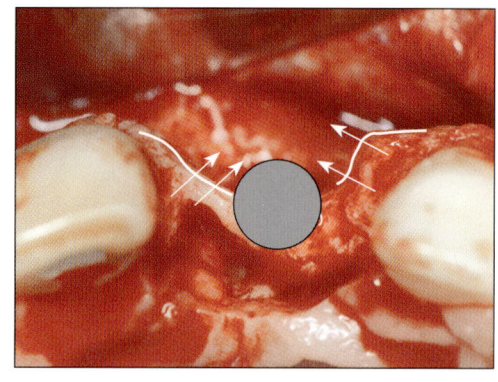

図6-2d 幅径4mmのインプラントの仮想埋入．インプラント埋入により幅広い1壁性欠損を生じる．この欠損はインプラントの同時埋入には好ましくない．と言うのは，内側へ向かい成長する骨形成細胞が良好な組織再生するためには露出しているインプラント表面の長い距離を移動して架橋しなければならないからである(→)．

みられる．歯槽頂の幅が減少し，歯槽堤外にインプラント表面が露出し，平坦化した大きな骨欠損となる．このような欠損では，血管新生細胞と骨新生細胞が架橋のために移動せねばならない距離がずっと大きい(**図6-2d**参照)．このことから，不十分な再生結果となるリスクが高まる．歯槽頂部の幅が5mm以下の場合は，段階法が強く推奨される．まず水平的骨増大としてブロック骨移植とGBRを行い，2回目の手術のときにインプラントを埋入する(第8章参照)．

　第二の局所的要因は，骨欠損部位の骨壁の構造である．露出した表面が皮質骨部であれば，その表面にラウンドバーで多数の穿孔をすることが推奨される．実験的研究によると，メンブレンで保護された欠損では穿孔することによるデコルチケーションが，治癒を促進

することが示されている[9,10]．これらのドリル孔が骨髄腔を開放し，欠損部位での出血を促進する．もし，抜歯窩のように露出した骨面が出血しているときには，このようなドリル孔は必要ない．

　第三の要因として，骨欠損部位の治癒能が術者に影響されることが挙げられる．つまり，インプラント周囲の骨増大に用いる骨補填材の選択である．本来，骨補填材はメンブレンが落ち込まないように支えるというのが初期の目的であった[11,12]．のちになって，使用された骨補填材のもつ骨新生能や骨伝導能が，メンブレンで守られた欠損部における新生骨の生成を促進することがわかってきた[13]．この点については次節で論ずる．

■ 適切な生体材料の選択

　適切な生体材料の選択はGBRの治療結果に非常に重大な役割を果たす（**図1-3**参照）．GBRに使用される生体材料にはインプラントそれ自体やバリアメンブレン，骨補填材も含まれる．日常臨床では以下のような特性を備えた生体材料のみを使用すべきである．（1）臨床前段階および臨床研究により科学的に十分に立証されていること，（2）当初設定した治療目的と二次的治療目的（スペースメイキング能，骨伝導能，骨新生能）を果たすことのできる材料特性をもっていること．

インプラントの種類と表面

　今日では，最新型のマイクロ・ラフ・サーフェイス仕上げのスクリュー型チタンインプラントが，臨床ではより好まれて使われている．ねじ山を切ったインプラントはそうでないものより初期固定に優れている．マイクロ・ラフ・サーフェス仕上げのチタンインプラントでは治癒期間中により迅速に集約的に骨の添加が起こる．この最新型表面はこの20年の内に開発されて，多かれ少なかれ，機械研磨やチタンプラズマスプレーといった1980年代型の標準表面仕上げにとって代わった．

　1990年代には酸エッチング処理の有無にかかわらず，サンドブラストやgrit-blastインプラントが臨床実験に供され，マイクロ・ラフ・サーフェス仕上げのチタンインプラントへ向けた歯科インプラントのパラダイムシフトのきっかけとなった[14-17]．そのなかには，SLA（Straumann），TiOblast（Astra Tech），Osseotite（Biomet 3i），そのほかが含まれる．さまざまな製造技術を用いて表面性状は改善され，初期治癒期間中にさらに骨芽細胞に対してオステオフィリック（親骨性）であるように改善された．マイクロ・ラフ・サーフェス仕上げは，従来の3〜6ヵ月かかっていた治癒期間を短縮する一助となった．

　今日では，骨造成の必要のない標準的な治療部位で，治癒期間を6〜8週間とったのち

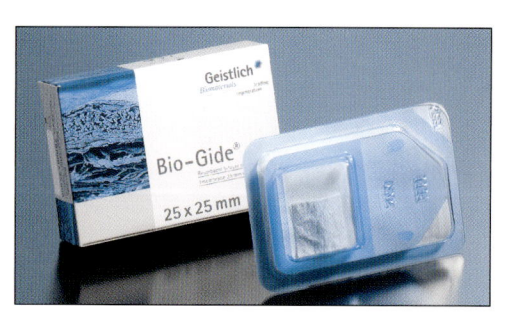

図6-3a　ブタ皮膚より得られた非クロスリンクコラーゲン膜(Bio-Gide).

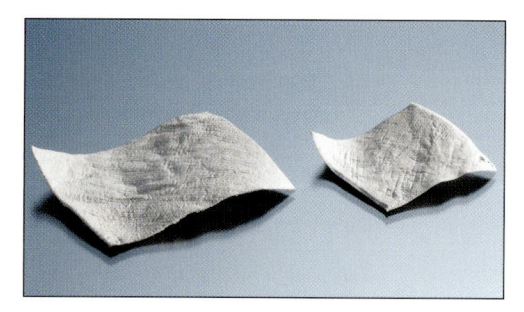

図6-3b　2種類のサイズのコラーゲン膜がある(30×40mm と 25×25mm).

Box6-1	ブタ由来非クロスリンクコラーゲン膜の利点と欠点

利点
- 親水性のため術中に操作しやすい.
- メンブレン除去のための手術を必要としない.
- 軟組織が裂開した場合もメンブレンは感染に対して非感受性である.

欠点
- 4～8週間で吸収されるためバリアとしての機能期間が比較的短い.
- メンブレンが軟らかいため，陥没を防ぐ骨補填材が必要である.

に早期荷重する場合のプロトコールが明文化されている[18-21]．過去5年間，化学的手段によるインプラント表面の改善が試みられてきた．その典型的なものは化学処理SLA表面(SLActive, Straumann)であり，数多くの実験的研究で良い成績を挙げている[22-25]．臨床前研究で得られた説得力のある結果に基づき，われわれのグループではスクリュー型化学処理改良型SLAインプラントを用いてGBRを受ける患者を治療している．

バリアメンブレン

今日では，生体吸収性コラーゲン膜がGBRにおいて主流となっている．もっともよく研究されたメンブレンの1つが，ブタ由来非クロスリンクコラーゲン膜である(Bio-Gide, Geistlich)[26-32]．これには臨床上の利点があるため(図6-3)，われわれのグループでは，多くの場合にこのメンブレンを使っている(Box6-1).

第一に，このメンブレンは親水性で手術中に術者が扱いやすく，血液に浸すと軟らかくなり局所の骨形態に簡単に適合させることができる．二枚重ねが膜の安定性向上に役立つので[33]，非クロスリンクコラーゲン膜で通常必要な固定用ピンやボーンタックを使う必要がない．第二に，数週間で吸収されるので，二次のオープンフラップ手術でメンブレンを除去する必要がない．第三に，治癒期間中に万が一，軟組織の裂開が起こったとしても，コラーゲン膜は合併症のリスクが低い．臨床実験によると，非クロスリンクコラーゲン膜は露出しても局所の感染を引き起こさない[34]．と言うのは，軟組織の治癒は一般的に合併症を起こすことなく，二次創傷治癒で治癒するからである(図6-4).

適切な生体材料の選択

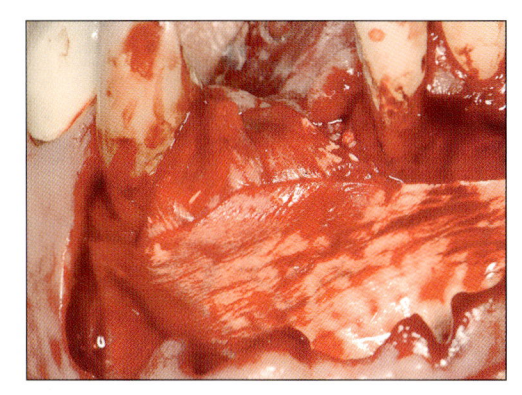

図6-4a　手術部位に設置されたコラーゲン膜.

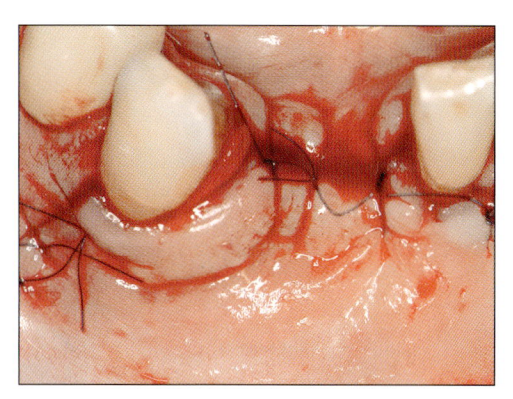

図6-4b　単純縫合による一次創傷封鎖.

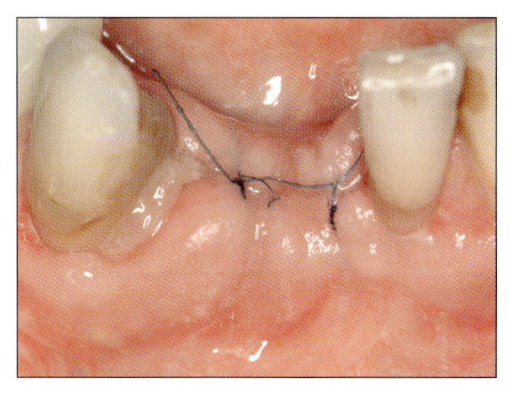

図6-4c　手術後2週間の状態．隣在犬歯に近い創の辺縁に一部壊死があり，創の裂開からコラーゲン膜の露出を生じた．

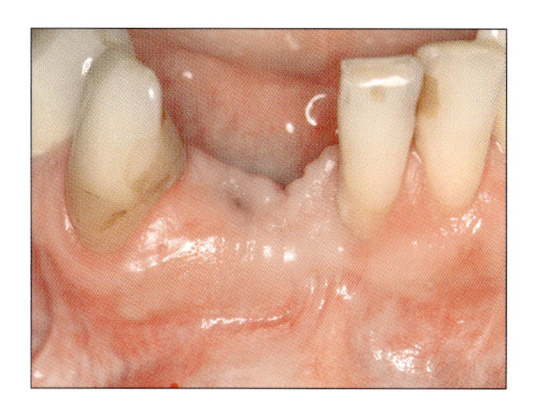

図6-4d　2ヵ月後．メンブレンに感染を起こさずに二次創傷治癒により軟組織は治癒した．

　これらさまざまな点から（コラーゲン膜は）典型的な非吸収性，生体不活性性の伸展ポリテトラフルオロエチレン膜(ePTFE)よりも有意に優れている．このePTFE膜は扱いが難しく，膜を除去する際にはオープンフラップを用いた二次手術を必要とし，軟部組織の裂開が頻繁に起こるので合併症が生じやすい．臨床研究で，早期の膜の露出はGBRの治癒成績を損なうことが示されている[28,35-37]．結果として筆者のグループではePTFEメンブレンは日常の場で使うことはほとんどない．ePTFEメンブレンを必要とする欠損は垂直的歯槽頂増大術の適応症などの場合であるが，これは第9章で検討する．

骨補填材

　骨補填材は治癒結果および予知性の向上に寄与するため日常診療のGBRで普通に使われる．バリアメンブレンとともに使用される骨補填材には以下のことが求められる．
- 膜の陥没を防ぐために膜を支持する．
- 膜で保護された欠損部位での骨新生を促進する．
- つくられた新生骨の経時的維持を助ける．

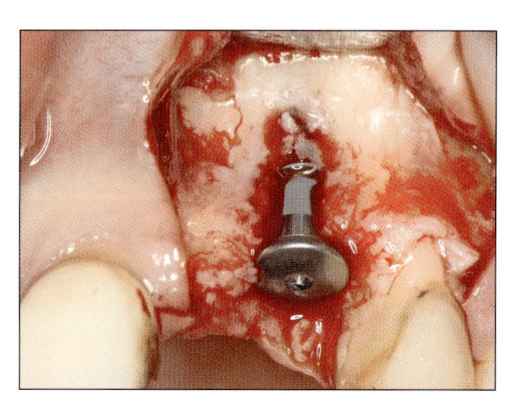

図6-5a 上顎左側犬歯部のインプラント埋入後に唇側のインプラント周囲骨欠損を生じた．

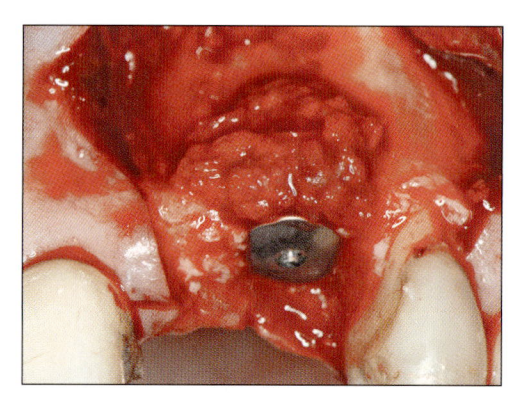

図6-5b 欠損部は局所から採取された自家骨片で露出していたインプラント表面を覆い，増大した．

　最初の特性は補填材が良好な生体適合性を有していれば，どのような型の骨補填材でも簡単に満たすことができるが，第二と第三の特質はもっと難しい．臨床医は非常に多様な移植骨と代替骨材料から選択できる（第4章参照）．骨新生を促進しようとすれば補填材には骨新生の特質が求められるが，同時につくられた骨量を経時的に維持するためには置換率の低いものが求められる．これまでのさまざまな研究からこの2つの特性を同時に満たす移植骨や，骨代替材料は存在しないことがわかっている．したがって，2つの補填材の併用が望ましく，1998年にわれわれのグループが初めてそれを行った．

　2つの骨補填材を用いて相乗的効果を求めるという考えは Buser ら[13]の実験的研究の観察結果が基礎となっている．この研究ではメンブレンで保護された欠損部位での骨新生は，血餅のみを満たしたコントロール群と比較して自家骨片を用いた場合でのみ骨形成が促進されることが示された．試験した骨代替材料のすべてで，一次創傷治癒の間に新生骨形成が認められた．同時にハイドロキシアパタイト主体の補填材のみが低い置換率を示した．この知見は過去10年以上に及ぶ多くの動物実験で確認された[38-42]．

　通常は欠損部に自家骨片が用いられるが，これは露出しているインプラント表面にも直接用いられ，細粒状自家骨移植材の骨形成能を利用することを期待して行われる．この特徴については第4章で詳述し，採取法は第5章で紹介した．最新型のマイクロ・ラフ・サーフェイスのチタンインプラントと併用すると，これらの自家移植骨ではオッセオインテグレーションと骨治癒の両方が同時により早く得られるので，臨床的治癒期間を短縮することができる．同時法GBRでは，この骨チップは同じ術野から採取されるため，患者への追加の外科的侵襲を避けることができ，これによって患者の合併症率が低減した．

　置換率の低い骨補填材は適正な歯槽骨外形を期待して自家移植骨の上に入れる．

　第一選択として脱タンパク牛骨ミネラル（DBBM）細粒が使われるが，それは筆者らのグループの過去15年の臨床成績が良好であったことによる（Bio-Oss, Geistlich）．患者が合成骨補填材を望んだときの代替材料としては，二相性リン酸カルシウム補填材が使用される（Straumann Bone Ceramic, Straumann）．

適切な生体材料の選択

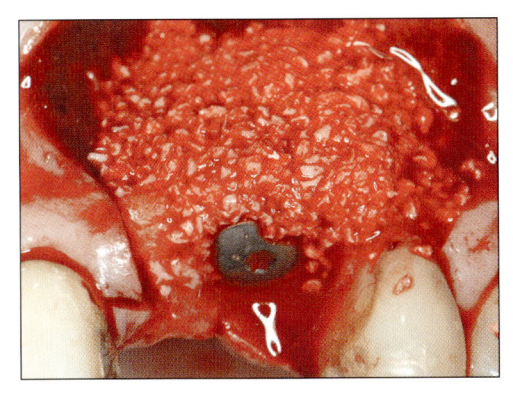

図6-5c 脱タンパク牛骨ミネラル(DBBM)細粒を二次層として外形増大に用いる．

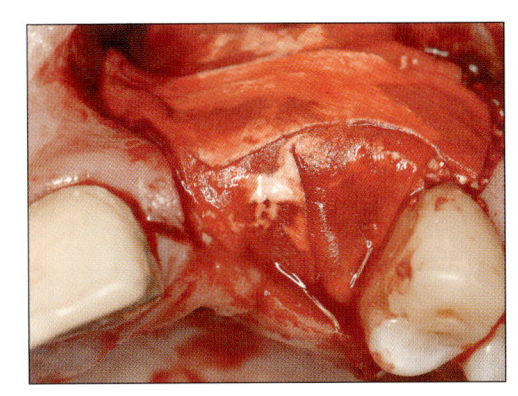

図6-5d 増大に使用した材料は2枚重ねのコラーゲン膜を用い覆う．

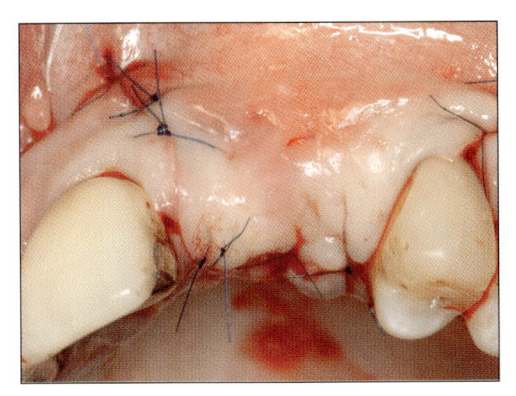

図6-5e テンションフリーの一次創傷閉鎖で手術終了．

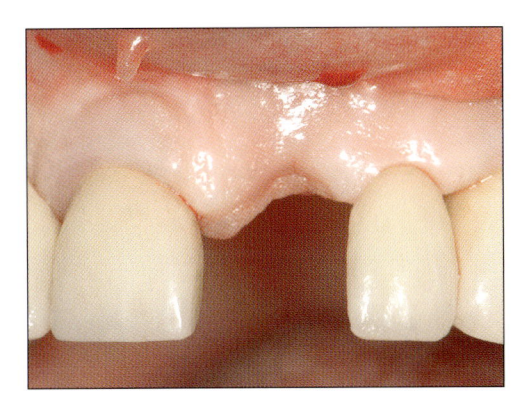

図6-5f 4年後，歯根破折により上顎左側中切歯を抜歯目的で再来院した．

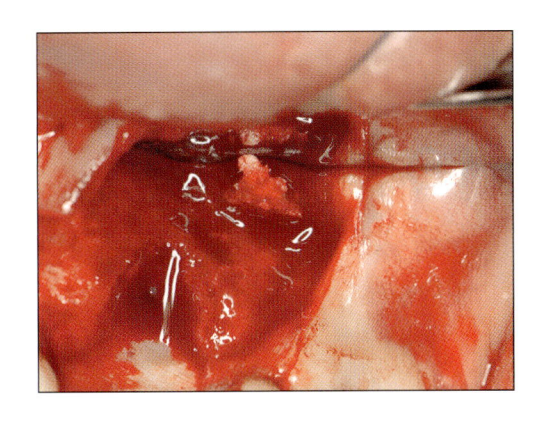

図6-5g インプラント手術の際に，4年前に外形の増大を行った左側側切歯領域から表層の生検検体を採取した(図6-5は次ページへ続く)．

　置換率の低い骨補填材は，骨リモデリングの活動中実質的吸収が多くないため，増大された歯槽堤の骨量を経時的に維持するのに有用であることが患者数名から採取したヒト生検組織学的分析で確認されている(**図6-5**)．置換率の低い骨補填材の望ましい特性をもとに，異なる骨補填材を組み合わせ，二層で外形増大を行うことが，審美インプラントにおいて重要な目的になっている．その理由は，インプラント支持のクラウンやブリッジに最適な審美性獲得に役立つからである(**図6-6**)．

131

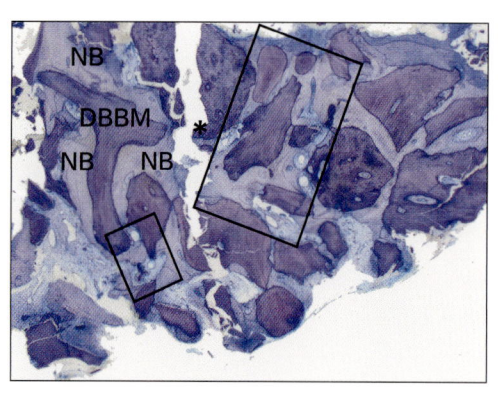

6 骨再生誘導法(GBR)をともなう同時インプラント埋入：生体材料の選択と手術の基本概念

図6-5h ヒト生検検体の概観．多数のDBBM細粒が良好な組織との統合を形成している．新生骨(NB)が代替骨の表面部分を覆い，隣接するDBBMとの間を架橋している．アーチファクトによるギャップ(＊)が標本の中心にみられる(非脱灰研磨切片：トルイジン・ブルー染色)．

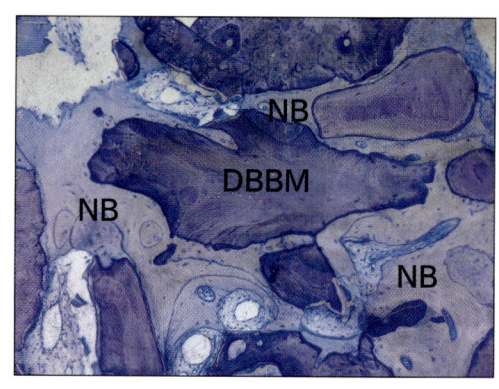

図6-5i 図6-5h内の大きい長方形内部の拡大像．DBBMの表面の大部分は新生骨(NB)で覆われている．

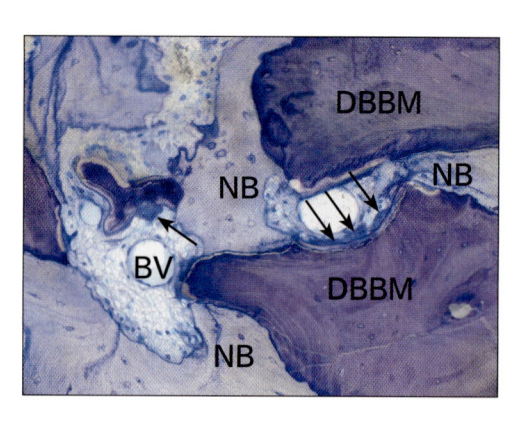

図6-5j 図6-5h内の小さい長方形の拡大像．増大後4年が経過しても骨で覆われていない部位では破骨細胞様の多核巨細胞がDBBMの表面を覆っているのが頻繁にみられる(→)．これは，この骨補填材の置換率の低さを示している．骨基質と骨補填材細粒の間の軟組織は血管(BV)に富んでいる．

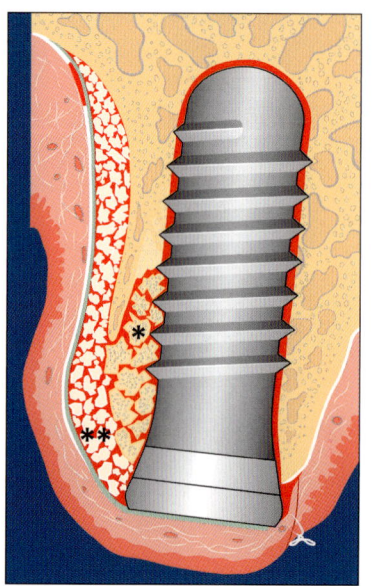

図6-6 外形増大の3層構造の概念．自家骨片を含む骨補填材(＊)は，露出するインプラントの表面を覆い，第二層目のDBBMのような低置換骨補填材(＊＊)とともに外形を増大する．骨補填材は一時的なバリアメンブレンとしてのコラーゲン膜で覆う．生体材料はテンションフリーの一次創傷閉鎖により保護する．

■ 手術原則

手術基盤と前投薬

　同時法 GBR を用いたインプラント手術の究極の目標は外傷の少ない処置である．そのためには術中の不要な組織損傷を避けることだけでなく，インプラント部位と使用した生体材料を口腔内外の細菌汚染から防ぐことが肝要である．

　外傷の少ない外科処置には，十分に訓練を積んだ経験豊富な専門医と，処置に適した衛生的な治療室が必要である．患者を無菌布で覆い，執刀医と助手の適切な術衣着用が推奨される．しかし，無菌治療室はインプラント処置の成功の必須条件ではないことが臨床研究で実証されている[43]．有能な手術第一助手(無菌)と第二助手(非無菌)の存在は手術を問題なく進めるうえで有益である．手術器具はすべて適切に滅菌すべきで，ドリリング速度は15〜2,000rpm，生理食塩水で冷却洗浄できる専用ドリル装置の使用を強く勧める[44]．

　術前処置には，グルコン酸クロルヘキシジン(chlorhexidine digluconate:0.2%)で1分間の口内洗浄や，口腔周囲皮膚の消毒などがある．GBR を予定している男性患者の場合，髭をたくわえていれば，髭そりを勧めている．不安を感じている患者に対してはすべてに鎮静剤を前投薬し，ベンゾジアゼピン(Dormicum，Roche 製ミタゾラム筋肉注射5.0mg／経口7.5mg など)を術前30分に投与する．同時法 GBR を受ける患者には例外なく抗菌薬のアキモキシリン／クラブラン酸(Augmentin，GlaxoSmithKline 製)を手術2時間前に2 g 経口投与の形で術前予防投与を行う．もし患者がペニシリン系抗菌薬へのアレルギーがあるならば，別の抗菌薬を用いる．

フラップデザイン

　同時法 GBR の最良の治療結果獲得を目的として，使用した生体材料が途中で妨げられることなしに粘膜下で治癒するためには，テンションフリーの一次創傷閉鎖が重要である．初期の軟組織治癒があって初めて，必要な骨治癒が口腔内細菌の干渉を受けずに健全な粘膜下で起こる．局所的に吸収された歯槽堤を増大すると，歯槽堤全体の容積が増加する．結果として，テンションフリーな創傷閉鎖の獲得のためには，唇側，頬側の骨膜減張切開を行い全層弁に可動性を与える必要がある．最低限1本の縦切開を加えてフラップを挙上すれば骨膜減張切開が可能なので，可動性を獲得できるかどうかの問題はフラップデザインにも影響を与える．

　切開技術とフラップデザインは従来の口腔手術原則に従う．そのなかには，良好な血管分布を確保するための基底部の広いフラップをつくること，という原則がある．末広がりの縦切開による台形フラップ(トラペゾイダルフラップ)は過去20年間の GBR でもっともよく使われたデザインである．代替法として，1本の縦切開のみで行う三角フラップ(トラ

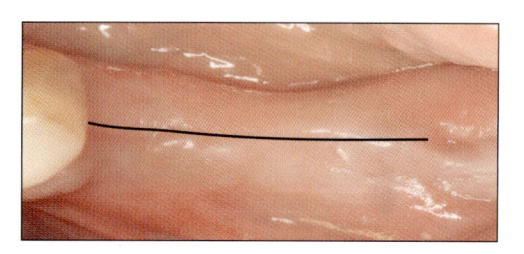

図6-7a 下顎のコラーゲン膜を併用したGBR．通常，歯槽頂切開が用いられる．

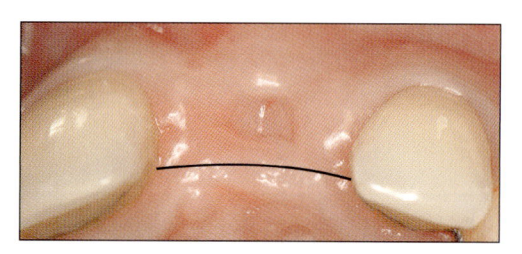

図6-7b 上顎のコラーゲン膜を併用したGBR．切開線はやや口蓋側寄りに設定する．

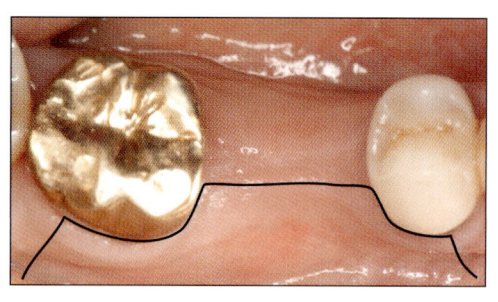

図6-8 下顎臼歯部のGBRに用いる標準的フラップデザイン．歯槽頂切開は歯肉溝を通って頬側へ延長する．台形の粘膜骨膜弁作製のため2本の歯の中央を避けた縦切開を行う．

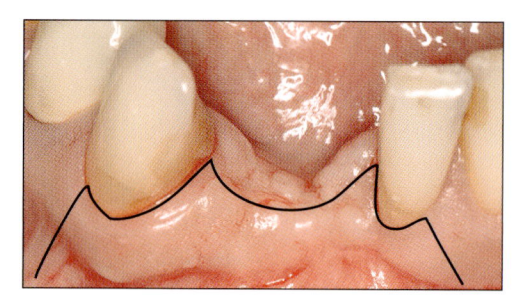

図6-9 図6-8に類似した下顎前歯部のフラップデザイン．歯槽頂切開，歯肉溝内への延長，2つの垂直減張切開（縦切開）を用いる．

イアンギュラーフラップ）デザインの使用も増えており，とくに審美性が要求される部位での増加がみられる．

切開法

切開線を検討する際には，欠損部顎堤の歯槽頂部の切開と，多種の縦切開あるいは前庭部減張切開の選択肢とは区別しなければならない．1990年前半，歯槽頂中央部への切開による軟組織裂開が頻発したため，ePTFEメンブレン使用の際にラテラルアプローチが奨励されていた[11,45]．ラテラルアプローチは，上顎では切開を口蓋側から始め，下顎臼歯部では頬側の可動粘膜から始める．ラテラルアプローチはなかなか難しく，とくに下顎では注意を要する．非クロスリンクコラーゲン膜を用いた下顎のインプラント部位では，一般的に歯槽頂（中央部）切開が行われている（**図6-7a**）．上顎では，切開線はやや口蓋側に寄りに位置させる（**図6-7b**）．これらの切開法で処置は格段に容易になり，単純化できる．

下顎後方部では，欠損部顎堤の近遠心の隣在歯の歯肉溝内切開へ歯槽頂切開を延長する（**図6-8**）．前庭部減張切開は日常的に使用されている．小臼歯部ではオトガイ神経の損傷を避けるためにオトガイ孔の位置を考慮しなければならない．また，同様のフラップデザインは下顎前歯部にも使われる（**図6-9**）．

手術原則

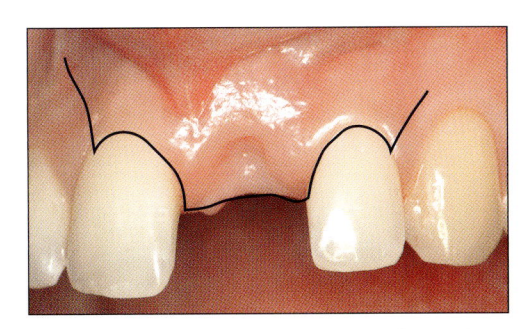

図6-10a 上顎前歯部用の外科医が好んで行う典型的なフラップデザイン．歯肉溝内への延長と2本の遠心線角部減張切開まで延長した歯槽頂切開．台形の粘膜骨膜弁が形成される．

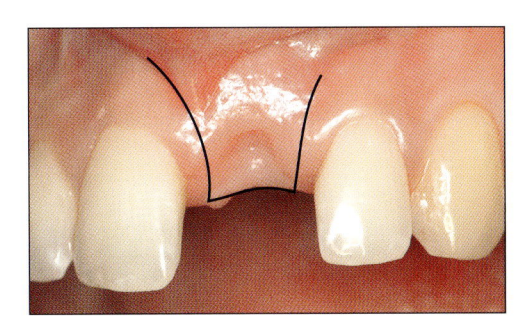

図6-10b 歯周病専門医の好む乳頭部保護フラップデザイン．隣接面の骨構造の露出を避けるために乳頭部は挙上しない．

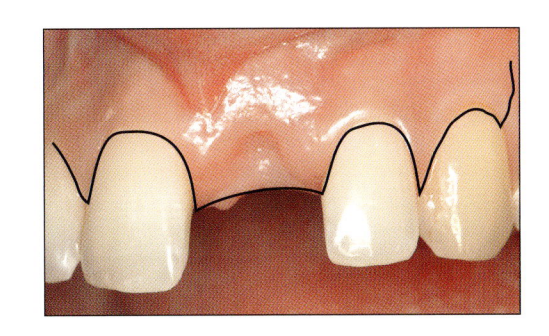

図6-10c さらに工夫された三角フラップデザイン．歯槽頂切開から歯肉溝内切開を長く両側に延長する．両犬歯間に瘢痕線をつくらないために犬歯の遠心から1本だけ縦切開を行う．

　上顎前歯部における最良の切開法とフラップデザインについては未だ意見の分かれるところだが，2つの大きな問題は，(1)縦切開を使用すべきか否か，(2)切開に乳頭を含むことの是非，である．(1)はすでに検討されている．外形の増大を実施する場合，およびテンションフリーの一次創傷閉鎖が手術コンセプトで重視される場合ならば，骨膜切開ができるように，少なくとも1本の縦減張切開を使用する必要がある．縦切開はのちに線状の瘢痕組織の原因となり，これを除去するにはダイヤモンドドリルかCO_2レーザーで組織の表層を除去する簡単な追加外科処置を必要とする場合がある．

　(2)の問題は長年にわたり議論されている問題である．口腔外科医は歯間乳頭を含む全層フラップ挙上を好むことが多く(**図6-10a**)，歯周病専門医は歯間乳頭温存切開を用いより小さ目のフラップを好む(**図6-10b**)傾向があり，どちらの術式にも利点と欠点がある．歯間乳頭温存切開のほうが隣在歯の隣接面部で，骨吸収が若干少ない可能性があると臨床研究で示されている[46]．この切開の欠点は，フラップがかなり小さいことと重要部位に2本の垂直な切開線の痕が残ることである．隣在歯での歯肉溝内切開は隣接する骨の吸収が大きくなる可能性はあるが，フラップも大きくなることで挙上したフラップの血管分布量を向上させ，また生体材料を使用する際の増大部位へのアクセスが容易になる．縦の減張切開は，隣在歯あるいはより離れた歯の遠心線角部に行う．代替法として，1回のみの縦の減張切開を犬歯の遠心に行い，反対側まで歯肉溝内切開を延伸する三角フラップデザインも適用できる(**図6-10c**)．

135

このフラップデザインは上顎前歯部の両側の犬歯間に縦切開を施さないという利点があるが一方では，骨表面の露出が広くなり，これらの部位の骨吸収の増加をまねく．一般的な症例では，当グループは台形フラップか三角フラップにかかわらず歯肉溝内切開を好んで用いている．

創傷閉鎖

創傷閉鎖も治療の成功にとって不可欠な要素である．順調な初期の創傷治癒は最高の結果を保証するだけでなく，術後の患者の外来診察の回数も少なくできる．この点は処置の費用対効果を考察するうえで忘れてはならない．

創傷閉鎖の第一の原則はテンションフリーに創縁を適合させることである．この目的達成のためには，頬側あるいは唇面フラップをつねにno.15ブレードで減張すべきである．オトガイ神経を損傷しないように，下顎小臼歯部分の減張切開には細心の注意を払わなければならない．第二の原則は，縫合の目数が多くなりすぎないことである．これは創の治癒が縫合糸の下ではなく縫合間で起きるためで，縫合間の最適距離は約2〜3mmである．

縫合糸の材料としては，太さが4-0／5-0／6-0(Seralon, Serag Wiessner製)のいずれかの非吸収性単繊維（モノフィラメント）ポリアミド縫合糸が望ましい．上顎前歯部の一般的症例では，歯槽頂部のフラップ固成には5-0縫合糸による単純縫合がもっとも多く使用され，減張切開には6-0縫合糸で単純縫合が使用される．欠損部がより大きな場合は，顕著な腫脹が予想されるので，4-0糸で縫合し，その後14日間はそのままにしておく．

さまざまな臨床処置については，本章の後半と第7章以降の症例呈示で段階ごとに詳述する．

■ 術式

骨の開窓

先天性の側切歯欠損症例では，多くの場合，根尖部分に骨の開窓がみられるが，そのような部位では，歯槽頂部には欠損がなく骨量は十分であることがある．開窓は上顎の犬歯あるいは第一小臼歯部位にもみられる．

症例1

19歳女性．インプラント治療の原因は側切歯先天欠損の治療．中程度のスマイルライン

術式

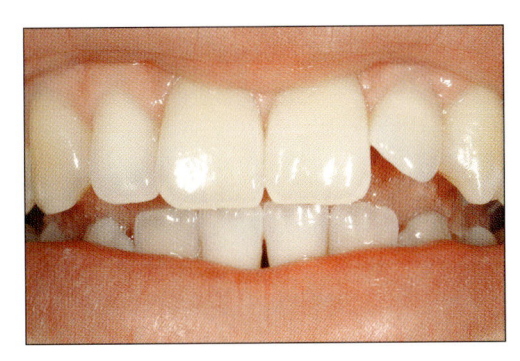

図6-11a 残存乳歯を有する19歳女性．わずかに捻転し動揺が増していた．

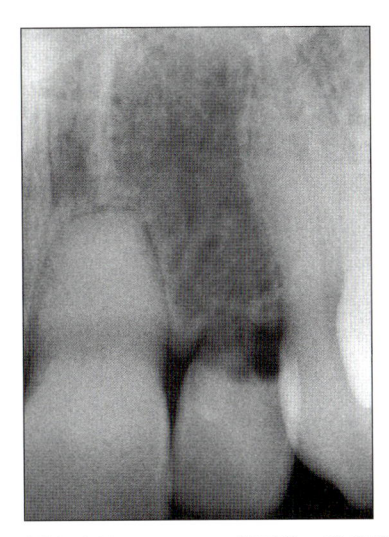

図6-11b エックス線画像．乳歯根部の完全吸収がみられる．

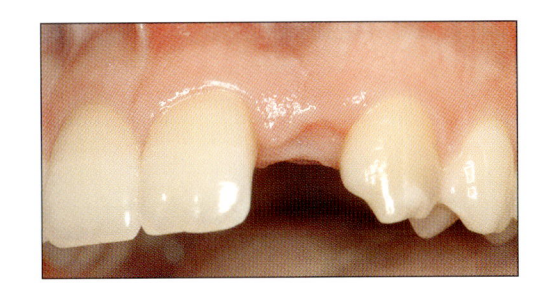

図6-11c 乳歯抜去後，短い治癒期間後1歯分の欠損部はインプラント埋入のための距離が保持されている．

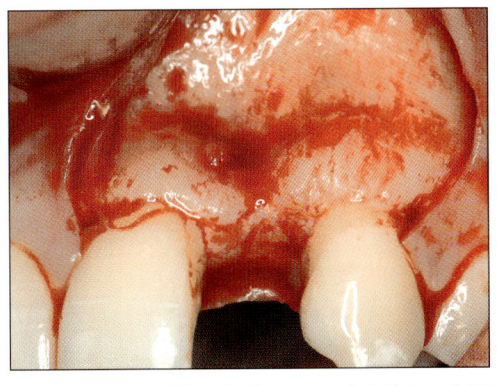

図6-11d 典型的な台形フラップデザインを選択．フラップを挙上すると大幅な唇側面の陥凹が明瞭に現れた．

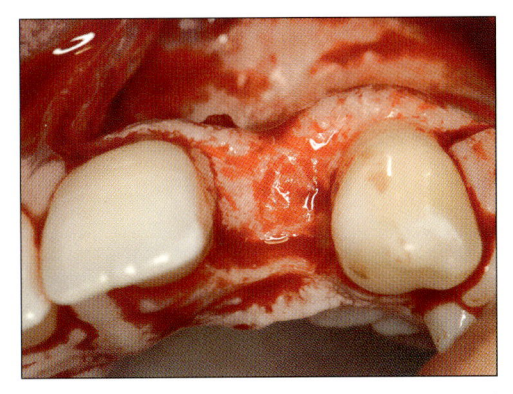

図6-11e 歯槽頂幅は5mm以上あり，インプラント埋入には十分である．

で(図6-11a)，残存乳歯は若干捻転し，完全な歯根吸収が認められた(図6-11b)ため，抜歯が必要とされた．隣接する中切歯には原因不明の明確な歯根吸収が認められた．

1歯欠損分の歯槽頂部は，小さめの幅径3.3mm，プラットフォーム径3.5mmのスクリュー型インプラントの埋入に十分な広さがあった．フラップ挙上せずに乳歯を抜歯した

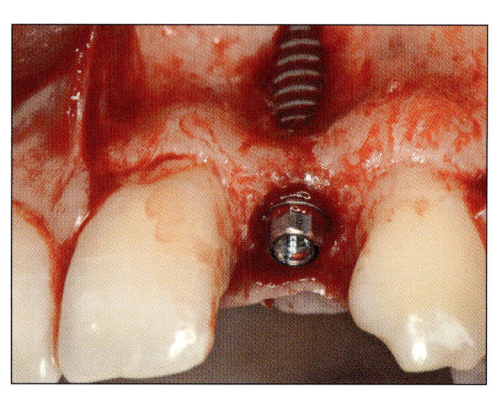

図6-11f ナローネックインプラントを傾斜も三次元的にも正しく埋入した．根尖部が露出する開窓を生じた．

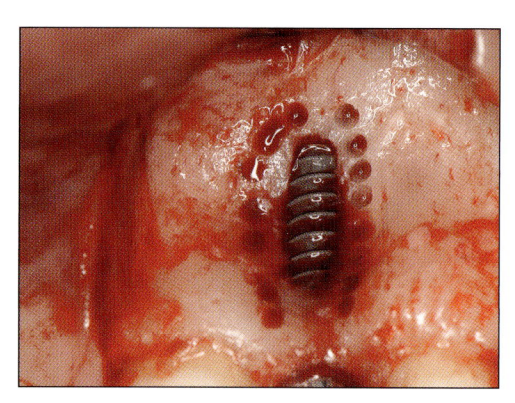

図6-11g インプラント周囲の骨の表面は皮質骨である．骨髄腔を開放するために多くのドリルホールを形成し，欠損部に出血を促した．

のちに2～3週間で軟組織は十分に治癒し，同時法GBRによるインプラント植立が可能となった（図6-11c）．歯槽頂切開はわずかに口蓋側寄りに行い，両側に歯肉溝内切開を延長し，2本の縦切開を両隣在歯の近心部にあるいは遠心部に行い（トラペゾイダル）全層弁を剥離，翻転した（図6-11d, e）．

歯槽頂幅はインプラント埋入には十分だったが，顕著な唇側の陥凹がみられた．ラウンドバーや順次直径を拡大できるスパイラルドリルやプロファイルドリルを用いて，多量の無菌生理食塩水で冷却しながら，インプラント床を形成する．この標準的な外傷の少ない術法によりインプラント部位の外傷が最小限に抑えられる[47]．インプラントを正確な三次元位置に適切な軸方向に埋入できたことで，基底部のアクセスホールを通じてスクリュー固定式のクラウンの装着が可能になった．

予想どおり，このインプラントの位置と軸方向では，顕著な根尖開窓欠損が生じた（図6-11f）．周囲の骨構造は主に皮質骨であり，欠損部の自発的出血を誘発するために，小型ラウンドバーで皮質骨を穿孔し髄腔を開放する必要があった（図6-11g）．つぎに，平端型チゼルを用いて同じフラップ内から前鼻棘の自家骨片を採取し，患者の血液と混合し，露出しているインプラント表面を被覆した（図6-11h）．外形増大を獲得するために自家骨はさらに二層目のDBBM細粒で被覆された（図6-11i）．DBBM細粒は軟組織の審美的な解剖学的構造を支持する目的で本来の局所解剖形態より明らかに大きくオーバーコレクションされている（図6-11j）．

増大用骨移植材はダブルレイヤーテクニックを用いてコラーゲン膜で被覆した（図6-11k, l）．こうすることで，一時的なバリアとして働く膜が良好に固定される．さらに，コラーゲン膜は設置した骨補填材を正確な位置に維持する役目も果たす．通常は，コラーゲン膜を隣在歯の歯肉溝まで広げても問題なく治癒することができる．外科処置は唇側骨膜切開後のテンションフリーな一次創傷閉鎖をもって完了とする．弁の辺縁は慎重に適合させ，複数の単純縫合を行い，固定した（図6-11m）．

術式

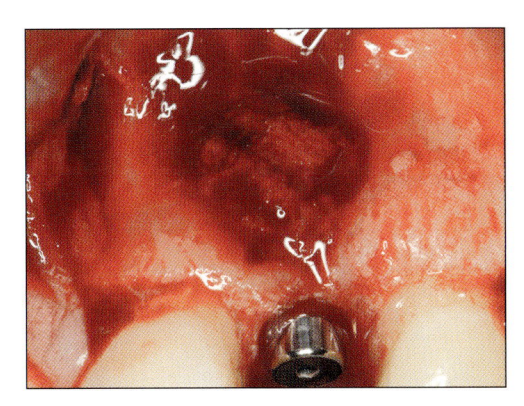

図6-11h　局所で採取された骨チップで露出しているインプラント表面を覆う．これらの自家移植骨は骨 - インプラント間の骨新生のスピードを速めることが期待される．

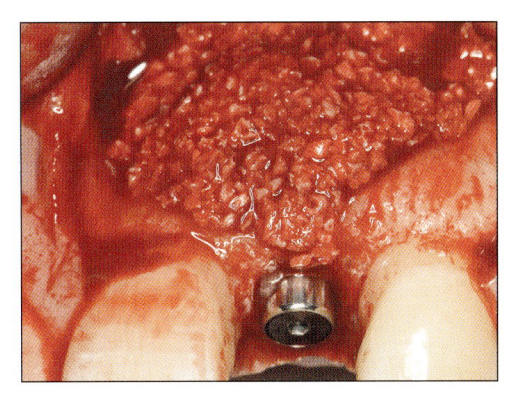

図6-11i　露出部を覆う第二の層としてDBBM細粒を利用する．細粒は操作性を増すために血液に浸潤して用いる．

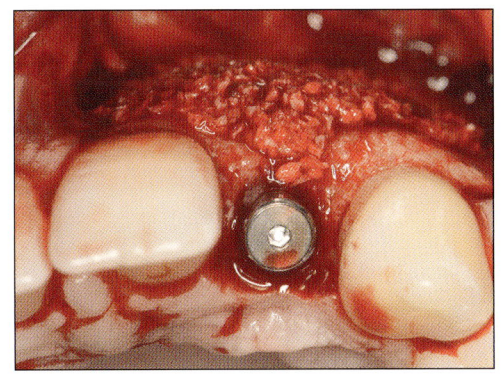

図6-11j　咬合面観．適切に増大された外形がわかる．置換率の低い骨補填材は最適な審美的予後をもたらし，インプラント領域に安定した骨量を与える．

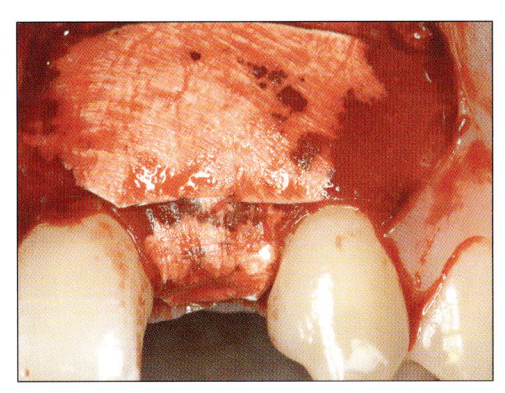

図6-11k　ダブルレイヤーテクニックを用いたコラーゲン膜の使用．親水性の膜は血液に浸すと，すぐに容易に取り扱える．

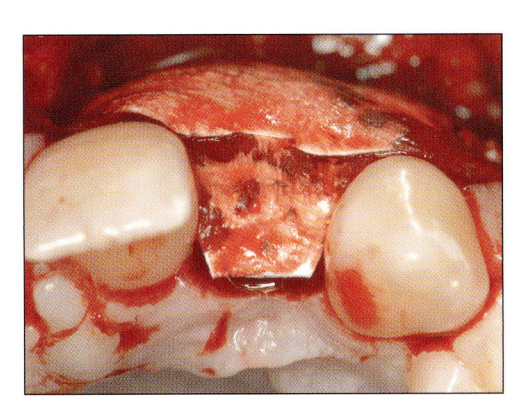

図6-11l　膜は一時的な遮蔽機能だけでなく，使用した骨補填材を安定させる．

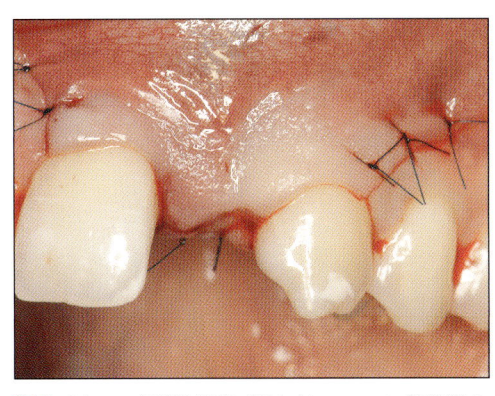

図6-11m　骨膜減張切開を行ってから単純縫合を用いてテンションフリーで一次創傷閉鎖を行う．

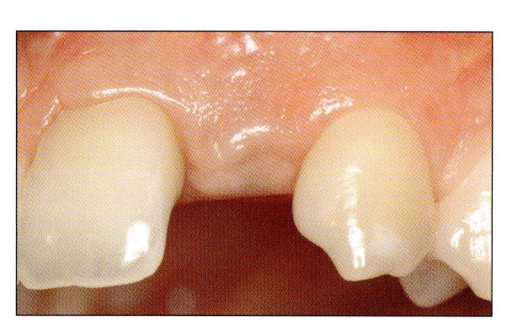

6　骨再生誘導法（GBR）をともなう同時インプラント埋入：生体材料の選択と手術の基本概念

図6-11n　2ヵ月後，臨床的にはインプラント領域の傷はきれいに治癒している．近心の縦切開が瘢痕線になっている．

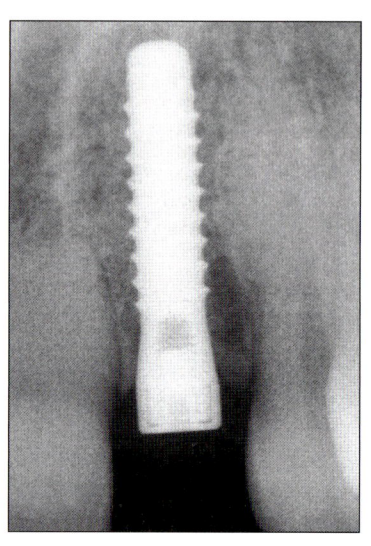

図6-11o　エックス線画像撮影でインプラントの良好な骨結合がみられる．

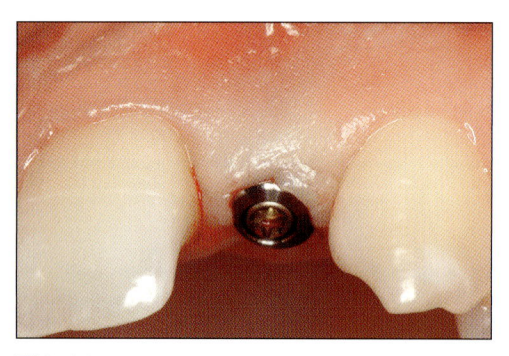

図6-11p　パンチ法でインプラント部位を裸出し，長めのヒーリングキャップを装着．

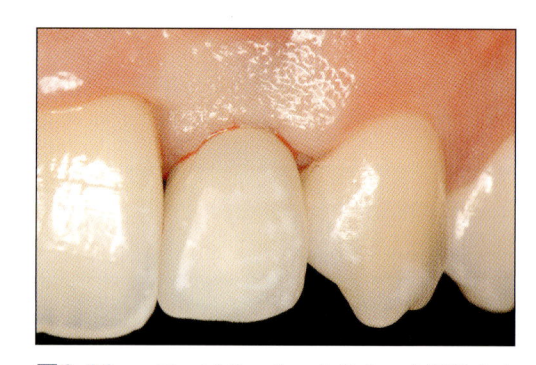

図6-11q　プロビジョナルクラウンを装着するとインプラント周囲の軟組織は圧迫により貧血状態になるが，数日中にクラウン辺縁に沿った形状になる．

　8週間の治癒期間は順調に過ぎ，臨床検査とエックス線検査でインプラント部位の良好な軟組織の治癒と，インプラントの堅固なインテグレードを確認した（**図6-11n, o**）．インプラントはフラップを拳上することなく（**図6-11p**），no.12ブレードを用いた簡単なパンチ法で露出させ，軟組織の形態修正用のプロビジョナルクラウンを装着した（**図6-11q**）．2，3ヵ月後，プロビジョナルクラウンをメタルセラミッククラウンにおき換え修復した．

　3年半後の検査では良好な審美性を得られていた．患者本人による自宅での十分に行き届いたケアの結果，インプラント周囲の軟組織に炎症はみられなかった（**図6-11r〜t**）．エックス線画像でもナローネックインプラントはしっかりとインテグレートし，歯槽頂部に典型的な小規模の骨のリモデリングがみられる（**図6-11u**）．これらの臨床的・画像的知見から，このインプラントの長期予後は非常に良好である．

術式

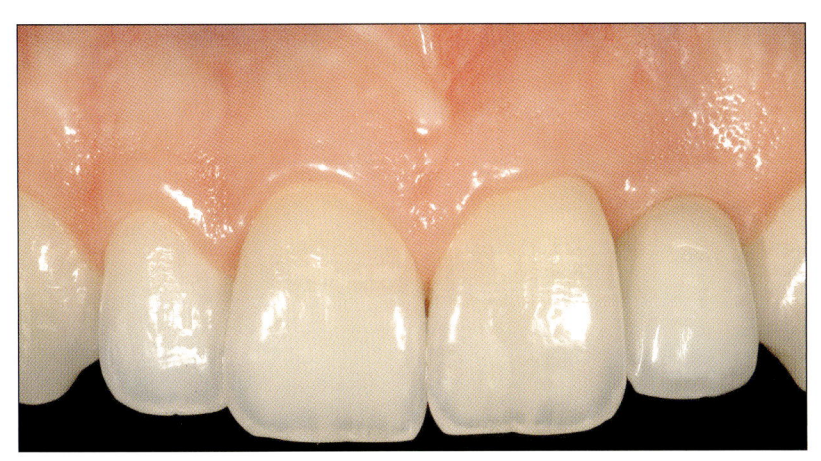

図6-11r インプラント埋入から3年半後．インプラント支持のクラウンは審美領域内でよく統合している．審美的には良好である．

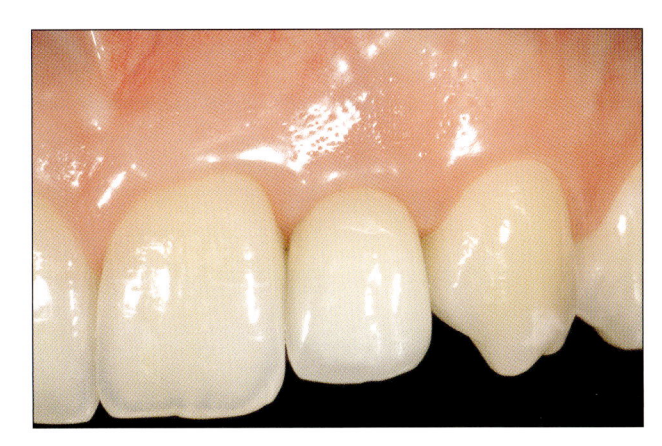

図6-11s クローズアップ写真でもインプラント周囲の軟組織は目にみえる炎症もなく，健全である．粘膜の頬側辺縁は適度な豊隆を形成している．

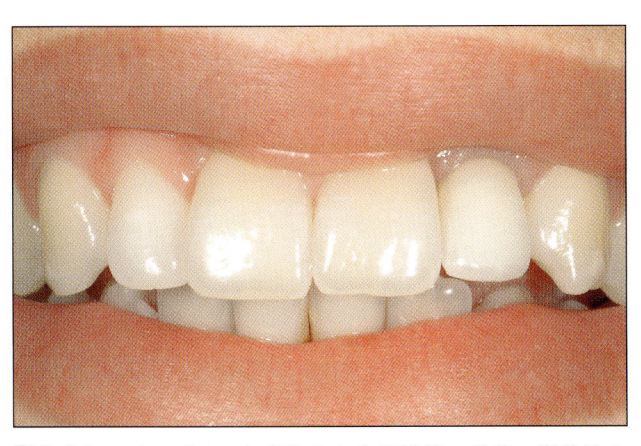

図6-11t インプラント埋入から3年半後．患者の審美的な笑顔．

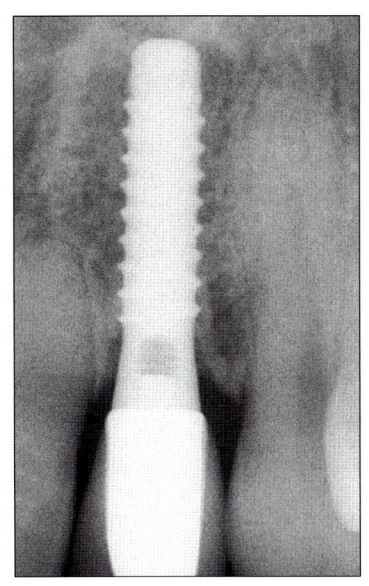

図6-11u エックス線画像．インプラントは良好な統合を示し，歯槽頂部でのわずかな骨のリモデリングが確認できる．

141

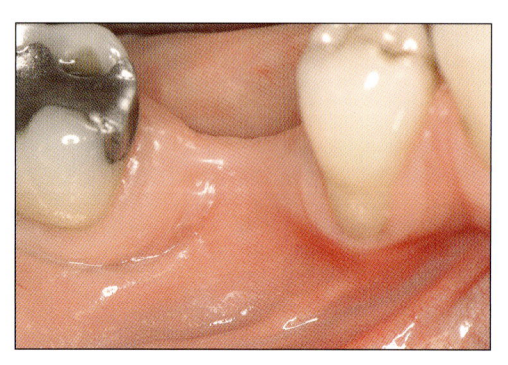

6 骨再生誘導法(GBR)をともなう同時インプラント埋入：生体材料の選択と手術の基本概念

図6-12a 下顎臼歯部の1歯欠損．下顎右側第一臼歯は数年前に抜歯されていたため，頬側の骨の平坦化が起こっている．

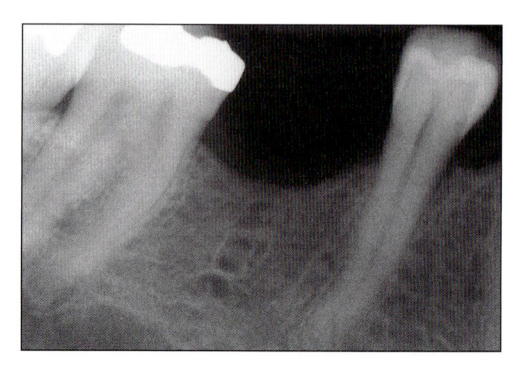

図6-12b エックス線画像では欠損部の骨構造は正常であることがわかる．

歯槽頂裂開型欠損

　抜歯後6ヵ月以上経過した欠損部位では歯槽頂裂開型欠損がみられる．このような状況は待時インプラントがスタンダードであった1980年代と90年代でさえもよくみられた．結果的に，インプラント埋入時にインプラント部位の多くが骨頂幅不足で，同時法GBRを必要とした．現在では抜歯後の歯槽堤変化のパターンがよく理解されているので，日常診療で歯槽頂裂開型欠損をみることはかなり少なくなった．臨床医は通常，即時または早期インプラント植立などの最新治療コンセプトを広く用いているからである（第7章参照）．

症例2

　下顎右側第一大臼歯は数年前に抜歯され1歯分の欠損部位に典型的な頬側骨吸収が認められる（図6-12a）．エックス線画像分析では下顎管までに十分な骨があり10mmのスクリュー型インプラントの植立が可能である（図6-12b）．

　第一大臼歯部の欠損部への十分なアクセスを獲得するために，典型的な台形フラップを用いた（図6-12c）．インプラント床形成が完了した時点で，頬側の歯槽骨欠損の広がりがはっきりと確認できた（図6-12d）．新生骨形成の予知性向上のために，インプラント周囲骨表面を小型ラウンドバーで穿孔して髄腔を開放し，欠損部への血流を促した（図6-12e）．さらに，インプラント床の頬側の薄い骨壁の部分をダイヤモンドドリルで意図的に削って頬骨壁の辺縁部を平坦にした．

　自家骨片はインプラント部位より遠心の頬側骨表面からボーンスクレイパーで採取し（図6-12f），無菌の金属皿で保管する（図6-12g）．インプラントを正確な三次元的位置に埋入すると，予想どおりに平坦な基底部のある2壁性の欠損となった（図6-12h）．このような欠損部の解剖学的形態は，垂直方向の平坦部が使用した骨片を安定させて上下動を防ぐことができるので重要である．採取した骨片は血液と混合し，露出インプラント表面の被覆に用いる（図6-12i）．

術式

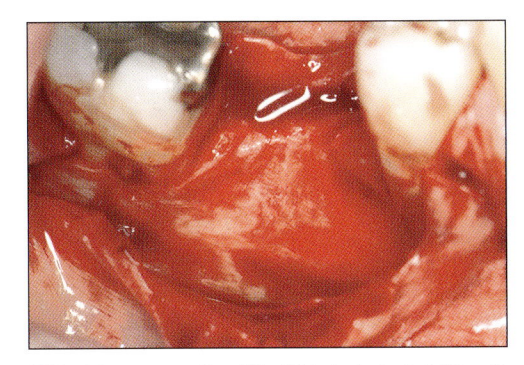

図6-12c 2ヵ所の縦切開をともなう台形の弁を翻転すると，歯槽骨頂部の幅の減少が明らかである．

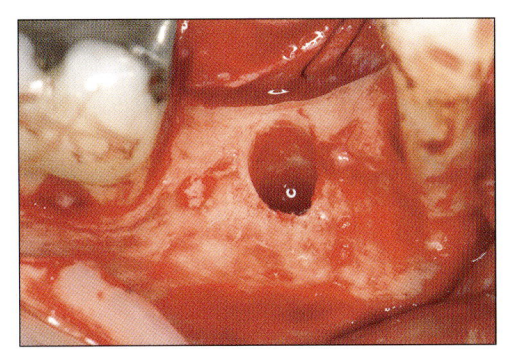

図6-12d インプラント床を三次元的に正しい位置に形成する．骨頂部の裂開型欠損となった．

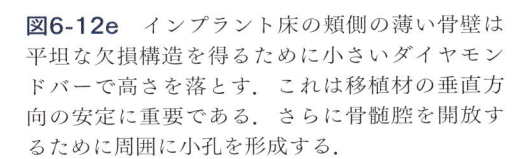

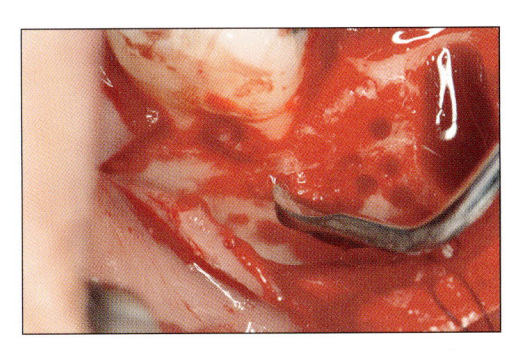

図6-12e インプラント床の頬側の薄い骨壁は平坦な欠損構造を得るために小さいダイヤモンドバーで高さを落とす．これは移植材の垂直方向の安定に重要である．さらに骨髄腔を開放するために周囲に小孔を形成する．

図6-12f 自家移植骨は同じ術野のインプラント領域遠心頬側から鋭利なスクレイパーで採取する．

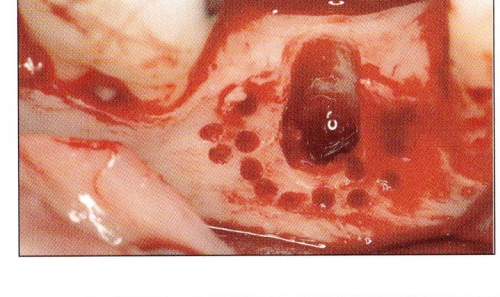

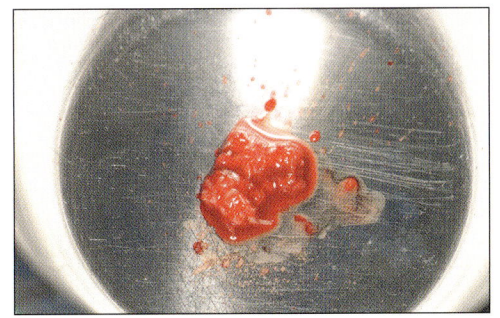

図6-12g 骨チップは金属製無菌皿に集め，血液に浸潤する．

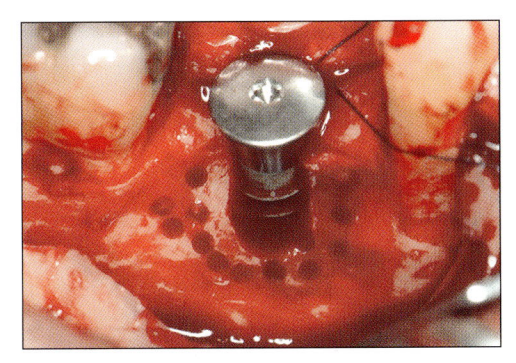

図6-12h 通常幅径のインプラントを埋入すると，インプラント頬側の歯槽頂部の裂開が明らかになった．

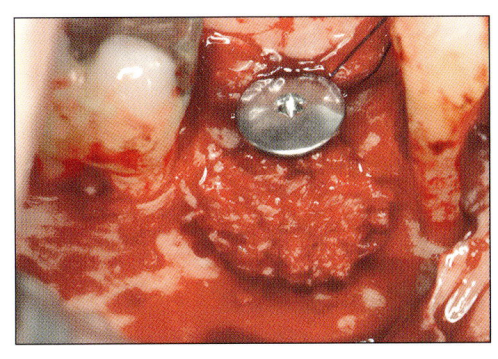

図6-12i 骨欠損部は同部位で採取した骨チップで充填する．

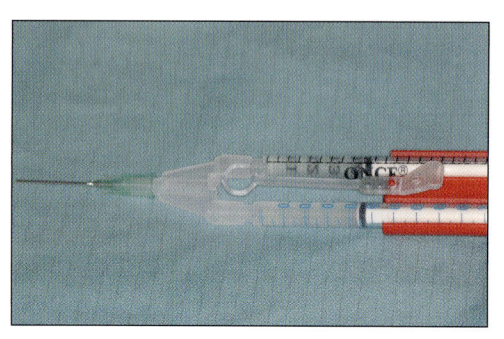

6 骨再生誘導法(GBR)をともなう同時インプラント埋入：生体材料の選択と手術の基本概念

図6-12j 下顎のGBR部位では骨補填材を安定させるために，フィブリンシーラント剤がよく使用される．

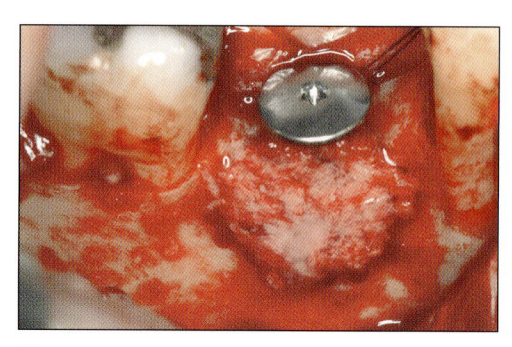

図6-12k フィブリノーゲンとトロンビンは混ぜると直ちに凝固が始まり，骨補填材を安定させる．

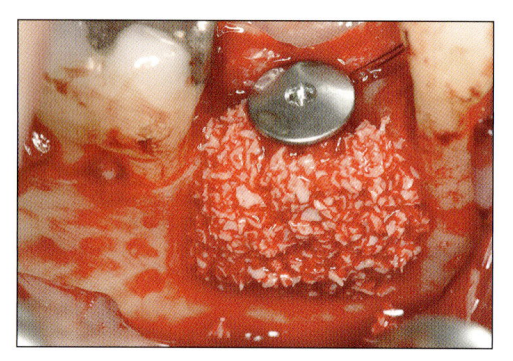

図6-12l DBBM細粒を第二層として輪郭形成に使用する．

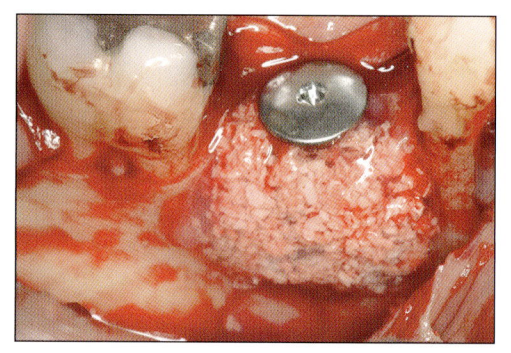

図6-12m DBBM細粒も再度フィブリンシーラント剤で安定化させる．

　下顎では，移植に使用した骨片が歯根方向に滑り落ちやすいため重力が大敵である．インプラント周囲欠損を平坦化することに加えて，骨片はフィブリンシーラント剤(Tissucol, Baxter製)を用いて安定化できる．このフィブリノゲンとトロンビンのシーラントは二液型で瞬時に凝固するので，適用した骨片を固定することが可能である(図6-12j, k)．自家骨はまずDMMB細粒の薄い層で被覆され，これでさらにフィブリンシーラントによっても固定される(図6-12l, m)．

　創傷を閉鎖する前に，コラーゲン膜をダブルレイヤーテクニックで設置し，粘膜骨膜弁の浅い位置に切開を加え移動を可能にした(図6-12n)．複数の単純縫合を用いてテンションフリーの一次創傷閉鎖により処置を完了した(図6-12o)．

　インプラント部位の再切開は12週間の治癒期間後に行い，紹介元の歯科医師がメタルセラミッククラウンをセメント合着してインプラント補綴が終了した(図6-12p, q)．

　3年後の検査ではインプラントは強固にインテグレーションしており，周囲軟組織に炎症はみられなかった(図6-12r)．デンタルエックス線画像では，インプラント周囲骨レベルは安定していた(図6-12s)．

術式

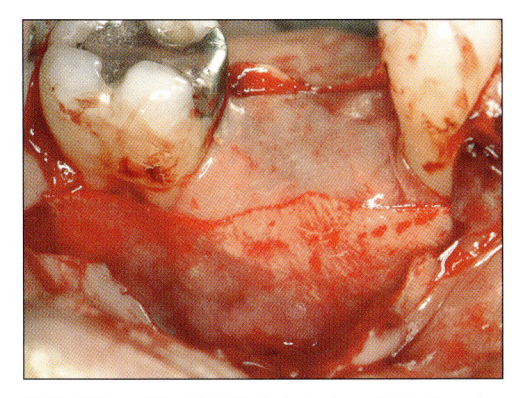

図6-12n　膜の安定性を向上させるダブルレイヤーテクニックでコラーゲン膜を用い補填材を覆う．

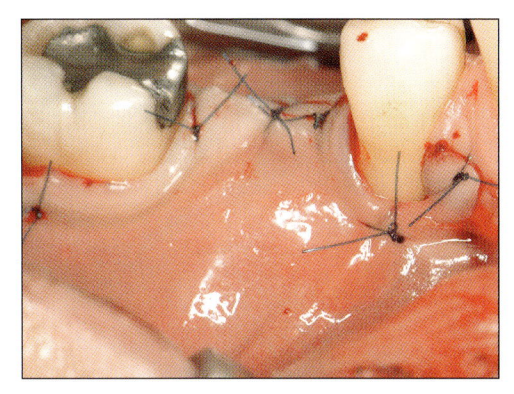

図6-12o　単純縫合で，テンションフリーの一次創傷閉鎖を行い手術は終了する．

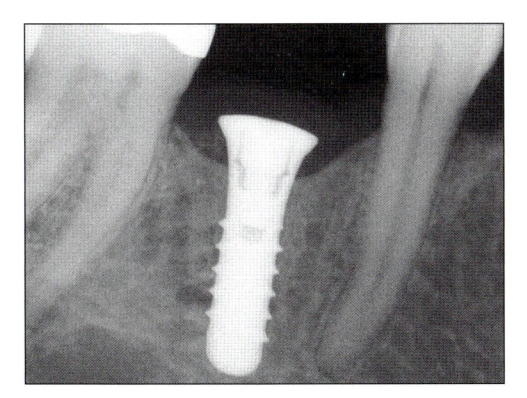

図6-12p　12週間後のエックス線画像．インプラントは正しい位置にあってインテグレートしており修復処置を開始できる状態である．

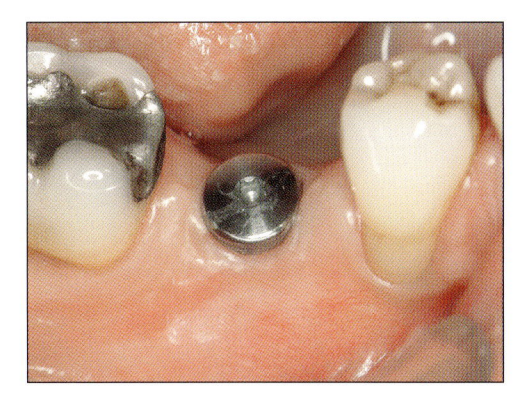

図6-12q　二次手術後．インプラントはセメント合着のメタルセラミックで補綴修復が行える状態である．

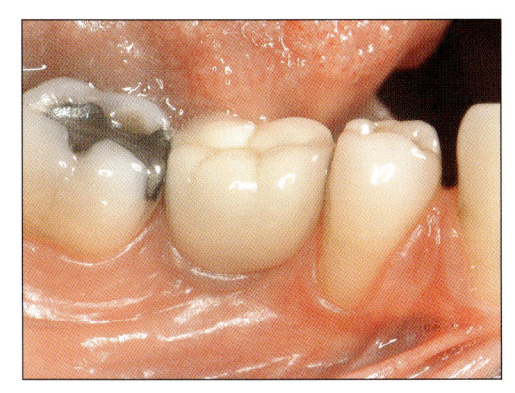

図6-12r　3年後．インプラント支台のクラウンと健全なインプラント周囲の軟組織．

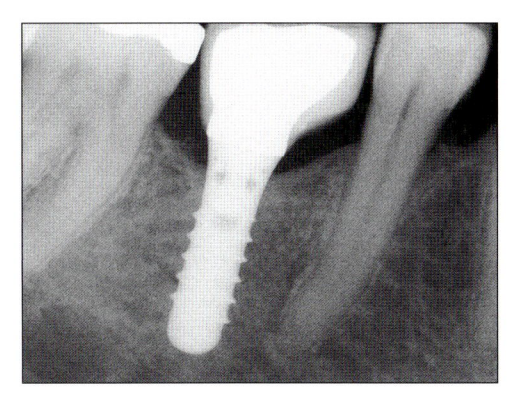

図6-12s　エックス線画像．スクリュータイプのインプラントの周囲にエックス線透過像はなく，良くインテグレートしている．このインプラントは長期にわたる良好な予後が期待できる．

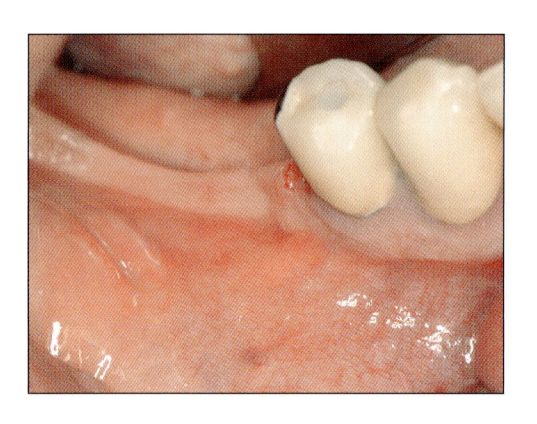

図6-13a 下顎右側の遠心遊離端欠損．最遠心の歯はクラウン修復された第一小臼歯である．無歯部の角化粘膜は幅2，3mm以下に減少している．

症例3

　61歳男性．両側遠心遊離端欠損部へのインプラント希望で他院より紹介来院した．両側ともに第一小臼歯が下顎のもっとも遠心の歯である．この症例では下顎右側の治療に焦点をあてる．患者は可撤性義歯を装着しており，インプラント支台の固定性修復を希望していた．

　臨床検査では，歯槽頂が狭く第一大臼歯部でとくに狭いことが示された（**図6-13a**）．デジタルボリューム断層撮影（DVT：digital volume tomography）三次元エックス線画像ではこの部位に幅4mmに満たない狭い歯槽堤が確認された（**図6-13b〜e**）．この部位には段階的アプローチを用い，早期に水平的歯槽堤増大を実施し，その後5ヵ月でGBRと同時のインプラント埋入処置が必要だと考えられた．第二小臼歯部分でも，歯槽頂は扁平化していたが，第一大臼歯部ほどではなかった．ここではGBRと同時のインプラント埋入が可能だった．多様な治療の選択肢について，患者との真剣な話し合いを経て，患者は1回の外科処置ですむ治療法を希望した．インプラント体1本を第二小臼歯部位に植立し，そのインプラントを使用して遠心カンチレバーを付与したクラウンを装着する計画を立てた．

　術式は症例2で述べたものとかなり類似している．切開線が若干異なるだけである．相異点は，遠心延長型では長い歯槽頂切開が用いられ，近心側では歯肉溝内切開が第一小臼歯だけでなく犬歯にも延長されているだけである（**図6-13f**）．術中に延長フラップを挙上することで，安全な距離にオトガイ孔を確認することができ，容易に避けることができた（**図6-13g**）．インプラント床形成により，中程度の歯槽頂裂開を起こしたが，症例2と同じ方法でインプラント埋入したのちに，GBRを行ってこの部位を増大した（**図6-13h〜o**）．

　8週間後，小さな歯槽頂切開でインプラントの頭部を露出させ，短い軟組織治癒期間を経て，修復が行われた．（**図6-13p, q**）．18ヵ月後の検査でも，2ユニットの延長連結冠が1本のスクリュー固定式インプラントで支持されていた（**図6-13r**）．デンタルエックス線画像では，歯槽頂の高さが安定しているのがわかる（**図6-13s**）．

術式

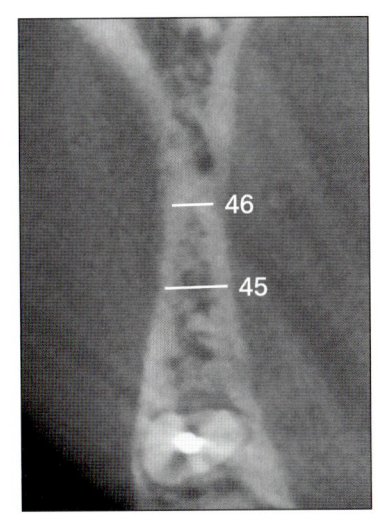

図6-13b 欠損部のデジタルボリューム断層撮影．水平断では下顎右側第二小臼歯部の歯槽頂幅はおよそ5 mm，下顎右側第一大臼歯部では3 mm以下である．

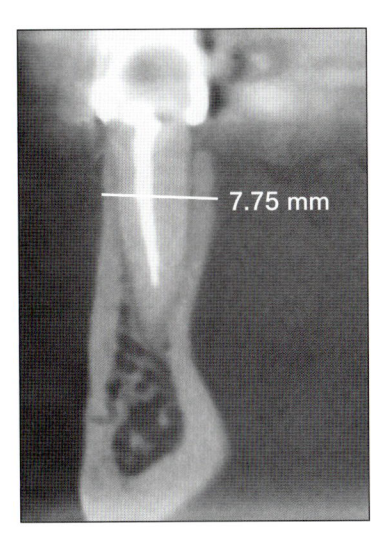

図6-13c 残存第一小臼歯部の矢状断では十分な歯槽頂幅の存在が確認できる．

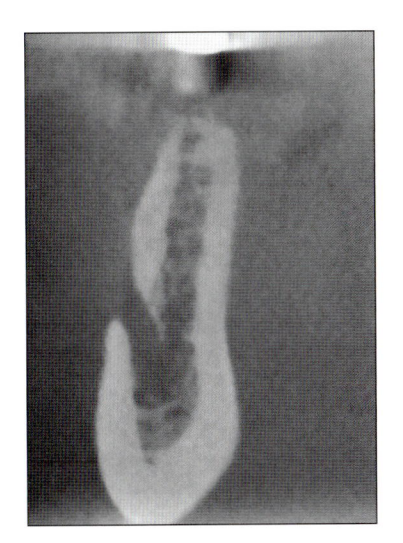

図6-13d 下顎右側第二小臼歯部では歯槽頂の幅がやや減少している．

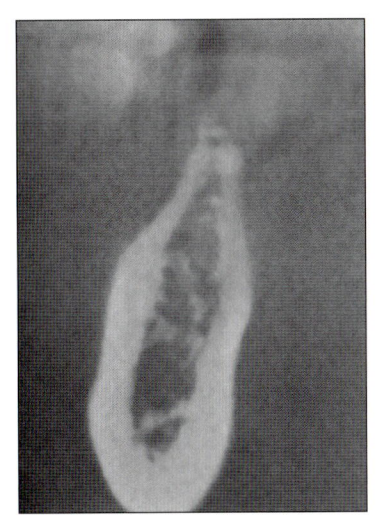

図6-13e 下顎右側第一大臼歯部では明瞭に歯槽頂の幅が減少している．

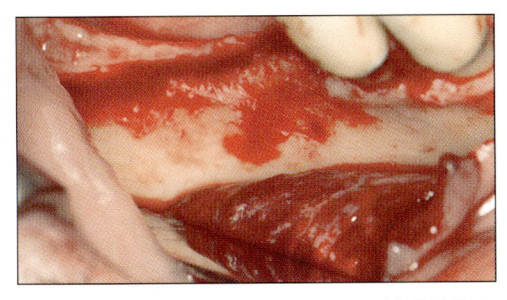

図6-13f 犬歯部に縦切開を加えて粘膜骨膜弁を剝離翻転する．

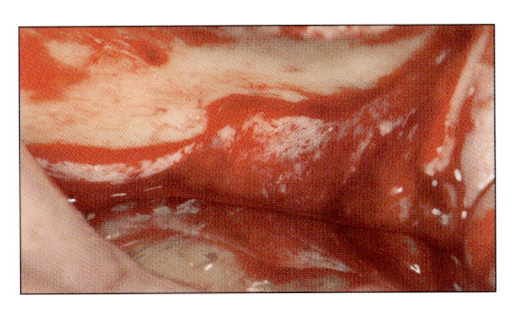

図6-13g オトガイ神経が明瞭に確認できる．手術中は損傷しないように注意が必要である．

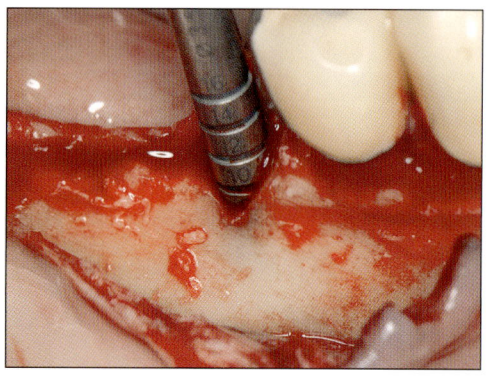

6　骨再生誘導法(GBR)をともなう同時インプラント埋入：生体材料の選択と手術の基本概念

図6-13h 標準的な4.1-mm径インプラント用に床を形成する．デプスゲージを挿入すると，頬側の小骨欠損が明瞭になる．

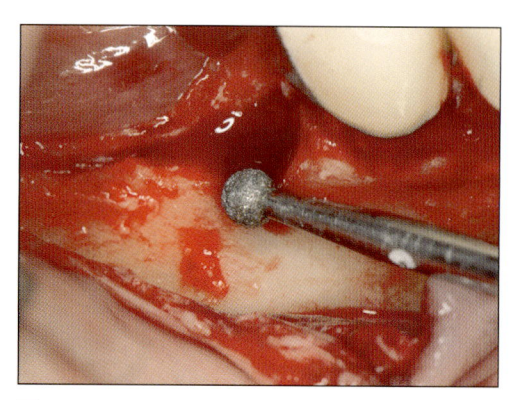

図6-13i 薄い頬骨壁はダイヤモンドラウンドバーで高さを落とす．

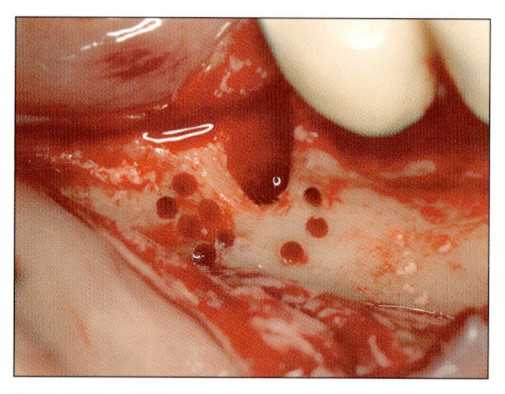

図6-13j 頬側の骨欠損の底部は平坦になった．さらに周囲の皮質骨に小さいラウンドバーで穿孔する．

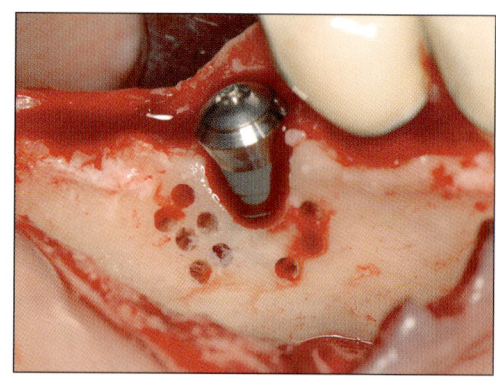

図6-13k 標準の幅径のインプラントを挿入すると頬側骨の欠損の程度が明瞭になる．中等度の欠損が残る．

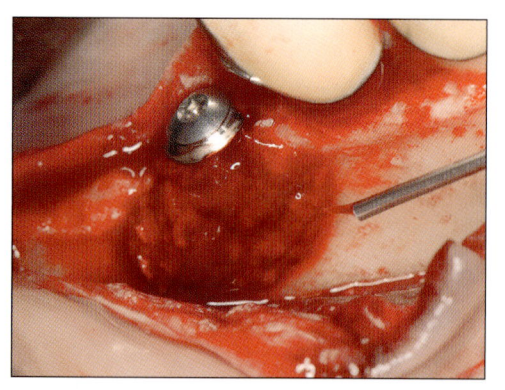

図6-13l 自家移植骨チップで埋め，フィブリンシーラント剤で固定する．

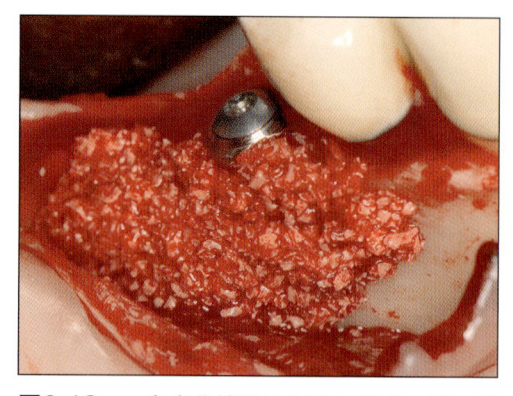

図6-13m 自家移植骨はDBBM細粒の層で覆う．

術式

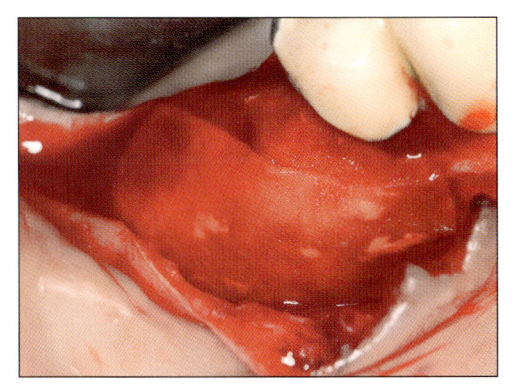

図6-13n　コラーゲン膜をダブルレイヤーテクニックであて，局所を覆う．

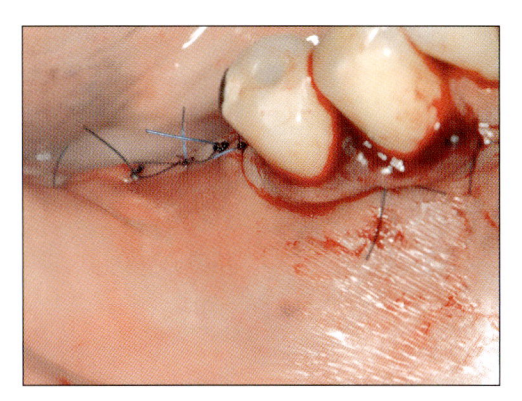

図6-13o　手術はテンションフリーの一次創傷閉鎖で終了する．縫合に先立って頬側フラップに注意深く骨膜減張切開し，可動性を高める．

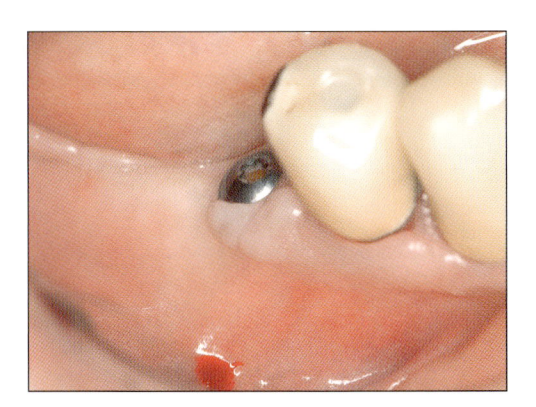

図6-13p　二次手術数日後の状態．

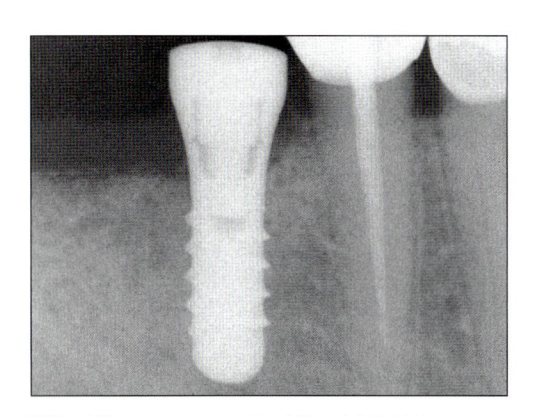

図6-13q　エックス線画像で標準幅径4.1-mmのインプラントが十分に骨結合しているのがわかる．

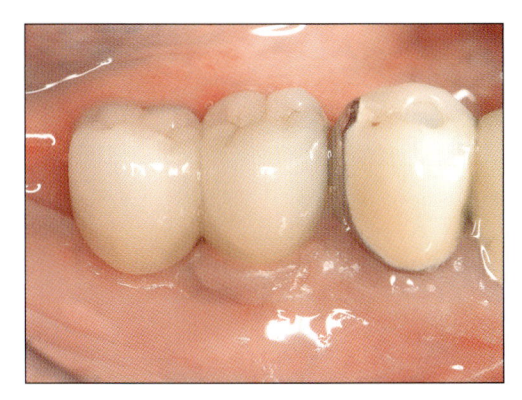

図6-13r　インプラント埋入18ヵ月後の状態．紹介元の主治医が，セメント合着のメタルセラミッククラウンと遠心側の単冠延長ブリッジを用いて，インプラントを修復した．

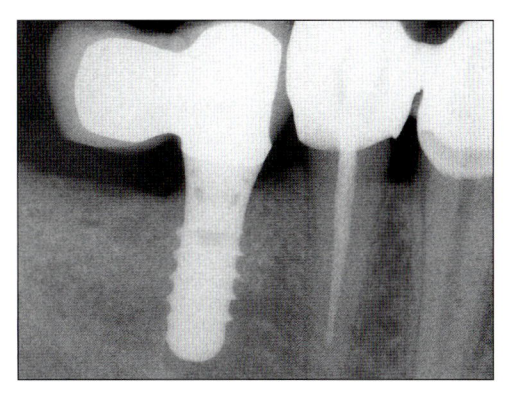

図6-13s　18ヵ月後のエックス線画像．良好にインテグレートしている．

■ 術後管理と治癒期間

　術後の適切な指示と処置も治療の成功にとって重要な要素である．軟組織治癒期間中は，グルコン酸クロルヘキシジン(0.1%)で化学的プラークコントロールを約2週間毎日行う．手術部位を歯ブラシで磨くことは中止する．創傷治癒の進行度を診るために，術後7日目，14日目，21日目に外来受診を計画する．増大量の多い部位や術後血腫の発現リスクがある部位は，術後3日目に追加診察を実施することが多い．抗菌薬予防経口投与は3日間続け，抜糸は7日から14日後に行う．

　二次切開までの治癒期間は再生を予定するインプラント周囲欠損の程度による．根尖の開窓では通常治癒期間を8週間とする．歯槽頂裂開や抜歯窩の骨欠損の治癒期間は，唇側の垂直的骨欠損の大きさの程度に左右される．

　長年にわたり，同時法GBRではインプラント埋入後6週間から12週間の治癒期間を取ることにより良好な結果を得てきた．3壁性欠損があっても，完全に健全な唇側骨壁を有するならば6週間の治癒期間で良い．一方で，唇側骨に2 mm以下であっても垂直的骨欠損があれば，8週間の治癒期間を要する．唇側骨壁に3〜5 mmの垂直的骨欠損が存在する場合，治癒期間は10週間必要とされる．最長の治癒期間は12週間であるが，これは唇側骨に6 mm以上の垂直的骨欠損が存在する場合である．最近では，化学修飾SLAサーフェスインプラントが日常診療に導入されたことから，これらの治癒期間は短縮されている(第7章参照)．

■ まとめ

　歯根開窓および歯槽頂裂開に対する同時法GBRを用いたインプラント埋入は，一般的な臨床処置である．本章で説明した術法は，予知性の高い良好な臨床結果をもたらし，臨床医と患者双方にとって魅力的なものである．1回のみのオープンフラップ処置と8〜12週間という比較的短い治癒期間で治療が成功することが患者のもっとも重視する点である．骨量不足のない標準的な部位へのインプラント埋入に比べても，手術時間はわずか15分長くなるだけである．

　臨床医にとっても15〜20年前のePTEFメンブレンを用いた初期のGBRに比べて，提案される治療テクニックは簡略化され続けてきた．吸収性非クロスリンクコラーゲン膜は術中の扱いが容易で，除去のための2回目の処置を必要とせず，軟組織裂開が起きた場合でも感染しにくいという特性を有しているため，このメンブレンの導入により大きな進歩が成し遂げられた．吸収性非クロスリンクコラーゲン膜は適切な骨補填材と併用する．自家骨片と置換率の低いハイドロキシアパタイト基補填材の相乗的な併用が望ましいのは治癒が早いだけでなく，経年後も増大された歯槽堤の骨量が安定しているからである．

参考文献

1. Garber DA, Belser UC. Restoration-driven implant placement with restoration-generated site development. Compend Contin Educ Dent 1995;16:796,798-802,804.
2. Belser UC, Bernard JP, Buser D. Implant-supported restorations in the anterior region: Prosthetic considerations. Pract Periodontics Aesthet Dent 1996;8:875-883.
3. Brånemark PI, Breine U, Adell R, Hansson BO, Lindström J, Ohlsson A. Intra-osseous anchorage of dental prostheses. 1. Experimental studies. Scand J Plast Reconstr Surg 1969;3:81-100.
4. Schroeder A, Pohler O, Sutter F. Gewebsreaktion auf ein Titan-Hohlzylinderimplantat mit Titan-Spritzschichtoberfläche. Schweiz Monatsschr Zahnmed 1976;86:713-727.
5. Albrektsson T, Brånemark PI, Hansson HA, Lindstrom J. Osseointegrated titanium implants. Requirements for ensuring a long-lasting, direct bone-to-implant anchorage in man. Acta Orthop Scand 1981;52:155-170.
6. Schenk RK, Buser D. Osseointegration: A reality. Periodontol 2000 1998;17:22-35.
7. Schenk RK, Buser D, Hardwick WR, Dahlin C. Healing pattern of bone regeneration in membrane-protected defects: A histologic study in the canine mandible. Int J Oral Maxillofac Implants 1994;9:13-29.
8. Sculean A, Nikolidakis D, Schwarz F. Regeneration of periodontal tissues: Combinations of barrier membranes and grafting materials — Biological foundation and preclinical evidence: A systematic review. J Clin Periodontol 2008;35:106-116.
9. Slotte C, Lundgren D, Sennerby L, Lundgren AK. Surgical intervention in enchondral and membranous bone: Intraindividual comparisons in the rabbit. Clin Implant Dent Relat Res 2003;5:263-268.
10. Nishimura I, Shimizu Y, Ooya K. Effects of cortical bone perforation on experimental guided bone regeneration. Clin Oral Implants Res 2004;15:293-300.
11. Buser D, Dula K, Belser U, Hirt HP, Berthold H. Localized ridge augmentation using guided bone regeneration. 1. Surgical procedure in the maxilla. Int J Periodontics Restorative Dent 1993;13:29-45.
12. Nevins M, Mellonig JT. The advantages of localized ridge augmentation prior to implant placement. A staged event. Int J Periodontics Restorative Dent 1994;14:97-111.
13. Buser D, Hoffmann B, Bernard JP, Lussi A, Mettler D, Schenk RK. Evaluation of filling materials in membrane-protected bone defects. A comparative histomorphometric study in the mandible of miniature pigs. Clin Oral Implants Res 1998;9:137-150.
14. Buser D, Schenk RK, Steinemann S, Fiorellini JP, Fox CH, Stich H. Influence of surface characteristics on bone integration of titanium implants. A histomorphometric study in miniature pigs. J Biomed Mater Res 1991;25:889-902.
15. Wennerberg A, Albrektsson T, Johansson C, Andersson B. Experimental study of turned and grit-blasted screw-shaped implants with special emphasis on effects of blasting material and surface topography. Biomaterials 1996;17:15-22.
16. Cochran DL, Schenk RK, Lussi A, Higginbottom FL, Buser D. Bone response to unloaded and loaded titanium implants with a sandblasted and acid-etched surface: A histometric study in the canine mandible. J Biomed Mater Res 1998;40:1-11.
17. Klokkevold PR, Nishimura RD, Adachi M, Caputo A. Osseointegration enhanced by chemical etching of the titanium surface. A torque removal study in the rabbit. Clin Oral Implants Res 1997;8:442-447.
18. Cochran DL, Buser D, ten Bruggenkate CM, et al. The use of reduced healing times on ITI implants with a sandblasted and acid-etched (SLA) surface: Early results from clinical trials on ITI SLA implants. Clin Oral Implants Res 2002;13:144-153.
19. Lazzara RJ, Porter SS, Testori T, Galante J, Zetterqvist L. A prospective multicenter study evaluating loading of Osseotite implants two months after placement: One-year results. J Esthet Dent 1998;10:280-289.
20. Testori T, Del Fabbro M, Feldman S, et al. A multicenter prospective evaluation of 2-months loaded Osseotite implants placed in the posterior jaws: 3-year follow-up results. Clin Oral Implants Res 2002;13:154-161.
21. Bornstein MM, Schmid B, Belser UC, Lussi A, Buser D. Early loading of non-submerged titanium implants with a sandblasted and acid-etched surface. 5-year results of a prospective study in partially edentulous patients. Clin Oral Implants Res 2005;16:631-638.
22. Buser D, Broggini N, Wieland M, et al. Enhanced bone apposition to a chemically modified SLA titanium surface. J Dent Res 2004;83:529-533.
23. Ferguson SJ, Broggini N, Wieland M, et al. Biomechanical evaluation of the interfacial strength of a chemically modified sandblasted and acid-etched titanium surface. J Biomed Mater Res A 2006;78:291-297.
24. Schwarz F, Herten M, Sager M, Wieland M, Dard M, Becker J. Bone regeneration in dehiscence-type defects at chemically modified (SLActive) and conventional SLA titanium implants: A pilot study in dogs. J Clin Periodontol 2007;34:78-86.
25. Schwarz F, Sager M, Ferrari D, Herten M, Wieland M, Becker J. Bone regeneration in dehiscence-type defects at non-submerged and submerged chemically modified (SLActive) and conventional SLA titanium implants: An immunohistochemical study in dogs. J Clin Periodontol 2008;35:64-75.
26. Hurzeler MB, Strub JR. Guided bone regeneration around exposed implants: A new bioresorbable device and bioresorbable membrane pins. Pract Periodontics Aesthet Dent 1995;7:37-47.
27. Hurzeler MB, Kohal RJ, Naghshbandi J, et al. Evaluation of a new bioresorbable barrier to facilitate guided bone regeneration around exposed implant threads. An experimental study in the monkey. Int J Oral Maxillofac Surg 1998;27:315-320.
28. Zitzmann NU, Naef R, Schärer P. Resorbable versus nonresorbable membranes in combination with Bio-Oss for guided bone regeneration. Int J Oral Maxillofac Implants 1997;12:844-852.
29. Zitzmann NU, Schärer P, Marinello CP. Long-term results of implants treated with guided bone regeneration: A 5-year prospective study. Int J Oral Maxillofac Implants 2001;16:355-366.

30. von Arx T, Broggini N, Jensen SS, Bornstein MM, Schenk RK, Buser D. Membrane durability and tissue response of different bioresorbable barrier membranes: A histologic study in the rabbit calvarium. Int J Oral Maxillofac Implants 2005;20:843-853.

31. Bornstein MM, Bosshardt D, Buser D. Effect of two different bioabsorbable collagen membranes on guided bone regeneration: A comparative histomorphometric study in the dog mandible. J Periodontol 2007;78:1943-1953.

32. Buser D, Bornstein MM, Weber HP, Grutter L, Schmid B, Belser UC. Early implant placement with simultaneous guided bone regeneration following single-tooth extraction in the esthetic zone: A cross-sectional, retrospective study in 45 subjects with a 2- to 4-year follow-up. J Periodontol 2008;79:1773-1781.

33. Buser D, Chen ST, Weber HP, Belser UC. The concept of early implant placement following single tooth extraction in the esthetic zone: Biologic rationale and surgical procedures. Int J Periodontics Restorative Dent 2008;28:440-451.

34. von Arx T, Buser D. Horizontal ridge augmentation using autogenous block grafts and the guided bone regeneration technique with collagen membranes: A clinical study with 42 patients. Clin Oral Implants Res 2006;17:359-366.

35. Simion M, Baldoni M, Rossi P, Zaffe D. A comparative study of the effectiveness of e-PTFE membranes with and without early exposure during the healing period. Int J Periodontics Restorative Dent 1994;14:166-180.

36. Augthun M, Yildirim M, Spiekermann H, Biesterfeld S. Healing of bone defects in combination with immediate implants using the membrane technique. Int J Oral Maxillofac Implants 1995;10:421-428.

37. Machtei EE. The effect of membrane exposure on the outcome of regenerative procedures in humans: A meta-analysis. J Periodontol 2001;72:512-516.

38. Artzi Z, Nemcovsky CE. The application of deproteinized bovine bone mineral for ridge preservation prior to implantation. Clinical and histological observations in a case report. J Periodontol 1998;69:1062-1067.

39. Schlegel KA, Fichtner G, Schultze-Mosgau S, Wiltfang J. Histologic findings in sinus augmentation with autogenous bone chips versus a bovine bone substitute. Int J Oral Maxillofac Implants 2003;18:53-58.

40. Jensen SS, Broggini N, Hjørting-Hansen E, Schenk R, Buser D. Bone healing and graft resorption of autograft, anorganic bovine bone and beta-tricalcium phosphate. A histologic and histomorphometric study in the mandibles of minipigs. Clin Oral Implants Res 2006;17:237-243.

41. Jensen SS, Yeo A, Dard M, Hunziker E, Schenk R, Buser D. Evaluation of a novel biphasic calcium phosphate in standardized bone defects. A histologic and histomorphometric study in the mandibles of minipigs. Clin Oral Implants Res 2007;18:752-760.

42. Jensen SS, Bornstein MM, Dard M, Bosshardt D, Buser D. Comparative study of biphasic calcium phosphates with different HA/TCP ratios in mandibular bone defects. A long-term histomorphometric study in minipigs. J Biomed Mater Res B Appl Biomater 2009;90B:171-181.

43. Scharf DR, Tarnow DP. Success rates of osseointegration for implants placed under sterile versus clean conditions. J Periodontol 1993;64:954-956.

44. Buser D, von Arx T, ten Bruggenkate C, Weingart D. Basic surgical principles with ITI implants. Clin Oral Implants Res 2000;11(suppl 1):59-68.

45. Buser D, Dula K, Belser UC, Hirt HP, Berthold H. Localized ridge augmentation using guided bone regeneration. 2. Surgical procedure in the mandible. Int J Periodontics Restorative Dent 1995;15:10-29.

46. Gomez-Roman G. Influence of flap design on peri-implant interproximal crestal bone loss around single-tooth implants. Int J Oral Maxillofac Implants 2001;16:61-67.

47. Buser D, von Arx T. Surgical procedures in partially edentulous patients with ITI implants. Clin Oral Implants Res 2000;11(suppl 1):83-100.

第7章

抜歯部位へのインプラント埋入

Daniel Buser
Stephen T. Chen

　今日のインプラント歯科学では抜歯部位へのインプラントの埋入が，日常的に行われている．インプラント治療計画の一次目的や二次目的を達成するためにはインプラントを埋入するタイミングが重要である（第1章参照）．抜歯部位へのインプラント治療では，インプラント周囲の骨量不足が認められることが多いため，このときインプラントが完全に生活骨に囲まれるようにあるいはまた審美的理由から，歯槽堤の外形を改善するための骨造成が必要となる．骨再生誘導法(GBR)を用いれば，合併症のリスクを抑え，高い予知性をもってこれらの目的を達成できる．これにより，インプラント支持型修復を用いた治療の一次目的である機能性と審美性を長期にわたり確保することが可能であり，これらは臨床医が達成すべき絶対的な優先事項である．

　二次目的は，外科処置の回数を最小にし，患者への侵襲を少なくして，比較的短期に治療を終了することである．それにより，患者にとってのインプラント治療の魅力を増すこともできる．しかしながら，これらの二次目的を追求することが，治療の一次目的を損なってはいけない．言い換えれば，外科的介入の回数や時間を減らし治療期間を短くしようとする技術が，合併症のリスクを高めてはならず，治療の成功や長期の機能と審美性に対する予知性に逆効果をもたらすこともあってはならない．臨床医は，与えられた状況でもっとも適切な治療法を選ばねばならないが，その際に，注意深くこれらの要素のバランスをとらなくてはならない．

　抜歯後6～12ヵ月の治癒期間ののちに，抜歯窩へインプラントを埋入することが，1980年代後半では抜歯部位への標準的なプロトコールと考えられていた．この保存的なコンセプトは，オッセオインテグレーテッド・チタンインプラントにおいて長期的に良い結果をもたらしたが，抜歯からインプラント修復までの治療期間が長いため患者にとっては魅力が薄かった．そのため抜歯直後のインプラント埋入の適応症を拡大するために，インプラント治療の魅力を高めるような多くの努力がなされてきた．最初の試みは，ドイツのWilly Schulte教授のグループが推奨していたいわゆる即時インプラント(Tübinger Sofortimplantat)である[1]．このグループは，酸化アルミニウム・インプラントを使用した即時インプラント埋入の考えを提唱した．これは，治療法の問題ではなく生体材料自体に問

7　抜歯部位へのインプラント埋入

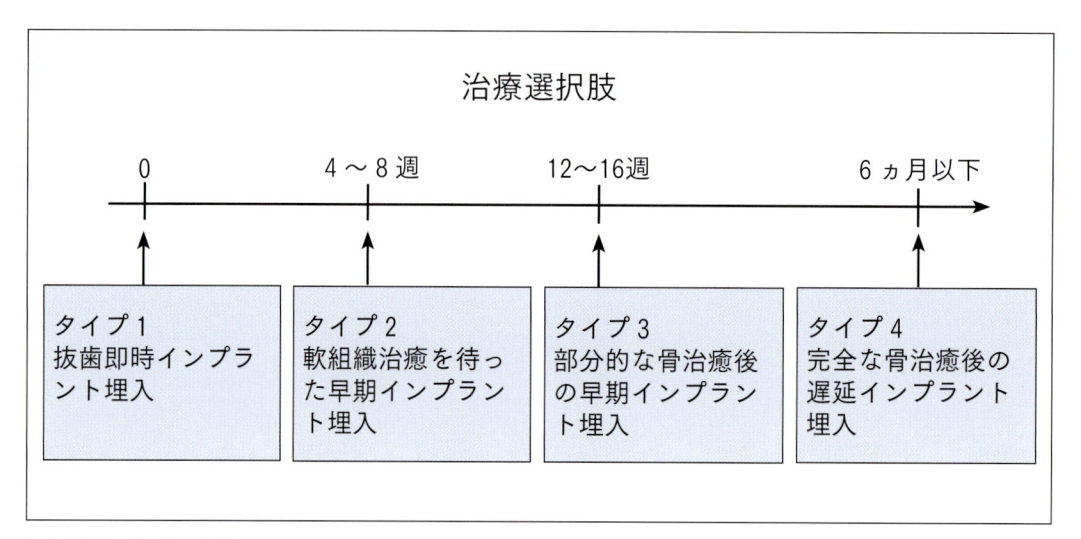

図7-1　抜歯後の部位におけるインプラント埋入の4つの選択肢.

題があったため，不成功に終わった．この酸化アルミニウム・インプラントでは，主にインプラント破折による失敗や合併症が高頻度に発生した[2]．

　1980年代後半，GBRの技術が導入され，抜歯当日に実施する即時インプラント埋入や，数週間の軟組織治癒期間後に行う遅延インプラント[3,4]もしくは，早期インプラント埋入を含む抜歯部位へのメンブレンを利用した新たな外科的技術が提唱された[5]．これらの技術は前述した抜歯部位へのインプラント治療のうち，二次目的の解決を目指すことができるものであったため大いに注目されて，長年にわたりインプラントの残存率に関する症例報告や臨床研究の論文が非常に多く出された[6-9]．

　近年，International Team for Implantology(ITI)は，ITIコンセンサス会議において抜歯部位に埋入されたインプラントについての既存の科学的証拠に関する最新の文献を2度にわたりレビューした．最初のレビューは，2003年8月，スイスのクシュタートで行われ，臨床的推奨例と文献レビューとともに会議議事録の出版につながった[10,11]．このなかで，インプラント埋入のタイミングについて，タイプ1〜タイプ4から成る分類が発表され，また，抜歯窩に埋入したインプラントが，抜歯窩治癒後に埋入されたインプラントと同等の生存率を示したと結論づけた．しかしながら，2003年以前における審美性に関する研究・調査は少ないことも指摘された．

　抜歯後のインプラント埋入タイミングについての分類は，ITI治療ガイド第三版[12]および，2008年8月にドイツのシュトゥットガルドで開かれた最近のITIコンセンサス会議事議録に記載されている[13]．この分類は，どちらの出版物でも臨床医がさまざまな治療の選択肢に対する理解を深めることができるよう，詳しい説明つきで拡充されている(**図7-1**).

■ 治療法の決定基準

　抜歯部位へのインプラント埋入では多くの場合，埋入後のインプラント周囲の骨欠損に対して骨を再生するための局所的な骨造成が行われる．これは，インプラントの長期的な機能性と審美性を確保するために，インプラント部位で十分な骨量を獲得することを目指すものである．インプラント埋入と同時にGBRを行い，2度にわたるフラップの切開処置を要する段階法(ステージドアプローチ)を避けることが可能である．同時法は，患者に施す外科処置の回数を最少にし，患者への侵襲を少なくするという二次目的にかなうものであるが，膜の除去のための追加的外科処置の必要をなくすために，吸収性コラーゲン膜を使用する必要がある．

　GBR法と同時のインプラント埋入には，3つの前提条件がある．(1)正しい三次元位置にインプラントを埋入できる術者の能力，(2)インプラントを埋入し，十分な初期固定を獲得できる骨の状態，(3)骨欠損部の骨再生が予測できるための最低2壁以上の骨壁をともなう好ましい欠損形態などである．インプラント埋入のタイミングを決める際には，最後の条件がもっとも重要である．なぜなら，抜歯後6ヵ月以上の長期的治癒期間をおくことにより，歯槽頂幅の大幅な減少をもたらし，それによって，GBRの予知性を損なうことがあるからである[14]．

　インプラント周囲軟組織が一定の寸法を保ち，いわゆる生物学的幅径を獲得しようとするため，審美部位における治療後の審美性は主に骨組織の状態により決定されることになる[15-17]．とくに唇側骨と軟組織で，抜歯後に著しい寸法変化が起こるため，同部がもっとも重要な考慮すべきポイントとなる．この5年間で，研究者と臨床医は抜歯後に起こる歯槽堤の変化についての理解を深めてきた[14,18-21]．臨床前研究や臨床研究により，インプラントが抜歯窩に埋入されているかどうかにかかわらず，治癒の当初8〜12週にかけて，唇側骨壁の著しい吸収が水平あるいは垂直方向，または両方向に起こることが示された．今日ではこの骨吸収プロセスは，抜去された歯の歯根膜から抜歯窩周囲の束状骨への血液供給が阻害されることによる生理的な治癒反応だと考えられている[19]．

　臨床医は，抜歯後のインプラント埋入に最適なタイミングを決定し，治療目的を達成するのに適した治療法を選択するために，これらの歯槽堤の変化を理解していなくてはならない．臨床医は，タイプ1からタイプ4といった4つの治療法から1つを選択することになるが，それぞれに利点と欠点があり，それぞれの臨床状態にもっとも適した方法を選択するべきである．その決定は，客観的基準に基づくべきだが，同時に個人的な好みや当該臨床医の診療技術，経験などの要素によっても左右される．

　以下の節では，さまざまな治療法の利点と欠点および適応症について論じる．これらの臨床推奨基準は保守的に思えるかもしれないが，抜歯部位へのインプラント埋入に関する20年以上にわたる臨床経験に基づくものである．

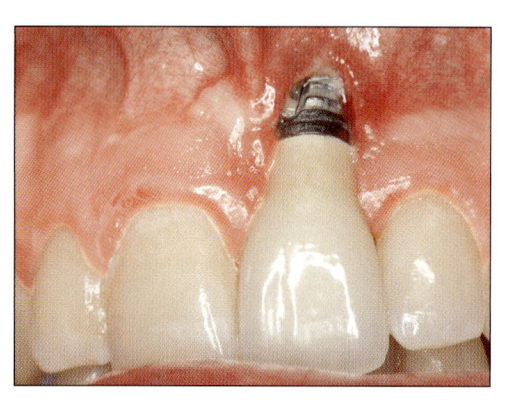

図7-2a 過大な幅径のインプラントが水平的，垂直的にも誤った位置に即時埋入されたことによる重篤な審美性トラブル．インプラント表面の露出をともなう重篤な粘膜退縮．

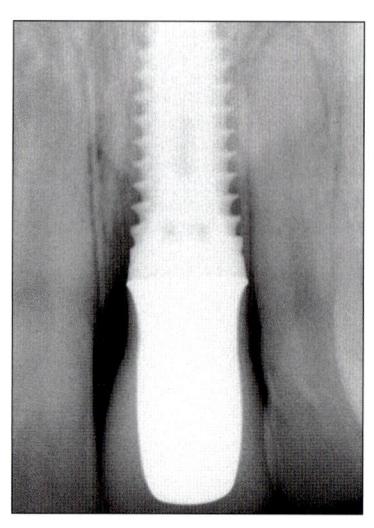

図7-2b 過大な幅径のワイドプラットフォームインプラントが誤った深度で埋入されているのがわかる．

■ 抜歯即時インプラント埋入（タイプ1）

利点と欠点

　GBRをともなう抜歯即時インプラント埋入という新たな治療法は，2つの症例報告によって始まり[3,4]，1990年代のインプラント学会において大いに注目を集めた．抜歯即時インプラントには，全治療期間を短縮し，インプラント埋入時の局所の骨量を最大化するという明白な利点があった．数年のうちに，後向き・前向き臨床研究において抜歯即時インプラントについての良好な生存率が報告された[6-9,11]．

　しかしながら最新の文献レビューで[13]，抜歯即時インプラントは審美的合併症，とくに，唇側の粘膜退縮を引き起こすリスクが非常に高いことが明確に示された．高水準のエビデンスをもつ無作為抽出臨床試験を含む臨床研究数点において，抜歯即時インプラント埋入で粘膜退縮が頻発していることが報告された[22-26]．この合併症は，フラップレス[27]の抜歯即時インプラント埋入手術を行った場合や　即時歯冠修復をともなった抜歯即時インプラント症例でもみられた[28]．引用されている研究のなかで，1mm以上の退縮の頻度は，8～40.5％に及んでいる．これらの臨床研究は，1990年代後半から2000年代前半までの臨床的経験を裏づける結果をもたらした．歯科医師が，一般的な診療として抜歯即時インプラント埋入を頻繁に行っていたこの期間，重篤な審美的合併症が数例確認された（**図7-2,3**）．

　引用された臨床研究論文において，歯肉のバイオタイプが薄く，抜歯部位の唇側の歯槽骨壁に損傷があり，抜歯窩内でインプラントの埋入位置が頬側にずれてしまった場合に粘

抜歯即時インプラント埋入（タイプ1）

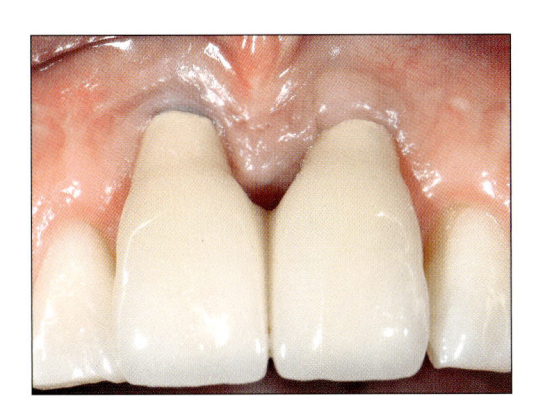

図7-3a 中切歯2本の即時埋入インプラント．粘膜の退縮を認め，歯肉縁の不調和，過長な臨床歯冠およびインプラント間乳頭の短縮などが生じている．

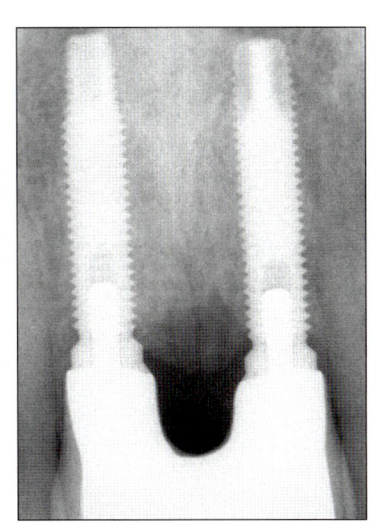

図7-3b エックス線検査では2本のインプラントは垂直的に誤った位置に埋入されている．

膜退縮のリスクが高まることが指摘された．インプラントの唇側への位置のズレは，抜歯即時インプラントでよくみられる合併症である．インプラント埋入の際，口蓋側の皮質骨が高密度で硬いので，インプラントが骨の軟らかい唇側へ傾くということが起こるが，手術中のこの傾きに臨床医が気づかないことがある．さらに問題なのは，粘膜下治癒や半粘膜下治癒を得るには軟組織が相対的に不足している場合である．フラップには十分に可動性をもたせ歯冠側に移動させねばならないため，歯肉－歯槽粘膜境の位置が移動し，隣在歯との不調和をまねくことが多くなる[26]．

　もう1つのリスクファクターは，スキルや臨床経験不十分な臨床医が，このような繊細な外科的治療を行うことである．SAC分類によれば，即時インプラント埋入は，多くの臨床的状況において「難症例」だと考えられる（S＝ストレイトフォワード：基本，A＝アドバンス：上級，C＝コンプレックス：難症例）[29]．

適応症

　抜歯即時インプラント埋入は，技術をもつ経験豊富な臨床医によって，厳選された症例にのみ適用されるべきである．なぜなら，症例の選別や正確な外科手術の実施が審美的な成功のためにもっとも重要となるからだ．症例の的確な選別と，各患者に特有のリスク因子を明確にするために，「審美性リスク評価法」を使って分析しなくてはならない[30]．抜歯即時インプラント埋入は，単根歯でリスク因子の低い理想的な臨床的状態の患者にのみ推

7 抜歯部位へのインプラント埋入

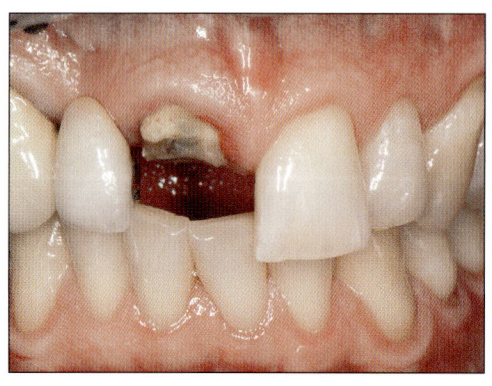

図7-4a 40歳男性患者．上顎右側中切歯をブリッジの支台歯として上顎右側側切歯欠損を補綴していたが，歯肉縁下の歯根破折を生じた．ブリッジを切断し，ポンティックは残した．バイオタイプは中等度から厚く，リップラインは，低い．

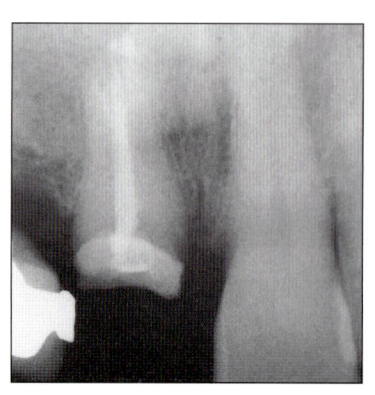

図7-4b 上顎右側中切歯の術前エックス線画像．

奨される．ここで言う理想的な臨床的状態とは，健康な非喫煙患者で，リップラインが低く，歯肉のバイオタイプは厚く，健全で厚い唇側骨壁をもち，抜歯部位における急性感染症がなく，隣在歯の骨に十分な高さがあることなどの条件を満たしていることである．振り返ってみると，これらの条件を満たしたうえで，上顎前歯部に抜歯部位があるような患者は，ほとんど見受けられないことがわかる．

逆に言えば，多根歯の抜歯部位で喫煙者であり，リップラインは中程度から高く，歯肉のバイオタイプは薄く，またはこの両方を備えた状況では抜歯即時インプラントは認められない．さらに抜歯部位に急性感染症がある場合や，唇側や隣在歯において骨の欠損がある場合も同様に，即時インプラントは勧められない．

今日，抜歯部位に健全で厚い唇側骨壁がある理想的な症例では，頻繁にフラップレス・アプローチが用いられるが，さらに複雑な外科処置が必要となることもある．

症例呈示

症例1：フラップレス・アプローチ

患者のリップラインは低く，歯肉のバイオタイプは中程度に厚く，上顎右側中切歯の抜歯窩の唇側骨は厚く健全である．審美的な要求は比較的低い．これらの理由から，抜歯即時フラップレス・インプラント埋入を薦めた(**図7-4**)．

インプラント周囲の欠損には脱タンパク牛骨ミネラル(DBBM)を移植し，唇側粘膜を支えるためには結合組織移植を行う必要があり，この結合組織移植は唇側粘膜の厚さを増すことにより，生理的モデリング後に予測される唇側骨の寸法の変化を補う目的で行われた．

抜歯即時インプラント埋入（タイプ1）

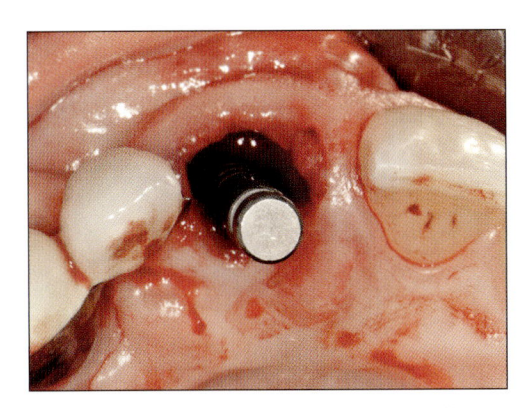

図7-4c 歯根はフラップレスで注意深く抜去した．唇側骨壁は損傷がないことを確認．抜歯窩の口蓋側よりに正しい傾斜で骨形成を行う．

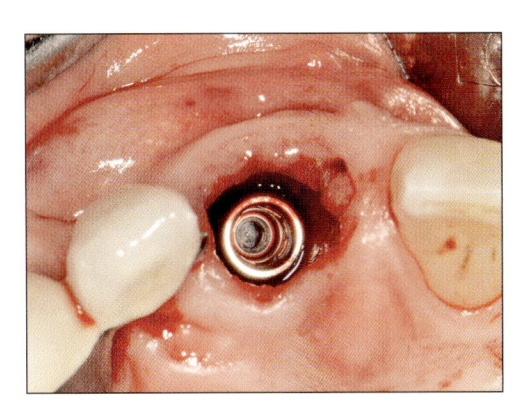

図7-4d インプラント埋入時．インプラントと抜歯窩の唇側骨壁との間には2mmの距離がある．

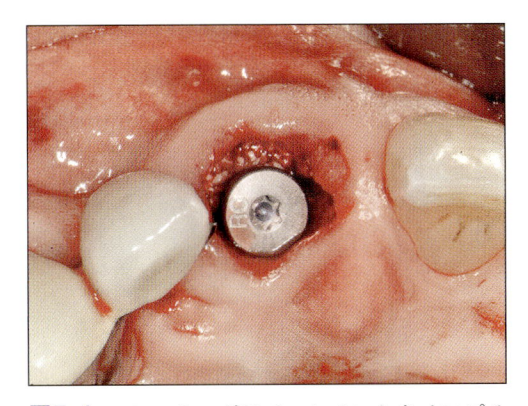

図7-4e ヒーリングアバットメントをインプラントに装着．インプラントの唇側の骨欠損部には脱タンパク牛骨ミネラル（DBBM）の細粒を軽く詰める．欠損部に詰めすぎないことと，グラフト材は唇側歯槽骨頂のレベルまでにとどめる注意が必要である．

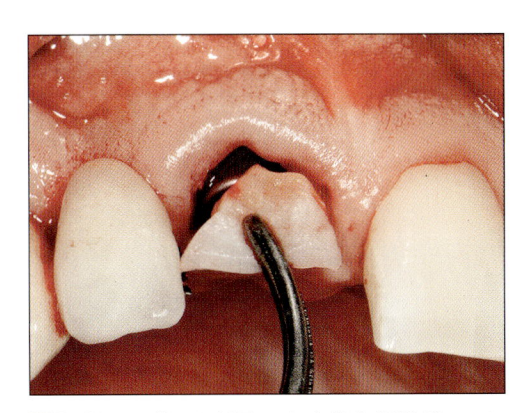

図7-4f 口蓋より採取した小結合組織グラフト片をヒーリングアバットメントと唇側粘膜の間のポケット状の部分に挿入する．

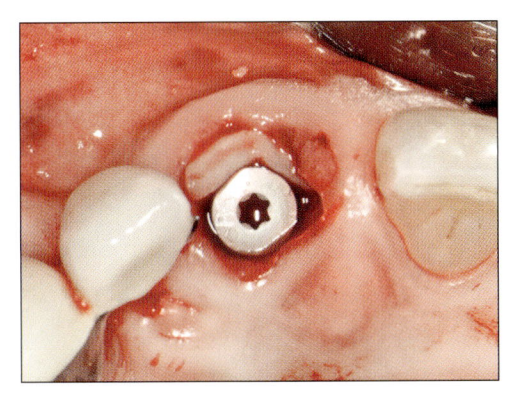

図7-4g 結合組織移植片を付加することで，唇側粘膜を支持し同時に細粒状骨補填材がインプラント周囲骨欠損部分にとどまる．

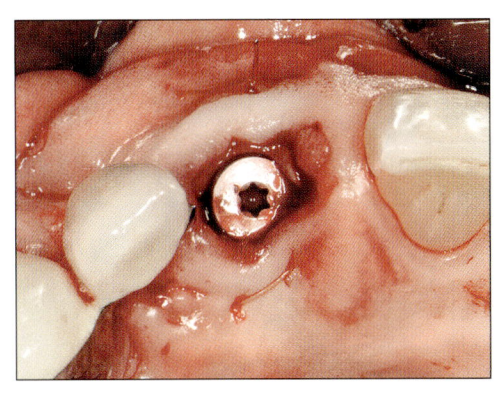

図7-4h 口蓋，唇側の粘膜がゆったりとヒーリングアバットメントに接するように内側マットレス縫合を行う（図7-4は次ページに続く）．

7　抜歯部位へのインプラント埋入

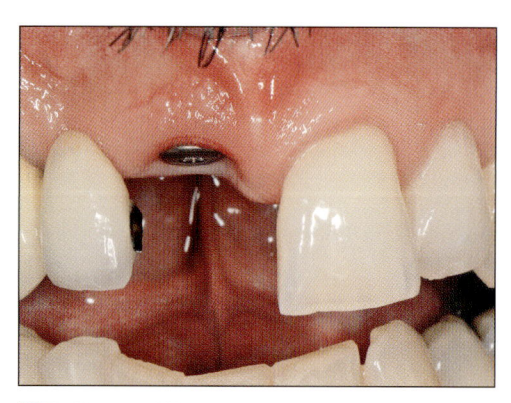

図7-4i　6週間の治癒期間後の上顎右側中切歯部インプラントの状態.

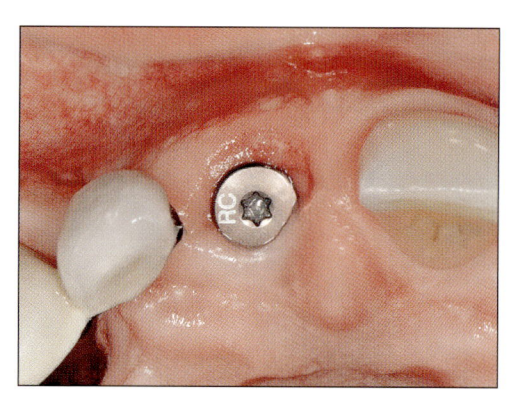

図7-4j　6週間の治癒後，結合組織移植片は周囲組織と一体化し，唇側粘膜の厚みを維持している.

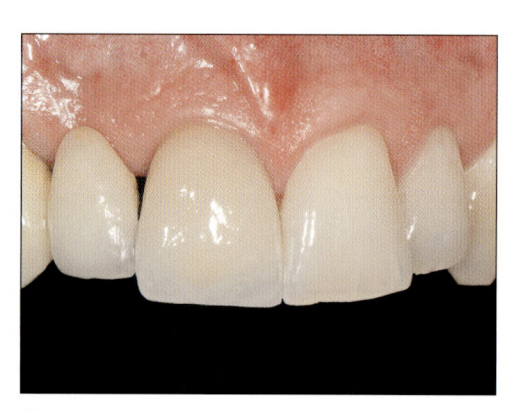

図7-4k　上顎右側中切歯の修復終了から1年後の状態.

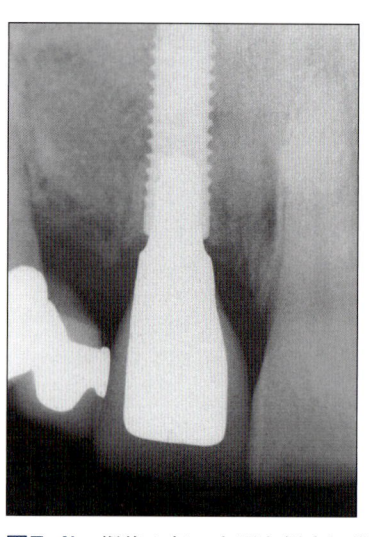

図7-4l　術後1年．上顎右側中切歯領域のエックス線画像．インプラントの安定性が示される．

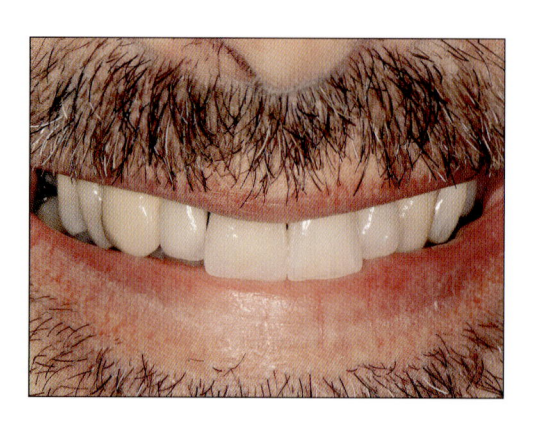

図7-4m　フォローアップ1年後の患者の笑顔．機能と審美両面が修復されたことがわかる．

抜歯即時インプラント埋入（タイプ1）

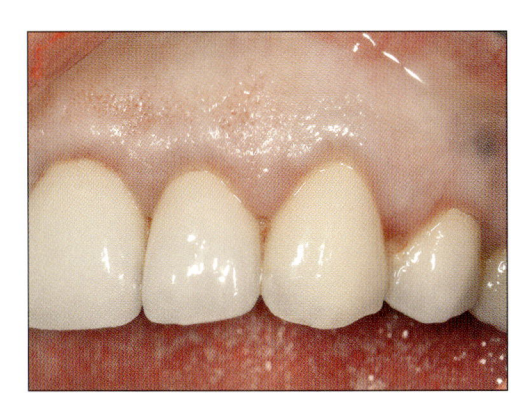

図7-5a う蝕により上顎左側犬歯歯冠の破壊が起きた．クラウンを再作製するには不十分な歯質しか残らない．

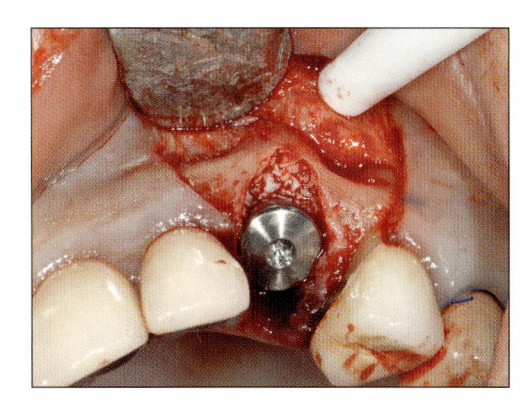

図7-5b 全層弁（粘膜骨膜弁）を翻転させ，ヘーベルとルートチップを使って慎重に抜歯する．唇側骨壁に損傷はない．インプラントは三次元的に理想的な位置に埋入され，唇側辺縁のギャップは歯軸方向に幅3mmで存在した．骨欠損部はDBBM細粒を緩やかに詰め，2mmの短いヒーリングキャップを装着する．

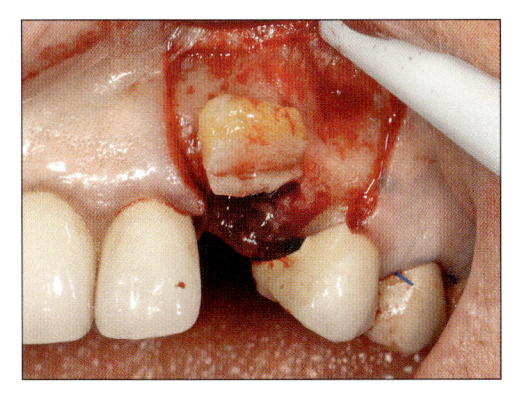

図7-5c 結合組織移植片は口蓋から採取し，インプラントショルダー部の唇側面に移植する．

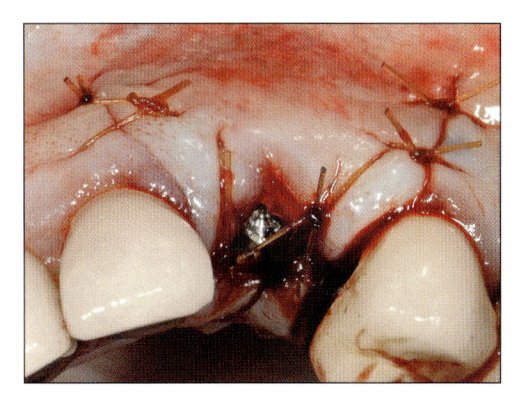

図7-5d 唇側弁の基底部に減張切開を施してから，ヒーリングキャップを部分的に覆うようにフラップを冠側へ伸展する（図7-5は次ページに続く）．

症例2：フラップの挙上

64歳の女性．上顎左側犬歯を抜去しインプラント補綴を希望していた．歯は，ポスト付きメタルセラミッククラウンで修復されていたが，二次う蝕のため動揺していた．口腔内の歯は，広範にクラウンにより修復されており，臨床的所見としては，低いリップライン，厚いバイオタイプの歯肉，健全で厚い唇側骨壁がみられた．これは，抜歯即時インプラント埋入の適応症である（図7-5）．

二次う蝕により，抜去が難しそうなことは予想されたため，治療プランとしては，フラップを挙上してから抜歯を行い，そののちにインプラント埋入を予定した．この症例には，インプラント周囲の欠損へのDBBM細粒の使用や，粘膜の厚さを維持して唇側骨の生理的モデリング後に予測される唇側組織の寸法変化を補うための結合組織移植を要した．

7 抜歯部位へのインプラント埋入

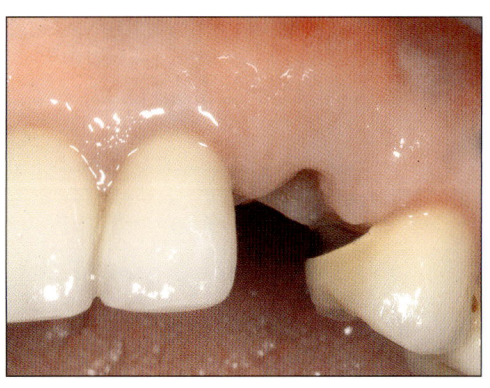

図7-5e 術後6週間．治癒は良好に経過．長めのヒーリングキャップをインプラントに装着し，修復処置のために軟組織の立ち上がり部（カフ）を広げる．

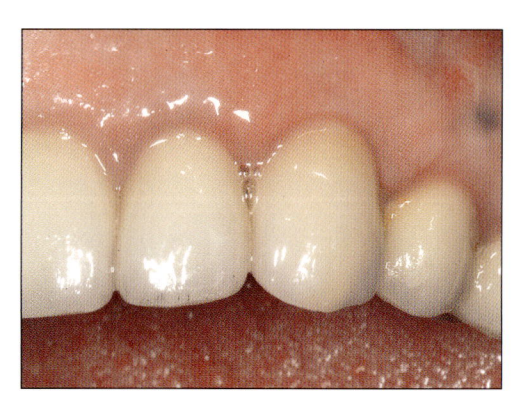

図7-5f インプラント埋入6ヵ月後に上顎左側犬歯部の補綴処置が完了．

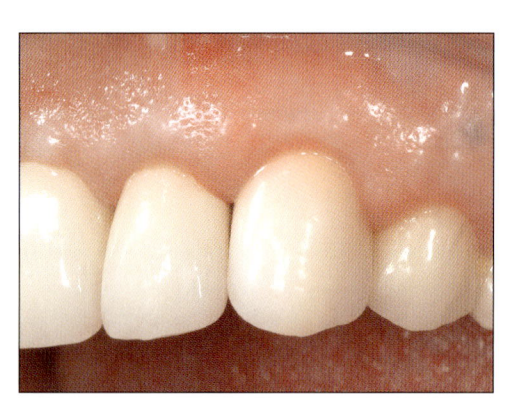

図7-5g インプラント後3年経過時．好ましい審美的結果が得られ，粘膜の退縮は認められない．

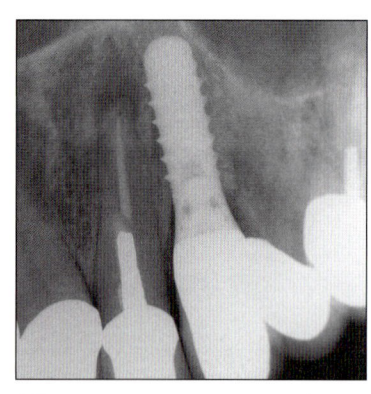

図7-5h インプラント後3年経過時．エックス線像．骨の状態は安定している．隣在側切歯は根尖病変を生じているが，臨床症状はない．

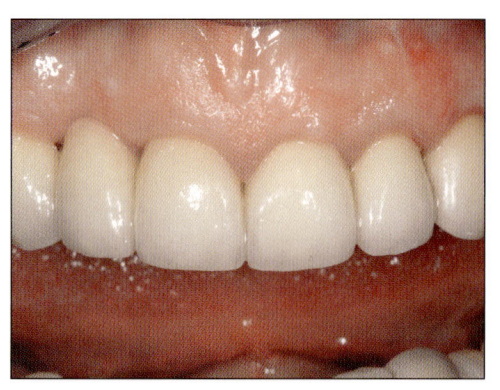

図7-5i 3年後の前歯歯列像．

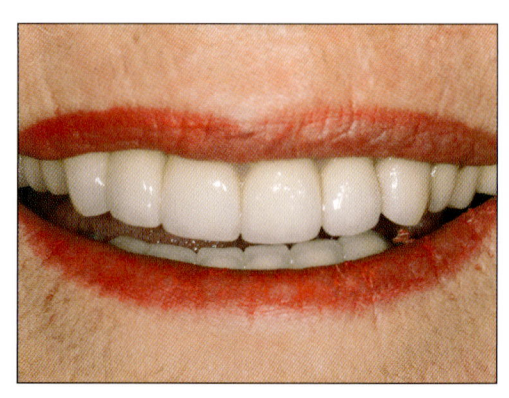

図7-5j 3年後の患者の笑顔は治療の成功を示している．

■ 軟組織治癒を待った早期インプラント埋入（タイプ2）

利点と欠点

　このアプローチの最大の利点は，抜歯後インプラント部位で，使用可能な角化粘膜を増量できることである．軟組織は抜歯後に自然治癒し，さらに3〜5mmの追加角化粘膜がつくられる．Langerが説明しているとおり，同様の効果は抜歯をせず，残存歯根を骨のレベルの高さまで削ることによっても達成可能である[31]．角化歯肉が増量するため，減張した粘膜骨膜弁を用いてテンションフリーで一次創傷を閉鎖することができ，歯肉－歯槽粘膜境を歯冠側に大きく移動させてしまうこともない．軟組織の治癒は，抜歯窩の唇舌径に左右され4〜8週間の幅がある．上顎側切歯や上下顎の小臼歯では，通常，軟組織の治癒に4週間を要する．しかし，上顎の中切歯と犬歯では治癒期間が6〜8週間となることもよくある．

　この4〜8週間の軟組織治癒期間中にもある程度の歯槽堤の変化が起こる．しかしながら，この骨吸収は主に束状骨に限定されており，臨床的な観点からみると影響が及ぶのは上顎前歯部の唇側のみである．その理由はこの部分の骨構造が薄いためである．隣在歯との間の唇側骨壁のさらなる吸収を避けるため，抜歯は可能なかぎりフラップの挙上をせずに行わなくてはならない．粘膜骨膜弁の挙上を行うと合併症や抜糸によるリスクに備えるためのさらなるフォローアップの必要性を高めるだけでなく，臨床や実証研究でも示されているとおり，骨表面部でのさらなる吸収が起こることもある[32,33]．フラップの挙上を行わない抜歯がこの外科的術式の重要なポイントとなる．

　4〜8週間の治癒期間は，治癒した軟組織の利点を享受しつつ，骨吸収が起きて歯槽頂幅を狭めてしまうという欠点を回避するのに十分な期間である．10年以上に及ぶ多数の患者の臨床経験から，4〜8週間の治癒期間後では，抜歯窩の隣接面部において歯槽頂幅は減少しないことが確認されている．通常，唇側骨の平坦化はみられるが，それは抜歯部位の中央部だけに限局している（図7-6）．

　そのため，インプラント表面が露出した場合でも，インプラントが歯槽骨内にとどまっているかぎり，このタイミングでのプロトコールにより唇側を含む2壁または3壁性欠損の状況を改善することができる．この時点での欠損の状態は，抜歯即時埋入インプラントを行った欠損と同様である．インプラント埋入時に抜歯窩中央の唇側骨壁が健全なのか，欠損がある状態なのかは，再生結果に関係ない．なぜなら，唇側の外形はつねに，術中に採取された自家骨片と低置換骨補填材で造成することができるからである．この概念のもう1つのメリットは，骨膜の減張を行えば歯肉－歯槽粘膜境を大きく歯冠側に移動することなく，比較的簡単に，テンションフリーの一次閉鎖を達成できることである．近年，この早期インプラント埋入プロトコールを用いた上顎前歯部における単独植立インプラント治療の詳細な外科処置が紹介されている[34]．

　早期インプラント埋入（タイプ2）のもう1つの利点は，インプラント埋入前の治癒期間

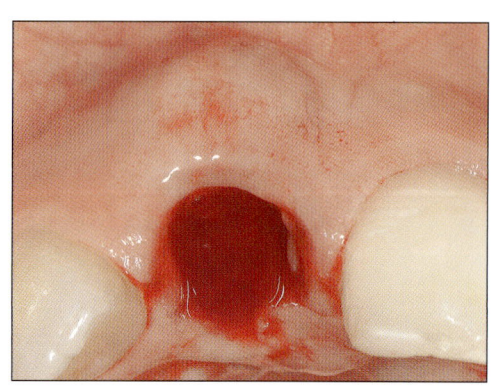

図7-6a 急性感染症により歯槽突起腫脹を呈した中切歯を抜去した．

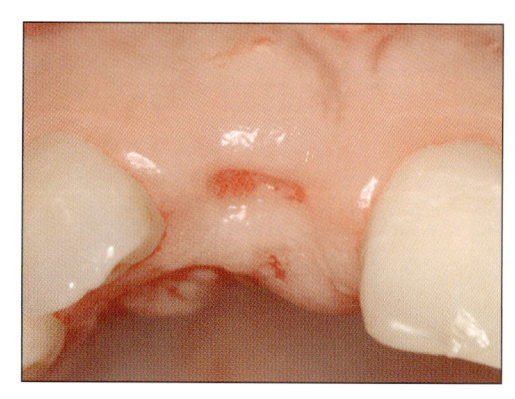

図7-6b 8週間後．抜歯窩中央部の歯槽頂部の平坦化を認めるが，隣在歯間の歯槽堤の幅は十分保たれている．

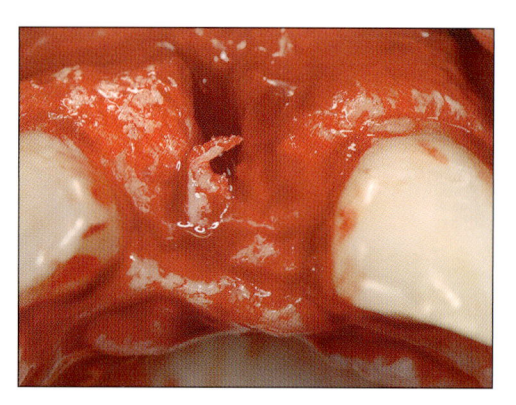

図7-6c 粘膜骨膜弁を挙上した際の像．抜歯窩中央部では唇側骨壁は吸収されているが，隣在歯との間の歯槽頂幅は保持されており6 mm以上である．

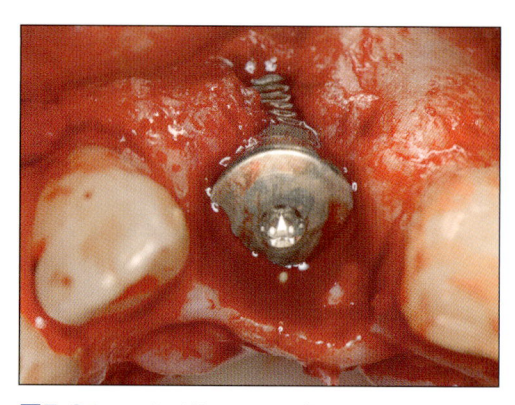

図7-6d 三次元的に正しい位置にインプラントを埋入すると，理想的な歯槽堤の骨量があるので唇側面は2壁性の欠損形態となる．この欠損形態においては自家骨移植チップを併用することで予知性の高い骨再生が期待される．

に，抜歯窩内の急性もしくは慢性の感染源を排除できることである．病因となる因子すなわち歯が取り除かれれば，患者の免疫システムが効率的にその部位での感染を排除し，迅速に局所の健康を取り戻すことができる．これは，急性感染症や瘻孔のある歯にとって，大変重要だと考えられている．

　早期インプラント埋入には，抜歯，GBR併用インプラントの埋入と再切開など，外科処置の回数が増加する欠点があるといわれている．しかしながら，インプラント埋入時にだけフラップの挙上が必要であり，抜歯と二次手術では通常フラップの挙上なしに行われる．そのため，早期インプラント埋入（タイプ2）における追加的外科処置は小規模なものであり，患者の術後合併症は最小に抑えることができる．

　早期インプラント埋入のさらなるオプションとして，フラップレス・アプローチがある．フラップレス・インプラント埋入は，理想的な臨床状況においてのみ用いられるべきであ

る．フラップレス埋入には，大きな欠点が2つある．手術が難しくなることと，同時に唇側外形の増大術を行えないことである．そのため，このアプローチは歯槽頂幅が8 mm以上で，1～2 mmの厚い唇側骨壁がある部位でのみ用いることができる．このような臨床状況はまれではあるが，主に，上顎小臼歯の部位でみられる．臨床医がこのような理想的な臨床状況を発見するためには，コーンビームコンピュータ断層撮影（CBCT）による術前分析が不可欠である．

適応症

早期インプラント埋入（タイプ2）は今日，抜歯部位に対しもっとも一般的に用いられているアプローチである．とくにこのアプローチは，前述のように利点がもっとも多く，欠点がもっとも少ないため，審美部位の症例の場合に広く好まれている．最近の臨床研究で示されたとおり，このアプローチには，抜歯即時インプラントに比べて粘膜退縮のリスクが低いという特徴がある[35,36]．この考え方は小臼歯部にも適用されるが，上下顎の大臼歯部にはそれほど頻繁には用いられない．大臼歯部位では，多くの患者で，部分骨治癒をともなった早期インプラント埋入（タイプ3埋入）が好ましいからである．

早期インプラント埋入（タイプ2）は，埋入に際しインプラントが十分な初期固定を獲得できない場合には勧められない．初期固定が足りない場合，多くは，中程度の根尖病巣や歯根嚢胞が原因である場合が多い．

治癒期間

抜歯からインプラント補綴までの全治療期間は，抜歯後の軟組織の治癒と，インプラント埋入後の骨と軟組織の治癒期間によって決定される．また予想される治癒期間は，再生されるべき組織の量に左右されるため，抜歯後の治癒期間は4～8週間と幅がある．

GBR併用インプラント埋入後の治癒期間を6～12週間とすることが長年にわたり行われ，抜歯部位への埋入で成功を収めてきた．それぞれの治癒期間は以下のとおりである．完全に健全な唇側骨壁が残存している3壁性欠損の場合は6週間，唇側骨壁の2 mm以内の垂直性骨欠損がみられる場合は8週間，唇側骨壁に3～5 mmの垂直性欠損がみられる場合は，10週間である．唇側に6 mm以上の垂直性骨欠損をともなう場合は最長となる12週間の治癒期間をとることが奨励される．

GBRの開発当初は4～6ヵ月の治癒期間をとることが推奨されていたため，1990年代前半に提唱されていたものに比べると，現在の治癒期間プロトコールはずっと短いものとなっている[4,37]．治癒期間の短縮は，露出したインプラント表面へ自家骨片を使用することによって可能になった．それは自家骨片が明らかに，メンブレンで保護された欠損部位

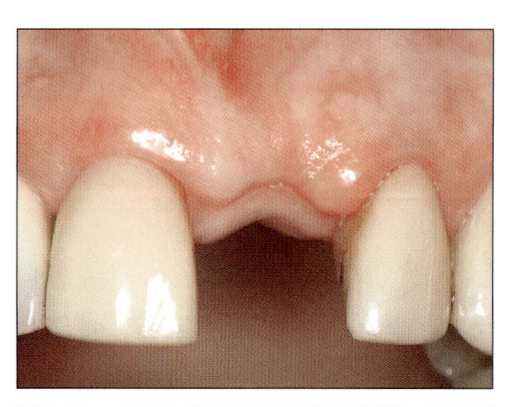

図7-7a 上顎左側中切歯抜歯後8週間．無歯顎堤距離は1歯欠損程度．

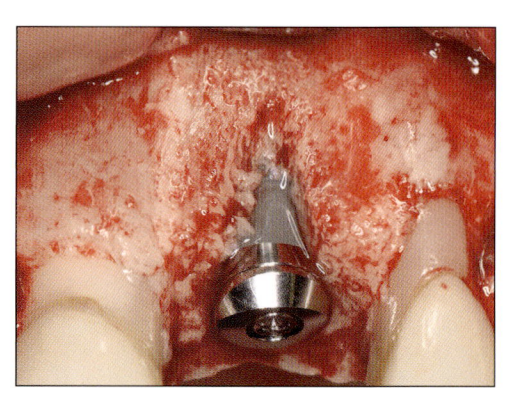

図7-7b フラップを挙上し，三次元的に正しい位置にインプラントを埋入したところ，噴火口のような骨欠損が明瞭になった．露出しているインプラントの表面は歯槽骨外側輪郭内にあり，望ましい2壁欠損を呈している．

での新たな骨形成を促進するからである[38-41]．

　最近では，GBRをともなうインプラント埋入を行った患者の治癒期間はさらに短縮された．この期間短縮が起こったのは化学修飾されたSLA surface(SLActive Straumann)が日常臨床に導入されたことによるものである．臨床前研究で，この親水性インプラント表面は初期治癒期間に骨とインプラントとの接合面において骨添加を促進するという将来性に期待のもてる結果が出た[42-45]．この成功に基づき，骨欠損のない部位では治癒期間がさらに3週間まで短縮された[46,47]．さらに，臨床前研究[48,49]でこの新たなインプラント表面は，裂開状骨欠損でもさらに良好な骨添加を示した．結果的に，治癒期間はさらに短縮され唇側骨壁に2mm以内の垂直的欠損がある場合で6週間，唇側骨壁に3mm以上の垂直的欠損がある場合は8週間と短縮できた．この6〜8週間というインプラント埋入後の治癒期間は，抜歯からインプラント補綴までの治療期間全体の短縮に寄与した．

症例呈示

症例3：単独植立インプラント，台形フラップデザイン

　61歳の女性．口腔全体に歯周病歴があるが，紹介元歯科医の治療後，経過は順調であった．しかし，左側の上顎中切歯を抜歯し，単独植立インプラントの埋入が必要な状況となった．この女性のスマイルラインは非常に高く，歯肉組織のバイオタイプは薄い．

　抜歯後8週間で従来どおりの台形フラップを選択し，インプラント埋入後GBRによる外形の豊隆増大を行うため，近遠心の両隣在歯部2ヵ所に末広がりの減張切開（縦切開）を加えた（**図7-7**）．

軟組織治癒を待った早期インプラント埋入（タイプ2）

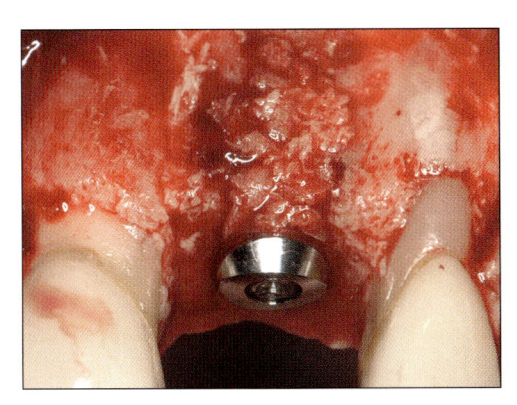

図7-7c 骨欠損部には局所で採取された自家移植骨チップを填入し，一次創傷治癒の期間中に骨新生を促す．

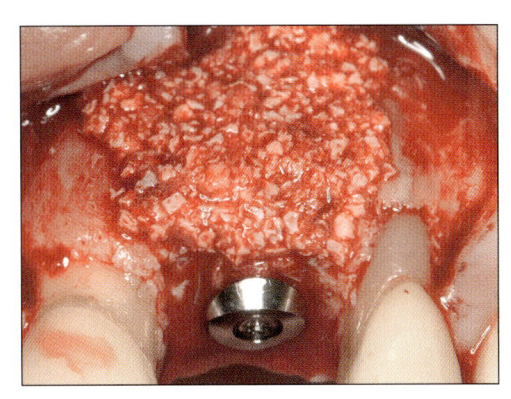

図7-7d DBBM細粒を用いてインプラント部位の唇側の歯槽突起部に多めに詰めオーバーコレクションする．

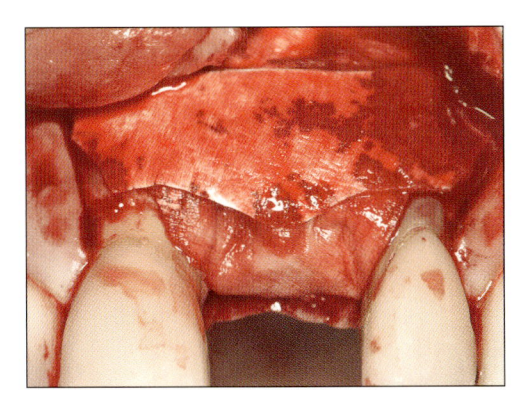

図7-7e 補填材はコラーゲン膜を二重にして覆う．膜は安定性を高めるために血液に浸潤して用いる．

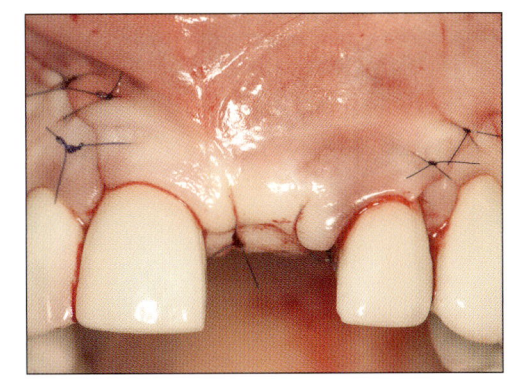

図7-7f 骨膜減張切開を行い，テンションフリーで一次閉鎖し，手術終了．

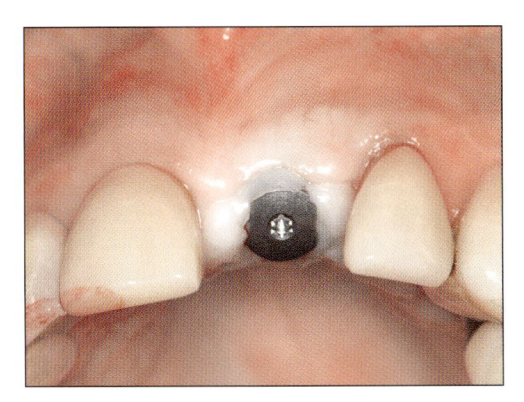

図7-7g 埋入10週間後．パンチ法で歯肉を切開しインテグレートしたインプラントに長いヒーリングキャップを装着する．唇側粘膜の白化が生じる．

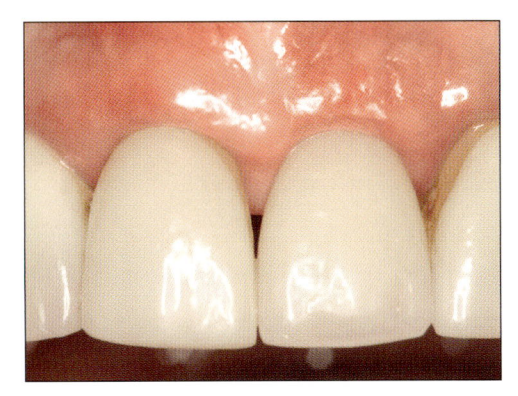

図7-7h 軟組織の調整にはアクリリックレジン製のプロビジョナルクラウンを用いる（図7-7は次ページに続く）．

167

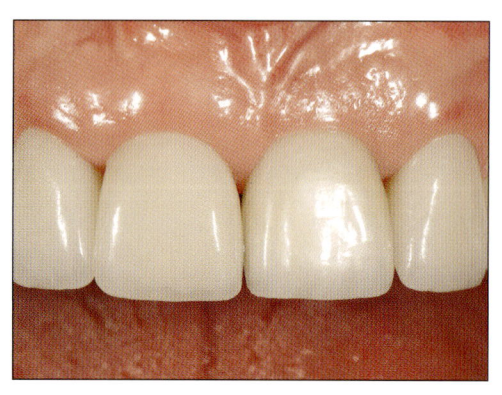

図7-7i 5年後．インプラントだけでなく隣在歯もセラミッククラウンで修復されている．歯肉辺縁の調和が保たれ，組織の高さの段差などもない好ましい審美的結果．

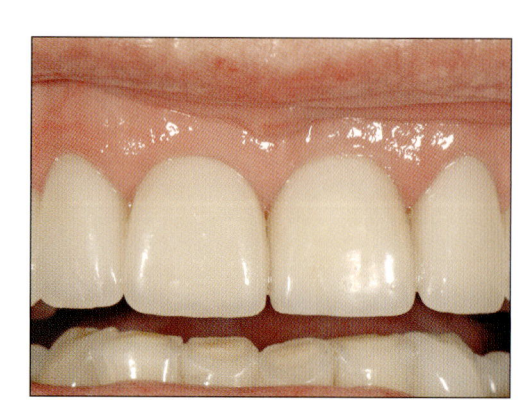

図7-7j 5年後の患者の笑顔．

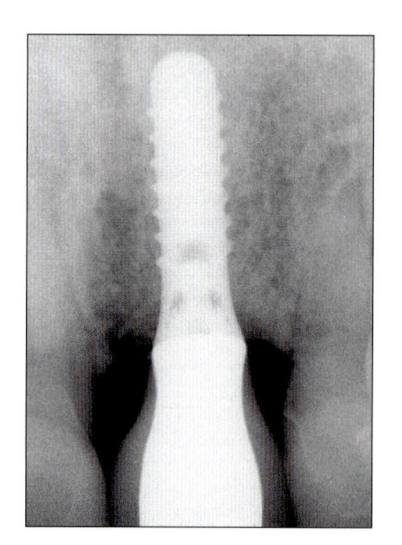

図7-7k 5年後の根尖周囲のエックス線画像．インテグレートしたインプラント周囲の安定した骨レベルがわかる．

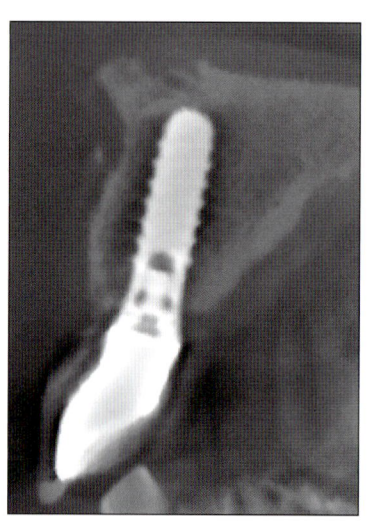

図7-7l 5年後のCBCT像．インプラント唇側の増大部位は非常に安定している．唇側骨壁の幅は約3mmである．

症例4：単独植立インプラント，三角フラップ

　28歳の女性患者．上顎左側中切歯に外傷による後遺症がみられた．詳細な審美性リスク評価を行ったところ，複数の高リスク因子が判明した．それは，彼女の審美的な期待が高いこと，リップラインが高く歯頸線が非常にはっきりとみえる極度のガミースマイルであること，根尖部に瘻孔をともない歯根周囲に広範囲の感染があること，唇側に水平・垂直方向の広範囲にわたる骨欠損があり，隣在歯は修復されていることなどであった．これらの理由から，抜歯即時インプラント埋入は禁忌であった．

　この症例には，軟組織治癒を待つ早期インプラント埋入（タイプ2）を選択し，インプラントは骨レベルに埋入し，三角フラップを用いて垂直減張切開は審美領域外に施した（図7-8）．

軟組織治癒を待った早期インプラント埋入（タイプ2）

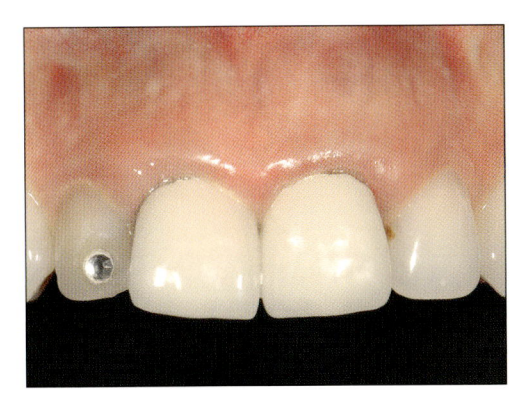

図7-8a 外傷後の長期に及ぶ合併症で上顎左側中切歯部に瘻孔形成を認める．両側中切歯ともに修復され，右側側切歯は変色している．

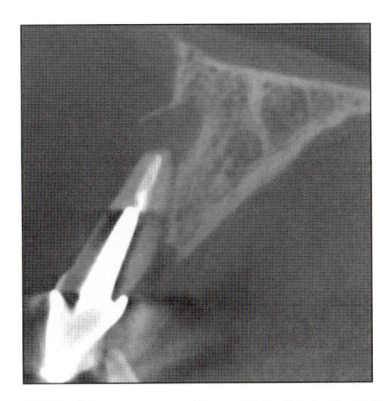

図7-8b CBCT像．慢性根尖性歯周炎による唇側骨壁の完全な欠損が明瞭に確認できる．

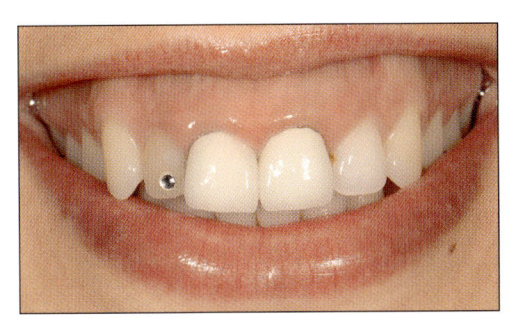

図7-8c リップラインが高いために極端なガミースマイルである．歯肉のバイオタイプは中等度から厚いもので重大なリスクファクターは少ない．

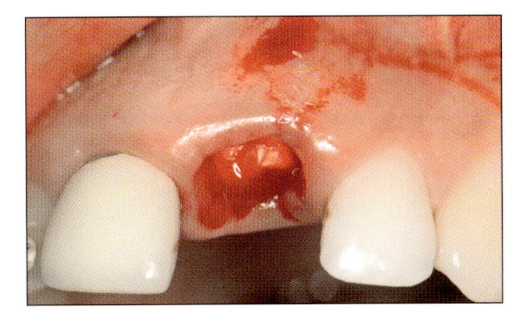

図7-8d フラップ挙上なしに抜歯が行われ，慎重に創面清掃を行い，肉芽組織を除去した．

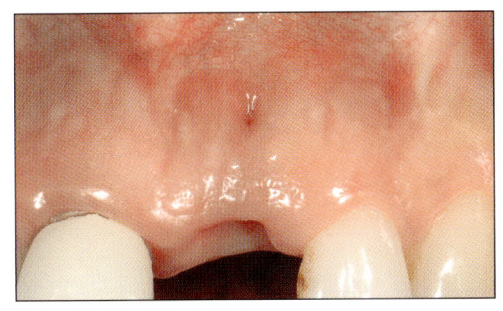

図7-8e 抜歯後8週間．瘻孔は閉じているがまだみえている．

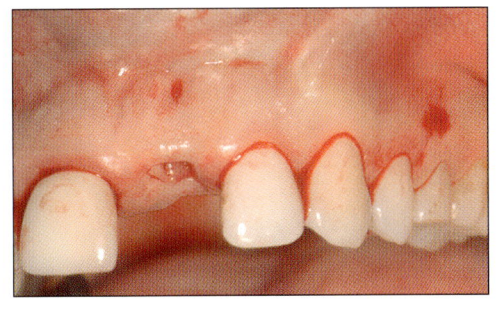

図7-8f 審美領域外の左側第一小臼歯に1本だけ縦切開を行い，三角フラップをデザインした．

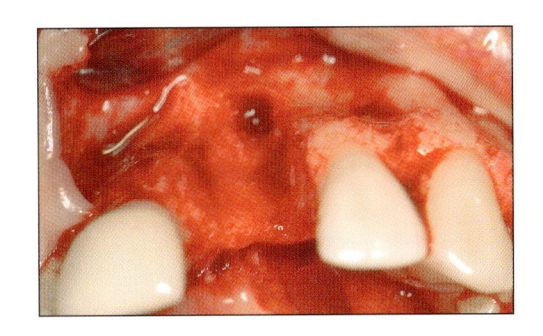

図7-8g フラップを挙上すると抜歯部位に大きな骨欠損が拡がっているのが判明した（図7-8は次ページに続く）．

169

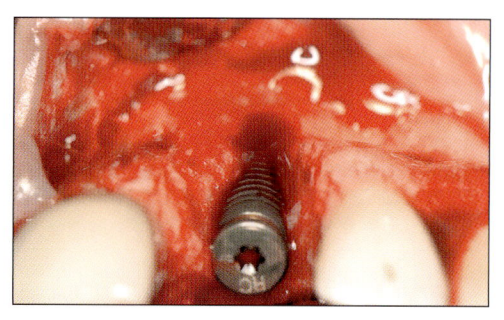

図7-8h 隣在歯部位には6mm以上の幅の歯槽堤があるので，インプラントを骨レベルに埋入すると唇側の2壁性欠損となった．露出した化学処理済みSLA表面は歯槽堤幅内に位置しているので，予知性のある骨再生に有利である．

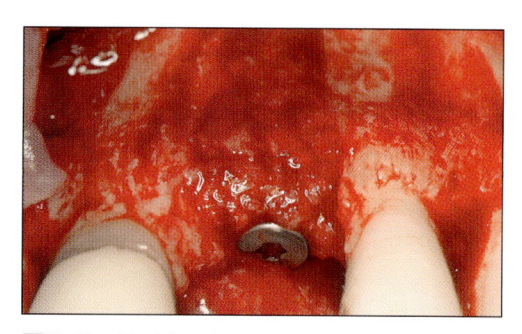

図7-8i 骨再生を促進するために局所で採取した自家移植骨チップを血液に浸潤し，骨欠損部にヒーリングキャップの高さまで詰める．

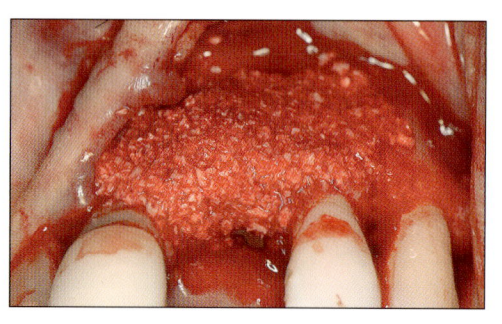

図7-8j DBBM細粒を用いて局所の解剖形態よりもオーバーコレクションする．文献で検証済みのこの骨補填材は置換率が低く，形態の増大には重要である．

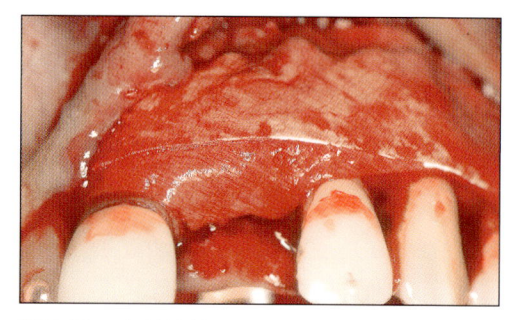

図7-8k 骨補填材はノンクロスリンク・コラーゲン膜をダブルレイヤーテクニックで用い膜の安定性を上げている．吸収性膜を一時的なバリアメンブレンとして使うので，膜を除去するためのリエントリーが必要ない．

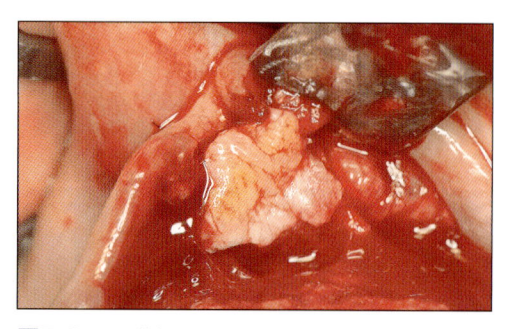

図7-8l 口蓋側から採取した小結合組織移植片をフラップの下に入れ，以前瘻孔のあった領域の軟組織を支持する．

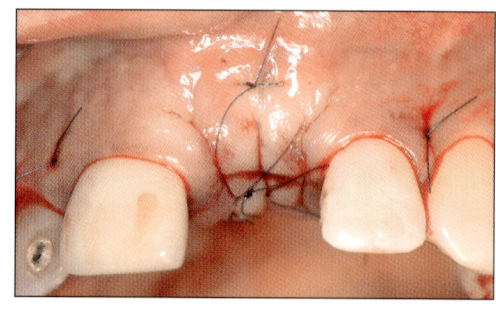

図7-8m 減張切開を行い，#5.0と#6.0の非吸収性糸を用いてテンションフリーの一次創傷閉鎖を行う．

軟組織治癒を待った早期インプラント埋入（タイプ2）

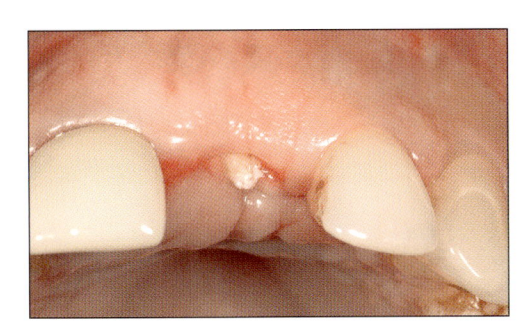

図7-8n 組織修復は良好に進んでいる．3週間後には，軟組織の頂部に小さい裂開が出現し，コラーゲン膜がわずかに露出した．露出した膜に対しては超軟歯ブラシに0.2％クロルヘキシジンゲルを用いて清潔を確保した．

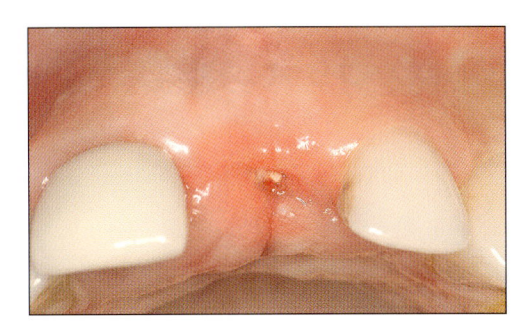

図7-8o 8週間後，二次的肉芽形成により軟組織の裂開は自然に縮小し，それ以降の合併症はなかった．

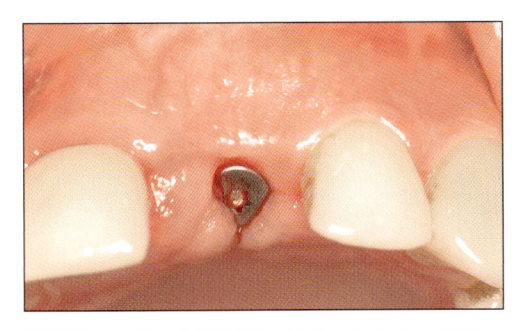

図7-8p パンチ法を用いてリエントリーを行った．頭部の幅径4 mmの，長いヒーリングキャップを装着した．

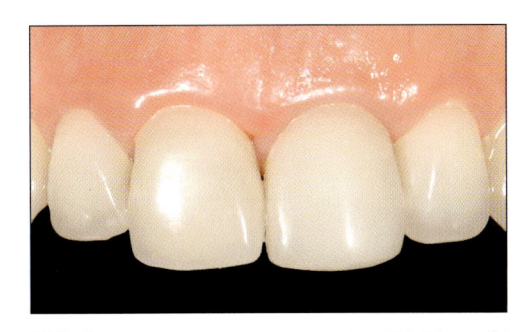

図7-8q トランスファーコーピングを用いて印象採得し，スクリュー固定式のプロビジョナルクラウンを装着し，軟組織の調整（コンディショニング）を行う．反対側の切歯にもプロビジョナルクラウンを装着する．軟組織の成熟には最低3ヵ月かかるので，その後に最終的なオールセラミッククラウンを作製する．

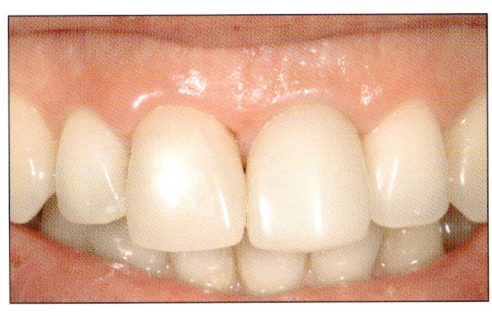

図7-8r 極度なガミースマイルであってもプロビジョナルクラウン装着後は審美性が明らかに向上している．

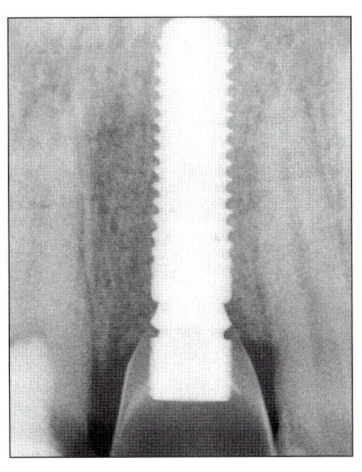

図7-8s エックス線画像ではインプラント周囲骨頂部は安定している．

7 抜歯部位へのインプラント埋入

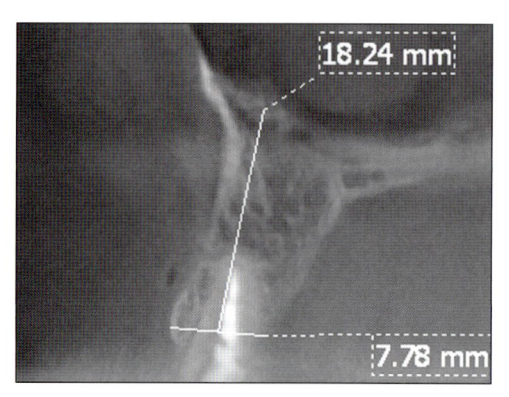

図7-9a 上顎右側第二小臼歯部 CBCT 像．厚い唇側壁と幅，高さの両方ともに十分な歯槽骨の骨量を認める．

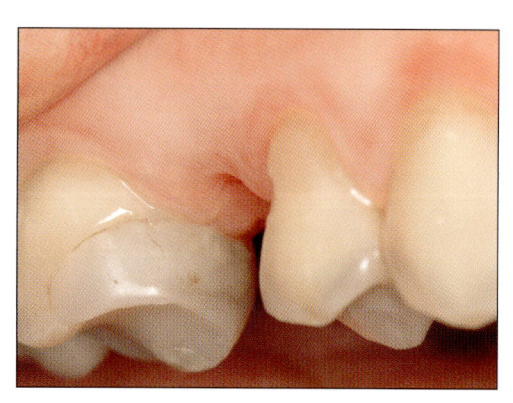

図7-9b 第二小臼歯抜歯後6週間．歯槽頂は良好な形態で，歯肉バイオタイプは厚い．

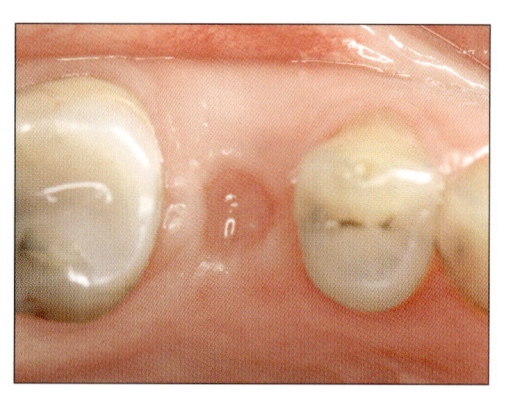

図7-9c 抜歯部位の唇側骨壁がきわめて厚いため，唇側の顎堤の平坦化はみられない．このような理想的な臨床状態にはフラップレス・インプラントが可能である．

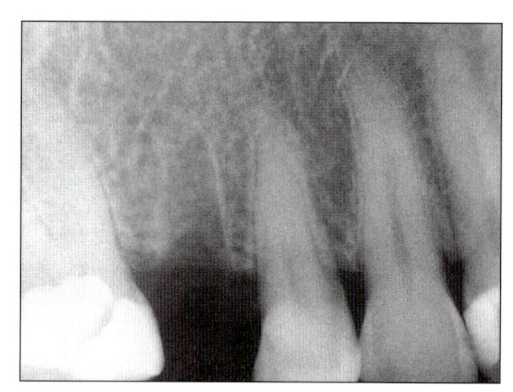

図7-9d インプラント埋入前のエックス線画像．抜歯窩がまだ確認できる．

症例5　単独植立インプラント，フラップレス・アプローチ

44歳の女性患者．歯根にクラックがあり，上顎第二小臼歯は抜歯の適応だった．CBCT（**図7-9a**）所見から，非常に厚い2mm以上の唇側骨壁があり，歯槽頂の幅が約8mmでアンダーカットもないことがわかった．加えて，骨高は18mmあったことから，上顎洞に処置の必要もなく12mmインプラントの埋入が可能であった．

治療計画は歯の抜去後，6週間後にインプラントを埋入するというものだった（**図7-9b〜d**）．インプラント埋入は，骨量がきわめて豊富であったので，サージカルガイドなしに，フラップレス・アプローチで植立することができた（**図7-9e〜n**）．

軟組織治癒を待った早期インプラント埋入（タイプ2）

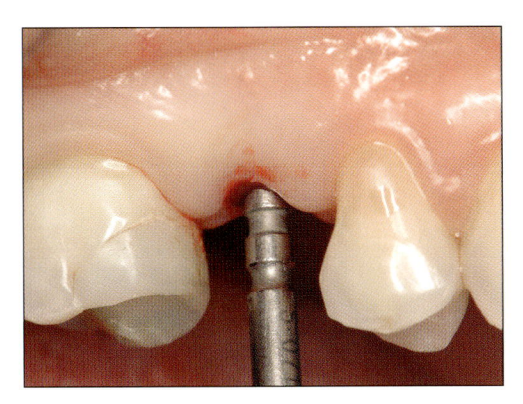

図7-9e　最小のスパイラルドリル（径2.2mm）を用いてインプラント床の形成を行い，術中撮影用にデプスゲージを挿入した．

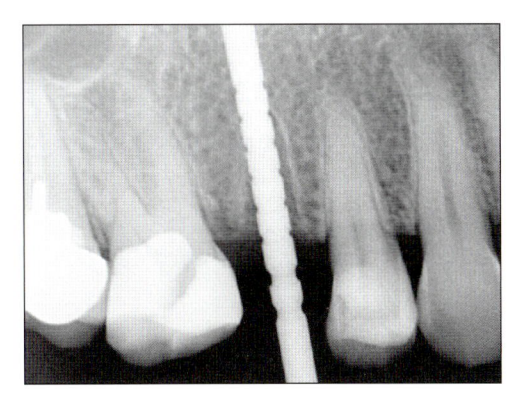

図7-9f　術中撮影により近遠心的に正しい位置にインプラント床の形成ができていることを確認する．

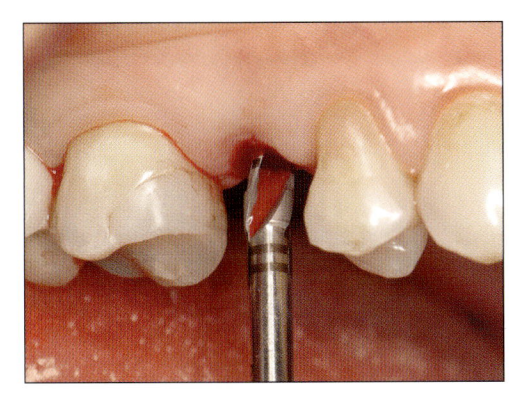

図7-9g　インプラント床の形成は順次径を大きくして，スパイラルおよびプロファイルドリルを用いて行った．

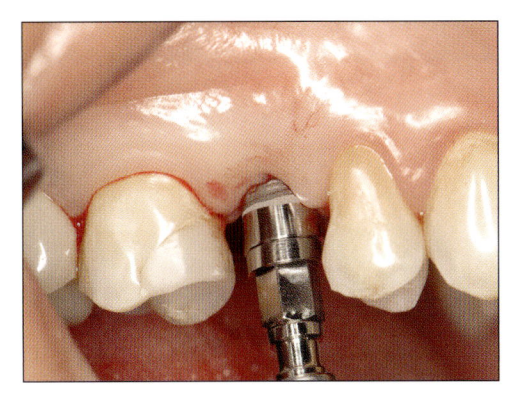

図7-9h　12mm長のティッシュレベルインプラントを経粘膜的に（フラップレスで）埋入した．インプラントのショルダー位置は粘膜表面からおおよそ3mm下にとなるよう意図している．

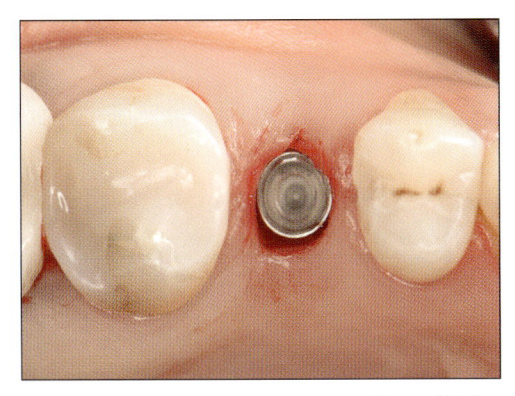

図7-9i　インプラントは頬舌的に良好な位置に埋入されている．

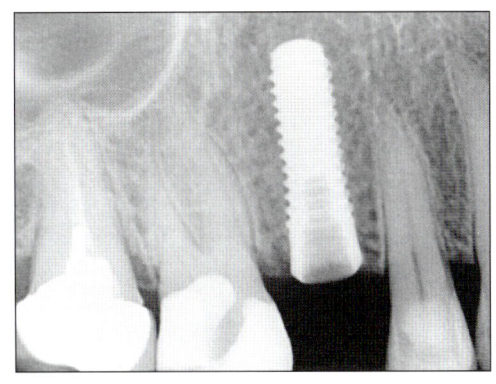

図7-9j　術後のエックス線画像でインプラントの良好な位置づけが確認された．

7　抜歯部位へのインプラント埋入

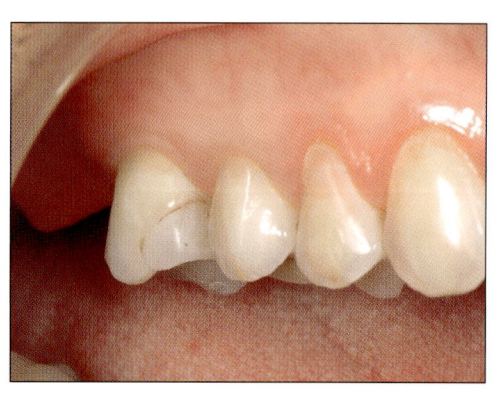

図7-9k　6週間後，チタンコーピング上にプロビジョナルアクリルレジンクラウンを装着し，インプラントを修復した．

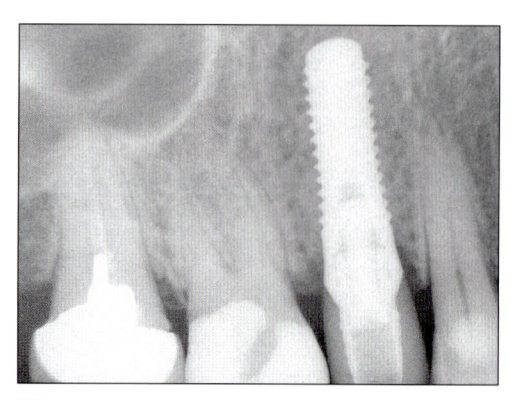

図7-9l　プロビジョナルクラウンが装着された状態でのエックス線画像．インプラント周囲の骨梁のリモデリングの兆候がみられ，ティッシュレベルのインプラントに特徴的なインプラント周囲骨の受け皿(ソーサー)状の像を認める．

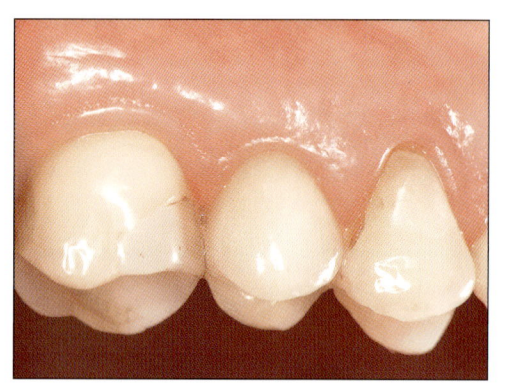

図7-9m　3年後経過観察時．インプラント周囲の軟組織は安定している．

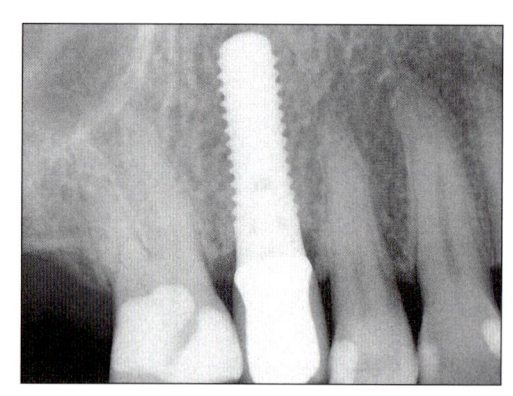

図7-9n　3年経過後．エックス線画像でもティッシュレベルインプラント周囲の安定した骨梁を認める．

症例6　中切歯2本欠損

　27歳の女性患者は，数年前の外傷による歯根吸収のため，上顎中切歯の抜歯が必要だとして紹介されてきた．患者には，高いリップライン，歯肉のバイオタイプが薄い点など審美性に関して高リスク要因が複数あった．さらに両方の中切歯を抜去すると，2本の隣接するインプラントの埋入が必要となる．このような状況では，インプラント間乳頭の獲得は難しい．したがって，抜歯後8週間でのインプラント埋入と同時にとくにインプラント−インプラント間で重要となるGBRを行った．この重要な部位での増大量を向上させる目的で，DBBM細粒をフィブリンシーラント剤により固定した(**図7-10**)．

軟組織治癒を待った早期インプラント埋入（タイプ2）

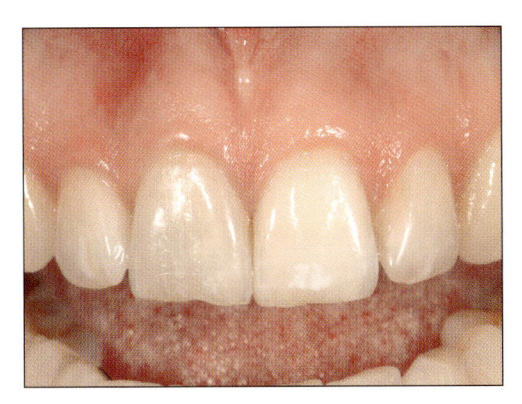

図7-10a 右側中切歯はわずかに変色しプロービングデプスが増大している．歯肉粘膜のバイオタイプは薄く，これは審美的には重大なリスクファクターである．

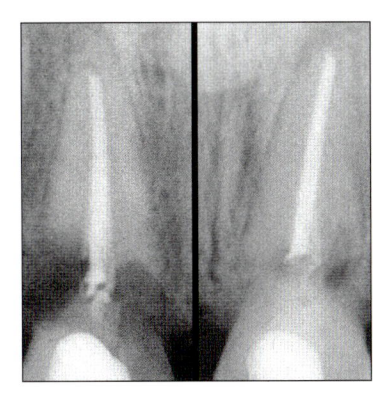

図7-10b エックス線画像では以前からの歯原性の右側中切歯歯頸部周囲の広範な吸収を認める．反対側の歯根にも吸収の初期像がみられる．両中切歯ともに抜歯適応だが，これはまた別な意味で審美的には非常に不利である．

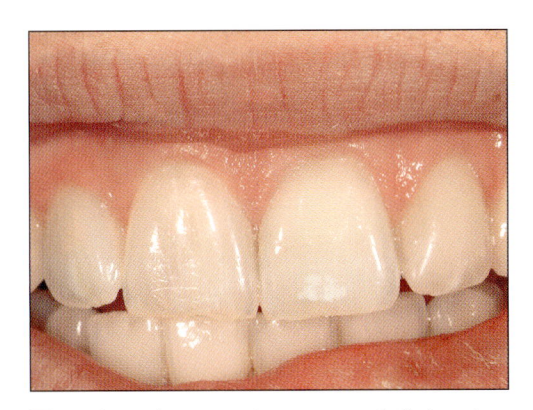

図7-10c 高いリップラインは，審美上のリスクファクターとして3位のものである．

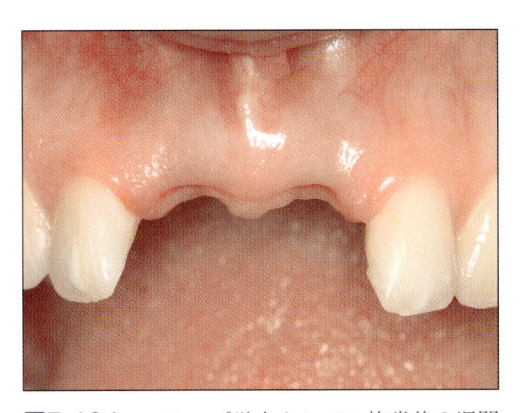

図7-10d フラップ挙上なしでの抜歯後8週間の状態．

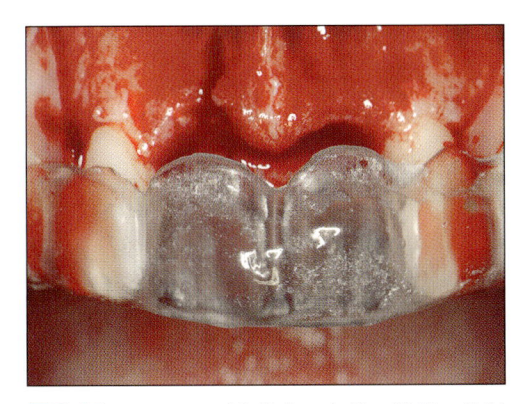

図7-10e フラップを挙上した後，透明の外科的ステントを用いて手術を実施する．これは多数歯欠損のインプラント部位においては標準的である．ステントは将来の切縁と唇側の歯肉辺縁を想定している．

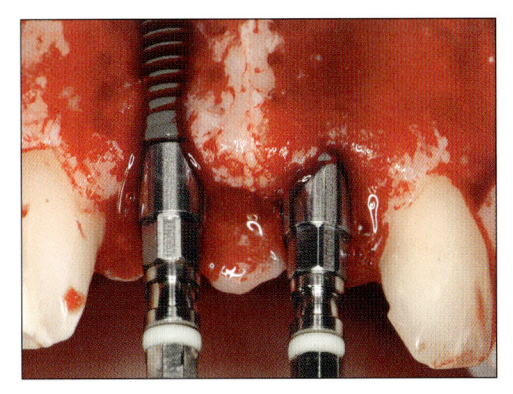

図7-10f 骨レベルのインプラント2本を埋入．インプラントのプラットフォームが唇側正中側からみた場合の将来のクラウンの辺縁から3mm根尖側に位置するように埋入されている．右側のインプラントは唇側に裂開を認める（図7-10は次ページに続く）．

175

7 抜歯部位へのインプラント埋入

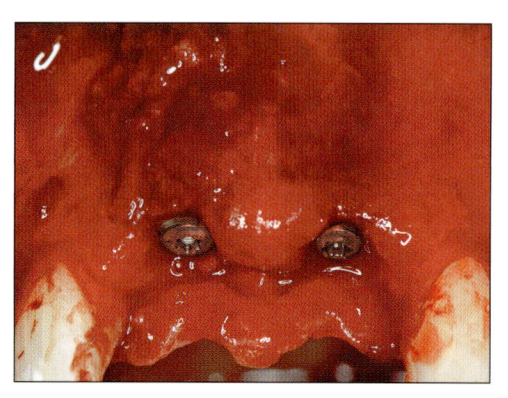

図7-10g インプラント周囲の骨欠損部は前鼻棘から採取した自家移植骨で増大する．

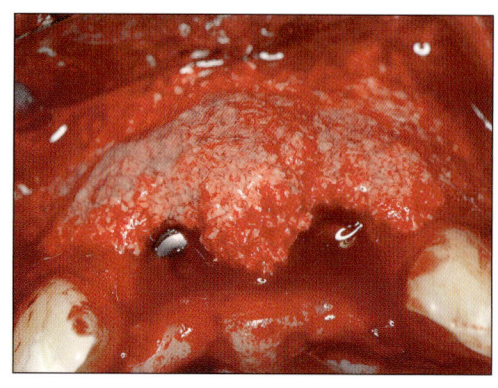

図7-10h フィブリンシーラント剤で固定したDBBM細粒の層を使って外形を整える．インプラント間は垂直方向に増大し，将来のインプラント間乳頭の形態の最適化を目指す．

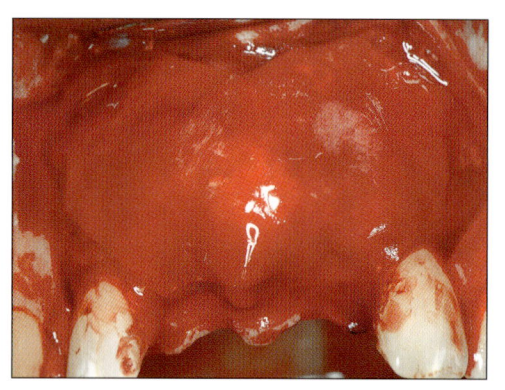

図7-10i 骨補填材はコラーゲン膜を二層で使うダブルレイヤーテクニックで覆う．

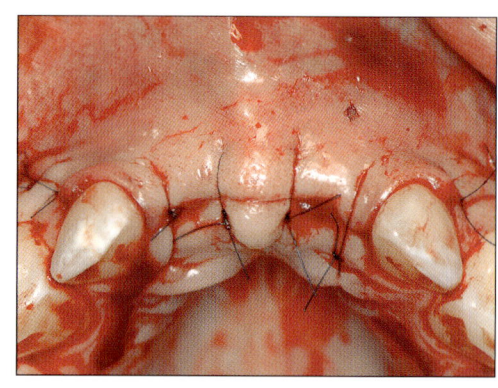

図7-10j 手術はテンションフリーの一次創傷封鎖で終了する．その達成のためには，フラップへの減張切開が必要である．

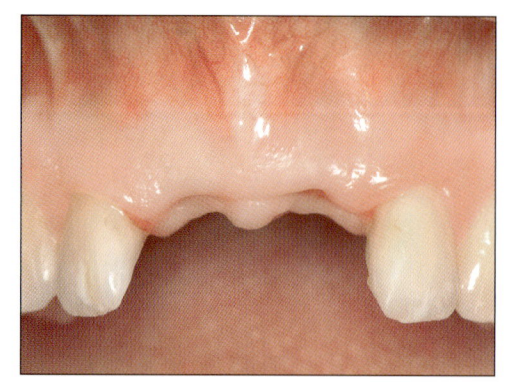

図7-10k 合併症なく8週間経過し，インプラント部位は成熟しリエントリーが可能である．

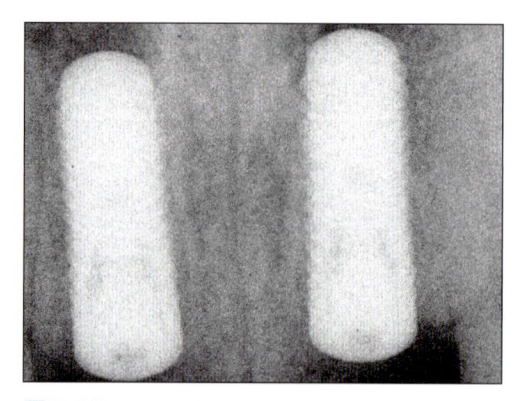

図7-10l インプラント埋入後2ヵ月のエックス線画像．2本のインプラントは良好に骨結合している．

軟組織治癒を待った早期インプラント埋入（タイプ2）

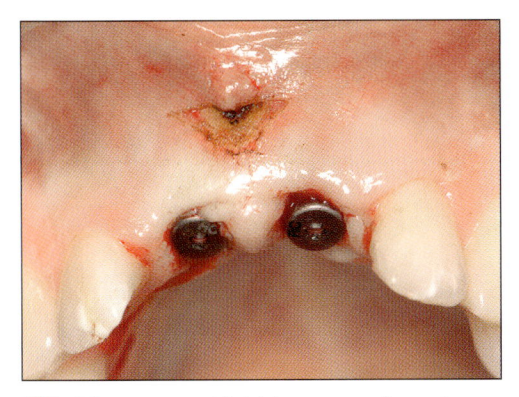

図7-10m　パンチ法を用い，インプラントへアクセスする．長めの4mmのヒーリングキャップを装着し，上唇小帯を二酸化炭素（CO_2）レーザーで切除した．

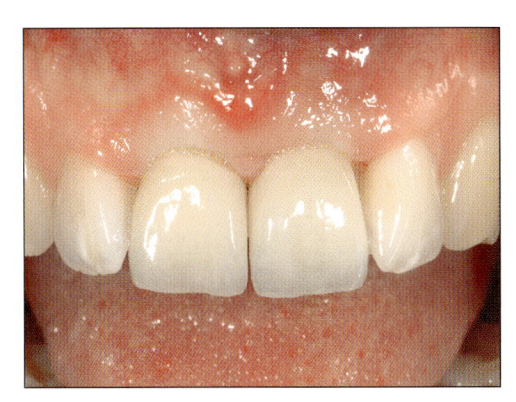

図7-10n　プロビジョナルクラウンを装着し，軟組織の調整を開始する．

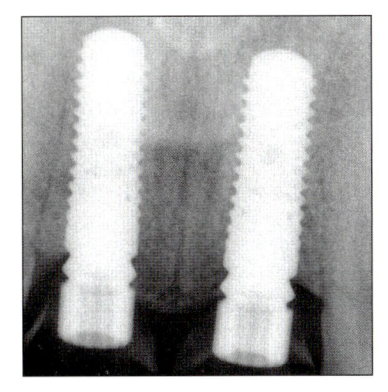

図7-10o　プロビジョナルクラウンを装着後のエックス線画像．インプラント周囲やインプラント間でも良好に骨頂レベルが維持されている．

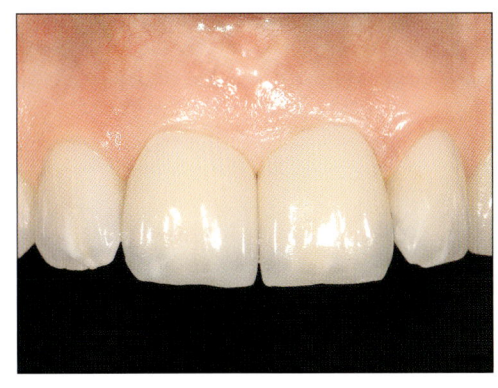

図7-10p　2年後．最終補綴物のオールセラミッククラウン装着状態．審美的治療成績も良好である．インプラント間乳頭の形状も好ましい．

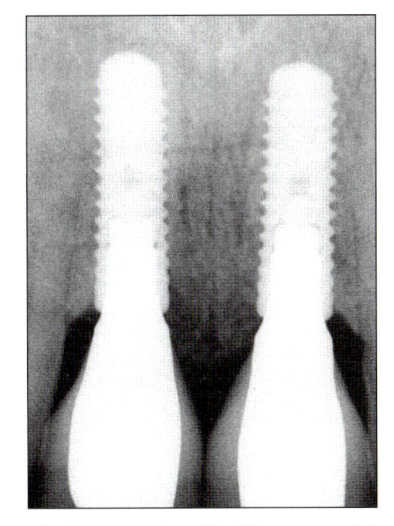

図7-10q　2年後のエックス線画像．インプラント周囲の骨レベルは安定し，インプラント間の骨構造もすばらしい．

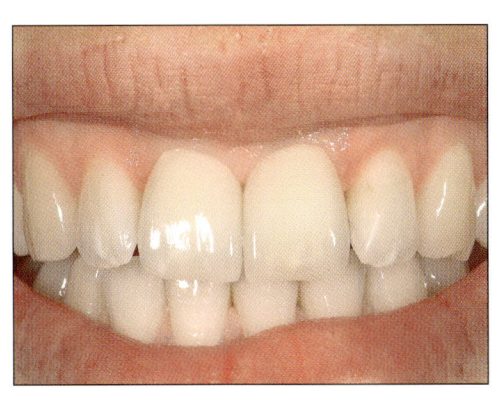

図7-10r　インプラント支持の2本の上部構造はすばらしく審美的である（補綴はスイス，ジュネーブ大学のU. Belser教授による）．

177

7　抜歯部位へのインプラント埋入

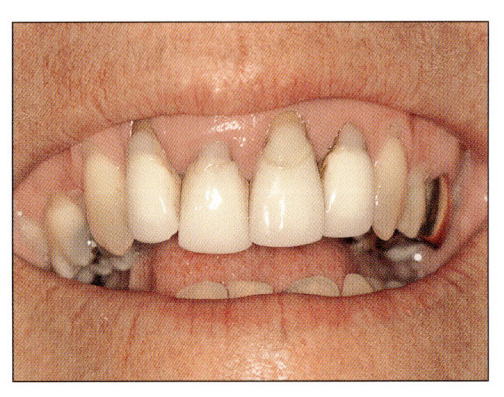

図7-11a　高いリップライン，歯肉退縮や歯の変色など審美的問題の多い女性患者．

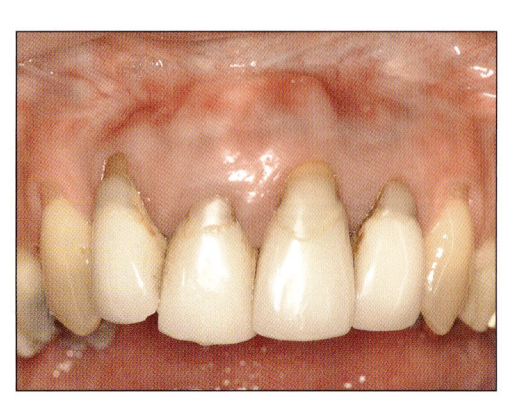

図7-11b　全般的な歯肉退縮により歯肉辺縁の不調和が生じている．3切歯は慢性の瘻孔を認め，唇側にはポケットの深化がみられる．

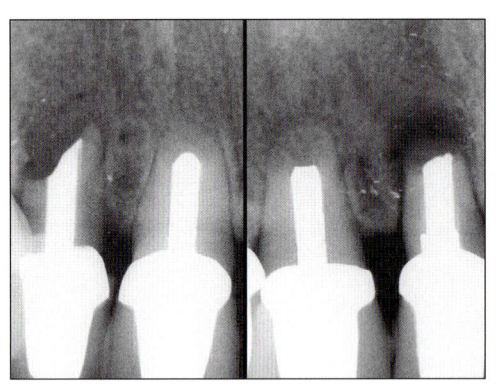

図7-11c　4前歯すべては歯根尖切除術を受けている．両側切歯の根尖部は骨吸収をともなう病巣を認める．4切歯すべてを抜去する必要がある．

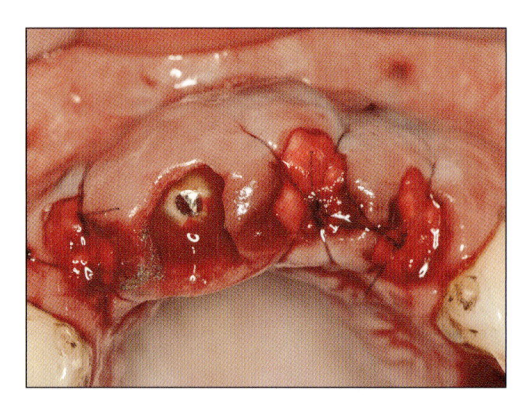

図7-11d　瘻孔を有する3歯だけを抜去し，8週間の軟組織の治癒期間中に歯槽頂幅を保持するために右側中切歯は骨レベルまで削合したうえで残した．

症例7　上顎切歯4本欠損

　50歳の女性．上顎前歯部の重篤な審美的問題で紹介来院．4本の上顎切歯の抜歯が不可避だったため，結果としてSAC分類でC（コンプレックス／難症例）カテゴリーに入る広範囲な欠損が生じた（**図7-11a〜c**）．瘻孔の原因となっている3本の歯を抜去する必要があったが，ほかの1本は短くしたうえで，Langerの提唱する術式にのっとって，一時的に患部に残した[31]．このテクニックは，インプラント埋入前の歯槽頂幅を維持するのに有効である（**図7-11d〜f**）．

　インプラントの埋入は抜歯8週間後にGBRと同時に行われた（**図7-11g〜m**）．患部の骨の形態から判断し側切歯部位でのさらなる手術を避けるためにも，2本の中切歯部位でのインプラント埋入だけを行うことにした．3ヵ月の治癒期間ののち，修復治療を開始し2本のインプラント部位にリエントリーし，最初に2本支台のプロビジョナル・延長ブリッジを装着し経過を観察したうえで，最終の固定性メタルセラミックブリッジを装着した（**図7-11n〜s**）．

軟組織治癒を待った早期インプラント埋入（タイプ2）

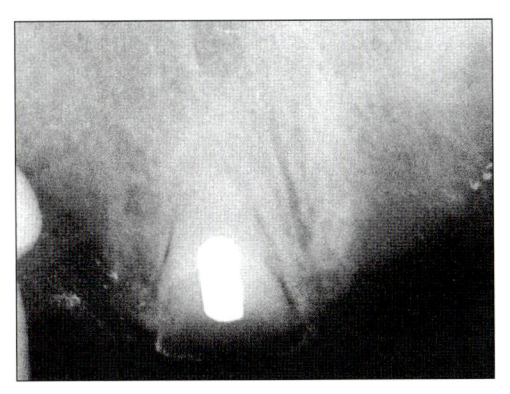

図7-11e 短い歯根のみを同部の束状骨の吸収を防ぐために残した．

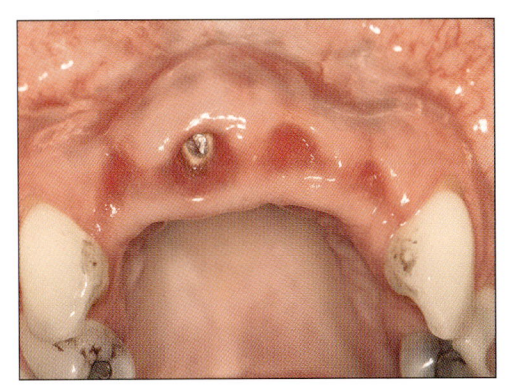

図7-11f 8週間後，短い歯根を残した部位では歯槽頂部の幅は良好に保たれ，両方の側切歯部では予想どおり歯槽堤の幅が明らかにつぶれている．

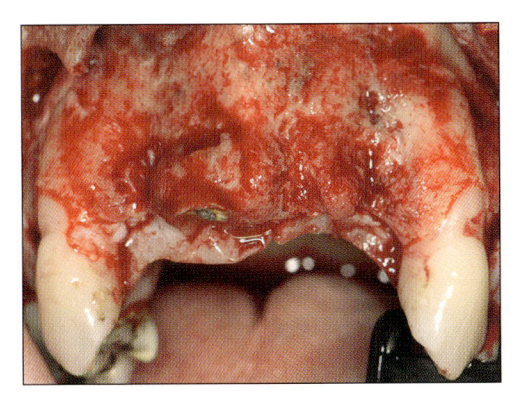

図7-11g 粘膜骨膜弁を挙上すると両側側切歯部で骨吸収が進行していた．この状態ではインプラント埋入と同時のGBRは行えない．

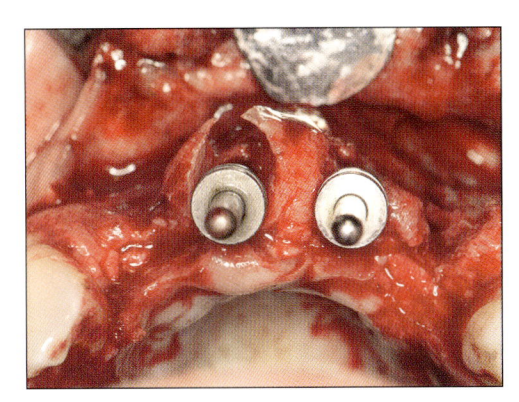

図7-11h ティッシュレベルのインプラントを中切歯の部位に埋入した．歯根を残した部位では骨量は十分に保たれていた．

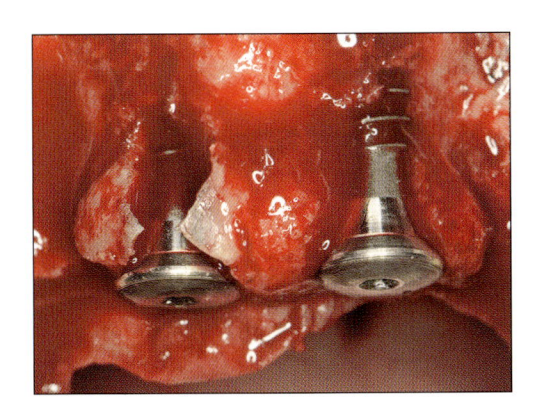

図7-11i インプラント2本と1.5mmのヒーリングキャップを設置．右側のインプラントは良好な2壁欠損の構造を認めるが，左のインプラントの欠損形態はあまり好ましくない．

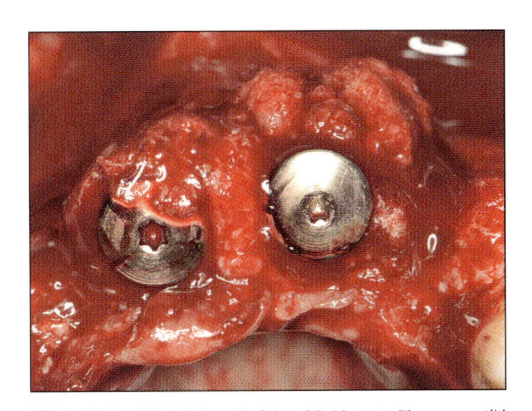

図7-11j 唇側骨の欠損は局所から骨ノミで削り出した自家移植骨片で骨造成した．

179

7 抜歯部位へのインプラント埋入

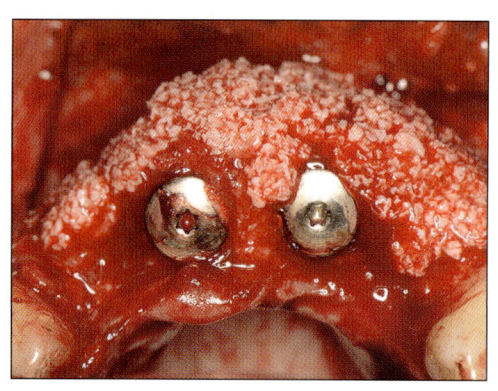

図7-11k DBBM細粒を用いて頰側骨壁に十分な厚みと凸状の形態を与えた．

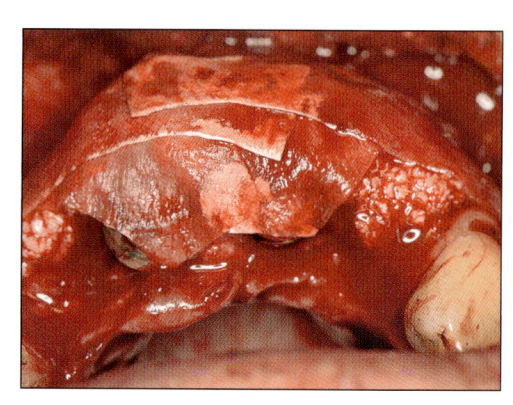

図7-11l 骨補填材はメンブレンの安定性を向上させるために部位によっては何層もの非クロスリンクコラーゲン膜で覆った．

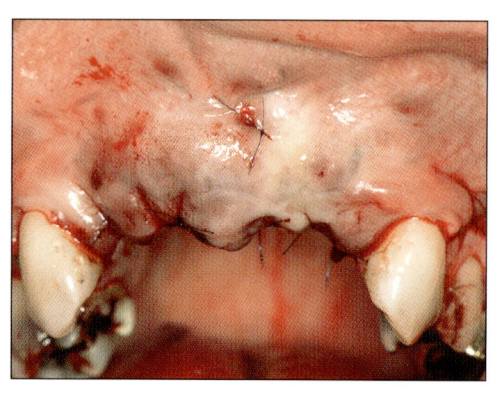

図7-11m フラップへの減張切開を行い，テンションフリーに一次創傷封鎖を行い，手術を終了した．

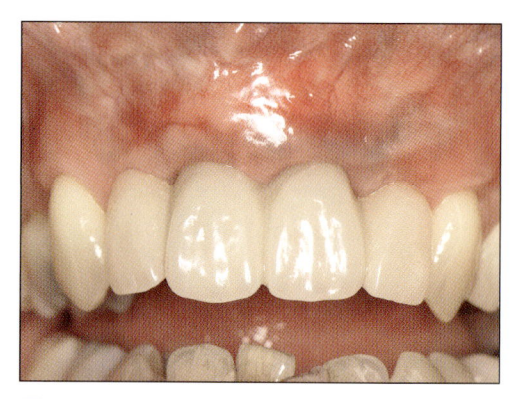

図7-11n 暫間補綴は両側の遠心側に延長ポンティックを付けた4歯の連結冠で行った．

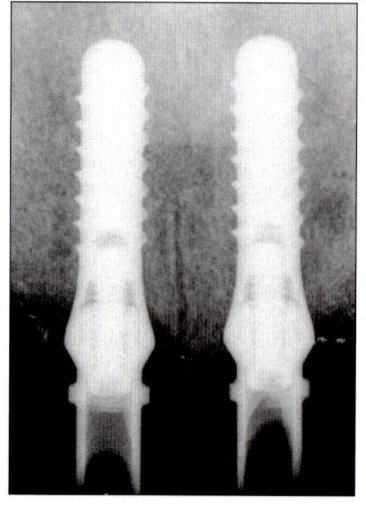

図7-11o エックス線画像．良好に結合したインプラント．2つのインプラント周囲の歯槽骨頂レベルは安定している．

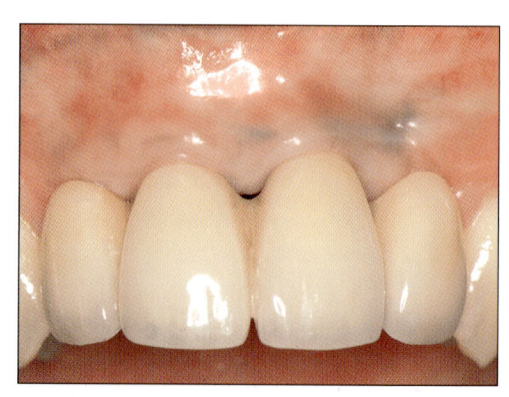

図7-11p フォローアップの5年後．治療開始時に問題のあった審美的状況を考慮すると，満足以上の結果と言える．

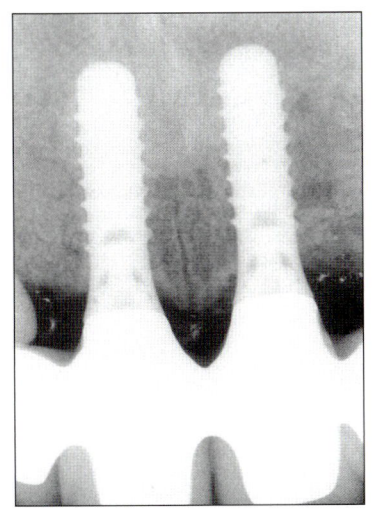

図7-11q　5年後のエックス線画像．組織レベルのインプラント周囲の歯槽骨頂レベルの安定した状態が確認された．

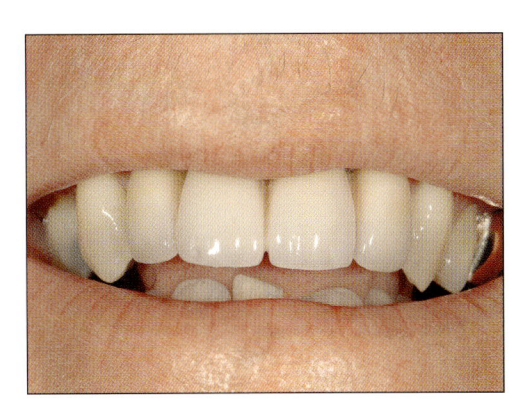

図7-11r　5年後の検査時の口元．

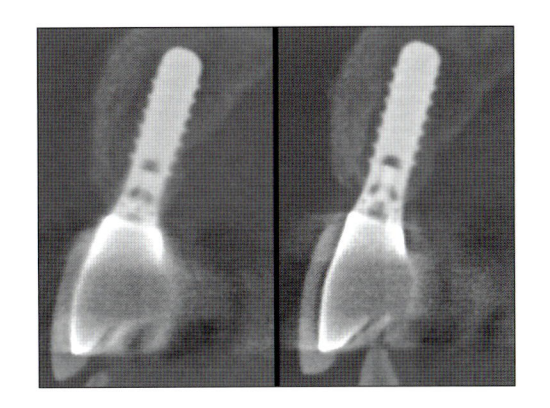

図7-11s　5年後のCBCT検査では唇側の増大した形態の優れた安定性が確認された．唇側骨壁の厚みは両方のインプラントで明らかに2mmを超えている．

部分的な骨治癒後の早期インプラント埋入（タイプ3）

利点，欠点と適応症

　部分的な骨治癒を待った早期インプラント埋入（タイプ3）では，インプラント埋入前に12〜16週間の治癒期間を設けて，インプラント埋入予定部位における，さらなる骨治癒を可能にする．前述のとおり，上顎前歯部でタイプ2埋入ではインプラントの初期固定が十分に獲得できない場合，もしくはそれが期待できない場合にのみ，このアプローチを用いる．このような状態は，中程度から大型の根尖病巣のある患者でみられることがあるが，頻度は少ない（図7-12）．

　しかしながら，タイプ3埋入は，抜歯後の下顎大臼歯部位における価値ある治療オプションになることがある．大臼歯部位に8mm以上の歯槽頂幅と健全な窩壁がある場合，ほと

7　抜歯部位へのインプラント埋入

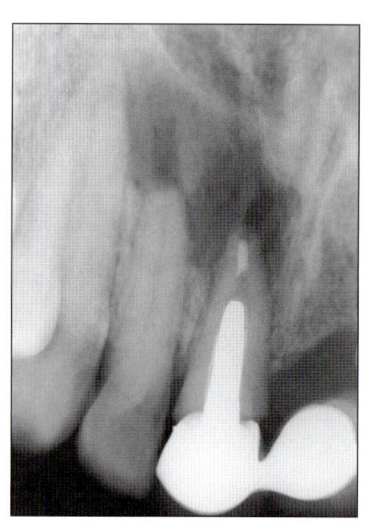

図7-12a　上顎右側中切歯に大きな根尖周囲の骨欠損を認める．歯髄生活試験では隣接する側切歯は正常であった．軟組織治癒後の早期のインプラント埋入（タイプ2）には適さない．タイプ3のアプローチ（部分的骨治癒に続く早期埋入）が，インプラント埋入直後の初期固定確保には望ましい選択である．

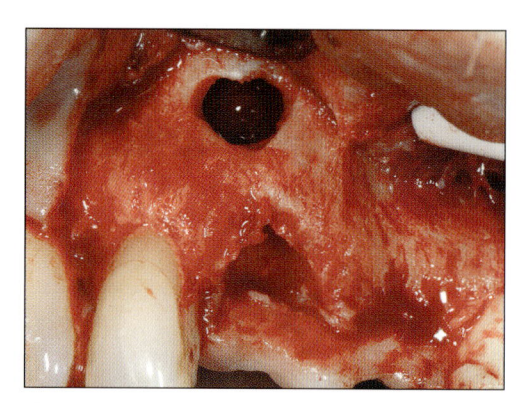

図7-12b　骨欠損の広がりは抜歯と歯根端の肉芽の除去により明らかである．

んどの症例において12〜16週の治癒期間があれば，新たに造成された骨によって抜歯窩はほぼ埋められており，歯槽頂幅は大幅に減少することはない．インプラント埋入時，肉芽組織が抜歯窩の中央部に残存している可能性があるが，これらは主にインプラント床の形成時に除去できる．インプラント周囲に小さな骨欠損が残っていても，この欠損が健全な骨壁の内側に位置しているかぎりは，周囲から採取した自家骨片を充填することで解決できる．多くの場合このアプローチは，代替骨やバリアメンブレン（遮蔽膜）を使用せずにインプラントの埋入ができるため，GBR治療よりも対費用効果の高い方法である．

　さらに，そのような骨造成をともなわない標準的なインプラント埋入は，通常6〜8週の短い治癒期間ですむ．この早期荷重の考え方は今日では良くまとめられており，5年に及ぶ臨床研究ではSLAインプラントの高い成功率が示されている[50-53]．今日，理想的な臨床状況において，共振周波数分析によるISQ（implant stability quotient）値70以上を示す場合，SLActiveインプラントの治癒期間はさらに短くできる[46,47]．したがって，インプラント埋入後の治癒期間の短さが，抜歯後の治癒期間が長いという欠点を補うことになる．今日では下顎大臼歯部位にこのアプローチが好まれている．

　下顎大臼歯部で，感染により唇側骨壁に大規模な欠損がみられる場合は，どちらにせよGBRを同時に行うことが必要となるため，8週間の軟組織治癒後のインプラント埋入（タイプ2）が推奨される．この場合，抜歯後12〜16週間待つことの利点はない．この間に深刻な水平的骨吸収を起こす危険性があるからである．

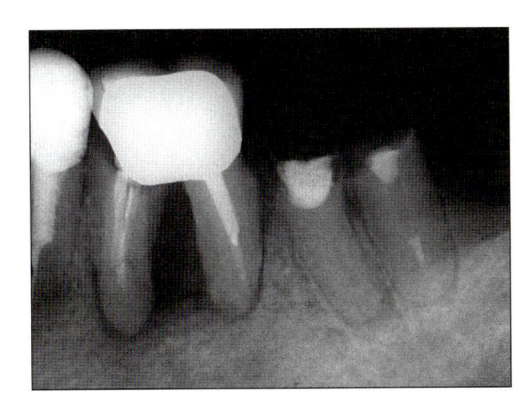

図7-13a 下顎左側第一大臼歯には大きな病巣がある．図中の2本の大臼歯は，紹介元の歯科医院で抜歯された．その報告によると第一大臼歯の頰側骨は喪失していた．

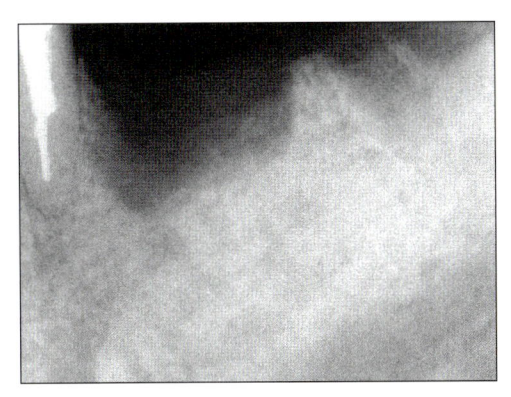

図7-13b 4ヵ月後，骨の部分的治癒が明確になった．インプラントの初期固定を得るのに十分な状態である．

症例呈示

症例8：遊離端欠損

59歳の女性で，下顎左側大臼歯2本を抜去後に紹介されてきた．第一大臼歯には慢性感染症があったため，同部位に大きな骨欠損がみられた（**図7-13a**）．抜歯後の治癒期間を3ヵ月以上に延長し，欠損部での部分的な骨治癒を目指すこととした．この治癒期間の延長で，インプラント埋入時の十分な初期固定の獲得を確実にするためである．

通常のプロトコールに基づいて同時GBRも行い，同一フラップ内の臼後結節から採取した自家骨片を充填し，DBBM細粒で表層を覆いコラーゲン膜で被覆して一次閉鎖を行った．

3ヵ月後のエックス線画像で欠損部位での骨密度の不足が認められたため，骨治癒期間を延長し5ヵ月とした（**図7-13b〜j**）．多くの症例では，インプラント埋入後3ヵ月で修復治療に入ることができることから，このような状況はまれである．インプラント埋入の5ヵ月後，インプラント周囲骨のリモデリングを促進するためアクリリックレジンでプロビジョナルレストレーションを作製しインプラントに荷重を始めた．このアプローチは成功し，骨密度が急速に改善した（**図7-13k〜l**）．5年後のフォローアップ時の臨床的検査とエックス線検査によって，メタルセラミッククラウンを装着したインプラントが，骨と非常に良くインテグレートしていることが確認された（**図7-13m〜n**）．

7 抜歯部位へのインプラント埋入

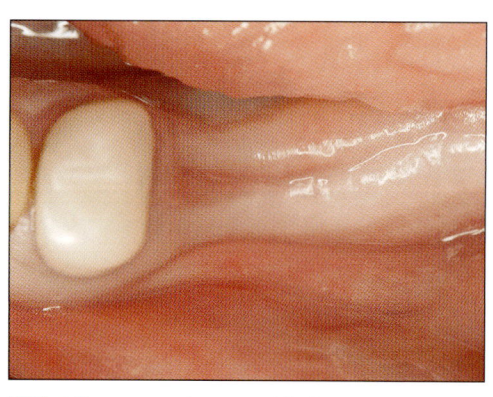

図7-13c インプラント手術当日．頬側骨の吸収状態がわかる．

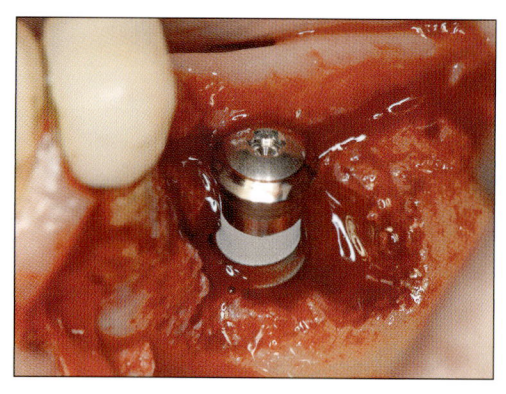

図7-13d フラップを翻転し，ティッシュレベルインプラントを埋入．唇側2壁性の長い骨欠損がみえる．

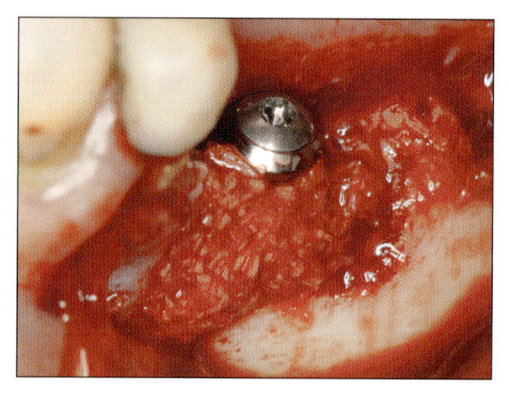

図7-13e インプラント周辺から採取した自家骨を移植し，増大した．欠損部の水平な骨壁により移植片は垂直的には安定している．

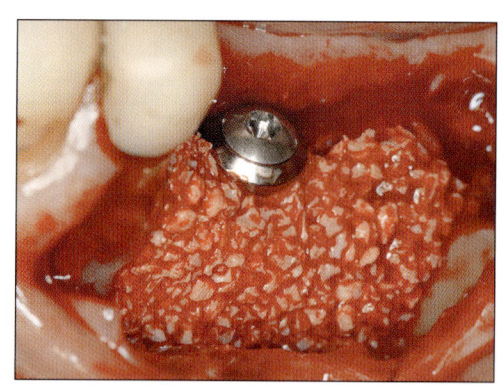

図7-13f 外形を形づくるためにDBBM細粒の層を重ねる．

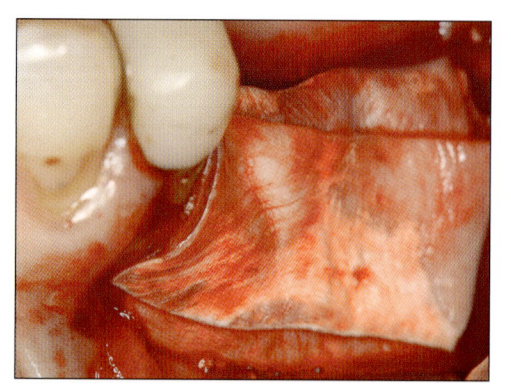

図7-13g 増大材料はコラーゲン膜をダブルレイヤーテクニックで用いる．

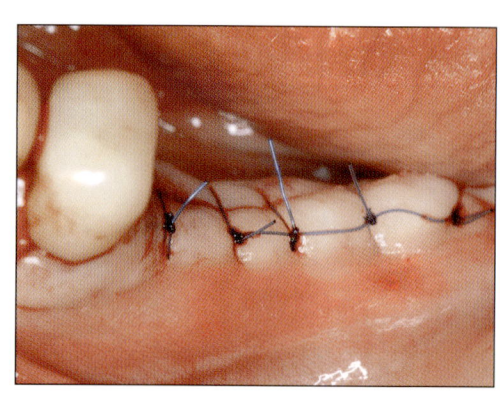

図7-13h 用いた生体材料を口腔内細菌から保護するため，テンションフリーで一次創傷封鎖を完了する．

部分的な骨治癒後の早期インプラント埋入（タイプ3）

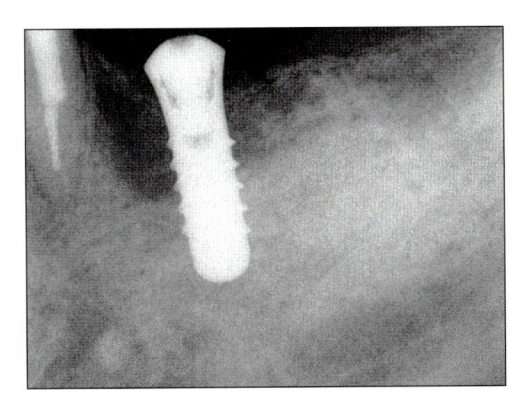

図7-13i 埋入後3ヵ月．インプラントの近心側には低骨密度の部位が広がっている．さらに2ヵ月治癒待機期間を延長することにした．

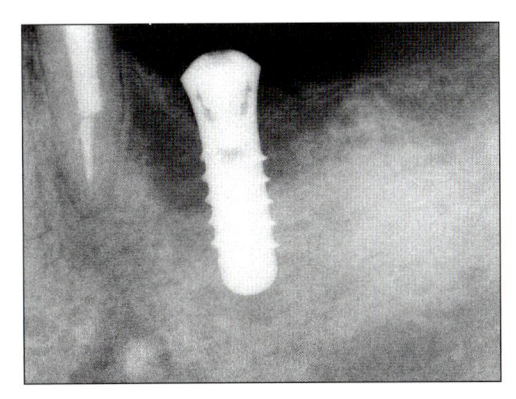

図7-13j 5ヵ月後．インプラントの近心側の骨密度が増加したことがわかる．プロビジョナルクラウンを装着して負荷をかけ始めることにした．インプラントに負荷をかけることによりインプラント周囲の骨のリモデリングが促進されるはずである．

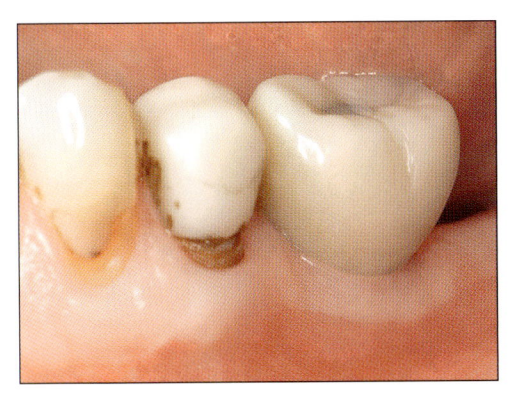

図7-13k 装着後4ヵ月のプロビジョナルクラウン．

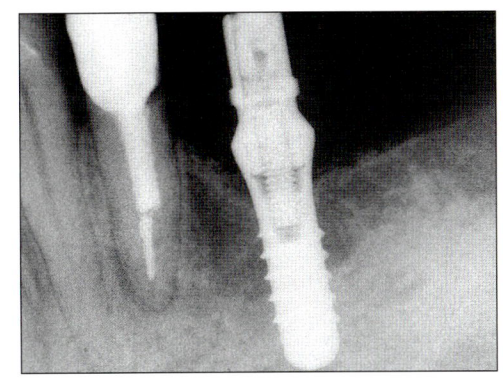

図7-13l インプラントに負荷をかけ始めて4ヵ月後．骨欠損だった部位の骨密度が増加したことがわかる．

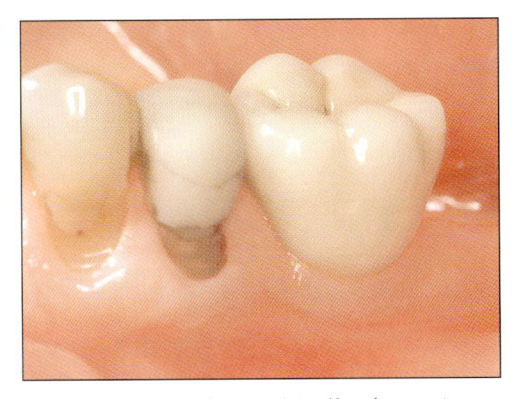

図7-13m インプラント埋入後5年．メタルセラミッククラウンを装着したインプラント周囲の組織は，炎症の兆候もなく健康である．

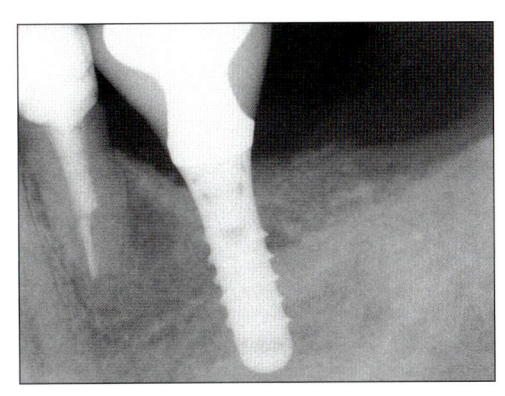

図7-13n インプラント埋入後5年．顕著なリモデリングに続き，インプラント周囲の骨構造や歯槽骨頂はまったく正常である．

185

7　抜歯部位へのインプラント埋入

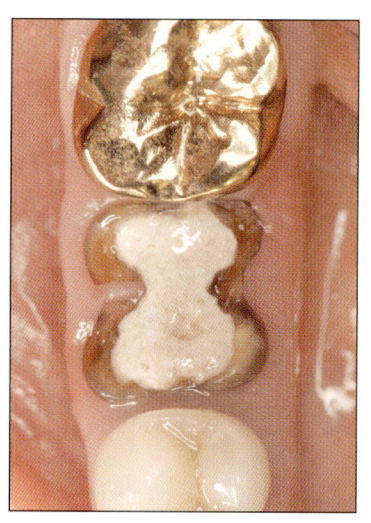

図7-14a　クラウン下で進行していた二次う蝕のため，下顎右側第一大臼歯の根部のみが残った．

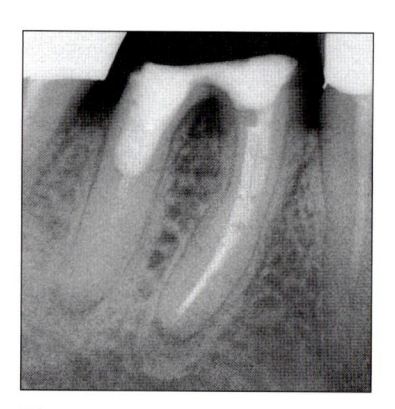

図7-14b　同部のエックス線画像では，不適切な根管充填がわかる．紹介歯科医は抜歯を決定．

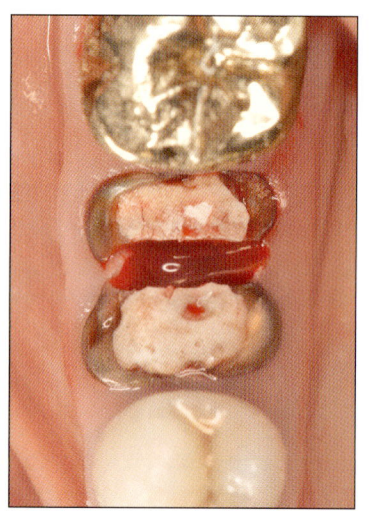

図7-14c　抜歯を容易にするために，下顎大臼歯は，つねに分割してから抜歯する．

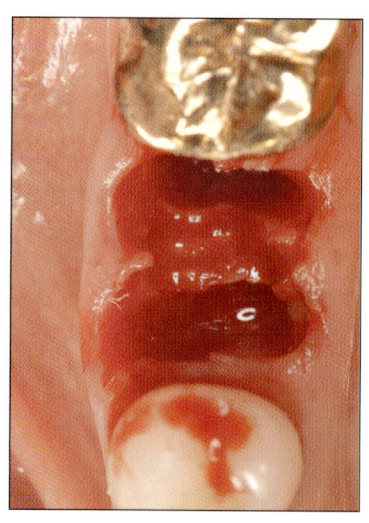

図7-14d　2根を抜歯したのち，もしあれば抜歯窩から注意深く肉芽組織を掻爬する．

症例9：下顎大臼歯部位の単独歯修復

　56歳の女性．下顎右側第一大臼歯の抜歯を行わなければならない．下顎大臼歯は，つねに分割抜去法を用いて近心根と遠心根を別々に抜歯すべきである（**図7-14a～d**）．

　抜歯時点で，抜歯窩の頬側壁は完全に健全であった．タイプ3インプラント埋入を選択し，骨移植をともなわないインプラント埋入を可能にするため治癒期間を4ヵ月後とした．これは，下顎大臼歯部位で頻繁に使用される洗練された臨床的アプローチである．なぜならインプラント手術を単純化することができ，合併症のリスクを減らし，かつGBRや生

部分的な骨治癒後の早期インプラント埋入（タイプ3）

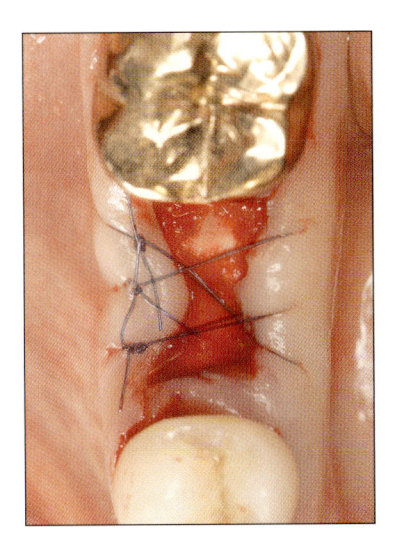

図7-14e 抜歯窩にコラーゲン線維を詰めて血餅を安定させる．マットレス縫合を行う．

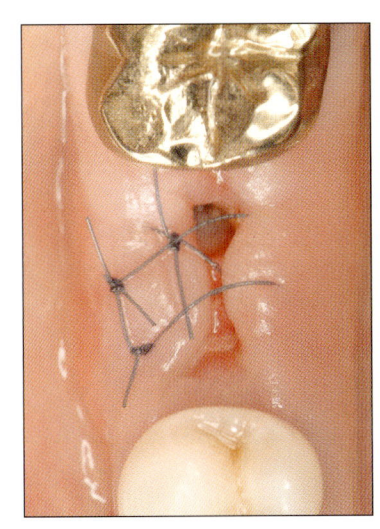

図7-14f 抜歯後1週間．正常な創傷治癒．

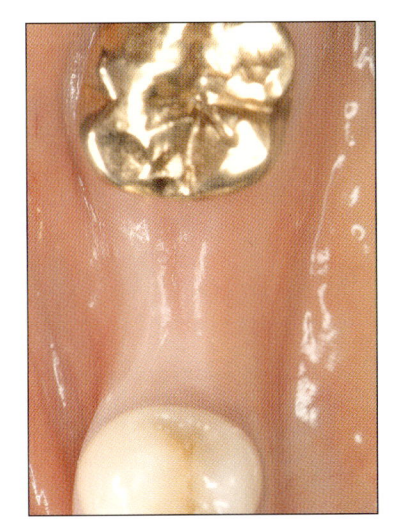

図7-14g 4ヵ月後．トラブルなく，治癒しワイドプラットフォームのインプラントを埋入するのに十分な歯槽頂幅がある．

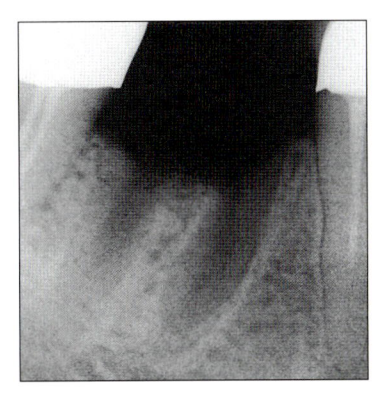

図7-14h 相当するエックス線画像では，抜歯窩の輪郭がわかるが，場所によっては骨治癒の兆候がみられる．

体材料を使用しないため患者側の費用負担も少なくてすむからである．

インプラント手術は抜歯の4ヵ月後，十分に治癒したインプラント予定部位に対して行われた．術前評価で予期されていたとおり，インプラント床の形成によるインプラント周囲の骨欠損もなかった（図7-14e～l）．合併症もなく，6ヵ月間の治癒期間を過ごし（図7-14m, n），粘膜貫通型インプラントをセメント固定式のメタルセラミッククラウンを用いて修復した（図7-14o, p）．

7　抜歯部位へのインプラント埋入

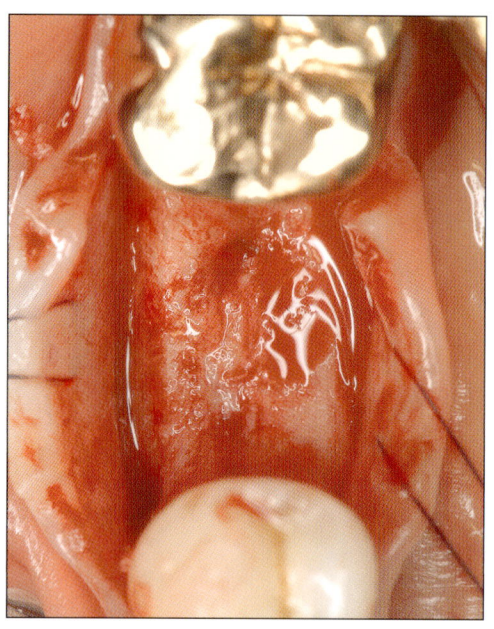

図7-14i　フラップを翻転し，減張切開は加えない．抜歯窩では治癒が順調に進行している．

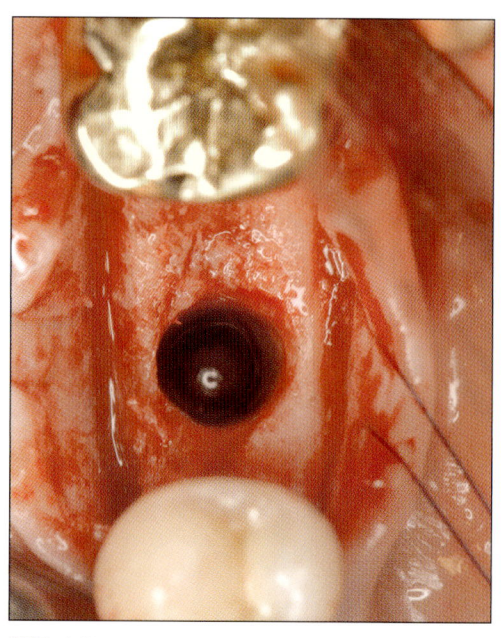

図7-14j　インプラント床を形成したのちも欠損はみられず，埋入に骨移植の必要はない．

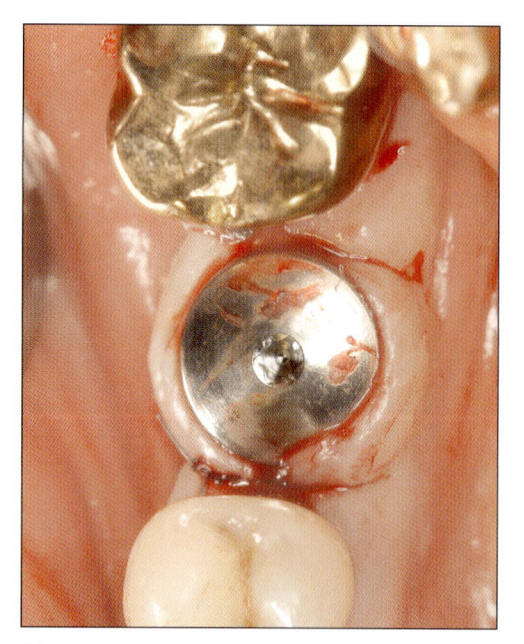

図7-14k　インプラントを埋入し3mmのチタン製ヒーリングキャップを装着する．歯肉弁の辺縁を適合させ，粘膜貫通型インプラントの治癒を促進するように2糸の単純縫合を行う．

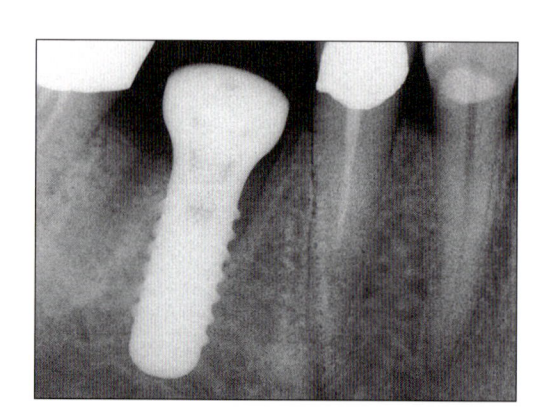

図7-14l　手術後のエックス線画像．埋入したインプラントと抜歯窩の位置と傾斜の関係がわかる．

部分的な骨治癒後の早期インプラント埋入（タイプ3）

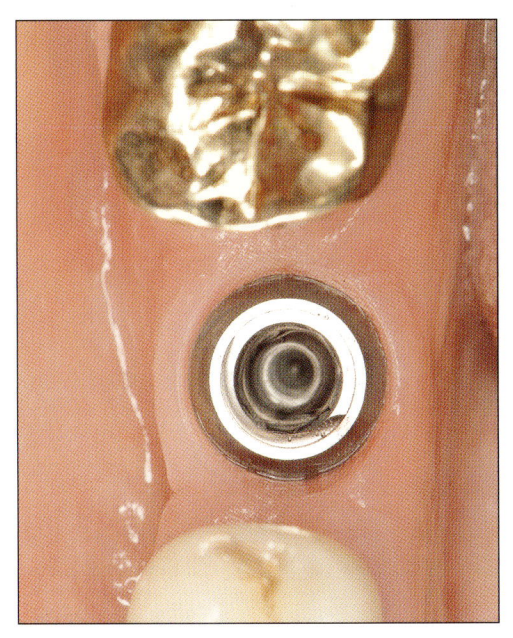

図7-14m インプラント埋入後6週間．組織統合は順調に進み，メタルセラミッククラウンでの補綴処置が可能になった．

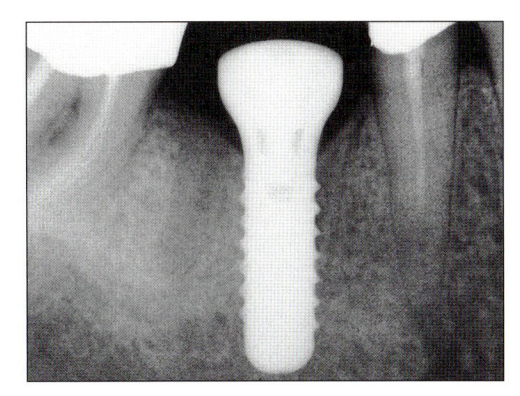

図7-14n 6週間後のエックス線画像．SLA表面のワイドプラットフォームのインプラントと骨との良好な結合がわかる．

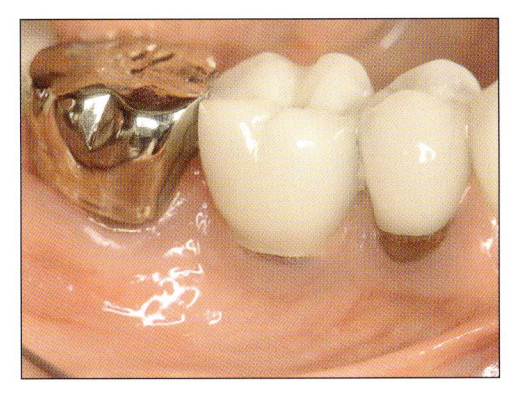

図7-14o 4年後．インプラント周囲の軟組織は健康である．

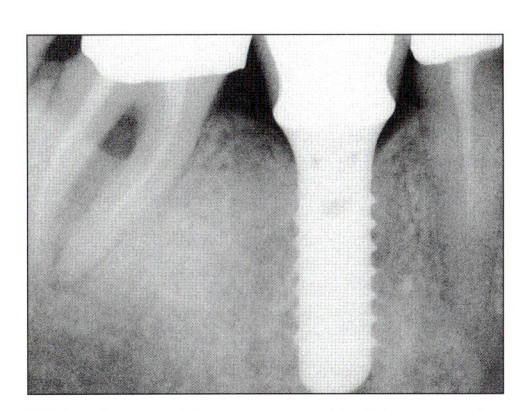

図7-14p 同時期のエックス線画像．インプラントの結合状態は良好であるが，第二大臼歯の根分岐部病変が進行している．

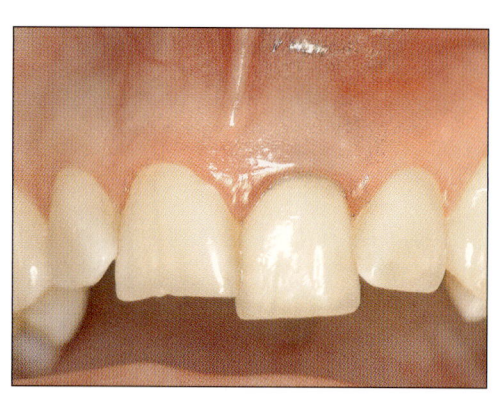

図7-15a 挺出し長くなった左側中切歯の根尖部に若干の腫張がみられる．

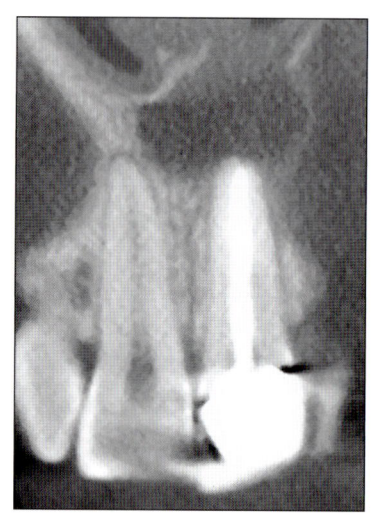

図7-15b デジタルCTから腫張と挺出の原因がわかる．歯根嚢胞を示唆する根尖周囲骨の病巣がわかる．

■ 完全な骨治癒後の遅延インプラント埋入（タイプ4）

利点，欠点と適応症

　少なくとも6ヵ月以上の抜歯後治癒期間後の遅延インプラント埋入（タイプ4）は，筆者らは例外的な臨床状況でのみ行う．もっとも多いのは，10代の患者で，インプラントを埋入するには若すぎるが，抜歯を先送りできない場合である．審美部位においては，年齢制限は18～20歳で，非審美部位においては，これより年齢の低い患者にも考慮する可能性がある．このほかの遅延インプラント埋入の適応症と考えられるのは，根尖周囲の広範な骨の病変（たとえば大きな歯根嚢胞）がみられる場合である．このような状態で，十分な初期固定を得られるようにインプラントを埋入するには，少なくとも6ヵ月の骨治癒期間が必要である（**図7-15**）．また，一時的な経済的制約などの個人的理由から抜歯後インプラント治療が可能ではない，もしくは，用意ができていないといった患者にも遅延インプラント埋入が適応だろう．

　6ヵ月以上の待機期間をとることの大きな欠点は，唇側歯槽骨の解剖学的形態を崩壊させ歯槽頂幅を6mm未満に減少させてしまう危険性があることである．このリスクは，大臼歯部位より上顎前歯部や小臼歯部位においてかなり高い．さらに，このように治癒期間が長くなることは，多くの患者にとっても喜ばしいことではない．

　歯槽頂幅の減少は可能なかぎり避けなくてはならない．なぜならインプラント埋入前に，最初に歯槽堤増大を行う段階的GBRが必要となるからだ（第8章参照）．そのため，遅延

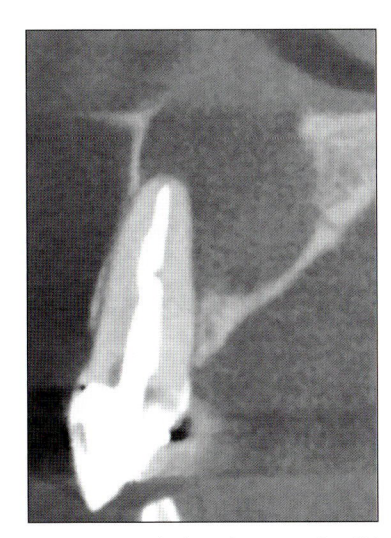

図7-15c 矢状面観では嚢胞の広がりと上顎洞底の吸収程度がわかる．大きな骨吸収像から，インプラント(タイプ4)を実施するには嚢胞摘出と歯槽堤保存術を行い，6ヵ月の治癒期間を経たのちに実施する必要性があることがわかる．

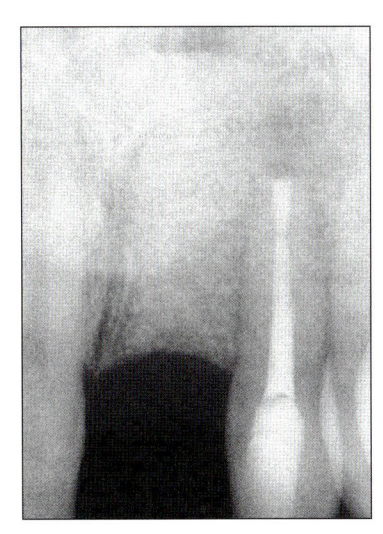

図7-15d 嚢胞摘出，歯根端切除術を行い，根尖孔を根充した側切歯および抜歯部のリッジプリザベーション後の状態．骨が完全に治癒すればインプラントの埋入は可能だが，それには少なくとも6ヵ月は必要である．

インプラント埋入を選択しなくてはならない場合は，歯槽堤保存術(リッジプリザベーション)を使うことを強く推奨する[54]．この歯槽堤保存治療は，抜歯時か抜歯の数週間後に行うことができる．この5～10年間に，文献で複数のテクニックが説明されており，その多くは，低置換率の骨補填材を使用している[55]．

■ まとめ

これらの4つの抜歯部位へのインプラント埋入治療のオプションは，好みや頻度の差こそあれ，すべて日常的な診療で使われている．それぞれに利点，欠点と典型的な適応症があるが，全体として適切な治療法の選択は治療の一次目的による．つまり，高い予知性での再生の成功と，合併症のリスクを低くすることである．早期インプラント埋入(タイプ2, 3)は，抜歯後インプラント埋入を行う患者の合わせて約90％に施術され，日常的な診療の多くを占めている．

軟組織治癒をともなった早期インプラント埋入(タイプ2)は，もっとも頻繁に行われる治療法で，とくに上顎前歯部だけでなく上下顎の小臼歯部においても使用される．この方法は，機能面でも審美面でも治療成果が良く，予知性の高さや合併症のリスクの低さといった一次目的も達成できる．さらに，抜歯からインプラントの修復までにかかる全体の治療期間も多くの場合約14～16週で，患者にとっても非常に魅力的である．

根尖周囲での骨欠損が存在するためにタイプ2埋入ではインプラントの初期固定が望めない場合，抜歯後12～16週の治癒期間をともなったタイプ3埋入が用いられる．また，このアプローチは，多くの場合，難度が高くなく，骨造成をともなわないインプラント手術が可能なうえ，費用対効果も高くなるため大臼歯部位で好まれる．このアプローチでは治療期間が長引くものの，さほど大幅な延長ではない．

　即時インプラント埋入および遅延インプラント埋入は，使用される頻度も低く，特定の臨床状況においてのみ用いられる．審美部位における粘膜退縮のリスクを避けるため，即時インプラントは理想的な臨床状態を呈しているリスクの少ない患者にのみ行われるべきである．日常的に抜歯部位へのインプラント埋入を行っていない臨床医は，このアプローチを使うことは避けるべきである．注意深く選ばれた症例においてのみ，フラップレス・即時インプラント埋入を検討することも可能であろう．

　遅延インプラント埋入は，抜歯後の期間がそれぞれ異なる数種の治療法のなかでもっとも魅力に欠けるアプローチであるため，さらに使用頻度が少ない．このアプローチではつねに，抜歯からインプラント修復まで長期の治療期間が必要となる．また，歯槽頂幅が大幅に失われるのを避けるため，このような状況では，低置換骨補填材を使った歯槽堤の保存技術の使用が強く推奨される．これによって，インプラント埋入以外にも追加の外科治療が必要となる．こういった欠点から，このアプローチは10代の患者など本当に必要な場合にのみ，使用すべきである．

■ 参考文献

1. Schulte W, Kleineikenscheidt H, Linder K, Schareyka R. The Tübingen immediate implant in clinical studies. Dtsch Zahnärztl Z 1978;33:348–359.

2. d'Hoedt B. 10 Jahre Tübinger Implantat aus Frialit — Eine Zwischenauswertung der Implantatdatei. Z Zahnärztl Implantol 1986;2:6–10.

3. Lazzara RJ. Immediate implant placement into extraction sites: Surgical and restorative advantages. Int J Periodontics Restorative Dent 1989;9:332–343.

4. Nyman S, Lang NP, Buser D, Bragger U. Bone regeneration adjacent to titanium dental implants using guided tissue regeneration: A report of two cases. Int J Oral Maxillofac Implants 1990;5:9–14.

5. Mayfield LJA. Immediate, delayed and late submerged and transmucosal implants. In: Lang NP, Karring T, Lindhe J (eds). Proceedings of the 3rd European Workshop on Periodontology: Implant Dentistry. Berlin: Quintessence, 1999:520–534.

6. Gelb DA. Immediate implant surgery: Three-year retrospective evaluation of 50 consecutive cases. Int J Oral Maxillofac Implants 1993;8:388–399.

7. Rosenquist B, Grenthe B. Immediate placement of implants into extraction sockets: Implant survival. Int J Oral Maxillofac Implants 1996;11:205–209.

8. Schwartz-Arad D, Chaushu G. Placement of implants into fresh extraction sites: 4 to 7 years retrospective evaluation of 95 immediate implants. J Periodontol 1997;68:1110–1116.

9. Becker W, Dahlin C, Lekholm U, et al. Five-year evaluation of implants placed at extraction and with dehiscences and fenestration defects augmented with ePTFE membranes: Results from a prospective multicenter study. Clin Implant Dent Relat Res 1999;1:27–32.

10. Hammerle CH, Chen ST, Wilson TG Jr. Consensus statements and recommended clinical procedures regarding the placement of implants in extraction sockets. Int J Oral Maxillofac Implants 2004;19(suppl):26–28.

11. Chen ST, Wilson TG Jr, Hammerle CH. Immediate or early placement of implants following tooth extraction: Review of biologic basis, clinical procedures, and outcomes. Int J Oral Maxillofac Implants 2004;19(suppl):12–25.

12. Chen ST, Buser D. Implants in post-extraction sites: A literature update. In: Buser D, Belser U, Wismeijer D (eds). ITI Treatment Guide, vol 3. Implants in Extraction Sockets. Berlin: Quintessence, 2008: 9–16.

参考文献

13. Chen ST, Buser D. Clinical and esthetic outcomes of implants placed in postextraction sites. Int J Oral Maxillofac Implants 2009;24(suppl) (in press).

14. Schropp L, Wenzel A, Kostopolous L, Karring T. Bone healing and soft tissue contour changes following single-tooth extraction: A clinical and radiographic 12-month prospective study. Int J Periodontics Restorative Dent 2003;23:313–323.

15. Berglundh T, Lindhe J. Dimension of the periimplant mucosa. Biological width revisited. J Clin Peri-odontol 1996;23:971–973.

16. Cochran DL, Hermann JS, Schenk RK, Higginbottom FL, Buser D. Biologic width around titanium implants. A histometric analysis of the implanto-gingival junction around unloaded and loaded nonsubmerged implants in the canine mandible. J Periodontol 1997;68:186–198.

17. Kan JY, Rungcharassaeng K, Umezu K, Kois JC. Dimensions of peri-implant mucosa: An evaluation of maxillary anterior single implants in humans. J Periodontol 2003;74:557–562.

18. Botticelli D, Berglundh T, Lindhe J. Hard-tissue alterations following immediate implant placement in extraction sites. J Clin Periodontol 2004;31:820–828.

19. Araujo MG, Sukekava F, Wennstrom JL, Lindhe J. Ridge alterations following implant placement in fresh extraction sockets: An experimental study in the dog. J Clin Periodontol 2005;32:645–652.

20. Araujo MG, Sukekava F, Wennstrom JL, Lindhe J. Tissue modeling following implant placement in fresh extraction sockets. Clin Oral Implants Res 2006;17:615–624.

21. Araujo MG, Wennstrom JL, Lindhe J. Modeling of the buccal and lingual bone walls of fresh extraction sites following implant installation. Clin Oral Implants Res 2006;17:606–614.

22. Chen ST, Darby IB, Adams GG, Reynolds EC. A prospective clinical study of bone augmentation techniques at immediate implants. Clin Oral Implants Res 2005;16:176–184.

23. Lindeboom JA, Tjiook Y, Kroon FH. Immediate placement of implants in periapical infected sites: A prospective randomized study in 50 patients. Oral Surg Oral Med Oral Pathol Oral Radiol Endod 2006;101:705–710.

24. Chen ST, Darby IB, Reynolds EC. A prospective clinical study of non-submerged immediate implants: Clinical outcomes and esthetic results. Clin Oral Implants Res 2007;18:552–562.

25. Evans CJD, Chen ST. Esthetic outcomes of immediate implant placements. Clin Oral Implants Res 2008;19:73–80.

26. Cordaro L, Torsello F, Roccuzzo M. Clinical outcome of submerged versus non-submerged implants placed in fresh extraction sockets. Clin Oral Implants Res 2009 (in press).

27. Chen ST, Darby I, Reynolds EC, Clement JG. Immediate implant placement post-extraction without flap elevation: A case series. J Periodontol 2009;80:163–172.

28. Kan JYK, Rungcharassaeng K, Sclar A, Lozada JL. Effects of the facial osseous defect morphology on gingival dynamics after immediate tooth replace-ment and guided bone regeneration: 1-year results. J Oral Maxillofac Surg 2007;65:13–19.

29. Dawson T, Chen ST. The SAC Classification in Implant Dentistry. Berlin: Quintessence, 2009.

30. Martin WC, Morton D, Buser D. Diagnostic factors for esthetic risk assessment. In: Buser D, Belser U, Wismeijer D (eds). ITI Treatment Guide, vol 1. Implant Therapy in the Esthetic Zone for Single-Tooth Replacements. Berlin: Quintessence, 2006:11–20.

31. Langer B. Spontaneous in situ gingival augmen-tation. Int J Periodontics Restorative Dent 1994;14:524–535.

32. Wood DL, Hoag PM, Donnenfeld OW, Rosenfeld LD. Alveolar crest reduction following full and partial thickness flaps. J Periodontol 1972;43:141–144.

33. Fickl S, Zuhr O, Wachtel H, Bolz W, Huerzeler M. Tissue alterations after tooth extraction with and without surgical trauma: A volumetric study in the beagle dog. J Clin Periodontol 2008;35:356–363.

34. Buser D, Chen ST, Weber HP, Belser UC. Early implant placement following single-tooth extraction in the esthetic zone: Biologic rationale and surgical procedures. Int J Periodontics Restorative Dent 2008;28:441–451.

35. Buser D, Bornstein MM, Weber HP, Grutter L, Schmid B, Belser UC. Early implant placement with simultaneous guided bone regeneration following single-tooth extraction in the esthetic zone: A cross-sectional, retrospective study in 45 subjects with a 2- to 4-year follow-up. J Periodontol 2008;79:1773–1781.

36. Buser D, Hart C, Bornstein M, Grütter L, Chappuis V, Belser UC. Early implant placement with simultaneous GBR following single-tooth extraction in the esthetic zone: 12-month results of a prospective study with 20 consecutive patients. J Periodontol 2009;80:152–162.

37. Jovanovic SA, Spiekermann H, Richter EJ. Bone regeneration around titanium dental implants in dehisced defect sites: A clinical study. Int J Oral Maxillofac Implants 1992;7:233–245.

38. Buser D, Hoffmann B, Bernard JP, Lussi A, Mettler D, Schenk RK. Evaluation of filling materials in membrane-protected bone defects. A comparative histomorphometric study in the mandible of miniature pigs. Clin Oral Implants Res 1998;9:137–150.

39. Jensen SS, Broggini N, Hjørting-Hansen E, Schenk R, Buser D. Bone healing and graft resorption of autograft, anorganic bovine bone and beta-tricalcium phosphate. A histologic and histomorphometric study in the mandibles of minipigs. Clin Oral Implants Res 2006;17:237–243.

40. Jensen SS, Yeo A, Dard M, Hunziker E, Schenk R, Buser D. Evaluation of a novel biphasic calcium phosphate in standardized bone defects. A histologic and histomorphometric study in the mandibles of minipigs. Clin Oral Implants Res 2007;18:752–760.

41. Jensen SS, Bornstein MM, Dard M, Bosshardt DD, Buser D. Comparative study of biphasic calcium phosphates with different HA/TCP ratios in mand-ibular bone defects. A long-term histo-morphometric study in minipigs. J Biomed Mater Res B Appl Bio-mater 2009;90B:171–181.

42. Buser D, Broggini N, Wieland M, et al. Enhanced bone apposition to a chemically modified SLA titanium surface. J Dent Res 2004;83:529–533.

43. Ferguson SJ, Broggini N, Wieland M, et al. Biomechanical evaluation of the interfacial strength of a chemically modified sandblasted and acid-etched titanium surface. J Biomed Mater Res A 2006;78:291–297.

44. Schwarz F, Wieland M, Schwartz Z, et al. Potential of chemically modified hydrophilic surface characteristics to support tissue integration of titanium dental implants. J Biomed Mater Res B Appl Biomater 2009;88:544–557.

45. Bornstein MM, Valderrama P, Jones AA, Wilson TG, Seibl R, Cochran DL. Bone apposition around two different sandblasted and acid-etched titanium implant surfaces: A histomorphometric study in canine mandibles. Clin Oral Implants Res 2008;19:233–241.

46. Bornstein MM, Hart CN, Halbritter SA, Morton D, Buser D. Early loading of nonsubmerged titanium implants with a chemically modified sand-blasted and acid-etched surface: 6-month results of a prospective case series study in the posterior mandible focusing on peri-implant crestal bone changes and implant stability quotient (ISQ) values. Clin Implant Dent Relat Res 2009 Apr 23 [Epub ahead of print].

47. Morton D, Bornstein MM, Wittneben J, Martin WC, Ruskin JD, Buser D. Early loading after 21-days of healing of non-submerged titanium implants with a chemically modified sandblasted and acid-etched surface: 2-year results of a prospective 2-center study. Clin Implant Dent Relat Res (in press).

48. Schwarz F, Herten M, Sager M, Wieland M, Dard M, Becker J. Bone regeneration in dehiscence-type defects at chemically modified (SLActive) and conventional SLA titanium implants: A pilot study in dogs. J Clin Periodontol 2007;34:78–86.

49. Schwarz F, Sager M, Ferrari D, Herten M, Wieland M, Becker J. Bone regeneration in dehiscence-type defects at non-submerged and submerged chemically modified (SLActive) and conventional SLA titanium implants: An immunohistochemical study in dogs. J Clin Periodontol 2008;35:64–75.

50. Cochran DL, Buser D, ten Bruggenkate CM, et al. The use of reduced healing times on ITI implants with a sandblasted and acid-etched (SLA) surface: Early results from clinical trials on ITI SLA implants. Clin Oral Implants Res 2002;13:144–153.

51. Bornstein MM, Lussi A, Schmid B, Belser UC, Buser D. Early loading of nonsubmerged titanium implants with a sandblasted and acid-etched (SLA) surface: 3-year results of a prospective study in partially edentulous patients. Int J Oral Maxillofac Implants 2003;18:659–666.

52. Bornstein MM, Schmid B, Belser UC, Lussi A, Buser D. Early loading of non-submerged titanium implants with a sandblasted and acid-etched surface. 5-year results of a prospective study in partially edentulous patients. Clin Oral Implants Res 2005;16:631–638.

53. Cochran D, Oates T, Morton D, Jones A, Buser D, Peters F. Clinical field trial examining an implant with a sand-blasted, acid-etched surface. J Periodontol 2007;78:974–982.

54. Chen ST, Buser D. Clinical and esthetic outcomes of implants placed in post-extraction sites. Int J Oral Maxillofac Implants 2009;24(suppl) (in press).

55. Darby IB, Chen ST, Buser D. Ridge preservation techniques for implant therapy. Int J Oral Maxillofac Implants 2009;24(suppl) (in press).

第8章

水平的歯槽堤増大のための骨再生誘導法(GBR)と自家骨ブロック移植：段階的アプローチ

Thomas von Arx
Daniel Buser

　歯科インプラントを三次元的に正しい位置に埋入するには，一定以上の骨量が必要となる．しかし，抜歯や感染症，外傷や異形成により生じる歯槽堤の変化によって骨喪失が起こるので，多くの場合骨量は理想的な量より少なくなる．骨の不足がインプラントの初期固定を妨げる場合や，機能や審美性で不良な結果を引き起す可能性のあるような不適切な位置へインプラントを埋入せざるえない場合は，インプラント埋入前に水平的歯槽堤増大術を検討すべきである．歯科インプラントを支持するのに十分な骨構造を確保するために，さまざまな外科技術や材料がまとめられており，そのなかには骨再生誘導法(GBR)をともなった細粒状移植材による増大や，ブロック骨移植材による増大(GBRをともなうもの，ともなわないもの)，スプリットクレスト，仮骨延長術などがある．最近の系統的レビュー[1]で，インプラント支持可能な骨を獲得できるのはどの硬組織造成法がもっとも有効かの評価が行われた．歯槽堤幅の増加に関して，GBR法が95.5％というインプラント生存率としては最高値を示した．

　本章では，メンブレン併用の自家骨ブロック移植材を用いた水平的歯槽堤増大に焦点をあてる．インプラント治療では，長年，インプラント埋入前に歯槽骨幅の改善を図るためにベニアグラフトやアンレーグラフトを使用してきた[2]．Brånemarkと共同研究者ら[3]は，欠損のある下顎骨の再建のために自家骨移植を導入し，BreineとBrånemark[4]は1980年，再建の過程で移植された骨に埋入された骨内インプラントに関する最初のデータを発表した．しかし，これらの増大治療では主に腸骨稜など，口腔外から採取された移植骨が使用されていた．1990年代の初めには局所的な歯槽堤増大のために，口腔内ドナーサイトからのブロック骨移植材に関する最初の報告が発表されている[5,6]．

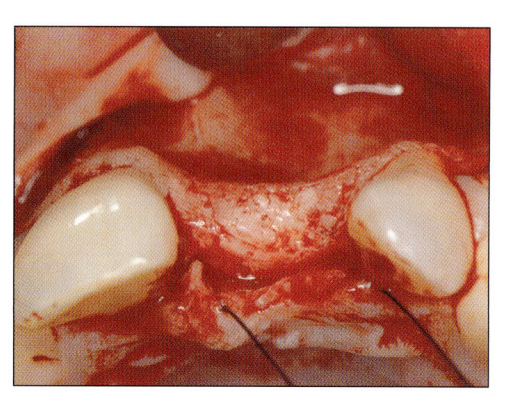

図8-1a 骨幅4mm未満の狭い歯槽頂．歯1本分の欠損．インプラント埋入のため歯槽堤の増大が必要．

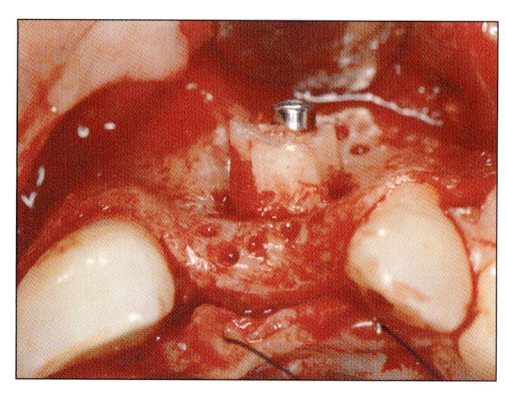

図8-1b 自家骨ブロック移植材をおき，フィクスゼーションスクリューで固定する．

　1988年のGBR導入後[7]，メンブレンや代替骨(骨補填材)またはその両方が，ブロック骨移植増大法と併用されることが次第に増加した．GBRが使用されるようになった最初の10年は水平的歯槽堤増大において，骨移植材と合わせて生体不活性非吸収性ePTFE(延伸多孔質PTFE)メンブレンが使用されることが圧倒的に多く[8-10]，この外科技術は高い予知性をもち成功を収めた(図8-1)．しかし，この技術は臨床的な難易度が高く，軟組織裂開の場合には合併症のリスクが増加した[11]．

　これにより1990年代後半には，外科治療を簡易化するとともに合併症のリスクを軽減する努力がなされ，生体不活性非吸収性ePTFEメンブレンの代替物として，ブタの皮膚からつくられた吸収性コラーゲン膜(Bio-Gide, Geistlich)が使用されるようになった[12,13]．このメンブレンは，さまざまな臨床前研究・臨床治験で，主にインプラント周囲の骨欠損を再生するためのGBRでの併用において好ましい結果を示し，親水性で手術時に扱いやすく，軟組織裂開の際に合併症を起こす可能性がはるかに低いものである．42人の患者に対し水平的歯槽堤増大時にBio-Gideを使用した前向き症例シリーズ研究では，高い予知性をともなう優れた結果を示した[14]．

　最近では，移植用骨ブロックの採取を避けるために，水平的歯槽堤増大に自家骨ブロック移植材ではなく骨代替ブロック材(人工ブロック材)を使用することが提唱されている[15-18]．しかし，これらの技術はまだ一般的な治療プロトコールとはなっておらず，さらなる評価が必要である．

水平的歯槽堤増大のための骨再生誘導法(GBR)と自家骨ブロック移植：段階的アプローチ

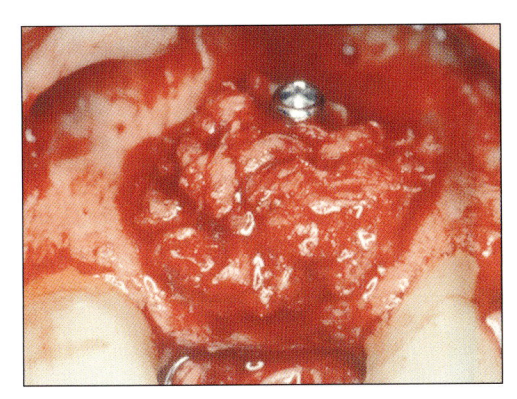

図8-1c　周辺の空隙は自家骨片で埋めて増大部位をなだらかに仕上げる．

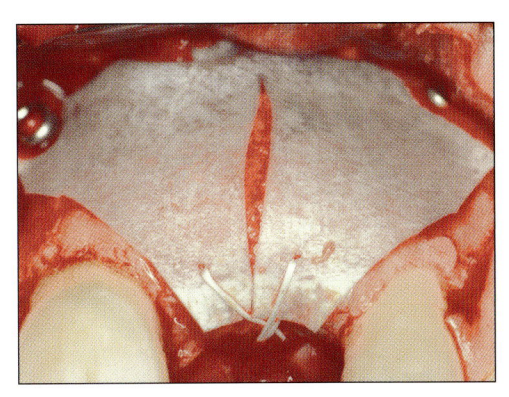

図8-1d　生体不活性 ePTFE メンブレンを遮蔽目的でおく．マットレス縫合で口蓋側に固定し，唇側はミニスクリュー2本でとめる．

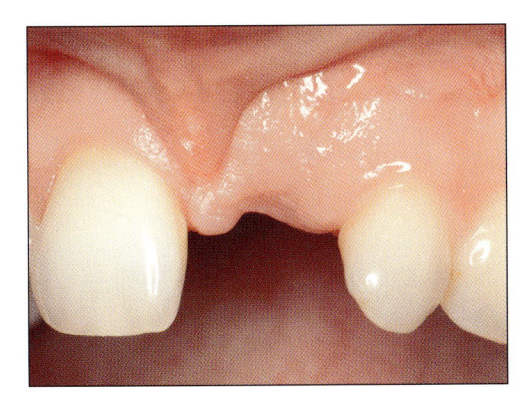

図8-1e　一次創傷閉鎖の後，6ヵ月の治癒期間により軟組織が順調に回復．

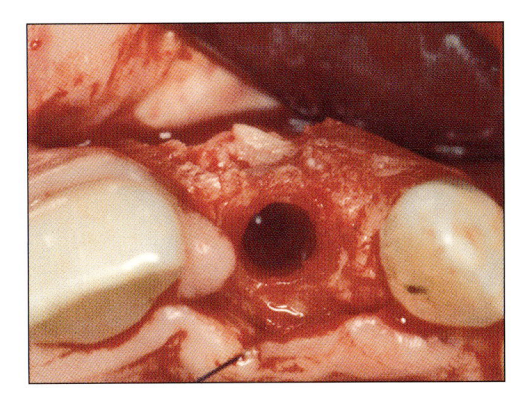

図8-1f　二次手術時には歯槽頂幅が7mm以上となっており，三次元的に正しい位置へのインプラントの埋入が可能となった．

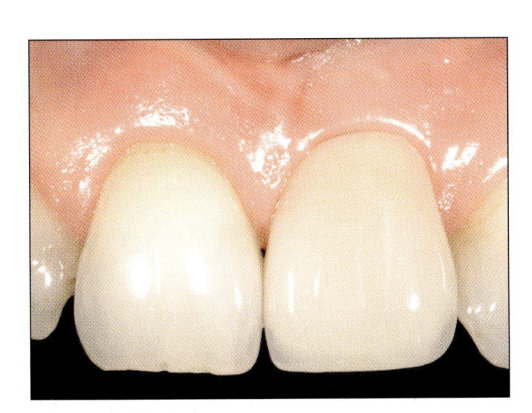

図8-1g　10年後の追跡検査時．インプラント周辺の軟組織は安定し，良好な審美的様相を呈している．

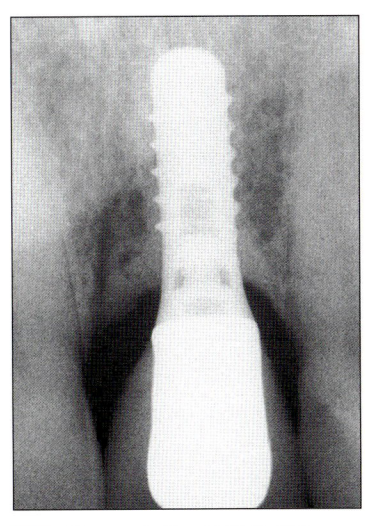

図8-1h　10年後の追跡検査時．エックス線画像上で，安定した骨頂レベルが確認できる．

197

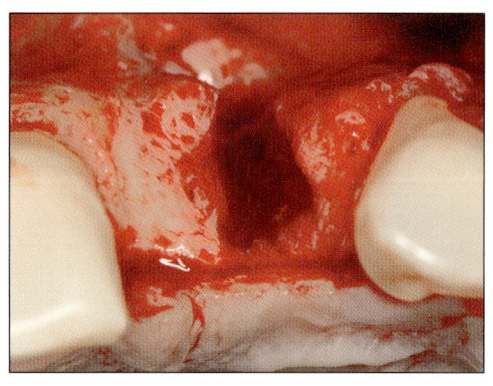

8　水平的歯槽堤増大のための骨再生誘導法（GBR）と自家骨ブロック移植：段階的アプローチ

図8-2a　抜歯後8週間．歯槽堤はクレーター状の2壁性欠損を呈しており，歯槽頂幅は6 mm以上ある．これにより，同時GBR法によるインプラント埋入が可能．

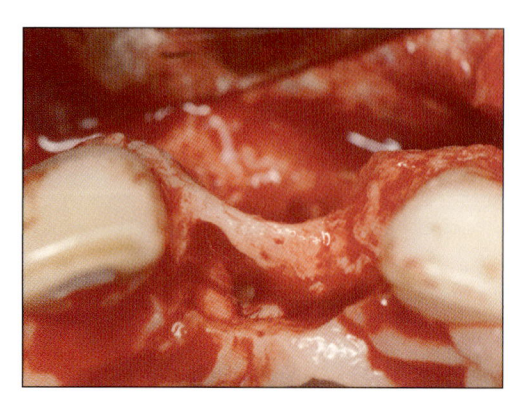

図8-2b　唇側骨の平坦化をともなった広範囲の1壁性欠損があり，歯槽頂幅が4 mm未満である．最初に歯槽堤増大の処置を行ったのち，段階法によるインプラントの埋入が必要である．

■ 水平的ブロック骨移植による増大の原理

　骨内インプラントの埋入時には，インプラントを正しい三次元的位置に埋入するために十分な骨量が必要となる．骨頂裂開や唇側のアンダーカット（陥凹）は，インプラント埋入と同時のインプラント周辺骨の増大術により処置することができる．ただしこの場合には，インプラントが十分な初期固定を得られて修復可能な位置に埋入でき，インプラント周囲に少なくとも2つ以上の骨壁を保った骨欠損形態であることが条件となる（**図8-2a**）．しかし多くの場合，抜歯や外傷，病的状態後の歯槽骨吸収によって歯槽堤は事前の増大なしではインプラント埋入が不可能な形状になっている．こういった臨床的状況では歯槽頂幅が4 mm未満となることが多く，インプラント埋入時，歯槽堤の外側にインプラント表面が露出する結果をまねきやすくなる．このような解剖学的状況は1壁性残存の欠損形態をまねき，2壁性残存の欠損よりも治療の成功率がはるかに低くなる（**図8-2b**）．さらに，患者のスマイルラインの高低にかかわらず審美的要求が高い場合には，2回法インプラント埋入の前に，欠損のある歯槽堤を拡大するブロック骨移植材を使用した段階的アプローチの適応症となるだろう．

　下顎臼歯部で歯周炎や歯内感染症によって歯が失われると，頬側骨壁が吸収し歯槽堤幅の減少を引き起こす．この骨吸収は内側へと進み，ナイフエッジ状の顎堤部が形成される．下顎管の存在により，インプラントを基底骨に固定するわけにはいかないため，2回法インプラントを行う前にブロック骨移植材によって前もって増大しておくことが不可欠である．

　自家骨ブロック移植材による増大により，インプラント前に骨量を増やし，骨質を向上させることができ十分なインプラントの初期固定を得られ，より適正な三次元的位置づけをすることができる[19]．オトガイ部の骨（正中癒合部）や下顎枝頬棚部の骨が使用されると最終的に骨密度も改善され，この高骨密度の骨梁は，生体力学的にもさらに好ましくインプラントの荷重に耐えることができる[20]．

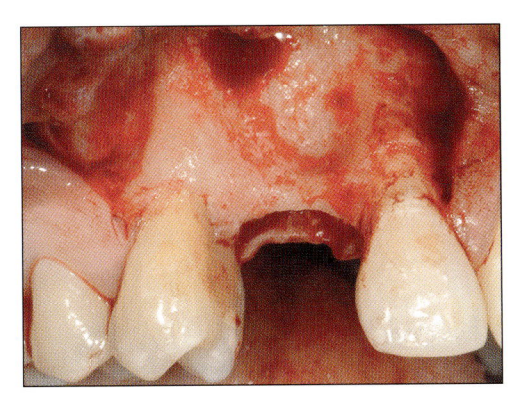

図8-3a 粘膜骨膜弁を挙上し，術野（上顎右側犬歯）へのアクセスを確保する．

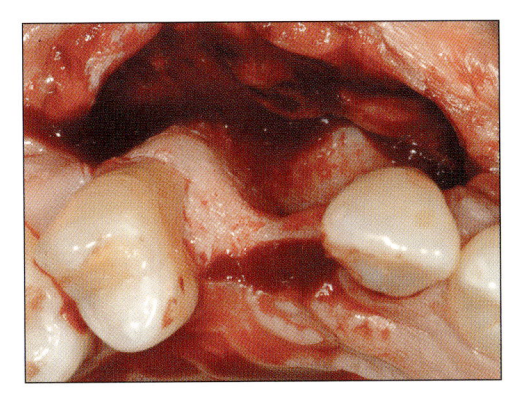

図8-3b 咬合面観．歯槽突起の唇側に大きな水平的欠損をともなったナイフエッジ状の薄い歯槽堤が確認できる．

■ 水平的増大術に関する考察

手術テクニック

　口腔内で採取したブロック骨移植材による局所的な水平的歯槽堤増大は，通常，外来患者に局所麻酔下で行われる．しかし，ドナーサイトとレシピエントサイトの2つの手術部位があって外科手術時間が長くなることから，鎮静法の使用が強く推奨される．次節で詳述するが，術後の感染のリスクを下げるため，患者には事前の抗菌薬投与が推奨される．

　レシピエントサイトでは，歯槽頂の中心から（上顎前方部では，切開を歯槽頂上で若干口蓋側にずらす）切開を開始して隣在歯の唇側もしくは舌側歯肉溝まで続け，口腔前庭部では歯肉粘膜移行部に向かう台形状の縦切開を行う．粘膜骨膜弁を唇・舌両側で挙上し，減張切開を施したのちに伸展させ縫合する（**図8-3a, b**）．このとき，解剖学的に重要な部位，たとえばオトガイ孔や切歯孔などの神経血管構造の損傷を避けなければならない．骨頂部では，掻爬してすべての軟組織を取り除く．レシピエントサイトの形状を注意深く観察し，歯周プローブを使用して骨の増大に必要なブロック骨移植材のサイズを決定する．

　その後，小ラウンドバーで唇側皮質骨に穴をあけて骨髄腔へ穿孔し，レシピエント床への血管供給を最適化する．骨にこれらの孔をあける際，隣在歯根に触れたりナイフエッジ状の薄い顎堤部に穿孔しないよう，注意が必要である．レシピエント床の乾燥を防ぐため，生食ガーゼをおくかフラップを一時的に整復しておくと良い．自家骨ブロック移植材の採取手順（**図8-3c**）については，第5章で詳述した．

　ブロック骨移植材とレシピエント床を密着させるために，欠損部位の形状に合わせて骨ブロックの接触面形態を調整したり，レシピエント床を骨ドリルで修正したりすることも考える．その後，フィクスゼーションスクリューを1，2本使って，ブロック骨移植材を舌側や口蓋側の残存骨壁に固定する（**図8-3d, e**）．粘膜への刺激を防ぐため，ブロック骨

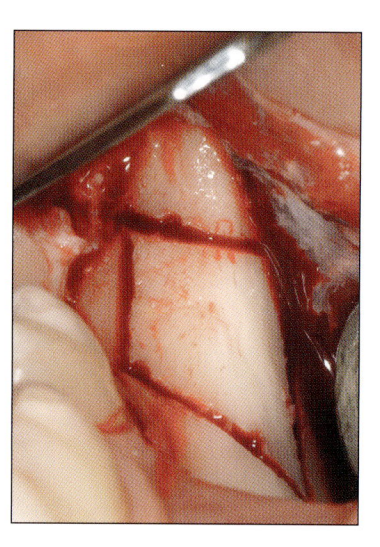

図8-3c 左側下顎枝部の採取予定の自家骨ブロック移植材の輪郭をピエゾサージェリーにより形成.

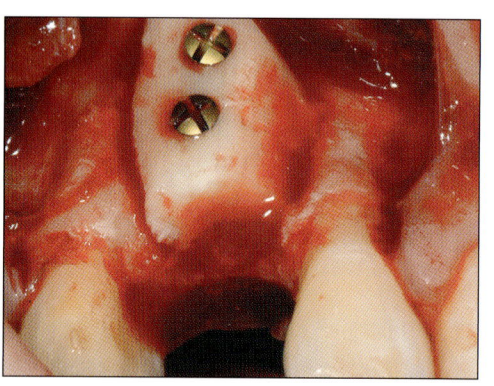

図8-3d 2本のフィクスゼーションスクリューを使って皮質海綿骨ブロック材を口蓋側骨壁に固定する.

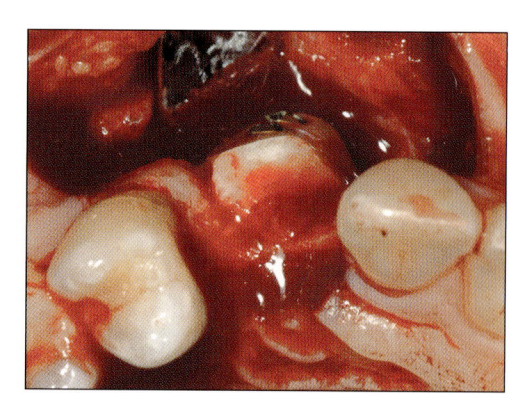

図8-3e 唇側の外形がブロック骨移植材によって再建されている.

移植材の鋭利な角は,大型のダイヤモンドバーで丸める.

ブロック骨移植材周辺の空隙は,ドナーサイトや隣在の皮質骨表面(もしくは,上顎前方部の前鼻棘)から採取した自家骨片で埋めることも可能である.脱タンパク牛骨ミネラル(DBBM)細粒移植材(Bio-Oss,Geistlich)を術部からの血液と混合し,表面の吸収を抑制し増大部位の形を整える目的で,この混合物が完全にブロック骨移植材を覆うように塗布する(**図8-3f, g**).DBBM細粒が動かないようコラーゲン膜(Bio-Gide)をおくが(**図8-3h**),さらなる安定性を確保するため,メンブレンは二重にして使用する.

フラップの可動性を高め,テンションフリーの一次創傷閉鎖を獲得する目的で,骨膜減張切開を施す.創傷の閉鎖は単純縫合で行うが,骨頂部分では創傷の裂開を避けるため水平マットレス縫合が推奨される(**図8-3i**).

患者は3日後に再診させ,術後10～14日で抜糸を行う.可撤性暫間義歯の使用は注意深く行う必要があり,創傷の腫れがもっとも顕著となる最初の3日間は装着できないこともある.術後の腫れを減らす方法としては,短期のステロイド投与,抗炎症剤,冷湿布や

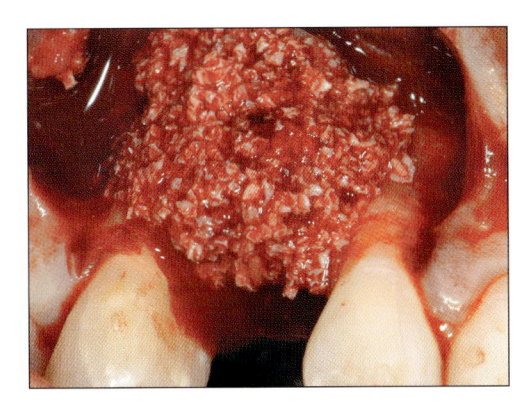

図8-3f　ブロック骨移植材を脱タンパク牛骨ミネラル（DBBM）細粒で完全に覆う．

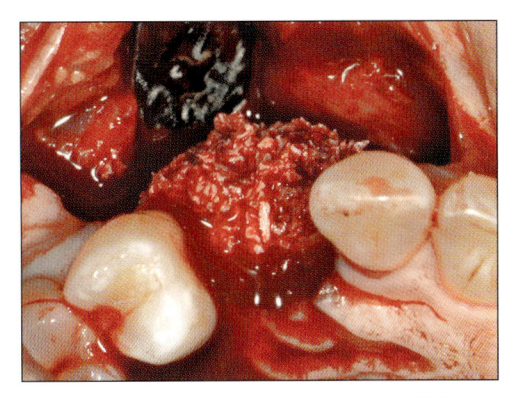

図8-3g　ブロック骨移植材と隣在の骨構造との間の空隙をDBBM細粒で埋める．

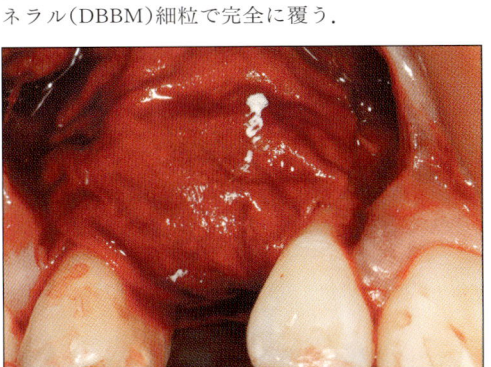

図8-3h　増大部位をコラーゲン膜で完全に覆う．

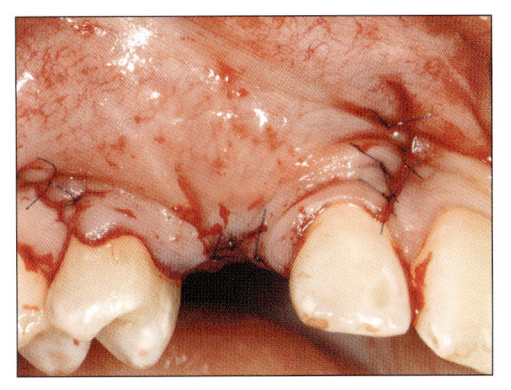

図8-3i　骨膜減張切開を施したのち，フラップを歯冠側に移動しテンションフリーの一次創傷閉鎖を得る．

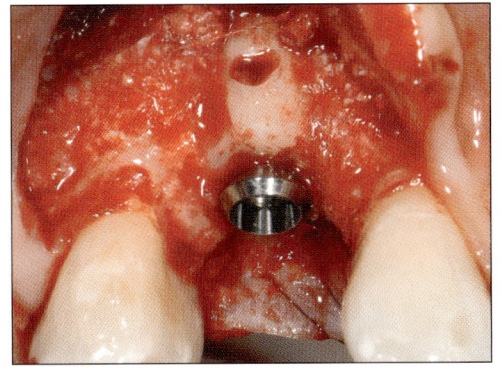

図8-3j　フィクスゼーションスクリューを取り除き，インプラントを埋入する．

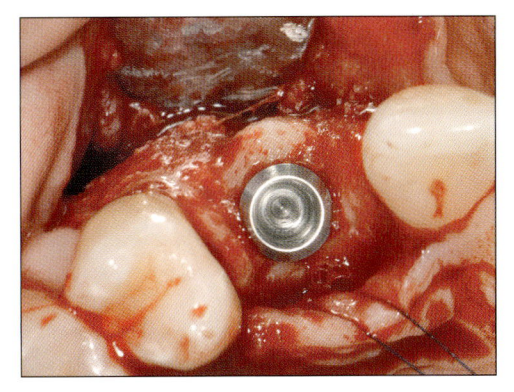

図8-3k　咬合面観．インプラントショルダー部の唇側に理想的骨外形が存在する．

口腔外圧迫包帯などがある．治癒に問題がなければ，歯槽堤増大の5ヵ月後，二次手術とインプラント埋入を予定する．この時点で，フィクスゼーションスクリューを除去し，インプラントホールを形成する（図8-3j, k）．事前に固定したブロック骨移植材を分離してしまう可能性があるので側方力がかからないように，インプラントの埋入前にインプラントホールにはタッピングしてねじ山をきっておくことを勧める．

抗菌薬による感染防御

インプラント手術や骨移植手術は準清潔手術と考えられる．なぜなら，口腔内の外科的処置は必然的に，口腔内の通性病原性混合細菌叢による手術野の汚染を引き起こすからである[21]．術後感染は，術後の合併症発生率に大きく影響する可能性があり，とくに骨造成処置において不良な結果につながる可能性がある．創傷の感染後には，ブロック骨移植材が大幅に吸収されて，その後のインプラント埋入ができなくなる可能性もある．創傷の感染予防を目的として，局所的，全身的抗菌薬の投与を行う．

多くの外科医が創傷の感染を減少させるため，術前の殺菌性洗口液（マウスウォッシュ）の使用を提唱している．グルコン酸クロルヘキシジンは，もっとも優れた殺菌性が実証されていると考えられている．1970年，Löe と Schiott[22] は1日2回0.2%のグルコン酸クロルヘキシジン10mlで1分間含嗽すると，通常の口腔清掃を行わなくても，プラークの再生や歯肉炎の進行を防ぐ効果があることを示した．手術直前にクロルヘキシジンで含嗽するか洗浄すると，術部の細菌負荷を軽減し感染を減少させることが臨床研究で示されている[23,24]．

開口障害や痛み，不快感などで機械的な清掃が難しい場合や，手術創傷への物理的損傷を避けるために口腔衛生が持続できない場合には，プラーク形成を減少させる効果のあるクロルヘキシジンを術後に使用するのも良い．投薬計画は多岐にわたるが，クロルヘキシジンは治療直後から，患者が通常の口腔衛生処置および清掃ができるようになるまで続けるべきである．

全身性の抗菌予防に関しては，抗菌薬の過剰投与に関する議論から，インプラント治療における抗菌薬の適正な適用範囲について批判的評価の必要性がもち上がった．無差別な抗菌薬の使用は認められるものではなく，予防的抗菌薬の使用により最大の効果を得られるよう基本原則を順守すべきである．本章の著者らは，GBR をともなわない標準的なインプラント埋入時には[25,26]，抗菌薬の術前単回投与を支持するが，GBR の場合は，別のアプローチを推奨する．術後，血腫形成とそれに続く細菌汚染のリスクが高い患者（ブロック骨移植や拡張フラップ，骨膜減張切開を行った患者など）は全員，術後3～4日以内に来院再診させ，その間は，全身性の抗菌薬投与を続けるべきである．インプラント埋入前に水平的歯槽堤増大のためにアンレーグラフト処置を受けた患者20人の臨床研究で，経口抗菌薬投与のメリットがはっきりと示された．抗菌薬を投与した患者に感染症は皆無だった一方で，プラシーボ群では患者の50%のドナーサイトかあるいはレシピエントサイト，またはその両方に感染症が起こった[21]．

ブロック骨移植材 VS 細粒移植材

高さにはほぼ問題ないが歯槽頂が薄くナイフエッジ状の場合の多くは骨欠損の形状が1壁性の骨壁の残存となってしまうため，水平的造成が困難である．このような狭い歯槽堤

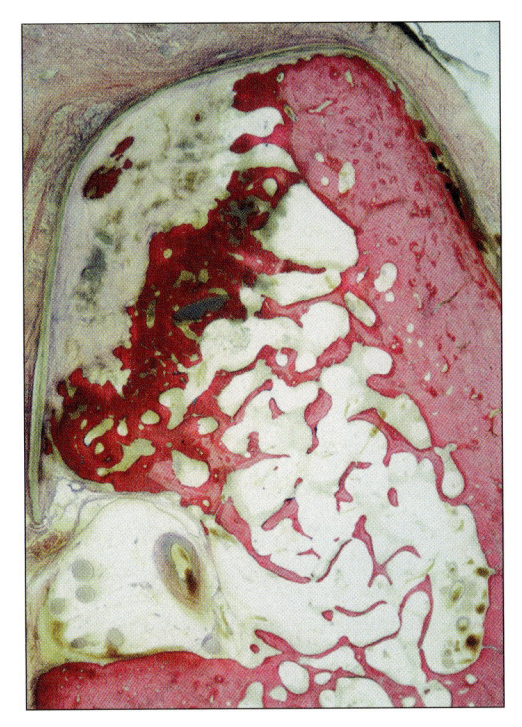

図8-4a β-TCP細粒を使用し，ePTFEメンブレンで覆って水平的歯槽堤増大を行った部位の6ヵ月後の組織像．骨髄腔に近い部分においてのみβ-TCP細粒が新生骨に統合され，メンブレンで囲まれた空間の側方部では軟組織が形成されている（トルイジン・ブルーおよび塩基性フクシン表層染色）（von Arxら[27]の許可を得て転載）．

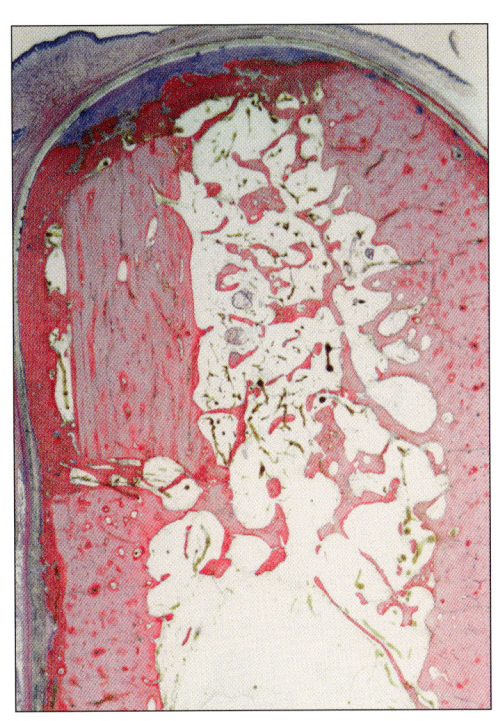

図8-4b ePTFEメンブレンで覆ったブロック骨移植材による増大部位の6ヵ月後の組織像．ブロック骨移植材によって歯槽堤の増大部が完全に保持され，インプラント埋入に理想的な歯槽堤の形状である（トルイジン・ブルーおよび塩基性フクシン表層染色）（von Arxら[27]の許可を得て転載）．

も，ブロック骨移植材か細粒移植材を用いて水平的に造成できることもある．ブロック骨移植材がフィクスゼーションスクリューを1本か複数用いてしっかりと固定できるのに比べて，細粒移植材（骨代用材料か，局所で採取した骨片との混合物）は固定し安定させるのが難しい．イヌを使った実証研究で，広範な1壁性残存欠損での側方歯槽堤増大において細粒代替骨〔β-TCPや脱灰凍結乾燥骨同種移植片（DFDBA）〕は，自家骨ブロック移植を使用した場合と比較して新生骨形成が大幅に少なく，そののちの量の維持も不十分であることが明らかになった[27]（図8-4）．

同様に2件の臨床研究で，欠損のある歯槽堤の水平的増大において，確実に固定できる骨ブロックにより獲得できる骨幅は，細粒材で獲得できるものに勝ることが示された[17,28]．どちらの研究も，細粒移植材の大部分が結合組織によって包埋されていたと報告している．

骨の強固な固定が骨移植材による増大の主要な「鍵」となっている[29-31]．細粒移植材は，その材料にかかわらずレシピエントサイトにしっかりと固定することができず，そのためにフィクスゼーションスクリューで止めることのできるブロック骨移植材より，初期微動の影響を受けやすいと推測される．断続的な微動が骨の内側成長を抑制することも示されている[32]．さらに，血管再建は骨吸収や骨沈着の前提条件ではあるものの，骨量の維持に

は生体力学的および構造的要因のほうが重要であり，細粒移植材よりもブロック骨移植材に有利に働く[33]．

骨髄穿孔（デコルチケーション）

骨髄穿孔（局所的なデコルチケーション）の理論的根拠は2つある．（1）骨髄細胞を造成部位に凝集させ，（2）血管新生を促す．どちらの側面もGBRでは重要な必要条件である[34]．水平的歯槽堤増大にブロック骨移植材を使った動物実証研究では，骨髄穿孔とブロック骨移植材の結合に関して矛盾するデータが出ている[35,36]．水平的歯槽堤増大におけるブロック骨移植材での治癒について，レシピエントサイトパーフォレイションの利点を示す臨床研究はない．Adeyemoら[36]が，最近興味深い発見をしている．それによれば，ブロック骨移植材を覆うレシピエントサイトの骨膜を切除すると，急速なブロック骨移植材の吸収が起こり，部分的または全体的に線維性結合組織との置換が起こったというものである．

同様に，骨格性もしくは外骨格性GBRについてもデコルチケーションの有無にかかわらず矛盾する結果が報告されている．チタン製のチェンバー内，シリンダー，ドームなどの内部での骨形成が，デコルチケーションをともなったほうが，ともなわない場合よりも多かったとする研究者[37-39]がいる一方で，そのような効果はみられなかったという研究結果もある[40,41]．しかし，これらの研究はラットやウサギで行ったものであり，ヒトの臨床の場ではこういったデータは推定の範囲内の判断材料として，注意深く扱うべきである．

ブロック骨移植材の保護

「保護されていない」自家骨ブロックでは，多様なレベルの表面吸収が起こるが，これに対し，ブロック骨移植材を非吸収性メンブレンや非吸収性の代替骨細粒で覆うと表面吸収が制限され，その結果，ブロック骨移植材の量を大幅に保てることが複数の実証研究[27,42-46]や臨床研究[10,14,28,47-50]で示されている（表8-1，図8-5）．

全層弁挙上は，骨膜をレシピエントサイトから分離させることになる．歯槽堤増大のためにブロック骨移植材を固定したのち，粘膜骨膜弁を「むき出しの」ブロック骨移植材の上を覆うように整復するのが一般的である．多くの場合，増大された歯槽堤上へとフラップを進めてテンションフリーの一次創傷閉鎖を成し遂げるためには，骨膜の減張切開が必要となる．そのため，その後のブロック骨移植材の表面吸収には，多くの要因が作用することになる．これらの要因とは，可撤性暫間義歯が移植材表面にもたらす力学的荷重，過剰な歯槽堤増大による粘膜への圧力，骨膜の減張切開後に起こる露出した骨膜下組織の吸収，ブロック骨移植材辺縁部での栄養不足，ブロック骨移植材のリモデリングプロセス，ブロック骨移植材の構造的構成とサイズなどである．移植材の発生学的起源が作用するかもしれないという考えは否定された．というのは，血行再建（血管再生，血液供給）は発生学的起源に依存するのではなく，移植材内の海綿骨コンパートメントに依存することが示された

水平的増大術に関する考察

表8-1	ブロック骨移植からリエントリーまでの間の自家骨ブロック移植材の報告された喪失幅(表面吸収)の報告
研究で使用された移植材のタイプ	吸収率(%)
保護なし	
Widmark ほか[47]	25*
Chiapasco ほか[28]	25
Antoun ほか[48]	43
Proussaefs と Lozanda[49]	17
Maiorana ほか[50]	25
ePTFE メンブレンで保護	
Buser ほか[10]	0
Antoun ほか[48]	7
DBBM 細粒で保護	
Maiorana ほか[50]	12
von Arx と Buser[14]	7†

*アバットメントの装着時には60%.
†DBBM 細粒はコラーゲンメンブレンで被覆.

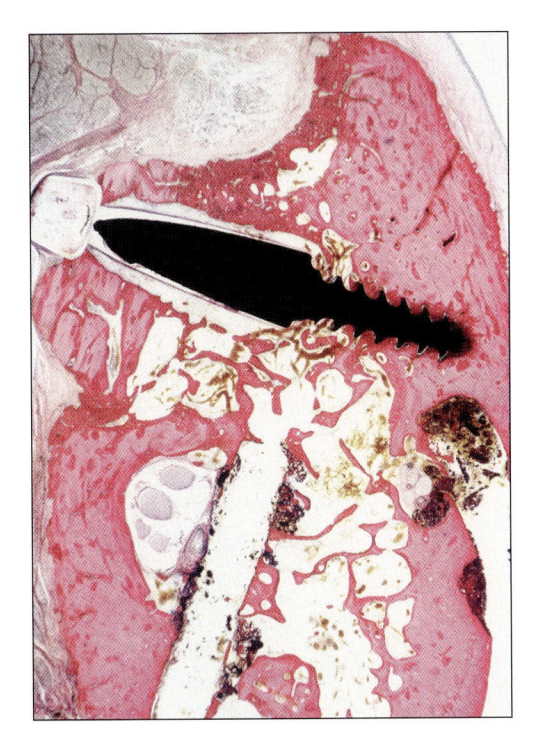

図8-5a　ブロック骨移植材使用. メンブレン非被覆. 増大部位の6ヵ月後の組織像. 頰側歯槽頂部のブロック骨移植材に大幅な吸収がみられる(トルイジン・ブルーおよび塩基性フクシン表層染色)(von Arx ら[27]の許可を得て転載).

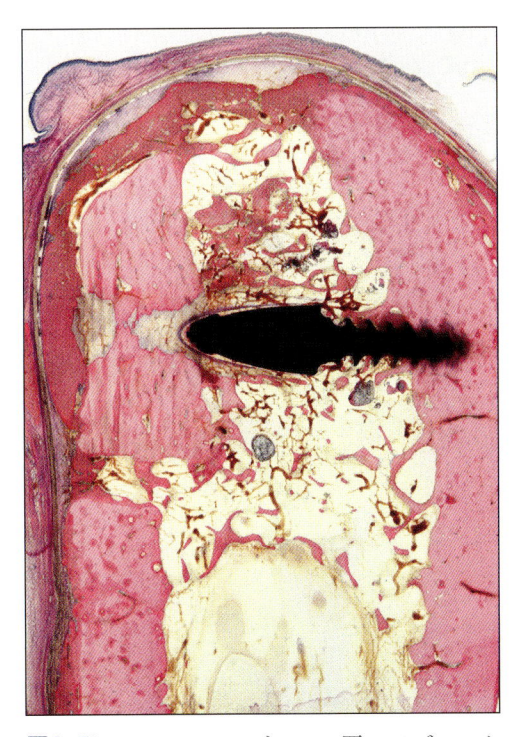

図8-5b　ePTFE メンブレンで覆ってブロック骨移植材による増大を行った部位の6ヵ月後の組織像. ブロック骨移植材はその形を完全にとどめ, 新皮質骨がメンブレンの直下にみられる(トルイジン・ブルーおよび塩基性フクシン表層染色)(von Arx ら[27]の許可を受けて転載).

205

からである[51].

2つの臨床研究が,「保護された」もしくは「保護されていない」ブロック骨移植材の結果を直接比較している. 一方の研究では, ブロック骨移植材がePTFEメンブレンで覆われている場合には, ブロック骨移植材が保護されていない場合(移植材幅43％喪失)に比べ, 大幅に表面吸収が少なかった(移植材幅7％喪失)ことを報告している(P < .01)[48]. もう1つの研究では, インプラント埋入のための二次手術時の測定で, DBBMで保護されたブロック骨移植材では移植材幅が12％減少したのに対し, 保護されていないブロック骨移植材では移植材幅の減少は25％だった[50].

DBBMの再吸収抑制的な保護効果は, 最近の臨床研究で確認されている[14]. その研究では, ブロック骨移植材を完全に覆い, ブロック骨移植材を保護するDBBM細粒の薄い層を安定させるためにコラーゲン膜を追加して設置している. ブロック骨移植材の設置前後と, インプラント埋入のための二次手術までの間の平均5.8ヵ月の治癒期間後に行われた増大部位における臨床的測定では, 平均0.36mm(7％)の移植材幅の減少が起きていた. 計算上獲得した水平的な骨の厚さは平均4.6mm(2.0～7.0mmの幅)で, それまでに報告されているデータと近似している[10, 48, 50].

■ ブロック骨移植材の生着・同化とリモデリング

自家骨移植材の統合と, その後持続的に量を維持できるかという問題に影響を与える可能性のある要因は, 複数確認され検討されている. たとえば, 血管再生の割合と範囲, 構造的な組成, 移植材料の生物学的な違いや固定の強固さ, 骨膜を移植の構成要素として含むかどうか, 移植材の配置, なじみ, 局所の含有成長因子の種類などによる[52]. 表層の細胞以外の皮質骨の大部分は, 血液供給が妨げられると壊死する[53]. その一方で, 海綿骨は拡散によって容易に栄養を受けられ, ホスト内を移動して直接的に栄養輸送を受けて生き延びることのできる骨形成細胞を多く含んでいる[54]. 表層の骨細胞が生存し続け, 骨形成に寄与する傾向が確認されているが, 骨内膜被覆細胞やおそらくは骨髄間質細胞の関与がもっとも重要であるように思われる[54, 55].

研究の大多数が移植材とその扱いに注目する一方で, レシピエントサイトの環境にはあまり注目が集まらなかった. Burchardt[56]は, レシピエント床が移植材の結合プロセスで重要な役割を果たすと強調している. 自家骨移植材修復の形態学的な面でもっとも関連性を有するものの1つが, クリーピング置換である. BurchardtとEnneking[57]は, クリーピング置換とは, 移植材の動的な再構築と治癒のプロセス, すなわち, 移植材内の壊死骨が徐々に吸収され, 新生骨によって置き換えられるメカニズムだと説明した. クリーピング置換は, レシピエント床と移植材周辺から十分な栄養が得られる場合にのみ可能となる.

統合とリモデリングに関しては, 歯槽堤増大のために設置された自家骨ブロック移植材

の予後が，実証研究[58-60]および臨床研究[49, 61-63]で検証されている．ブロック骨移植材内の骨細胞の大部分は移植を生き抜くことができず，経時的に非生活骨が新しい生活骨へとリモデルされていく．ブロック骨移植材の生検サンプルを評価すると，治癒期間中の採取された時期によって，皮質骨分画内の生命力(生活骨細胞をもつラクーナ)が大幅に異なっていた．

自家骨移植材を使用した水平的歯槽堤増大からインプラント埋入までの最短治癒期間としては，5ヵ月が提唱されている．また，とくに高密度な骨では，スレッド型インプラントを使用する前にインプラント床にタップを切っておくことを推奨する．この事前措置が骨にかかる圧縮応力を軽減し，前もって設置したブロック骨移植材が緩むのを防止してくれるだろう．

■ ブロック骨移植材に埋入したインプラントの予後

ブロック骨移植材を使用して事前に水平的増大を行った部位に，インプラントを段階法(ステージドアプローチ)で埋入した場合の成功例が，数点の臨床研究で報告されている[64-67]．

Buserと共同研究者[68]らは，事前に自家骨ブロック移植材とePTFEメンブレンを使用して増大を行った骨に埋入されたチタンインプラント66本の5年間の生存率と成功率を評価した．観察期間中に，インプラント5本の入った3人の患者が研究から外れてしまったが，残り61件のインプラントは，追跡期間中に失われることはなかった．1本でインプラント周囲に感染症が起こったが，60本のインプラントは，5年目の検査で臨床的にもエックス線画像においても成功と判断され，5年の成功率は98.3%であった．

これらの研究での臨床およびエックス線のデータから，一般的に，造成された骨にチタン製の歯科インプラントが2回法で埋入された場合長期にわたる良好な結果が期待でき，これらのインプラントが処置されていない健全なホスト骨に埋入された場合と変わらない挙動をとることが示された．

■ 症例呈示

症例1

47歳の女性．下顎左側のインプラント補綴修復のため紹介され来院した(**図8-6a**)．同部は歯の欠損以来30年にわたって放置されており，歯槽突起には水平的な骨吸収による著しい頬側の陥凹がみられたが，舌側歯槽頂の高さは十分に保持していた．コーンビームコンピュータ断層撮影(CBCT)像で，高さは十分あるがナイフエッジ状の歯槽堤が確認された

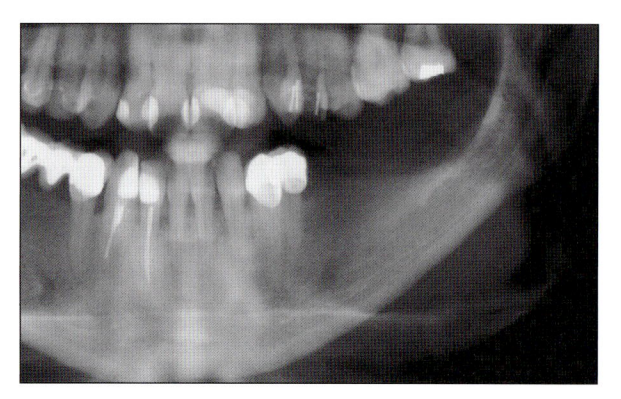

図8-6a　パノラマエックス線画像．下顎の左側臼歯部に欠損分が確認できる．

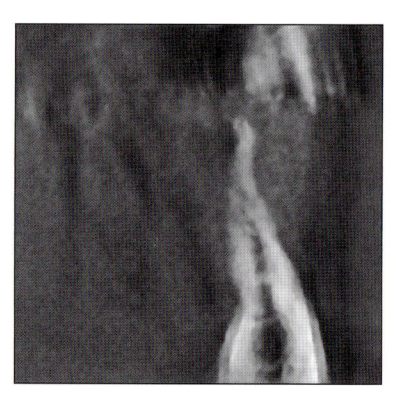

図8-6b　CBCTによる歯冠部クロスセクション像．骨の高さは失われていないが，歯槽堤幅は大きく失われている．

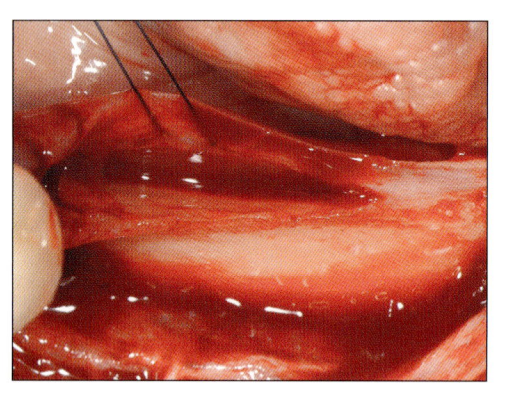

図8-6c　フラップ挙上後，ナイフエッジ状の細い歯槽堤がみえる．

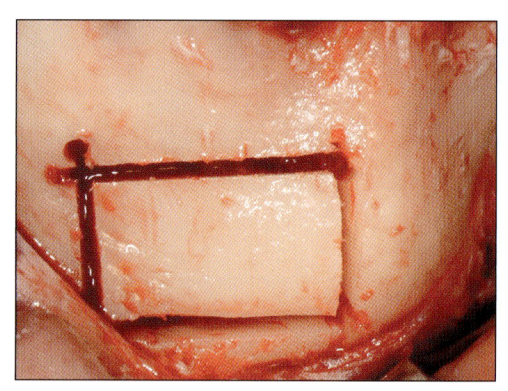

図8-6d　ピエゾサージェリーでオトガイ部からブロック骨移植材を採取する．

(図8-6b)．治療計画では，下顎右側の側切歯と犬歯は抜髄されていたので，オトガイ部右側からブロック骨移植材を採取し，第二小臼歯と第一大臼歯周辺の吸収の著しい歯槽堤部を増大し，のちに2本のインプラントを2回法で埋入することにした．

　下顎左側で全層弁を挙上し(図8-6c)，切開を右側に延長し，歯肉粘膜ラインの下方を右側のオトガイドナーサイトへ至るまで続けていく．オトガイ右側からはピエゾサージェリーを用いて皮質海綿骨ブロック移植材を採取した(図8-6d)．水平的骨増大のため，自家骨ブロック材を予定の位置に設置し，2本のフィクスゼーションスクリューで固定した(図8-6e～g)．DBBM細粒と血液の混合物をブロック骨移植材の上や周囲に詰め，造成部位をコラーゲン膜で完全に覆った(図8-6h)．骨膜減張切開を行い，複数回の単純縫合とマットレス縫合でテンションフリーの一次創傷の封鎖を完了した．

　増大手術の6ヵ月後に撮影したエックス線画像で，レシピエントサイトとドナーサイトで順調な治癒が認められた(図8-6i, j)．二次手術時には，下顎左側歯槽堤は，当初1.5mmの幅だったのに比べ，6.0mmの幅を獲得していた(図8-6k)．インプラント2本を第二小

症例呈示

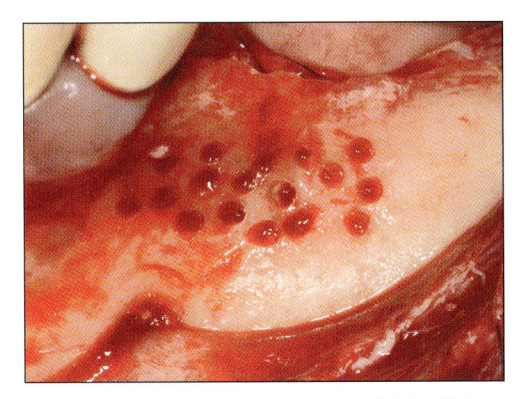

図8-6e　小型ラウンドバーにより骨髄に複数の穿孔を開ける．下方のオトガイ孔に注意．

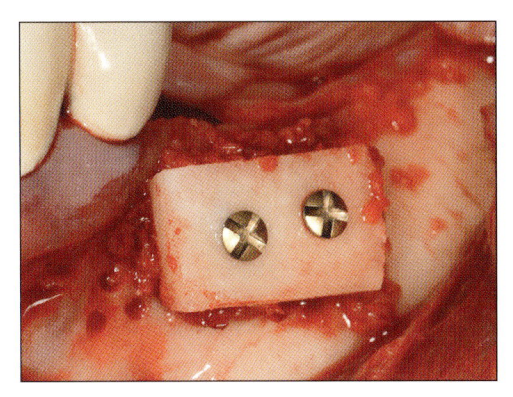

図8-6f　皮質海綿骨ブロック骨移植材を近遠心的方向に正しく設置し，フィクスゼーションスクリュー2本で固定した．

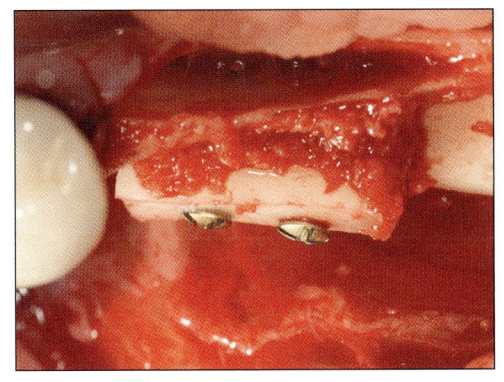

図8-6g　咬合面観．歯槽堤幅の大幅な増大がわかる．

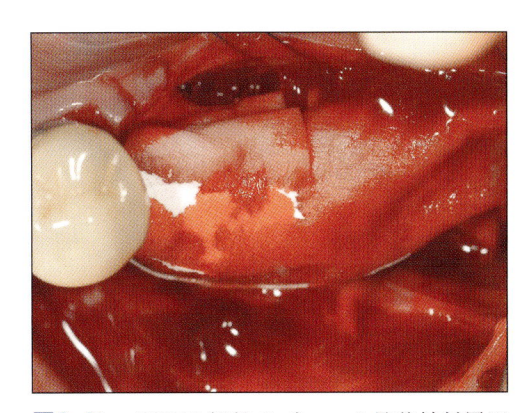

図8-6h　DBBM細粒をブロック骨移植材周辺に詰めたのち，増大部位をコラーゲン膜で覆う．

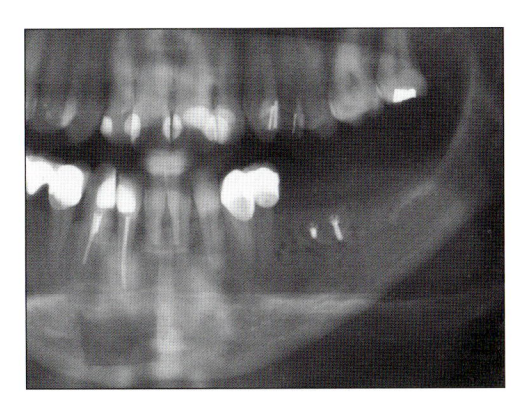

図8-6i　術後のパノラマエックス線画像．下顎のドナーサイトおよびレシピエントサイトが確認できる．

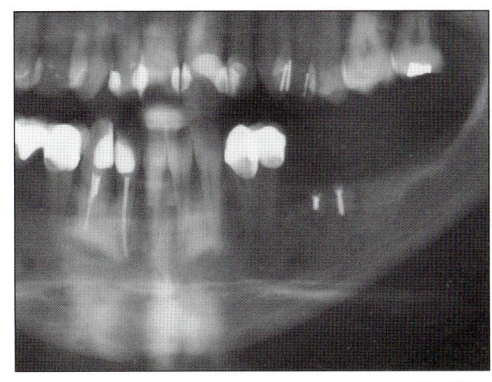

図8-6j　術後6ヵ月のパノラマエックス線画像．ドナーサイトとレシピエントサイトの治癒が確認できる．

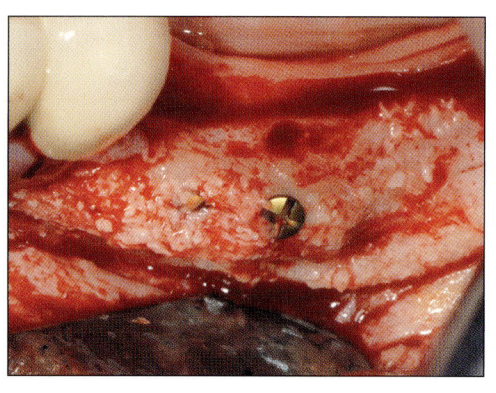

8 水平的歯槽堤増大のための骨再生誘導法(GBR)と自家骨ブロック移植：段階的アプローチ

図8-6k リエントリー時のフラップ挙上で，増大された骨量が十分に維持されていることが確認できる．

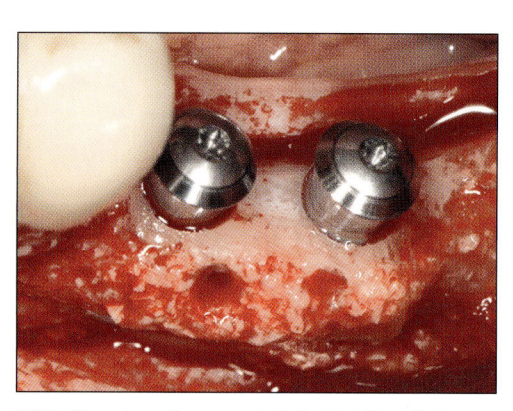

図8-6l インプラント2本を水平的に増大された歯槽堤に埋入．

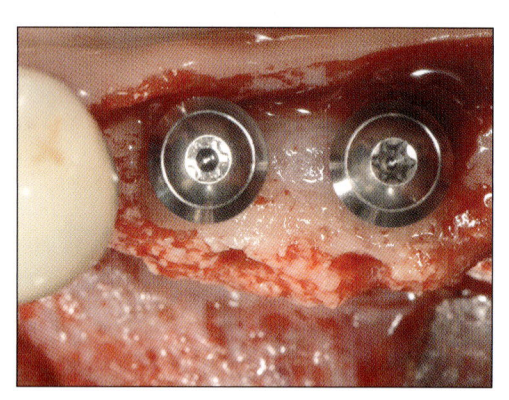

図8-6m 両インプラントの唇側に十分な骨幅がある．

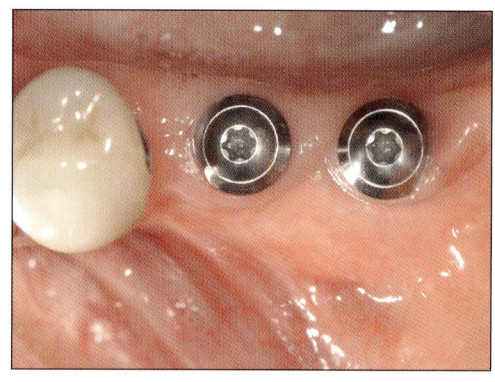

図8-6n 創傷の完全治癒．インプラントは2本とも良くインテグレートしている．

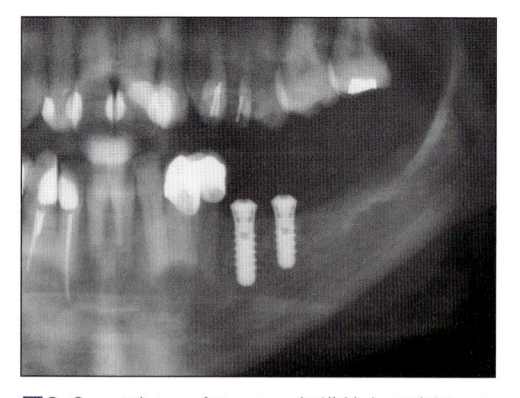

図8-6o 両インプラントの組織結合が確認できる．

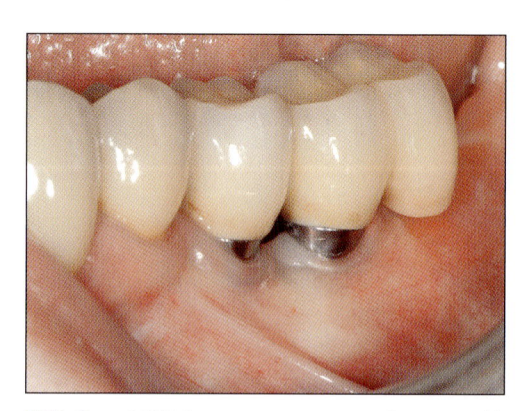

図8-6p 延長型3ユニットのインプラント．健康なインプラント周囲軟組織に囲まれている．

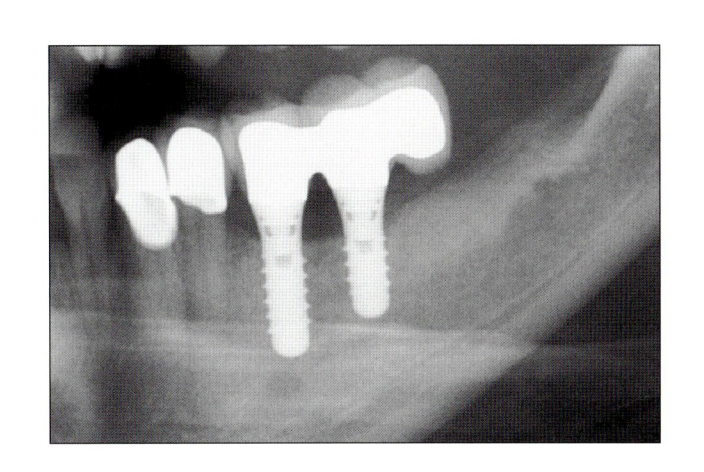

図8-6q 3年後の追跡検査時のエックス線画像．安定したインプラント周囲の骨レベルが確認できる．

臼歯と第一大臼歯の部位に埋入し（**図8-6l, m**），4ヵ月の治癒期間後（**図8-6n, o**），患者は補綴のため紹介者の歯科医院に戻され，延長型3ユニットのカンチレバーブリッジを装着した（**図8-6p, q**）．

症例2

31歳の女性．歯槽堤増大とインプラント再建のため来院した．患者は4年前に自動車事故に遭い，上顎左側切歯を負傷したが，左側中切歯，側切歯とものちに抜去が必要となった．中切歯および側切歯部の歯槽堤は，唇側で萎縮性の吸収がみられるものの高さは十分だった．下顎からのブロック骨移植で水平的な歯槽堤の増大を行い，2回法のインプラント埋入を計画した．

粘膜骨膜弁を唇口蓋的に挙上して，欠損部にアクセスした（**図8-7a, b**）．その後，皮質海綿骨ブロック移植材をオトガイ中央部から採取し，欠損歯列の歯槽頂部の水平的骨造成のため，方形のブロック骨移植材を近遠心方向が長軸となるように設置した（**図8-7c, d**）．ブロック骨移植材は2本のフィクスゼーションスクリューで固定し，DBBM細粒と血液の混合物の薄い層で完全に覆った（**図8-7e**）．DBBM細粒が動かないよう，造成部位にコラーゲン膜を使用した（**図8-7f**）．骨膜減張切開を行い，フラップをわずかに歯冠側に移動し，マットレス縫合1ヵ所と単純縫合を複数箇所に行い，テンションフリーで一次創傷を閉鎖した（**図8-7g**）．

治癒は順調に進んだ（**図8-7h, i**）．妊娠のため，患者は増大手術の14ヵ月後までインプラント埋入に来院することはなかった．二次手術でみると，ブロック骨移植材は表面吸収をまったく起こしておらず，完全に結合していた（**図8-7j**）．中切歯部にはレギュラーネック，側切歯部にはナローネックの2本のインプラントが埋入され（**図8-7k, l**），3ヵ月の治癒期間後，2本のクラウンを装着した（**図8-7m〜o**）．

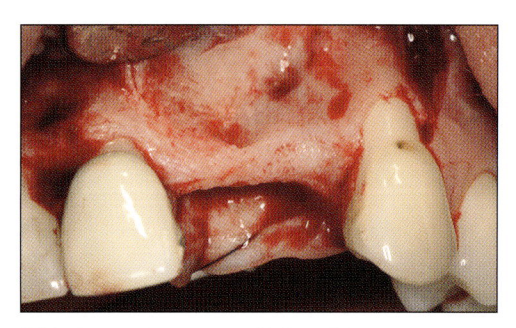

8 水平的歯槽堤増大のための骨再生誘導法(GBR)と自家骨ブロック移植：段階的アプローチ

図8-7a 欠損分には，粘膜骨膜弁切開でアクセスする．歯槽堤の高さは十分で吸収していない．

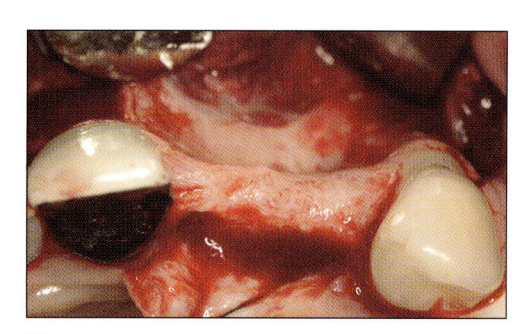

図8-7b 咬合面観．唇側の骨壁に著しい吸収がみられ，歯槽頂に陥凹が生じている．

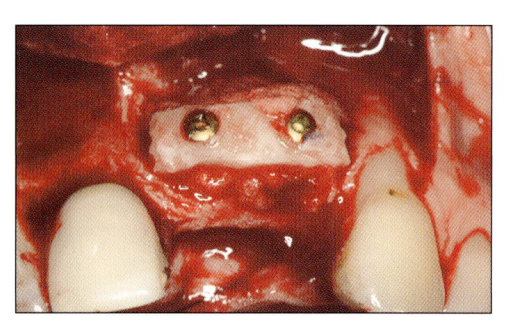

図8-7c オトガイ部から採取した皮質海綿骨ブロック骨移植材をレシピエント床に移植し，フィクスゼーションスクリュー2本で固定．

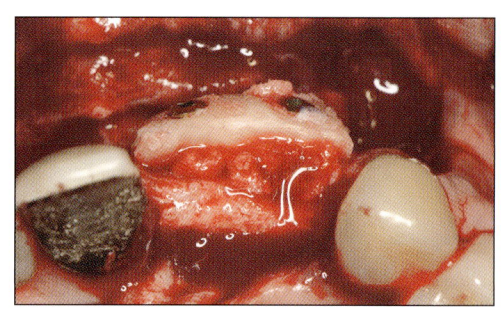

図8-7d 欠損部分をオーバーコレクションし，歯槽堤幅を大幅に増大．

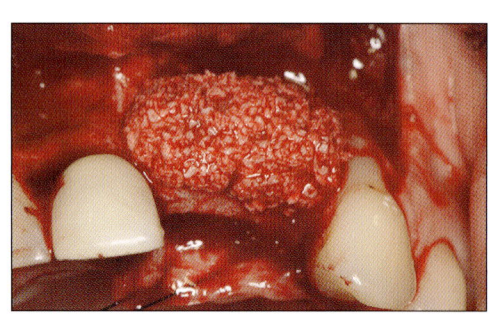

図8-7e ブロック骨移植材はDBBM細粒で完全に覆う．

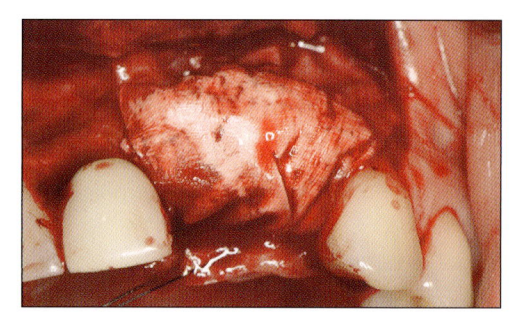

図8-7f 増大された部位にコラーゲン膜をおく．

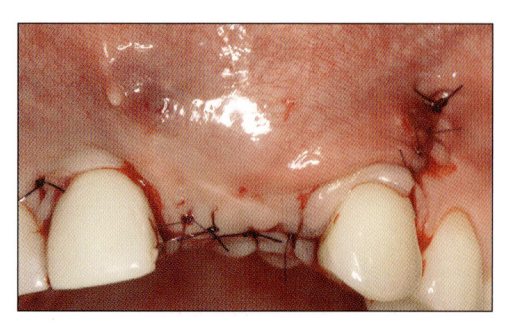

図8-7g 骨膜減張切開を施したのち，一次創傷閉鎖を行う．

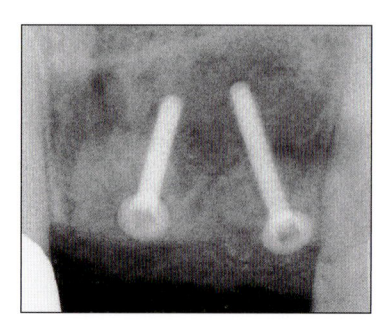

図8-7h 術後の根尖周囲のエックス線画像で2本のフィクスゼーションスクリューとブロック骨移植材を確認．

症例呈示

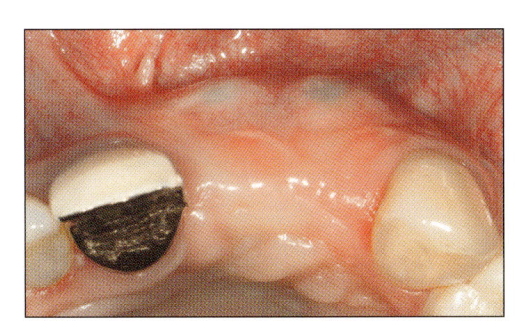

図8-7i 増大手術14ヵ月後，リエントリー直前の臨床的状況．治癒は順調に進んだ．

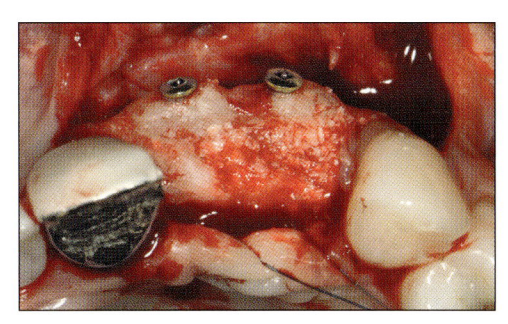

図8-7j フラップ挙上後の咬合面観．よく維持された増大部位が確認できる．ブロック骨移植材だった部分の表面にあるスクリューヘッドをみれば，1回目の手術とリエントリーの間に骨の吸収がまったく起きていないことがわかる．

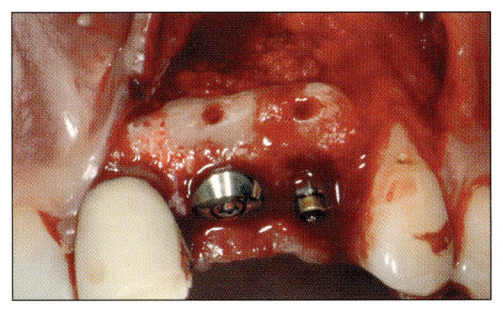

図8-7k レギュラーネックとナローネックのインプラントが増大部位に埋入された．

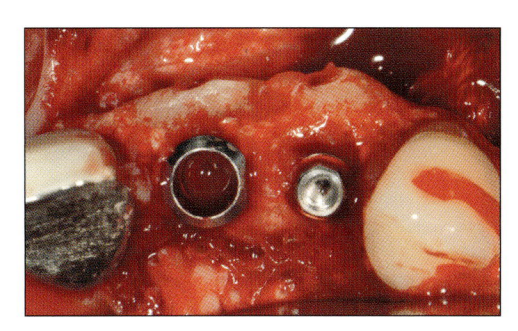

図8-7l どちらのインプラントも唇側に十分な骨幅がある．

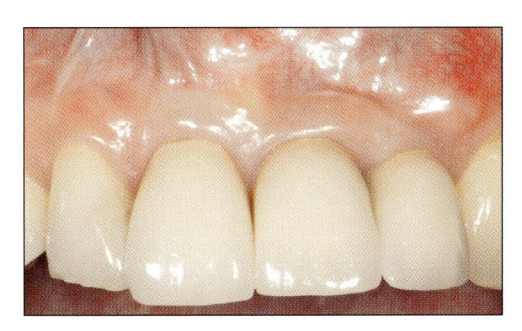

図8-7m 5年後の検査での臨床状態．インプラント周囲は健康な軟組織であり，審美的な治療結果となっている．

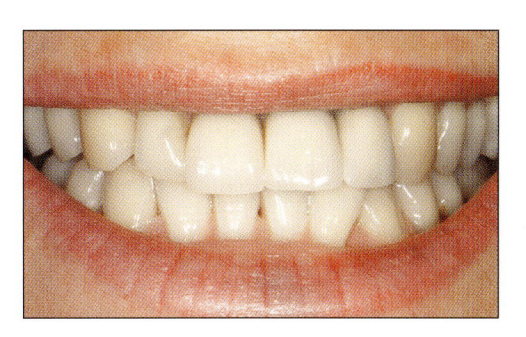

図8-7n 患者のリップラインは中程度．

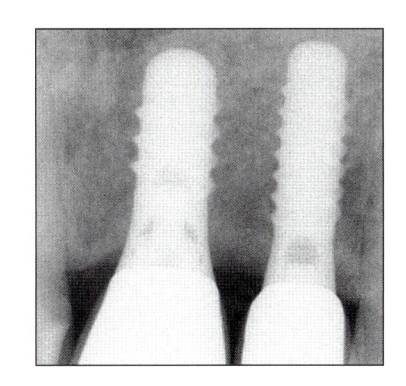

図8-7o 5年後の根尖周囲のエックス線画像．インプラント周囲の歯槽骨頂レベルが安定している．

213

症例3

27歳の男性．外傷後の問題で来院．患者のスマイルラインは高く，上顎前歯部の審美的調和がとれていなかった(図8-8a)．左側の中切歯が強直して位置異常があり，根尖側へ位置していたため，反対側の歯に比べて臨床歯冠が長くなり，歯肉退縮も起きていた(図8-8b)．歯根の強直と部分的な歯根吸収が根尖周囲のエックス線画像で確認できた(図8-8c)．強直した歯を外科的に抜去し，インプラント支持の補綴物を作製することが決まった．

強直した歯の抜去には，歯間乳頭温存型切開でフラップを挙上し局所の部分的骨切除術を行い，予想どおり，口蓋側への貫通型欠損を含む大きな骨欠損が起こった(図8-8d)．将来の造成部位に十分に治癒した軟組織を獲得するためにこの段階では，創傷を閉鎖した(図8-8e)．

3ヵ月の治癒期間後，臨床状態としては，唇側骨の平坦化と瘢痕組織形成がみられた(図8-8f)．フラップの挙上後に，咬合面からみると歯槽頂幅が3mmに満たない大きな唇側の骨欠損がみられた(図8-8g)．皮質海綿骨ブロック骨移植材をオトガイ部から採取し，造成部位に縦方向においてフィクスゼーションスクリューで固定した(図8-8h)．自家骨片を使ってブロック骨移植材の横の空隙を埋め，DBBM細粒は移植材表面に塗布，付着させて保護層をつくった(図8-8i)．メンブレンをダブルレイヤーテクニックで使用し(図8-8j)，骨膜切開ののち，テンションフリーの一次創傷の閉鎖により増大手術を完了した(図8-8k)．

軟組織の治癒は順調に進み，5ヵ月の治癒期間後(図8-8l)にリエントリーすると水平的な歯槽堤増大が成功し移植材の吸収も起こっていなかった(図8-8m〜o)．これにより，正しい三次元的位置にインプラント埋入が可能となったことが確認され(図8-8p)，粘膜下にインプラントの埋入を行い，創傷の一次閉鎖を行った(図8-8q)．

2ヵ月後，インプラント部位をパンチ法で再切開し(図8-8r)，補綴物での修復処置を開始した．インプラントに装着するクラウンの準備に加え，反対側の前歯にはセラミックベニアのための形成を行った(図8-8s)．インプラントクラウンが反対側の歯より若干長くなったものの，軟組織欠損をともなった当初の困難な臨床状況を考えると，治療結果の審美的成果はかなり好ましいものだといえるだろう(図8-8t)．

1年目の根尖周囲のエックス線画像では，スクリュー型インプラントが強固に骨結合していた(図8-8u)．8年後の追跡検査でも安定したインプラント周囲の軟組織と骨頂レベルが確認されている(図8-8v〜x)．

症例呈示

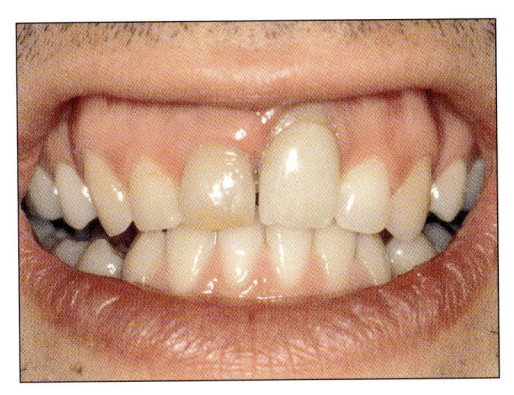

図8-8a 27歳の男性．スマイルラインが高く，審美的に調和のとれない上顎前歯部．

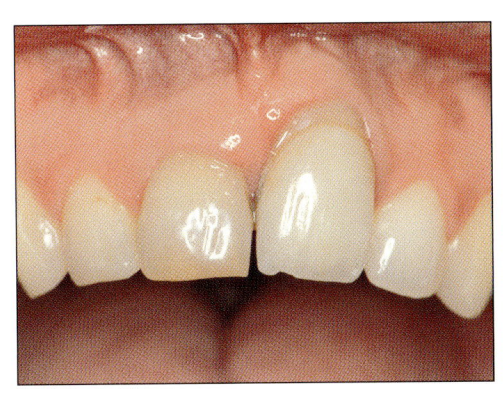

図8-8b 審美的問題の原因がわかるクローズアップ．上顎左側中切歯が強直して根尖部方向への位置異常を起こしており，反対側の歯に比べ臨床歯冠が長く歯肉退縮幅が大きい．

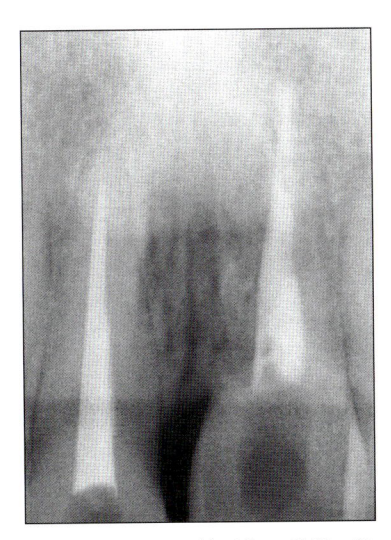

図8-8c 根尖周囲のエックス線画像で歯根の強直と歯根吸収の兆候がみられる．

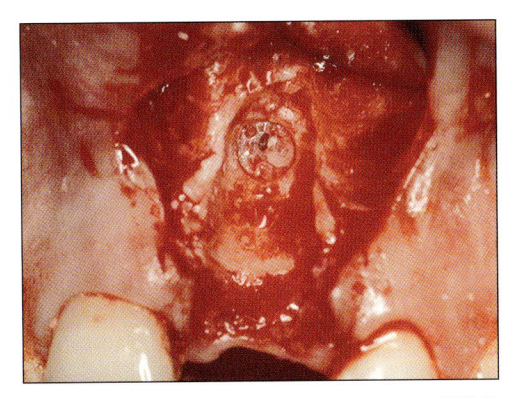

図8-8d 強直した歯根を除去するため，歯間乳頭温存切開を用いフラップの挙上を行う必要があった．骨切除と歯根の除去後，大きな口蓋側への貫通型欠損がみえる．

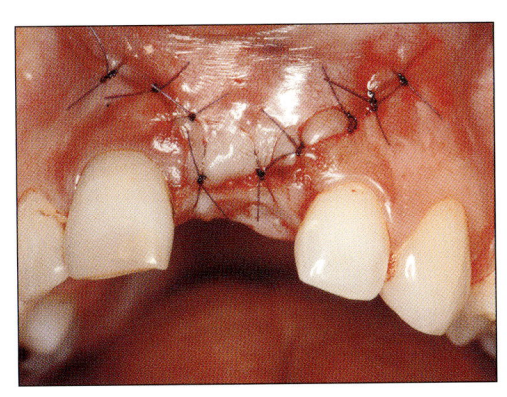

図8-8e 将来の増大予定部位に健全な軟組織を獲得するため，第一段階の手術は一次フラップ閉鎖をもって完了した．

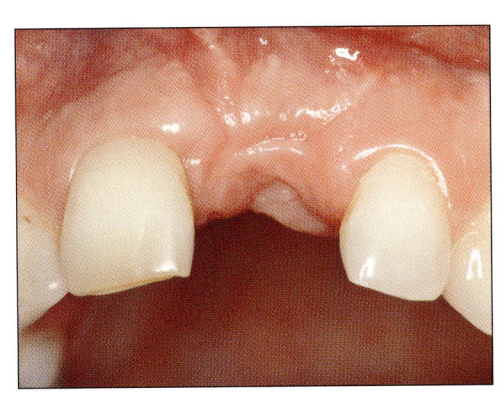

図8-8f 抜歯後6ヵ月，軟組織は健全である．歯間乳頭温存切開による瘢痕がはっきりとみえる．

215

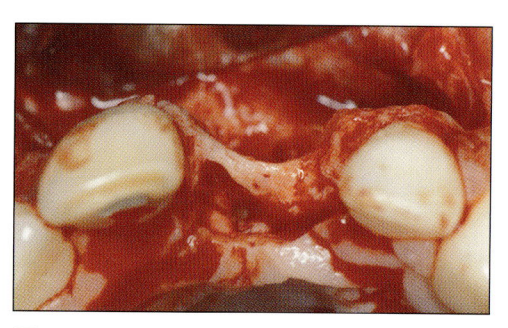

8 水平的歯槽堤増大のための骨再生誘導法(GBR)と自家骨ブロック移植：段階的アプローチ

図8-8g 術中の咬合面観．唇側骨壁の平坦化があり歯槽頂が狭くなっているのがわかる．歯槽頂幅は3mm未満で，GBRとブロック骨移植材による水平的歯槽堤増大術が必要．

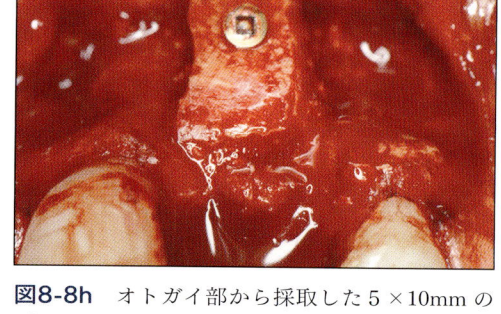

図8-8h オトガイ部から採取した5×10mmのブロック骨移植材を垂直方向におき，フィクスゼーションスクリューで移植骨を固定する．ブロック骨移植材の側面の空隙は自家骨片を使って埋める．

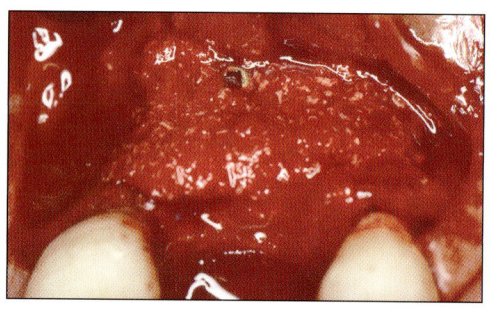

図8-8i 移植材を保護するため，増大材料の表面をDBBM細粒の層で覆った．DBBMは置換率が低いので増大骨量を維持するのに良い．

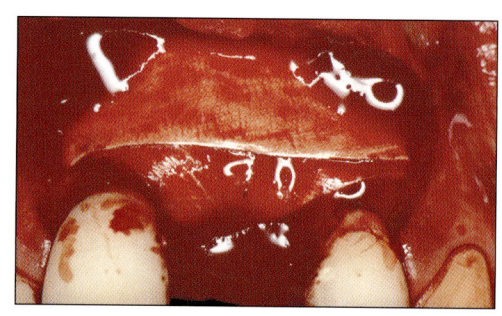

図8-8j 増大材料を一時的バリアメンブレンとなるコラーゲン膜で覆う．メンブレンをダブルレイヤーテクニックで用いることで，安定性を高める．

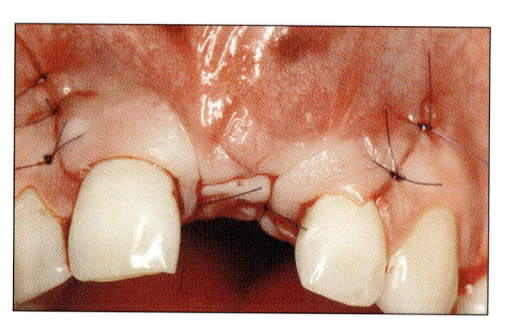

図8-8k 骨膜を減張したのち，手術はテンションフリーの一次創傷閉鎖をもって完了．

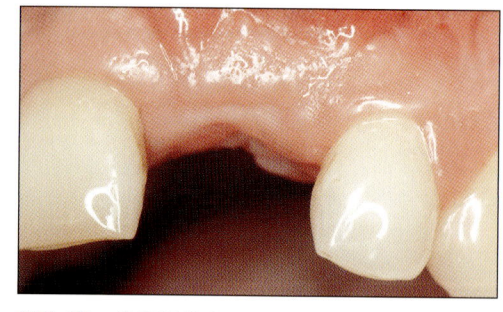

図8-8l 歯槽堤増大の5ヵ月後，軟組織は合併症もなく治癒した．

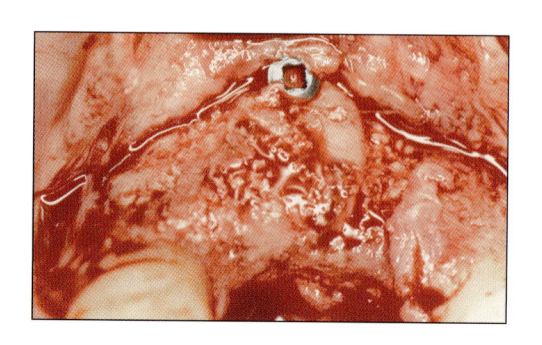

図8-8m フィクスゼーションスクリューヘッドの位置から，ブロック骨移植材の量が十分に維持されていることがわかる．

症例呈示

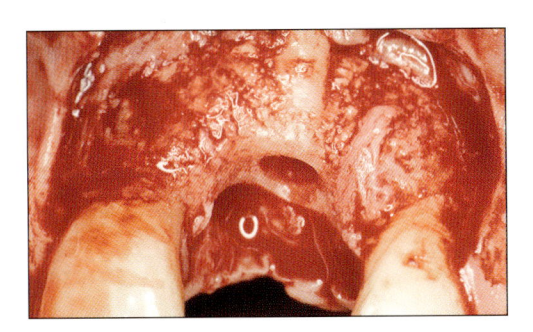

図8-8n 術部の唇側面観．垂直方向にまだ2mmほどの欠損がみられる．

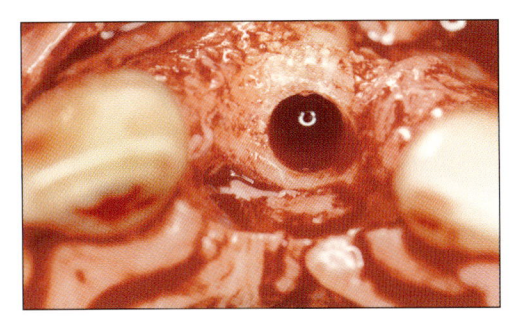

図8-8o 咬合面観．水平的な増大が成功してインプラントの埋入が可能であることが確認された．インプラント床形成後の唇側骨壁幅は約3mmであった．

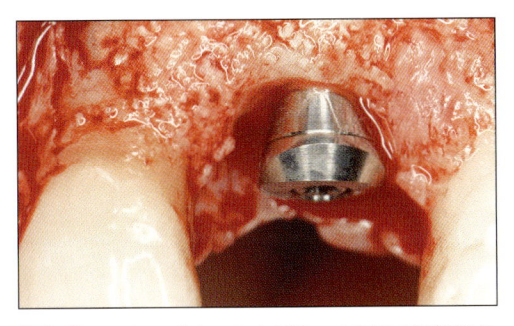

図8-8p インプラントを正しい三次元的位置に埋入し，2mmのベベルドヒーリングキャップを装着．

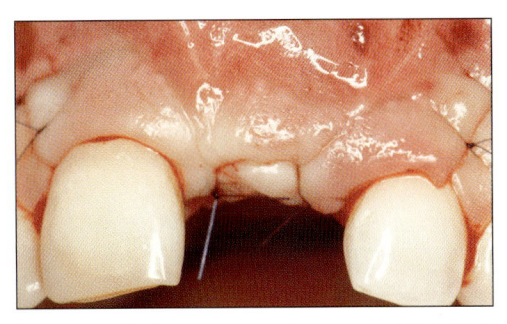

図8-8q 粘膜下でのインプラントの治癒を達成するため，一次創傷閉鎖を行った．

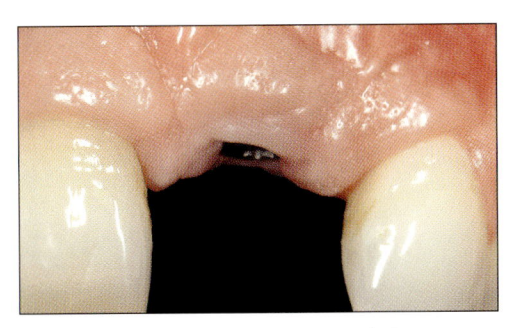

図8-8r 2ヵ月後，インプラント部分にリエントリーし，補綴修復を開始した．

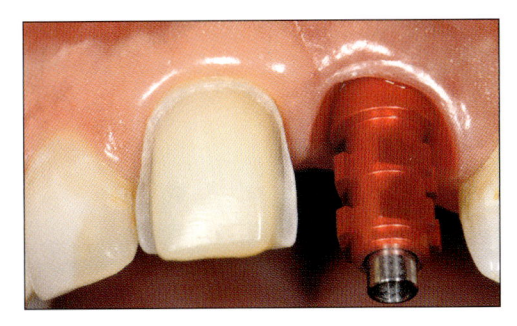

図8-8s トランスファーコーピングで印象を採得．右側中切歯のセラミックベニア形成を行う．

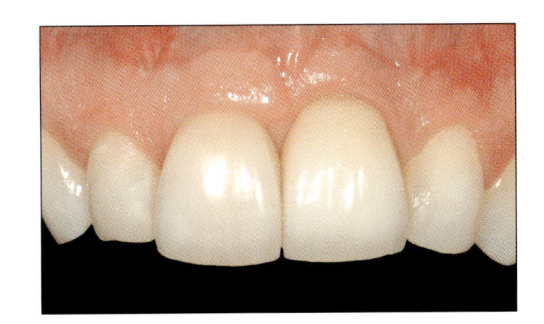

図8-8t 右側中切歯にはセラミックベニアを，左側中切歯にはインプラント支持のメタルセラミッククラウンを装着．まだ歯冠の長さに若干の差がある．

217

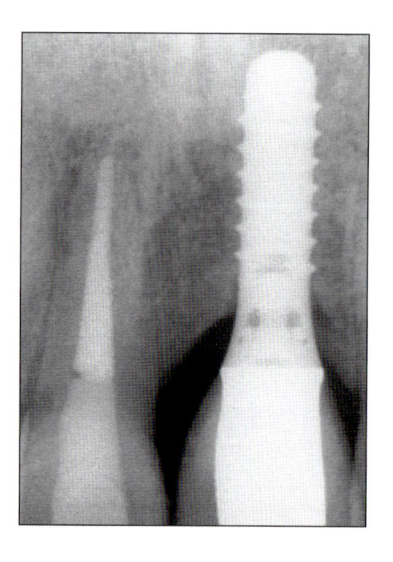

8 水平的歯槽堤増大のための骨再生誘導法(GBR)と自家骨ブロック移植：段階的アプローチ

図8-8u インプラント埋入の1年後の根尖周囲のエックス線画像．インプラント支持シングルクラウンの周囲の骨頂レベルが安定していることがわかる．

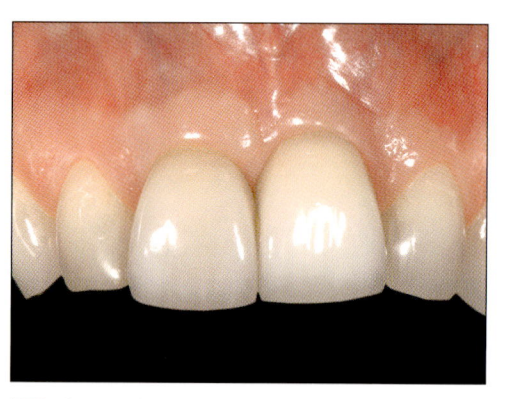

図8-8v 8年後の追跡検査時．両中切歯の唇側粘膜の高さにわずかな違いがみられるものの，当初の臨床状況に比べて大変好ましい審美的結果が出ている．

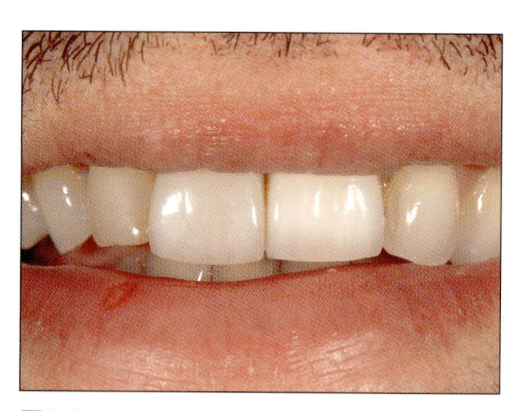

図8-8w 患者は笑顔になると，中程度のリップラインとなる．

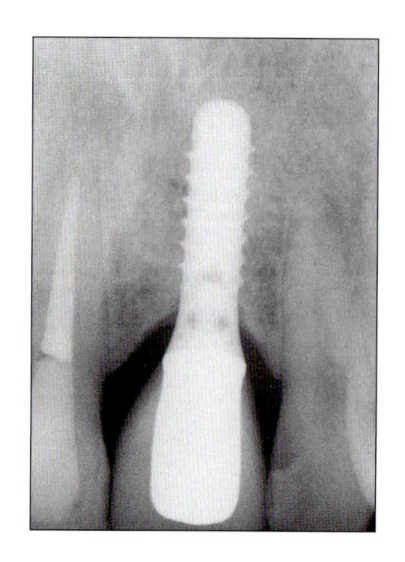

図8-8x 8年後の追跡検査時のエックス線画像から，インプラント周囲の骨頂レベルが安定していることが確認できる．

図8-9a　15年前に上顎中切歯のインプラント埋入を受けていたが，どちらのクラウンも慢性感染症のため紹介元の歯科医師が撤去した．右側中切歯インプラントでは，プロービングデプスが深くなっており，炎症と化膿の兆候がみえる．

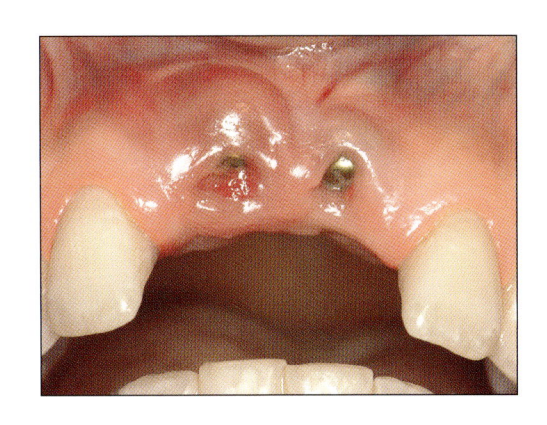

症例4

29歳の女性患者．15年前の1980年代半ばに埋入された上顎前歯部の隣接する2本のインプラント周囲に慢性の感染がみられた（図8-9a）．エックス線画像で，隣在する側切歯の歯根表面近くまで延びるインプラント周囲のエックス線透過像がみられ（図8-9b），両方のインプラントを撤去する必要があるのは明らかだった．

歯間乳頭温存型切開を行い，フラップを挙上し，インプラントの除去を開始した．フラップを挙上すると，露出したインプラント表面上には唇側骨壁はまったくみられず，特大のワイドプラットフォームインプラントが唇側よりの不適切な位置に埋入されていた（図8-9c）．どちらのインプラントも口蓋骨壁に侵襲を与えないように注意深く撤去し（図8-9d），一次閉鎖を行った（図8-9e）．

軟組織の治癒は順調だったが（図8-9f），3ヵ月後，2本の欠損歯部において歯槽堤の大幅な水平的骨吸収がみられた（図8-9g, h）．骨欠損部を増大するために，大きなブロック骨移植材をオトガイ部から採取し（図8-9i），2本のフィクスゼーションスクリューで固定し移植した（図8-9j, k）．ブロック骨移植材周囲の空隙には自家骨片を詰め，DBBM細粒の層で覆って移植材を保護した（図8-9l）．コラーゲン膜をダブルレイヤーテクニックで用い（図8-9m），テンションフリーの一次創傷の閉鎖を行って手術を完了した（図8-9n）．

合併症はなく創傷の治癒が進んだ8ヵ月後，リエントリーでは，すばらしい造成結果がみられ，良好な位置に2本のインプラントを埋入することができた（図8-9o～q）．創傷閉鎖の前に，唇側骨壁は再度，骨を保護するDBBM細粒の層で覆った（図8-9r, s）．

インプラントは順調に治癒し，その3ヵ月後に，リエントリーして補綴修復を始めた（図8-9t, u）．まず，2本のインプラントともプロビジョナルシングルクラウンで修復した（図8-9v, w）．5年後の追跡検査で，最終補綴物のメタルセラミッククラウンが組織との一体感を獲得していることが確認されている（図8-9x～z）．

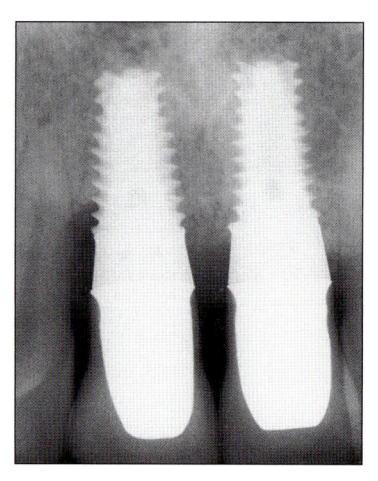

8 水平的歯槽堤増大のための骨再生誘導法（GBR）と自家骨ブロック移植：段階的アプローチ

図8-9b 根尖周囲のエックス線画像．1980年代半ばに埋入された特大のインプラントが確認できる．右側中切歯のインプラント周囲の感染症が，隣在の右側側切歯にも及んでいる．

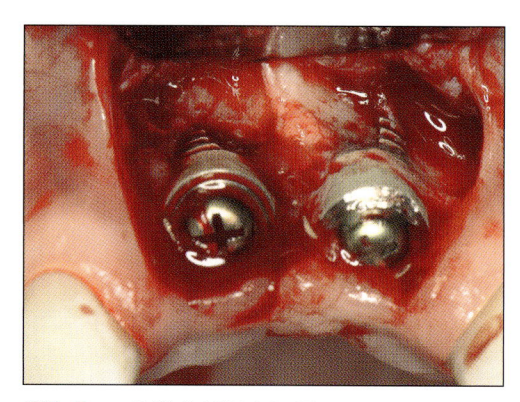

図8-9c 歯間乳頭温存切開によりフラップを挙上したところ，使用インプラントのプラットフォーム径が大きすぎたことが明らかになった．どちらのインプラントにも唇側骨壁がみられない．

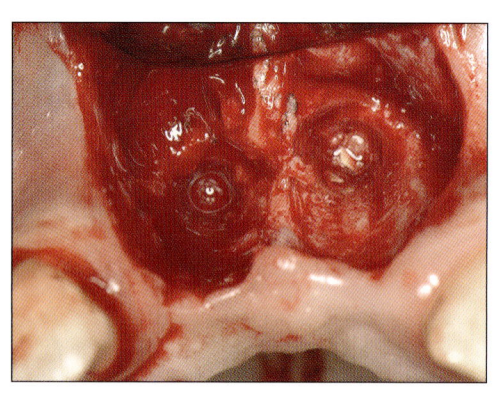

図8-9d 両方のインプラントを除去すると，中切歯部位に大幅な骨欠損が起きた．

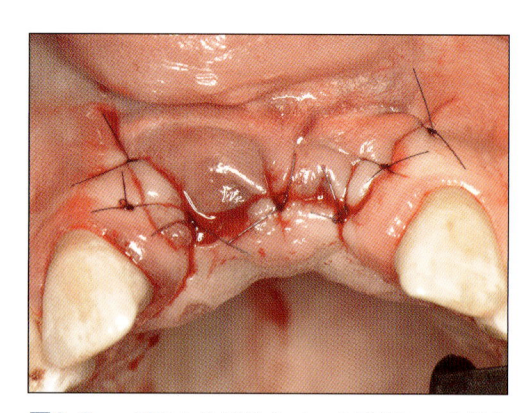

図8-9e 創傷を単純縫合で一次閉鎖し，手術を完了．

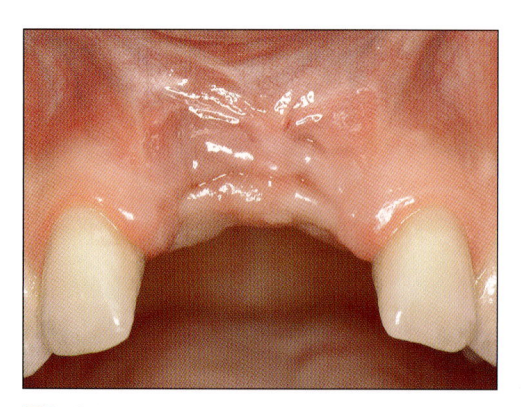

図8-9f インプラント除去から3ヵ月．術部では治癒が進んでいるが，瘢痕組織形成がみられる．

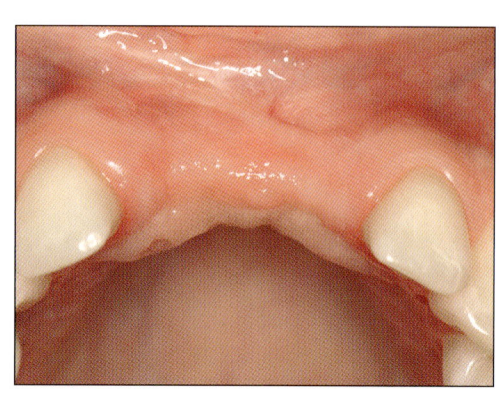

図8-9g 広範囲に唇側骨の平坦化が起こったため，ステージドアプローチによるインプラント埋入前に，歯槽堤の増大が必要となった．

症例呈示

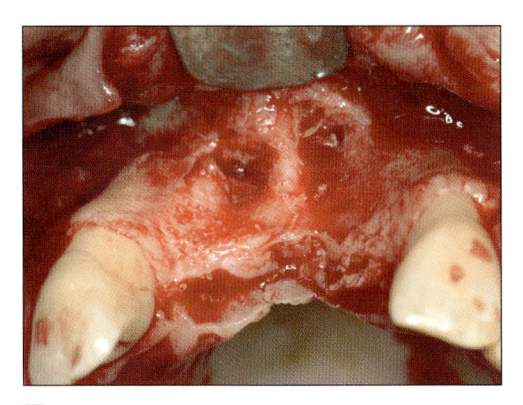

図8-9h　フラップの挙上後，中切歯部位に大きな骨欠損がはっきりと現れた．しかし，隣在の右側側切歯の歯根部分の歯槽骨は健全であった．

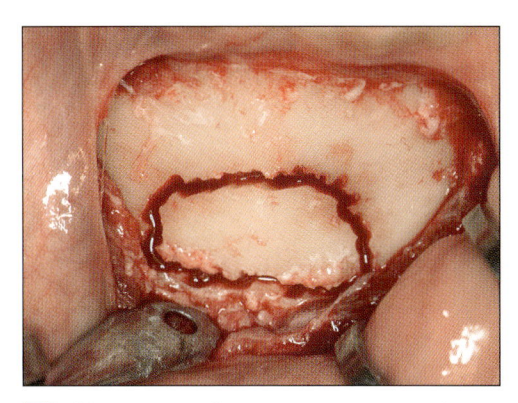

図8-9i　オトガイ部のドナーサイトから大きな皮質海綿骨ブロック骨移植材を採取．

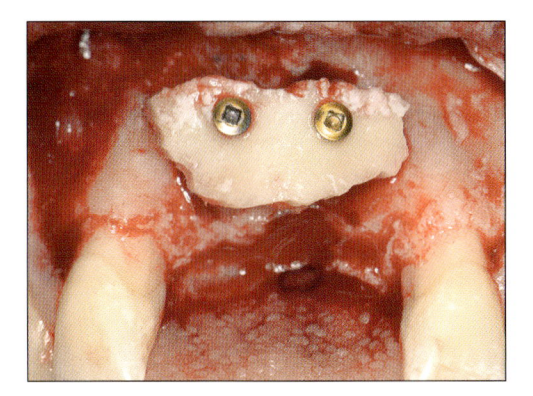

図8-9j　大きなブロック骨移植材をおき，フィクスゼーションスクリュー2本で固定する．

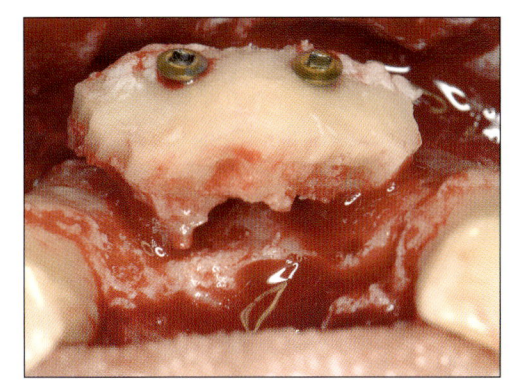

図8-9k　ブロック骨移植材の皮質骨部分がレシピエントの新しい唇側皮質骨を再構築するのに使われ，海綿骨部分は穿孔をあけたレシピエント床と接している．レシピエント骨表面とブロック骨移植材との間の空隙は自家骨片で埋める．

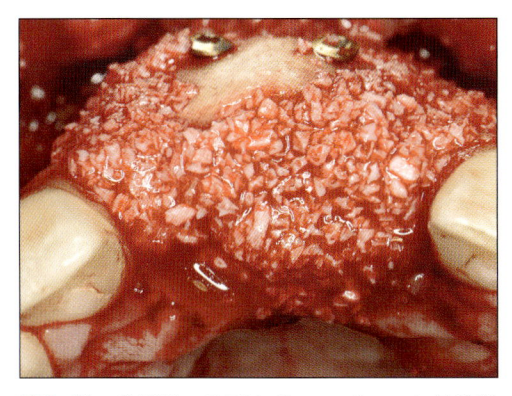

図8-9l　歯槽堤の外形を整え，ブロック骨移植材を保護するため，増大部位をDBBM細粒の層で覆う．

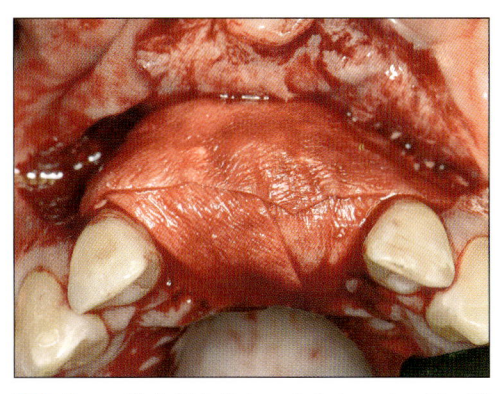

図8-9m　増大部全体を，大きなコラーゲン膜（30×40mm）を使用し，ダブルレイヤーテクニックで覆う．

221

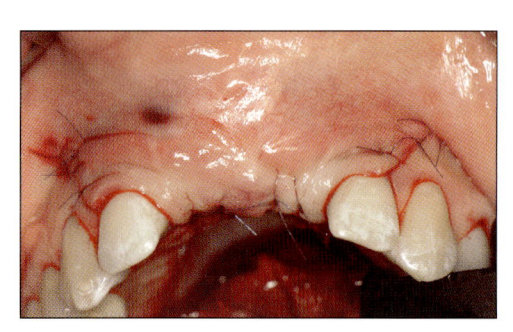

8 水平的歯槽堤増大のための骨再生誘導法(GBR)と自家骨ブロック移植：段階的アプローチ

図8-9n 骨膜の減張切開後，テンションフリーの一次閉鎖で手術を終える．

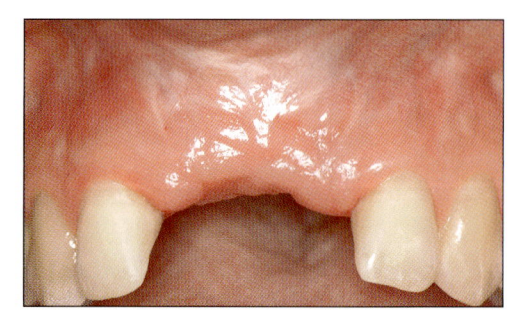

図8-9o 歯槽堤の増大から8ヵ月後，術部は合併症もなく治癒した．

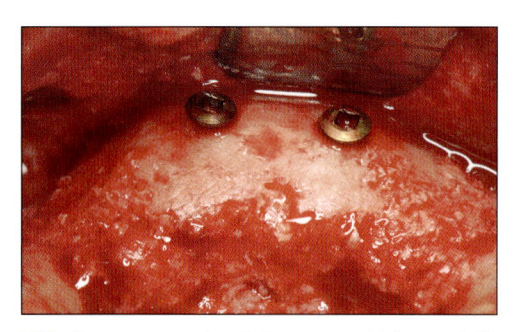

図8-9p フラップを挙上すると，見事な再生結果がみられた．フィクスゼーションスクリューのヘッドの位置から，ブロック骨移植材の大幅な表面吸収は起きなかったことがわかる．

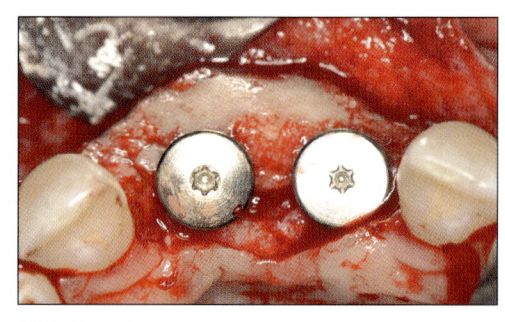

図8-9q 良好な再生結果を受けて，インプラントを適正な三次元的位置に埋入することができた．

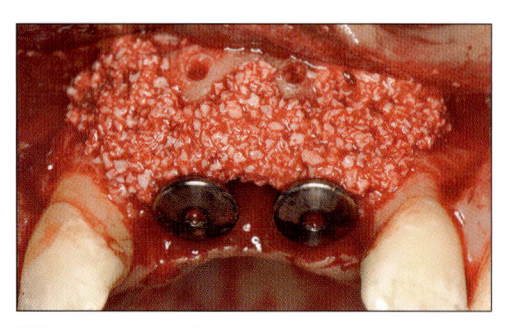

図8-9r 新しく獲得した唇側骨壁で吸収が起きないよう，創傷閉鎖の前にDBBM細粒を再度塗布して層をつくった．

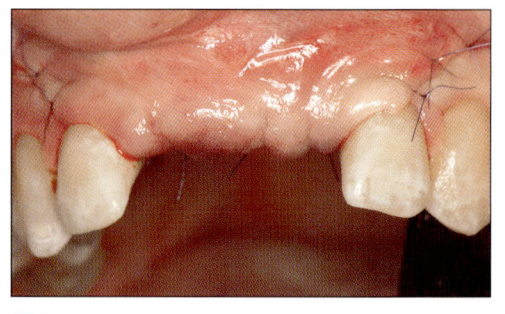

図8-9s 一次閉鎖により手術を終了．粘膜下インプラントで治癒が達成可能となる．

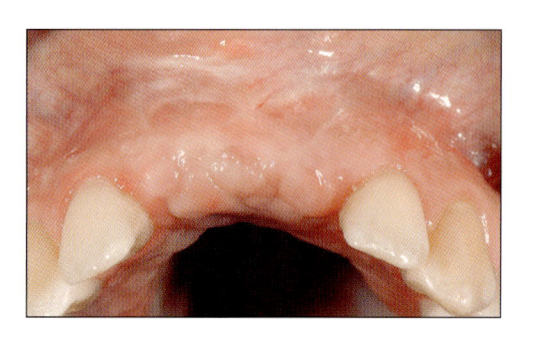

図9-9t 3ヵ月の治癒期間後，臨床検査において軟組織の順調な治癒が明らかになった．

症例呈示

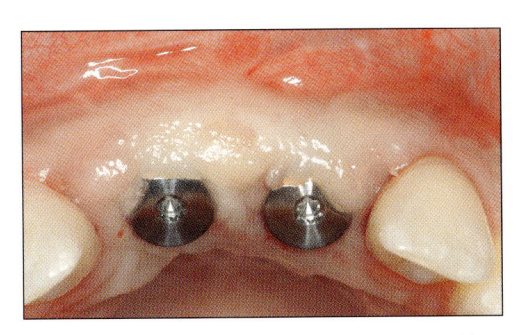

図8-9u 補綴修復を開始するため，パンチ法によってリエントリーした．長めのチタン製ヒーリングアバットメントを挿入．粘膜の貧血帯は，角化粘膜を唇側に動かす圧力が徐々にかかっていることを示している．

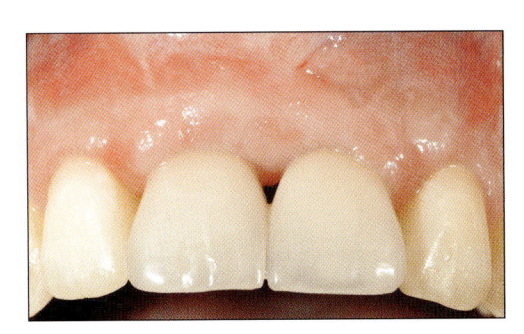

図8-9v プロビジョナルクラウン2本を装着し，軟組織の調整という重要な段階が始まった．

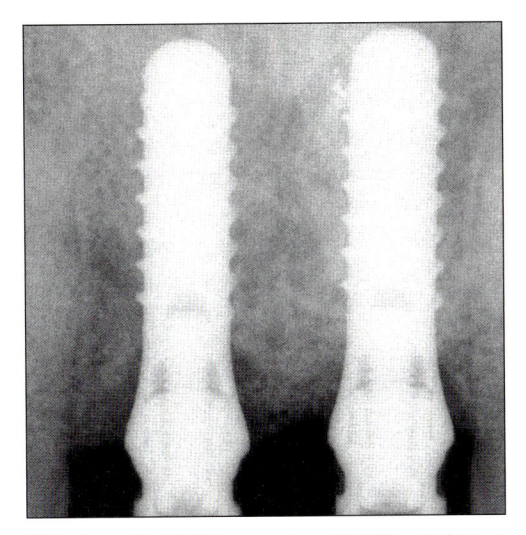

図8-9w 根尖周囲のエックス線画像．2本のインプラントと周囲の骨組織像．インプラントはどちらもチタン製コーピングとアクリックレジンのプロビジョナルクラウンで修復された．

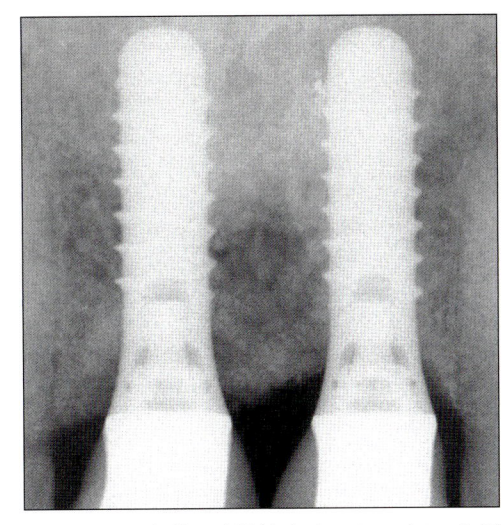

図8-9x 5年後の追跡検査時．インプラント周囲の骨頂レベルが安定していることが確認できる．

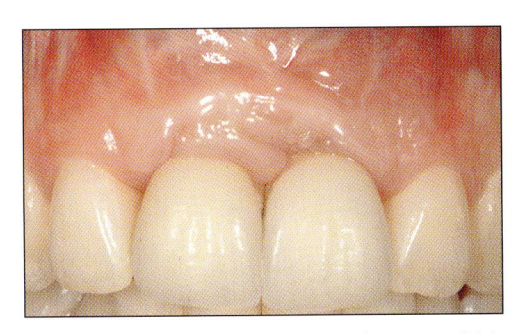

図8-9y 5年後，どちらのインプラントも紹介元である歯科医師がメタルセラミッククラウンにより修復．軟組織レベルは大変良好だが，瘢痕組織形成が明らかである．

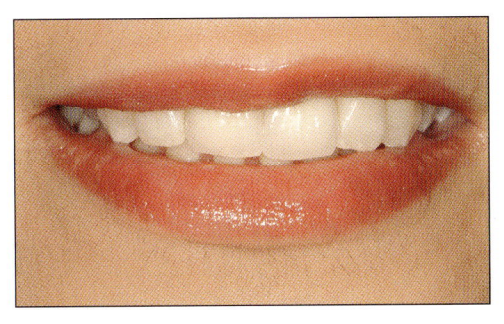

図8-9z 患者のリップラインが低いため，審美的な結果は良好．

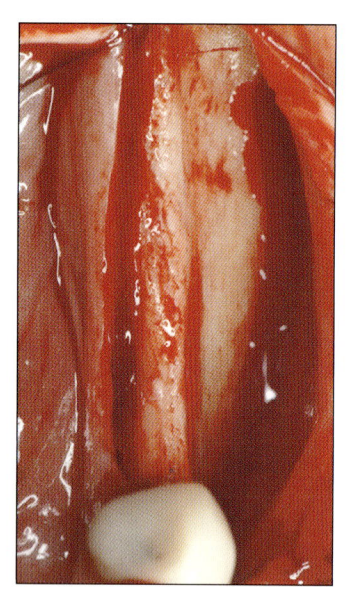

図8-10a 下顎左側の遠心遊離端欠損．歯槽頂の幅が狭く，困難な症例．歯槽頂幅は3mm未満で，段階法による水平的な歯槽堤の増大が必要だった．

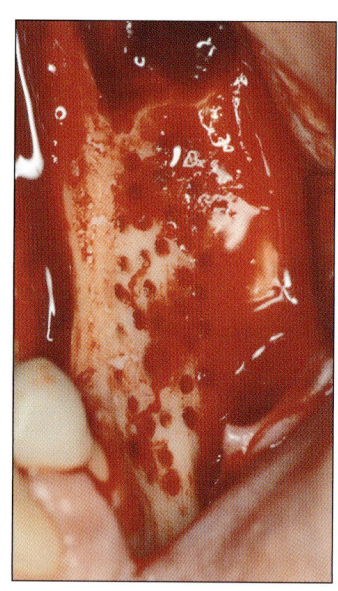

図8-10b 小ラウンドバーを使い，レシピエントサイト骨の皮質骨表面に穿孔をあけ骨髄腔を開放する．

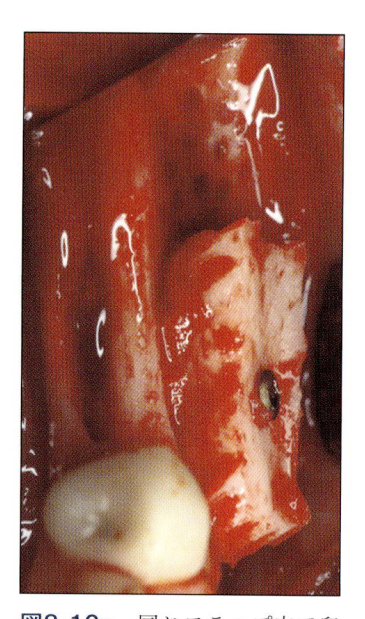

図8-10c 同じフラップ内で臼後結節から皮質海綿骨ブロック移植材を採取し，歯槽頂幅が増大するよう適切な位置におく．移植材はフィクスゼーションスクリューで固定する．

症例5

54歳の女性患者．下顎の左側が遠心遊離端欠損で，幅3mm以下の狭い歯槽堤であった（図8-10a）．このため，臼後結節から採取したブロック骨移植材を使った水平的歯槽堤増大が必要であったため，前述と同様の外科術式が用いられた（図8-10b〜f）．

術後，血腫形成が起こり，術部の軟組織が裂開してコラーゲン膜が露出した（図8-10g）．患者には抗菌薬を処方し，局所をグルコン酸クロルヘキシジン（0.1％）で含嗽させた．毎週受診させて，軟組織が二次的創傷治癒によって治癒したことを確認した．軟組織は，メンブレン部位での感染を起こさずに4週間足らずで治癒した（図8-10h）．今回の症例で，軟組織の裂開の場合は，合併症のリスクが低いことが確認できた．

トラブルもなく治癒は進み，軟組織は移植6ヵ月後には満足できる状態になった（図8-10i）．また，順調な骨治癒もパノラマエックス線画像で確認された（図8-10j, k）．当初の軟組織裂開にもかかわらず，リエントリー時に優れた再生結果を確認でき（図8-10l），2本のインプラントを埋入することができた（図8-10m）．5年後の追跡検査で，双方ともにインプラント周囲の炎症や骨喪失を起こす兆候もなく，インテグレーションに成功していることがわかった（図8-10n, o）．

症例呈示

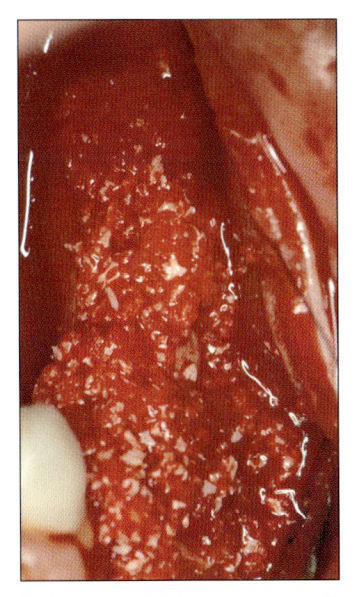

図8-10d 設置したブロック骨移植材を保護するため，DBBM細粒の層で覆う．

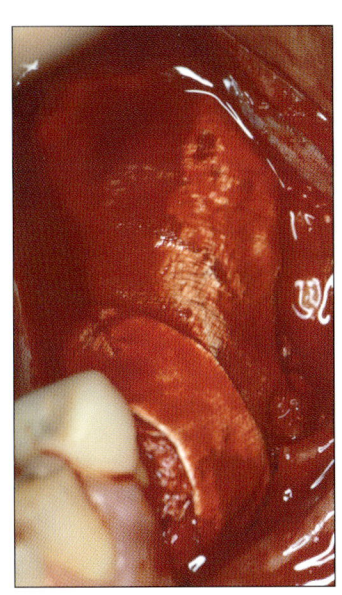

図8-10e コラーゲン膜を，バリアメンブレンとし，塗布した骨補填材が動かないようにする．

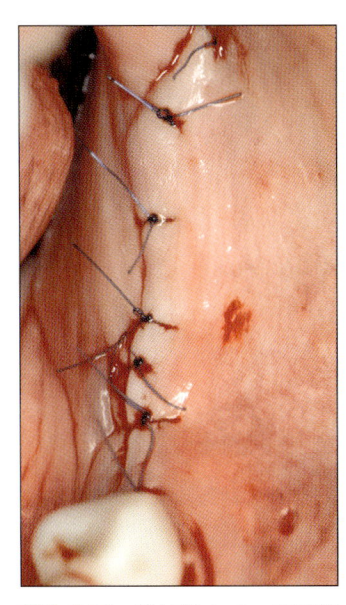

図8-10f 単純縫合で一次閉鎖をして手術を完了する．振り返ってみると，後方部の縫合間隔が広すぎた．血腫の形成時，最終的にはこれが軟組織の裂開の原因となった．

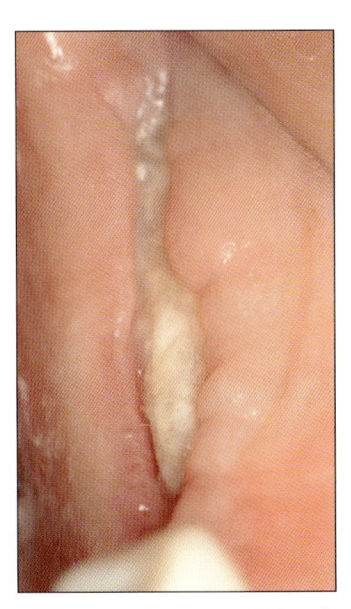

図8-10g 増大の2週間後．広範囲にわたる軟組織の裂開が明らかになり，コラーゲン膜が大きく露出．患者にはグルコン酸クロルヘキシジンで局部の含嗽を続けさせ，局所の清掃のために毎週来院させた．

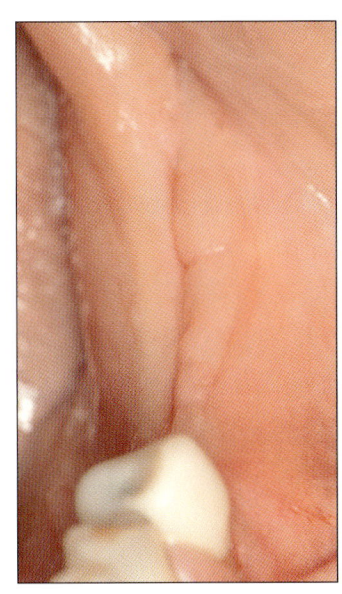

図8-10h 4週間後，状況は大幅に改善．二次創傷治癒によって，感染症を起こさず裂開は閉じた．

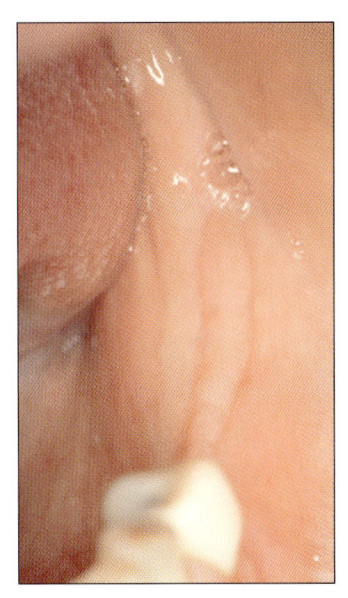

図8-10i 増大の6ヵ月後．術部の軟組織は十分に治癒している．

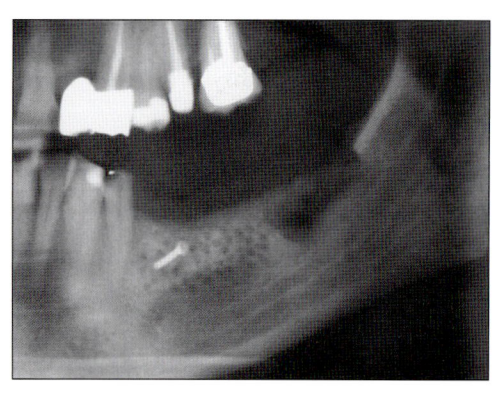

8 水平的歯槽堤増大のための骨再生誘導法(GBR)と自家骨ブロック移植：段階的アプローチ

図8-10j 術後のエックス線画像．ドナーサイトと皮質骨表面を穿孔した増大部位が確認できる．

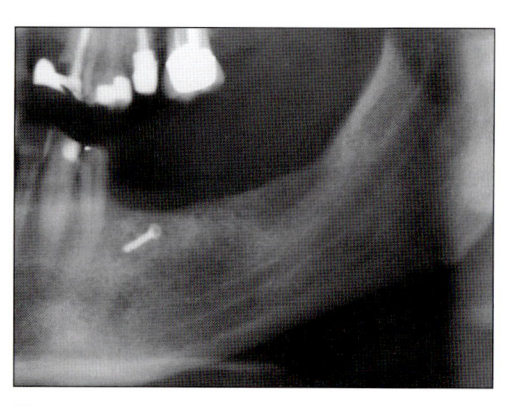

図8-10k 6ヵ月後のエックス線画像．どちらの部位でも明らかな骨再生の兆候がみられる．

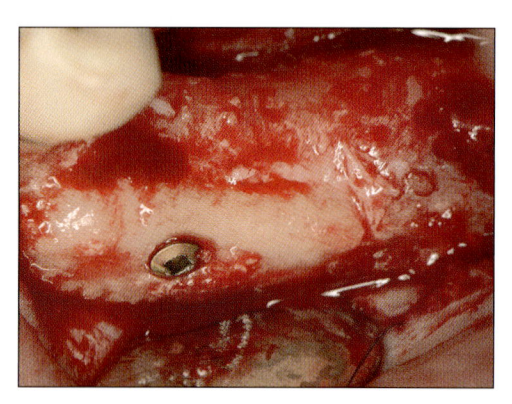

図8-10l 二次手術時，移植したブロック骨移植材の形状をはっきりと確認できる．骨量は十分に維持されている．

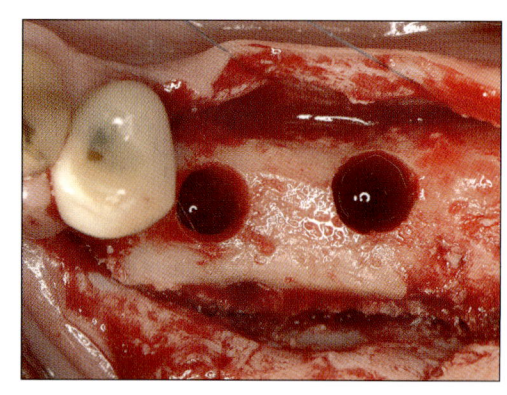

図8-10m 新たな歯槽頂幅は約7mmで，両方のインプラント部位で厚い唇側骨をともなったインプラントの埋入が可能となった．

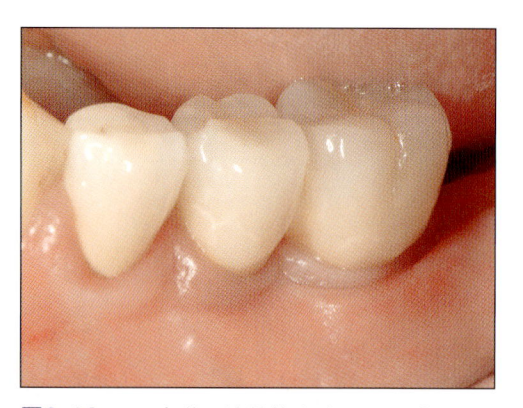

図8-10n 5年後の追跡検査時．インプラント周囲に健康な軟組織の存在が確認できる．

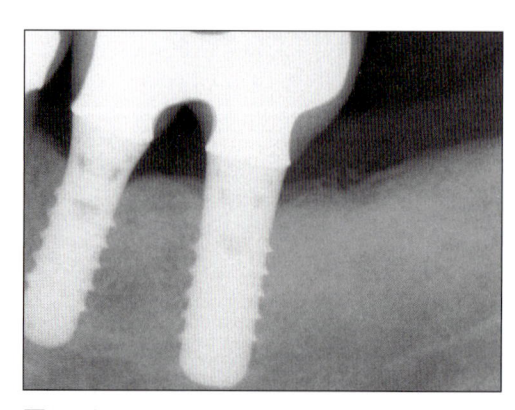

図8-10o 5年後の追跡検査時エックス線像．インプラント周囲の良好な骨レベルがわかる．

■ まとめ

多くの事例において，抜歯や外傷，病的変化後の歯槽吸収によって，事前の骨増大なしではインプラント埋入ができないような歯槽堤の形状が生じる．自家骨ブロック移植材での造成は，インプラント埋入の前に骨量を増やし，骨質を向上させ，それによってインプラントの十分な初期固定が得られるだけでなく，三次元的埋入位置も改善できる．本章では，水平的な歯槽堤増大成功の予知性を高めるものとして，よく知られた外科手術の技法と現状を解説した．

■ 参考文献

1. Aghaloo TL, Moy PK. Which hard tissue augmentation techniques are the most successful in furnishing bony support for implant placement? Int J Oral Maxillofac Implants 2007;22(suppl):49-70.
2. Tolman DE. Reconstructive procedures with endosseous implants in grafted bone: A review of the literature. Int J Oral Maxillofac Implants 1995;10:275-294.
3. Brånemark PI, Lindström J, Hallén O, Breine U, Jeppson PH, Ohman A. Reconstruction of the defective mandible. Scand J Plast Reconstr Surg 1975;9:116-128.
4. Breine U, Brånemark PI. Reconstruction of alveolar jaw bone. Scand J Plast Reconstr Surg 1980;14:23-48.
5. Ten Bruggenkate CM, Kraaijenhagen HA, van der Kwast WA, Krekeler G, Oostenbeek HS. Autogenous maxillary bone grafts in conjunction with placement of ITI endosseous implants. Int J Oral Maxillofac Surg 1992;21:81-84.
6. Misch CM, Misch CE, Resnik RR, Ismail YH. Reconstruction of maxillary alveolar defects with mandibular symphysis grafts for dental implants: A preliminary procedural report. Int J Oral Maxillofac Implants 1992;7:360-366.
7. Dahlin C, Linde A, Gottlow J, Nyman S. Healing of bone defects by guided tissue regeneration. Plast Reconstr Surg 1988;81:672-676.
8. Buser D, Dula K, Belser U, Hirt HP, Berthold H. Localized ridge augmentation using guided bone regeneration. 1. Surgical procedure in the maxilla. Int J Periodontics Restorative Dent 1993;13:29-45.
9. Nevins M, Mellonig JT. The advantages of localized ridge augmentation prior to implant placement. A staged event. Int J Periodontics Restorative Dent 1994;14:97-111.
10. Buser D, Dula K, Hirt HP, Schenk RK. Lateral ridge augmentation using autografts and barrier membranes: A clinical study with 40 partially edentulous patients. J Oral Maxillofac Surg 1996;54:420-432.
11. Augthun M, Yildirim M, Spiekermann H, Biesterfeld S. Healing of bone defects in combination with immediate implants using the membrane technique. Int J Oral Maxillofac Implants 1995;10:421-428.
12. Hürzeler MB, Strub JR. Guided bone regeneration around exposed implants: A new bioresorbable device and bioresorbable membrane pins. Pract Periodontics Aesthet Dent 1995;7:37-47; quiz 50.
13. Zitzmann NU, Naef R, Schärer P. Resorbable versus nonresorbable membranes in combination with Bio-Oss for guided bone regeneration. Int J Oral Maxillofac Implants 1997;12:844-852.
14. von Arx T, Buser D. Horizontal ridge augmentation using autogenous block grafts and the guided bone regeneration technique with collagen membranes: A clinical study with 42 patients. Clin Oral Implants Res 2006;17:359-366.
15. Hising P, Bolin A, Branting C. Reconstruction of severely resorbed alveolar ridge crests with dental implants using a bovine bone mineral for aug-mentation. Int J Oral Maxillofac Implants 2001;16:90-97.
16. Friedmann A, Strietzel FP, Maretzki B, Pitaru S, Bernimoulin JP. Histological assessment of augmented jaw bone utilizing a new collagen barrier membrane compared to a standard barrier membrane to protect a granular bone substitute material. A randomized clinical trial. Clin Oral Implants Res 2002;13:587-594.
17. Meijndert L, Raghoebar GM, Schüpbach P, Meijer HJ, Vissink A. Bone quality at the implant site after reconstruction of a local defect of the maxillary anterior ridge with chin bone or deproteinised cancellous bovine bone. Int J Oral Maxillofac Surg 2005;34:877-884.
18. Hämmerle CH, Jung RE, Yaman D, Lang NP. Ridge augmentation by applying bioresorbable membranes and deproteinized bovine bone mineral: A report of twelve consecutive cases. Clin Oral Implants Res 2008;19:19-25.
19. Pikos MA. Block autografts for localized ridge augmentation. 1. The posterior maxilla. Implant Dent 1999;8:279-285.
20. Pikos MA. Block autografts for localized ridge augmentation. 2. The posterior mandible. Implant Dent 2000;9:67-75.
21. Lindeboom JAH, van den Akker HP. A prospective placebo-controlled double-blind trial of antibiotic prophylaxis in intraoral bone grafting procedures: A pilot study. Oral Surg Oral Med Oral Pathol Oral Radiol Endod 2003;96:669-672.

22. Löe H, Schiott CR. The effect of mouth rinses and topical application of chlorhexidine on the development of dental plaque and gingivitis in man. J Periodontal Res 1970;5:79-83.

23. Worral SF, Knibbs PJ, Glenwright HD. Methods of reducing contamination of the atmosphere from use of an air polisher. Br Dent J 1987;163:118-119.

24. Balbuena L, Stambaugh KI, Ramirez SG, Yeager C. Effects of topical oral antiseptic rinses on bacterial counts of saliva in healthy human subjects. Otolaryngol Head Neck Surg 1998;118:625-629.

25. Binahmed A, Stoykewych A, Peterson L. Single preoperative dose versus long-term prophylactic antibiotic regimens in dental implant surgery. Int J Oral Maxillofac Implants 2005;20:115-117.

26. Kashani H, Dahlin C, Alse'n B. Influence of different prophylactic antibiotic regimens on implant survival rate: A retrospective clinical study. Clin Implant Dent Relat Res 2005;7:32-35.

27. von Arx T, Cochran DL, Hermann JS, Schenk RK, Buser D. Lateral ridge augmentation using different bone fillers and barrier membrane application. Clin Oral Impl Res 2001;12:260-269.

28. Chiapasco M, Abati S, Romeo E, Vogel G. Clinical outcome of autogenous bone blocks or guided bone regeneration with ePTFE membranes for the reconstruction of narrow edentulous ridges. Clin Oral Implants Res 1999;10:278-288.

29. Phillips JH, Rahn BA. Fixation effects on membranous and endochondral onlay bone-graft resorption. Plast Reconstr Surg 1988;82:872-877.

30. LaTrenta GS, McCarthy JG, Breitbart AS, May M, Sissons HA. The role of rigid skeletal fixation in bone-graft augmentation of the craniofacial skeleton. Plast Reconstr Surg 1989;84:578-588.

31. Lin KY, Bartlett SP, Yaremchuk MJ, Fallon M, Grossman RF, Whitaker LA. The effect of rigid fixation on the survival of onlay bone grafts: An experimental study. Plast Reconstr Surg 1990;86:449 456.

32. Aspenberg P, Goodman S, Toksvig-Larsen S, Ryd L, Albrektsson T. Intermittent micromotion inhibits bone ingrowth. Titanium implants in rabbits. Acta Orthop Scand 1992;63:141-145.

33. Phillips JH, Rahn BA. Fixation effects on membranous and endochondral onlay bone graft revascularization and bone deposition. Plast Reconstr Surg 1990;85:891-897.

34. Schenk RK, Buser D, Hardwick WR, Dahlin C. Healing pattern of bone regeneration in membrane-protected defects: A histologic study in the canine mandible. Int J Oral Maxillofac Implants 1994;9:13-29.

35. de Carvalho PS, Vasconcellos LW, Pi J. Influence of bed preparation on the incorporation of autogenous bone grafts: A study in dogs. Int J Oral Maxillofac Implants 2000;15:565-570.

36. Adeyemo WL, Reuther T, Bloch W, et al. Influence of host periosteum and recipient bed perforation on the healing of onlay mandibular bone graft: An experimental pilot study in the sheep. Oral Maxillofac Surg 2008;12:19-28.

37. Majzoub Z, Berengo M, Giardino R, Aldini N, Cordioli G. Role of intramarrow penetration in osseous repair: A pilot study in the rabbit calvaria. J Periodontol 1999;70:1501-1510.

38. Rompen EH, Biewer R, Vanheusden A, Zahedi S, Nusgens B. The influence of cortical perforations and of space filling with peripheral blood on the kinetics of guided bone generation. A comparative histometric study in the rat. Clin Oral Implants Res 1999;10:85-94.

39. Min S, Sato S, Murai M, et al. Effects of marrow penetration on bone augmentation within a titanium cap in rabbit calvarium. J Periodontol 2007;78:1978-1984.

40. Lundgren AK, Lundgren D, Hämmerle CH, Nyman S, Sennerby L. Influence of decortication of the donor bone on guided bone augmentation. An experimental study in the rabbit skull bone. Clin Oral Implants Res 2000;11:99-106.

41. Slotte C, Lundgren D. Impact of cortical perforations of contiguous donor bone in a guided bone augmentation procedure: An experimental study in the rabbit skull. Clin Implant Dent Relat Res 2002;4:1-10.

42. Donos N, Kostopoulos L, Karring T. Augmentation of the mandible with GTR and onlay cortical bone grafting. An experimental study in the rat. Clin Oral Implants Res 2002;13:175-184.

43. Donos N, Kostopoulos L, Karring T. Alveolar ridge augmentation by combining autogenous mandibular bone grafts and non-resorbable membranes. An experimental study in the rat. Clin Oral Implants Res 2002;13:185-191.

44. Donos N, Kostopoulos L, Karring T. Augmentation of the rat jaw with autogeneic cortico-cancellous bone grafts and guided tissue regeneration. Clin Oral Implants Res 2002;13:192-202.

45. Donos N, Kostopoulos L, Karring T. Alveolar ridge augmentation using a resorbable copolymer membrane and autogenous bone grafts. An experimental study in the rat. Clin Oral Implants Res 2002;13:203-213.

46. Busenlechner D, Kantor M, Tangl S, et al. Alveolar ridge augmentation with a prototype trilayer membrane and various bone grafts: A histomorphometric study in baboons. Clin Oral Implants Res 2005;16:220-227.

47. Widmark G, Andersson B, Ivanoff CJ. Mandibular bone graft in the anterior maxilla for single-tooth implants. Int J Oral Maxillofac Surg 1997;26:106-109.

48. Antoun H, Sitbon JM, Martinez H, Missika P. A prospective randomized study comparing two techniques of bone augmentation: Onlay graft alone or associated with a membrane. Clin Oral Implants Res 2001;12:632-639.

49. Proussaefs P, Lozada J. The use of intraorally harvested autogenous block grafts for vertical alveolar ridge augmentation: A human study. Int J Periodontics Restorative Dent 2005;25:351-363.

50. Maiorana C, Beretta M, Salina S, Santoro F. Reduction of autogenous bone graft resorption by means of Bio-Oss coverage: A prospective study. Int J Periodontics Restorative Dent 2005;25:19-25.

51. Pinholt EM, Solheim E, Talsnes O, Larsen TB, Bang GB, Kirkeby OJ. Revascularization of calvarial, mandibular, tibial, and iliac bone grafts in rats. Ann Plast Surg 1994;33:193-197.

52. Alberius P, Gordh M, Lindberg L, Johnell O. Influence of surrounding soft tissues on onlay bone graft incorporation. Oral Surg Oral Med Oral Pathol Oral Radiol Endod 1996;82:22-33.

53. Ham AW. Some histophysiological problems peculiar to calcified tissues. J Bone Joint Surg Am 1952;34:701-728.

54. Burwell RG. Studies in the transplantation of bone. 8. The fresh composite homograft-autograft of cancellous bone. J Bone Joint Surg Br 1964;46:110-140.
55. Gray CJ, Elves MW. Early osteogenesis in compact bone isografts: A quantitative study of the contributions of the different graft cells. Calcif Tissue Int 1979;29:225-237.
56. Burchardt H. The biology of bone graft repair. Clin Orthop 1983;174:28-42.
57. Burchardt H, Enneking WF. Transplantation of bone. Surg Clin North Am 1978;58:403-427.
58. Nathanson A. The early vascularization of an autogenous bone inlay into an artificial defect in the rabbit mandibula. Acta Otolaryngol 1978;85:135-148.
59. de Marco AC, Jardini MA, Lima LA. Revascularization of autogenous block grafts with or without an ePTFE membrane. Int J Oral Maxillofac Implants 2005;20:867-874.
60. Jardini MA, de Marco AC, Lima LA. Early healing pattern of autogenous bone grafts with and without ePTFE membranes: A histomorphometric study in rats. Oral Surg Oral Med Oral Pathol Oral Radiol Endod 2005;100:666-673.
61. Lorenzetti M, Mozzati M, Campanino PP, Valente G. Bone augmentation of the inferior floor of the maxillary sinus with autogenous bone or composite bone grafts: A histologic-histomorphometric preliminary report. Int J Oral Maxillofac Implants 1998;13:69-76.
62. Matsumoto MA, Filho HN, Francischone CE, Consolaro A. Microscopic analysis of reconstructed maxillary alveolar ridges using autogenous bone grafts from the chin and iliac crest. Int J Oral Maxillofac Implants 2002;17:507-516.
63. Zerbo IR, de Lange GL, Joldersma M, Bronckers AL, Burger EH. Fate of monocortical bone blocks grafted in the human maxilla: A histological and histomorphometric study. Clin Oral Implants Res 2003;14:759-766.
64. Raghoebar GM, Batenburg RH, Vissink A, Reintsema H. Augmentation of localized defects of the anterior maxillary ridge with autogenous bone before insertion of implants. J Oral Maxillofac Surg 1996;54:1180-1185.
65. Bedrossian E, Tawfilis A, Alijanian A. Veneer grafting: A technique for augmentation of the resorbed alveolus prior to implant placement. A clinical report. Int J Oral Maxillofac Implants 2000;15:853-858.
66. Sethi A, Kaus T. Ridge augmentation using mandibular block bone grafts: Preliminary results of an ongoing prospective study. Int J Oral Maxillofac Implants 2001;16:378-388.
67. McCarthy C, Patel RR, Wragg PF, Brook IM. Dental implants and onlay bone grafts in the anterior maxilla: Analysis of clinical outcome. Int J Oral Maxillofac Implants 2003;18:238-241.
68. Buser D, Ingimarsson S, Dula K, Lussi A, Hirt HP, Belser UC. Long-term stability of osseointegrated implants in augmented bone: A 5-year prospective study in partially edentulous patients. Int J Periodontics Restorative Dent 2002;22:108-117.

第9章

垂直的歯槽堤増大のための骨再生誘導法(GBR)：過去，現在，未来

Massimo Simion
Isabella Rocchietta

　オッセオインテグレーションの成否は，歯科インプラントが十分な量をもった骨に埋入されることにかかっている．外傷や歯周病などで歯が失われると，骨量の不足が頻発する．骨高のかぎられた部位にインプラントを埋入することは不可能なこともある．そのような部位とは，上顎では小臼歯部や大臼歯部において上顎洞底と口腔とを区切る歯槽突起の量がわずかな場合を意味し，同様に下顎においては臼歯部で下顎管との距離が近い可能性のある場合である．さらに，顎間距離が増大することにより最終補綴物の歯冠長や形態を変えなければならず，好ましくない歯冠―歯根長比を生じる[1]．これにより，最終的な補綴修復において審美的に容認できないような結果を生じたり，適切な口腔衛生治療計画の実施を困難にすることがある．この両方が起こることもあり，同時に長期的予後を悪化させる可能性も出てくる．

　欠損のある歯槽堤を垂直的に再構築して同時法もしくは段階的アプローチで歯科インプラントの埋入を可能にするため，多種多様な技術が開発されてきた．そのなかには口腔内・外自家骨アンレーグラフトや仮骨延長術，骨再生誘導法(GBR)などがある．本章では，GBRの初期の発展を論じ，垂直的な欠損のある歯槽堤におけるGBRで現在推奨される外科技術について説明し，将来の発展の可能性を考察する．

■ 過去の研究

　GBRは，天然歯周囲の組織再生誘導法(GTR)の原理から発生した再生手法で，歯槽堤の増大に応用されている．Nymanら[2]は，1980年代初頭，このGTRの生物学的原理を応用した．GBRの外科手術では，細胞遮断性メンブレンを使って血餅を保護し，骨欠損周辺に隔離された空隙をつくり出すことによって，ほかの組織と競合させないで骨の再生を可能にすることができる．Schenkら[3]は，通常の骨の生成と発達に非常に酷似するように設計した一連の生物学的手順を用いて，新しく再生された骨がどのように成長するのかを示した．

動物実験

　骨外に突出したインプラント体周囲骨の垂直的な再生を報告した最初の動物実験としては1990年代に，Schmidら[4]らによってウサギの頭蓋骨にインプラントを埋入したことが挙げられる．骨外に突き出るようにしたままに設置したインプラント体はePTFEメンブレンで覆い，3ヵ月の治癒期間後，膜の下に骨が形成されているのが確認された．これにより一部分しか埋入されていないインプラントでも，オッセオインテグレーションが可能なことが示された．Lindeら[5]による，ドーム型のePTFEメンブレンをラット頭蓋冠に使用した実験でも類似の結果が報告されている．

　Jovanovicら[6]は，5匹のイヌを用い，サブマージドメンブレンテクニックにより平均2.7mmの下顎の垂直的欠損部の歯槽頂上に骨再生を成功させた．Jensenら[7]はフォックスハウンド犬4匹の下顎骨下縁を陳旧化皮質化したヒト下顎のシミュレーションモデルとして使った．骨外に突き出したインプラントを脱灰凍結乾燥骨同種移植片（DFDBA）と腸骨の皮質海綿骨自家移植材，もしくは血餅と一緒に移植し，ePTFEメンブレンで覆ったものと覆わないものをつくったところ，遮断機能によって生着骨量が増大し，BIC比率（bone-to-implamt contact：骨－インプラント接触面積）も向上したという結果を得た．これは1年後，露出したスレッドとスクリュー型インプラントの周りの保護された空隙で歯槽骨成長の可能性を示したRenvertら[8]のイヌを使ったモデルで確認された．

　さらに別のイヌを用いた研究で吸収性のポリ乳酸メンブレンを使い，自家骨アンレーグラフトを併用する場合としない場合で垂直的歯槽堤増大に取り組んだ[9,10]．3ヵ月後と5ヵ月後に行われた組織学的・形態学的分析で，メンブレン使用群が使用しなかった群より骨－インプラント接触面積で優位であるとは言えなかった．これにより，吸収性のメンブレンは，垂直的歯槽堤増大において空隙を確保する要件を満たすことができないと結論づけられた．

　最近の研究[11]で，イヌの下顎へ埋入した突出したインプラントについて述べられている．インプラントはePTFEメンブレンで覆われ，メンブレンの下に末梢静脈血を注入した．6ヵ月後の組織学的・組織形態計測的分析で骨量の大幅な再生が明らかになった．しかしながら，骨はインプラントと直接接触していないようであった．これは，重篤な垂直的歯槽骨欠損において，膜の下に移植材が存在しなかったことが原因である．

ヒトに対する研究

　1994年Simionら[12]は，GBR技術を用いたヒト萎縮性無歯顎堤の垂直的骨再生について初めてヒトの組織学的研究を報告した．5人の部分無歯顎患者に本来の皮質骨レベルから4～7mm突き出すように10本のインプラントを埋入し，ePTFEメンブレンで覆ったのち，フィクスゼーションスクリューで固定した．また，後日の組織学的評価を目的としてチタ

過去の研究

ン製のミニスクリューも埋入した．これにより高さ4mmまでの垂直的な骨再生が可能だという結果が示された．また，組織学的検査で，回収されたミニスクリューすべてが骨と直接接触しており，再生された骨においても市販の純チタンインプラントとのオッセオインテグレーションが可能だと示された．チタン表面と新たに再生された骨との直接のBICは平均約42％だった．

Tintiら[13]はこのモデルを臨床研究で検証し，6人の患者に14本のインプラントを埋入しメンブレンの下に自家骨片を加えた．するとメンブレン技術を使ったこの骨の再生量は7mmまで向上した．この垂直的造成の技術は，のちにSimionら[14]が20人の患者に対し56本のインプラントを埋入した実験により確認された．この実験においては，脱灰凍結乾燥骨（DFDB）もしくは自家骨片をePTFEメンブレンの下に移植した．この研究は非常に良好な成績を収め，予知性のある垂直的骨再生を証明した．使用したのが同種他家骨移植片か自家骨移植片かにかかわらず，骨とインプラントとのBICは39.1～63.2％であった．

同年，TintiとParma-Benfenati[15]によって類似の結果が示された．両氏は，突出させたインプラントの周囲に自家骨片をおき，非吸収性の膜で覆った．定性および定量組織形態計測的分析では，天然骨内に埋入されたスレッド部分よりも外に突き出ているスレッドのほうが骨とインプラントとの接触率が低かった［露出インプラント（スレッド）22.0％±9.4％，非露出インプラント（スレッド）44.0％±7.8％][16]．突き出したままのインプラントの周囲に移植材を詰めると生着骨量が増大したことから，垂直的に多量の骨がePTFEチタン強化型メンブレンの下で再生できることが，この時点で明確に証明された．しかしながら，新たに再生された骨の予知性と長期の結果には疑問が残った．

この疑問を解消するために，多施設共同の後向き研究[17]で補綴荷重後1～5年の評価が行われた．研究では，高度に吸収した歯槽堤へ埋入した123本のインプラントを評価した．インプラントは骨頂から2～7mm突出したままにして，周囲に血餅（A群），同種移植片（B群），自家骨移植材（C群）をおきそれを保護するように，ePTFEチタン強化型メンブレンを設置した．A群の骨喪失は平均1.35mm，B群では1.87mm，C群では1.71mmで，この結果は，これ以前に行われた水平的骨再生を行った骨[18-20]および天然骨[21-23]にインプラントを埋入した場合の長期研究結果と近似したものだった．Albrektssonら[24]が作成した成功基準によれば，123本中で失敗したのは1本で，2本が通常より大きな骨喪失を示したものの，全体の成功率は97.5％となった．これらの結果に基づいて，著者らは，GBR技術を用いて垂直的に再生された骨は，インプラントの埋入に対し再生処置を受けていない天然骨と同様の反応を示すと結論づけた[17]．

もう1件の後向き研究が2004年に行われ，再生した骨におけるインプラントの安定度を補綴物装着の7年後まで評価した[25]．上顎臼歯部の進行した骨吸収はサイナスフロアエレベーションと垂直的な歯槽堤増大を組み合わせて治療した．自家骨片とePTFEメンブレンを使った再生処置と同時にインプラント埋入を行うか，同様の増大後6～13ヵ月後の二次手術で埋入するかのどちらかの方法で行われた．16の手術部位に，隣在するように埋入した38本のインプラントは，アバットメント装着から1～7年の追跡検査の間に

インプラントのアバットメント接合部間で平均近心側1.65mm，遠心側で1.68mmの骨頂吸収を呈していた．

■ 現在の手術テクニック

機能性・審美性での成功を収めるためには精密な外科技術が必要である．

手術の適応症と前提条件

　GBRを用いて垂直的な歯槽堤増大を行う主な適応症は，隣在歯には骨のピーク(bone peak)がある部分的無歯顎患者で，インプラント埋入のために十分な垂直的骨高がない場合である．患者には将来の補綴リハビリテーション処置のための適切な顎間距離がなくてはならない．さらに，上顎前歯部の天然歯喪失による審美的障害を有する患者も垂直的増大の適応候補である．

症例の選択と決定要件

軟組織，硬組織の評価

　正しい組織閉鎖と患部へのアクセスを確保するためには，十分な軟組織の存在が不可欠である．そのため，臨床検査では軟組織の徹底した評価を行わなくてはならない．患者が健康であることに加え，処置内容を理解し，こちらの指示に従うことが必要である．
　術前計画には，臨床検査とエックス線検査が必要となる．歯槽堤の形態を評価するためには根尖周囲のエックス線画像，パノラマエックス線画像およびコンピューター断層撮影(CT)が不可欠である．

口腔内審査

　口腔内に活動性の歯周炎や歯内病変があってはならず，骨の造成やインプラント埋入措置の前には必要な措置はすべて行っておかなくてはならない．

隣在歯の骨の最高部(骨のピーク)

　適切な症例を選ぶ際に主に考慮すべき問題は，現存する隣在歯の歯根膜の状態である．歯は1本でも複数でもアタッチメントロスがまったくないか，あってもわずかな状態でなくてはならない．この前提条件が満たされれば，骨欠損部位の基底部の骨よりも垂直的な

現在の手術テクニック

隣在歯の骨壁からの自然な血液供給が可能になるため，重篤な骨欠損部位での骨の再生に有利に働く．再生できる骨量を予測し，隣在歯の歯周組織での余分な再生を避けるためにも，隣在歯には垂直的な骨増大の閾値(限界量)を示す役割を果たす骨の最高部がなくてはならない．

歯槽骨頂から上顎洞底と下歯槽神経までの距離

1回法で同時にインプラント埋入と増大処置を行う場合は，膜の除去を行い，アバットメントを装着するまでに6～7ヵ月の治癒期間がかかる．インプラントの初期固定を確実にするために，この処置では，当初から十分な高さの骨(最低6～7mm)が必要である．

段階法の処置では骨高が十分でないので，まず，第一段階として増大術だけを実施し，そのうえで6～7ヵ月後にメンブレンを除去し，インプラントの埋入を行う．アバットメントの装着は，オッセオインテグレーションの4～6ヵ月後に行うため，結果として全治癒期間がおよそ10～12ヵ月となる．

隣在歯の補綴物のマージン

オーバーハングしているような形の固定性クラウンはすべて，新たな可撤性プロビジョナルクラウンに交換するか，さらには支台築造から作製し直し，口腔衛生が難しく細菌性コロニー形成につながるような部位をつくらないようにする．

第三大臼歯

顎堤後方部で部分的欠損のある患者において，第三大臼歯が存在すると一連の処置を困難にし，近心側に位置する隣在歯よりも感染リスクの高い部位をつくり出すことになる．そのため，可能であれば，増大する部位に存在する第三大臼歯については抜歯を強く推奨する．

移植材の選択

自家骨移植材は，最適な骨の再生に必要な生活骨細胞や骨伝導性の足場，また増殖調節分子をもった免疫学的にも生体親和性のある骨材料なので，新しい骨の生成を支援できる理想的な基質である[26,27]．しかしながら，ドナーサイトで報告される痛みなどのトラブルが存在するので，自家骨移植材の供給量がかぎられてしまうことが，臨床結果と患者の満足度に悪影響を及ぼす可能性がある[28-31]．人工の骨移植材は，天然骨に近い無機相をもつ化学成分や結晶構造によって高い骨伝導性基質をもたらすため代替の治療法となりえる．

脱タンパク牛骨ミネラル(DBBM)は，インプラント歯科[32-35]や歯周病学[36]において代替骨として広く使われている異種移植材である．DBBMは骨伝導能をもち，細胞接着と新しい骨組織の形成を促す[37]．DBBMはリン酸カルシウム指数(2.03)や異性体結晶寸法などにおいて，ヒトの海綿骨と類似した理化学的構造をしている[38,39]．

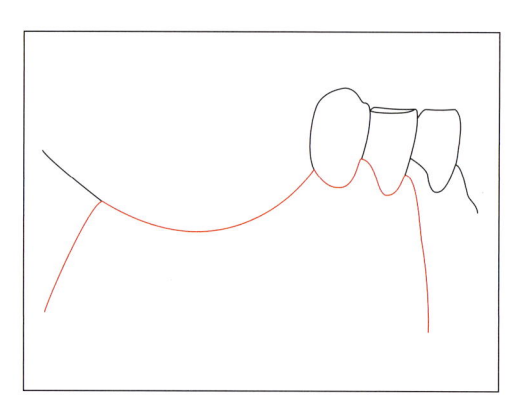

図9-1 フラップデザイン頬側面観．隣在歯の近心唇側線角にJ字型縦減張切開を施す．

　自家骨と異種移植材を組み合わせることで，採取する自家骨の量を減らし，手技による侵襲を軽減し，患者が感じる術後の不快感を抑えることができる[40]．さらに，自家骨とDBBMの併用は，自家骨の骨形成能に異種移植材のDBBMの骨伝導能を付加することになる．

　Simionら[41]は，吸収の進行したオトガイの垂直的歯槽堤増大の際，DBBMと自家骨移植材を1：1で混ぜてePTFEメンブレンで覆った場合の有効性を評価した．臨床結果は，二次手術の段階で新たな硬組織の大規模な形成がみられ，骨再生の成功が示唆された．組織分析では，新たな骨の形成と自家骨とDBBM細粒の継続的なリモデリングが確認された．これらの発見は，垂直的歯槽堤増大術における移植材の混合物の使用を支持するものとなった．

手術手順

　段階法の術式ではテントスクリューや移植材，非吸収性膜を用いて重篤な骨吸収のある部位の垂直的歯槽堤増大を行う．

患者の準備

　術前の投薬として，0.20％のグルコン酸クロルヘキシジンで2分間の洗口（手術の3日前から1日に2回）とポビドンヨード液を使用して口腔外洗浄消毒（スクラブ）を行う．手術の30分前に，ジアゼパムの鎮静剤前投薬を行う．局所麻酔は，アルチカイン4％とエピネフリン1：100,000を使用する．

フラップデザイン

　角化歯肉の中心に全層弁での歯槽頂切開を加え，残存歯の遠心側から無歯部顎堤の遠心側（もしくは，遠心側の最後方歯がある場合はその近心側）に向けて切開する．近心側隣在歯1～2本分近心へ歯肉溝内切開を延長する．近心唇側あるいは口蓋側線角と，近心舌側線角から，縦方向の減張切開を施す．さらに歯槽骨頂切開の遠心側（もしくは最後方歯がある

図9-2 唇側フラップを挙上し骨膜減張切開を施す．

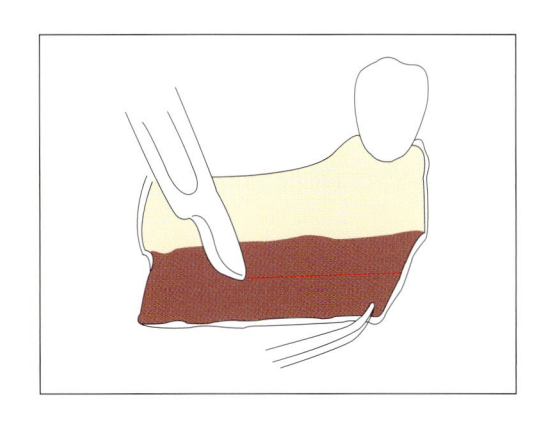

場合は，その遠心唇側線角）にも縦切開を加える．逆J字形をした縦近心減張切開を行う際は，歯間乳頭や頬側歯周組織を損傷しないように注意を払う（図9-1）．

レシピエントサイトの準備

全層の頬側と口蓋もしくは舌側のフラップを挙上して萎縮した歯槽堤を露出する．軟組織の残遺物を取り除き，隣在歯根にルートプレーニングを行う．萎縮した上下顎では，それぞれ，口蓋動脈やオトガイ神経を傷つけないよう注意を払う．軟組織の外傷を最小限にし，穿孔を防ぐためフラップは細心の注意を払い丁寧に扱う．唇側および口蓋側もしくは舌側フラップは，細かい骨膜切開で減張する（図9-2）．

移植材とドナーサイトの準備

混合移植材は，自家骨とDBBM細粒を1：1の割合で混ぜる．自家骨は，可能な場合には増大予定部位の近くからボーンスクレイパーで採取し，もしくは臼後結節部からトレフィンバーで採取し，第三大臼歯がない場合は，下顎枝か上顎結節から採取する．歯槽頂切開は，第二大臼歯の2～3mm遠心側から始めて下顎枝の外側縁へ向けて延ばし，その後，近心に短い切開を行う．全層弁の挙上後，トレフィンバーか細いカーバイドバーを使って骨切開を行う．骨採取は十分な注水下で丁寧に行う．術後の後遺症を回避するため，下歯槽神経の上の骨を3mm以上残すよう留意する．骨の採取が完了したら，フラップは4-0シルク縫合糸を使い単純縫合で閉じる．

テントスクリューの設置

骨吸収の範囲や度合によって，テントスクリューを1本もしくは複数使用する．隣在歯（1本でも複数でも）の既存の骨レベルを超えないよう気をつける．歯周プローブ2本を直交させて使い，1本を骨のピークの高さに近遠心におき，もう1本を骨頂から歯軸方向において，正確な高さを測る．移植材を保持し膜がつぶれるのを防ぐために，スクリューを使う．

したがって，欠損の形状によって挿入方向が垂直的か水平的か，それとも両方となるのかが決まる．皮質骨への穿孔を行って髄腔を露出させ，出血を促す．

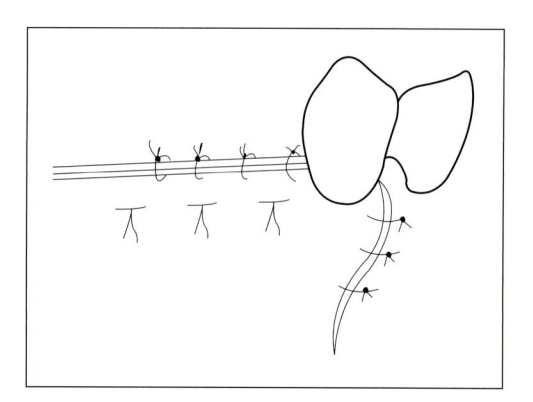

図9-3 水平マットレス縫合と単純縫合を用いて最適な軟組織の閉鎖を行う．どちらも3～4mmの等間隔な縫い目で実施されなくてはならない．

バリアメンブレン(遮蔽膜)の設置

ePTFEメンブレンは使用する前に，辺縁を切りそろえて形を整えておき，欠損部分に完璧に適合するようにする．メンブレンのチタン構造部はプライヤーで曲げて歯槽頂の形状を正しく構築できるようにし，外側部分ははさみで切り整えるが，その際，欠損の縁から少なくとも4～5mmは長くする．歯肉溝由来の細菌による汚染を防ぐため，膜が隣在歯根(1本でも複数でも)に直接触れないよう注意する(最低でもメンブレンの縁から歯根まで1mmあけておくこと)．メンブレンは舌側または口蓋側に2本のフィクスゼーションスクリューを使って確実に固定する(1本は近心側，もう1本は遠心側)．

その後，混合移植材を丁寧になじませ，テントスクリュー周囲の増大部にもしっかりと丁寧に詰め，メンブレンを唇側でさらに2本のフィクスゼーションスクリューを使って留める(この場合も1本は近心側，もう1本は遠心側)．メンブレンの固定は不可欠である．メンブレンの安定性は，適切な張力でメンブレンを固定できるかどうかに左右される．

創傷閉鎖

垂直的歯槽堤増大のためのGBRでは，厳格な軟組織の管理が必要である．なぜなら，多くの場合でもっとも頻発する合併症が，メンブレンの早期露出による細菌汚染だからである[42,43]．一般的にこの合併症は骨膜の減張切開が不十分で，閉鎖時に糸に過剰な張力がかかったために引き起こされる．

当初の一次閉鎖は非吸収性の4-0ePTFE縫合糸を使った水平マットレス縫合とそれに重ねる単純縫合で確実に行う．これにより，両方のフラップの結合組織がめくれ上がるようになることで縫合糸の二重のラインが確保できる．水平マットレス縫合はフラップの歯肉縁から少なくとも3～4mm根尖方向で行い，単純縫合は互いに3mm間隔となるよう平均的に行わなくてはならない(**図9-3**)．抜糸は術後12～15日に行う．

術後のケア

治癒期間中は，可撤性であれ固定性であれ，部分補綴物で増大部位を圧迫してはならない．審美領域においては，術部を圧迫しない場合にかぎり固定性部分義歯（ブリッジ）を使用しても良い．創傷が裂開し，続いてメンブレンが露出し，増大部位で細菌汚染と感染が起きて治療結果全体を台無しにするような事態を避けるためこれは厳守しなくてはならない．

合併症の予防

外科療法による合併症を防ぐには下記の勧告に従うこと．

- 抜歯を行った場合，垂直的歯槽堤増大処置の前に軟組織の成長が完了していなくてはならない．抜歯後，最低でも2ヵ月半が必要である．
- 1本の直線となる正確な歯槽頂中央切開（角化組織の中央に）を行う．縦方向の減張切開は完璧に正確な角度で行う．
- 組織は丁寧に扱わなくてはならない．また，全層フラップは骨膜を傷つけないように挙上しなくてはならない．
- 正確で連続的な骨膜切開を行って緊張をともなわないフラップとする．
- 縫合は過度にきつくしない．フラップは的確に翻転することが必要である．
- 術部にはどのような圧迫も与えてはならない．

■ 症例呈示

症例1

下顎臼歯部での垂直的歯槽堤増大（図9-4）

55歳の男性患者．歯は歯周病のため何年も前に喪失しており下顎両側性の臼歯部無歯顎だった．正確なインプラントの初期固定が獲得できるだけの十分な骨高が存在したことから，通常の同時法プロトコールを適用した．

鎮静剤の前投与後に局所麻酔を用い手術を行った．第一小臼歯の遠心側から始めて角化粘膜内で全層切開を行う．歯肉溝内切開を小臼歯唇側に行い，犬歯の舌側まで延長する．近心頬側の線角部で垂直的な減張切開を施し，遠心側では骨頂切開線の遠心部に減張切開を施す．唇側と舌側のフラップを骨膜挺子／エレベーターで翻転した．

皮質骨が露出したら，骨をバックアクションチゼルで掻爬して結合組織や骨膜の残りを

9　垂直的歯槽堤増大のための骨再生誘導法（GBR）：過去，現在，未来

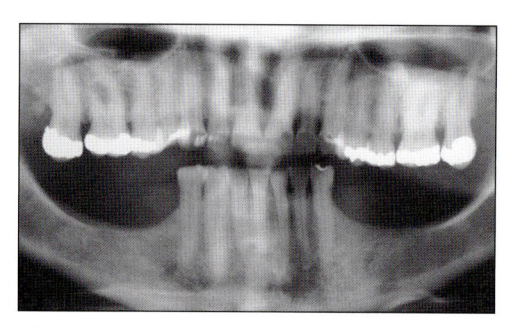

図9-4a　パノラマエックス線画像で，両側の下顎に萎縮が確認できる．下顎右側の治療を図9-4b～図9-4h で紹介する．

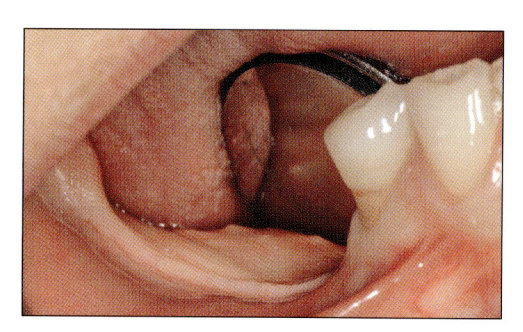

図9-4b　下顎右側欠損部には重篤な萎縮がある．最小限の角化歯肉しかない．

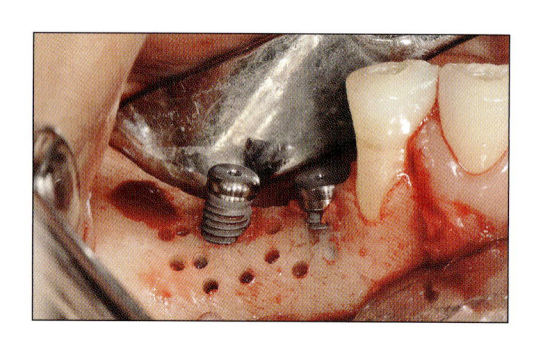

図9-4c　フラップを挙上し皮質骨が露出したら，骨をバックアクションチゼルで掻爬して，残っている結合組織や骨膜をすべて除去する．ダイヤモンドラウンドバーで皮質穿孔を行い，出血量を増やす．チタン製インプラント2本を骨から突き出すように埋入し，それによって上にかぶせるメンブレンや細粒移植材を保持する．

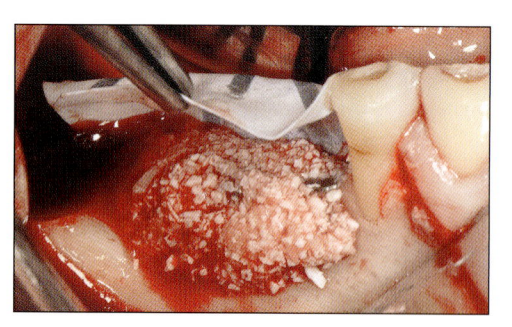

図9-4d　自家骨片を同部位の下顎枝の遠心側方から採取して脱タンパク牛骨ミネラル（DBBM）細粒と混ぜ，欠損の周囲に詰めて，それをチタン強化 ePTFE メンブレンで保護する．

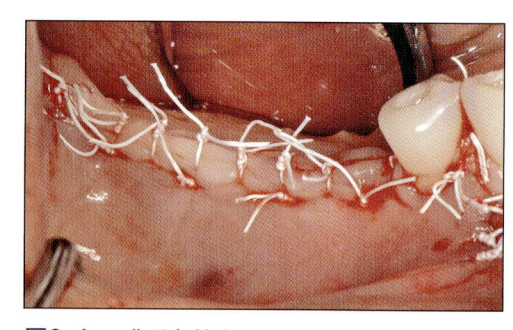

図9-4e　非吸収性糸で水平マットレス縫合と単純縫合を施して一次閉鎖を達成する．

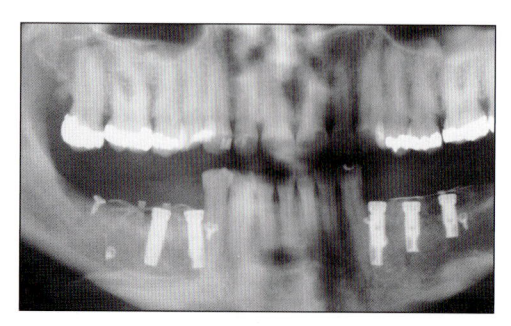

図9-4f　エックス線画像で，チタン強化 ePTFE メンブレンやチタン製歯科インプラントが適切に収まっている様子がわかる．

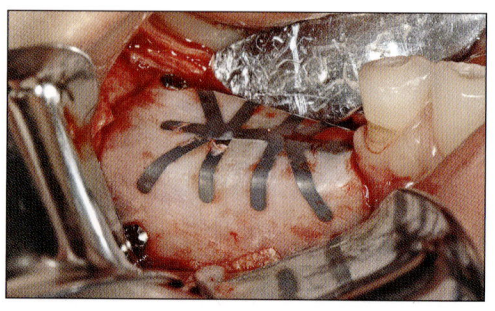

図9-4g　術部の再切開時，チタン強化メンブレンがフィクスゼーションスクリューとともに安定している様子が確認できる．

図9-4h　メンブレンを丁寧に除去する．歯科インプラント2本にヒーリングアバットメントが結合されている．

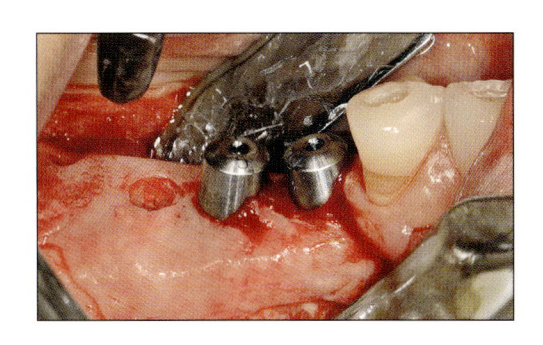

すべて除去する．ダイヤモンドラウンドバーで皮質穿孔を行って，出血量を増やした．2本のチタンインプラントを埋入し，適切な高さが突出したままにする．このときのインプラント体の役割には，テントスクリューと同様に，細粒移植材とそれを覆うメンブレンを支えることが含まれている．

自家骨片はその部位の下顎枝の遠心側方で採取し，1：1の割合でDBBM細粒と混合した．ePTFEメンブレンを舌側の近遠心のスクリューで留め，移植材を設置する．このチタン強化ePTFEメンブレンを欠損に合わせ形を整える．このとき，隣在歯の遠心部に接触しないよう注意し，2本のスクリューを使用し，唇側に固定した．

患者には予防的術前抗菌薬投与を行い，術前15日間0.2％のグルコン酸クロルヘキシジンで洗口するよう指導した．腫れと痛みを最小限にするため，手術直後に患者にはステロイドを1回分筋肉注射し，抗炎症剤を術後4日間処方し，12日後に抜糸した．

治癒経過は順調で，最初の2ヵ月間は毎週，その後は第二段階の手術まで月に1回患者を受診させた．アバットメントの装着は6ヵ月後に行った．

症例2

上顎前歯部での歯槽骨増大（図9-5）

26歳の男性患者．上顎中切歯の欠損に対する治療法を探していた．切歯は以前に自動車事故で喪失し，従来のインプラント埋入を行うには垂直的および水平的に骨量が不足していた．さらに，隣在歯の臨床的付着が喪失しており，右側側切歯の近心側に4mm，左側側切歯の近心側に2mmのアタッチメントロスが存在した．

治療プロトコールでは，再生する骨の高さと厚みを前もって決定し，被覆メンブレンを支持するために3本のテントスクリューが必要なことが判明した．チタン強化ePTFEメンブレンで，自家骨移植材とDBBMを1：1の割合で混合したものを保持する．混合移植材には，組み換えヒト血小板由来成長因子（rhPDGF-BB）も浸漬した．

審美的目的のためだけに，プロビジョナルブリッジを装着した．治癒期間中は，術部を圧迫してはならない．手術から6ヵ月後に同部を切開しメンブレンを取り除き，増大された骨にチタン製インプラントを埋入した．二次手術後，インプラント周囲の軟組織は健康な状態を呈していた．

9 垂直的歯槽堤増大のための骨再生誘導法（GBR）：過去，現在，未来

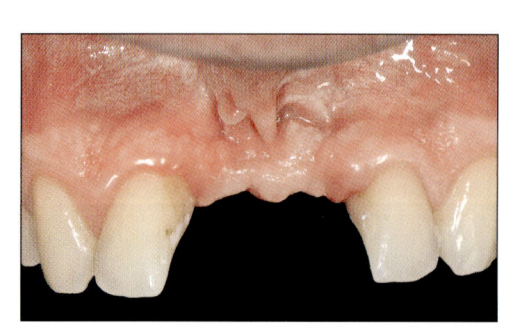

図9-5a 26歳の男性患者は上顎両側の中切歯を事故で喪失した．

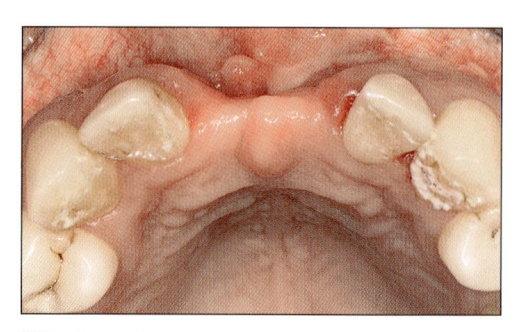

図9-5b 咬合面観から，従来のインプラント埋入には骨量が足りないことがわかる．

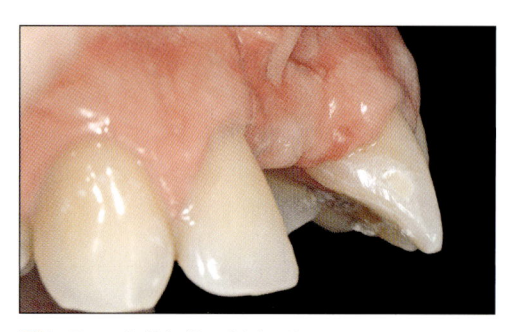

図9-5c 当該部位の側方面観．

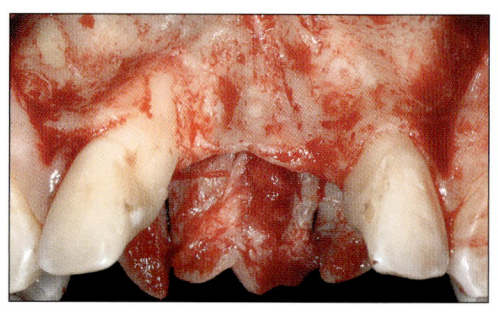

図9-5d 全層弁を挙上すると，歯槽堤が三次元的に萎縮しており，上顎両側の側切歯にアタッチメントロスがあることがわかった．

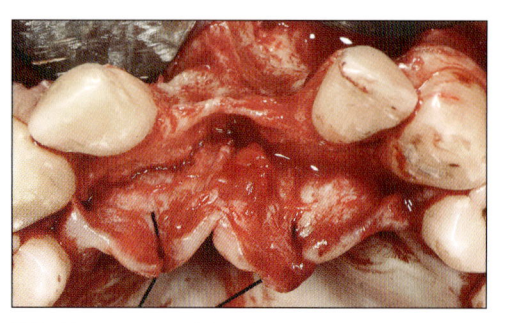

図9-5e フラップ挙上後の術部の咬合面観．水平方向に重篤な骨欠損がある．

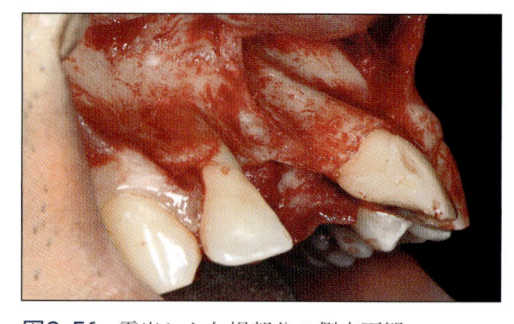

図9-5f 露出した欠損部分の側方面観．

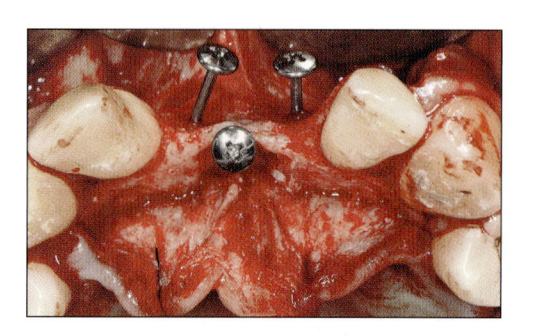

図9-5g テントスクリュー3本を埋入して再生する骨の高さと厚みを決定し，上を覆うメンブレンを支えるようにする．

症例呈示

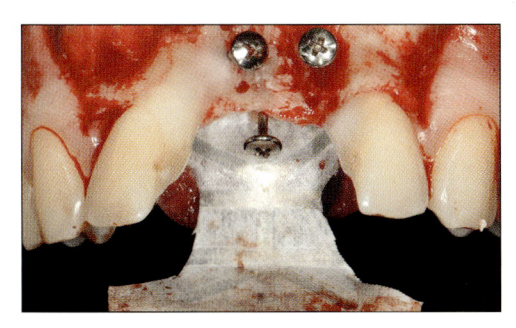

図9-5h　チタン強化ePTFEメンブレンを適切な形に整え，口蓋に固定した．

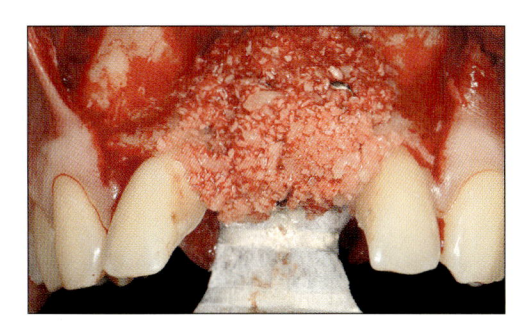

図9-5i　メンブレンは自家骨移植材とDBBMの1：1の混合物を支える．混合移植材には，組み換えヒト血小板由来成長因子(rhPDGF-BB)を浸漬した．

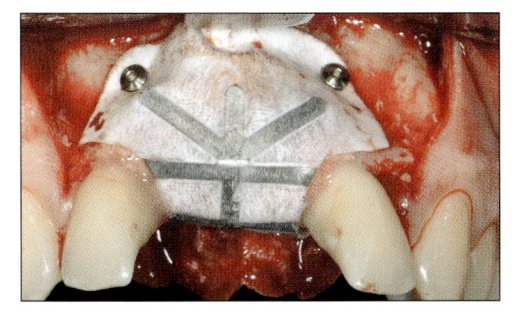

図9-5j　チタン強化ePTFEメンブレンは固定ピン4本でとめる．歯周組織の治癒プロセスを妨げないよう，隣在歯から横1mm程度の歯槽頂骨は覆わない．

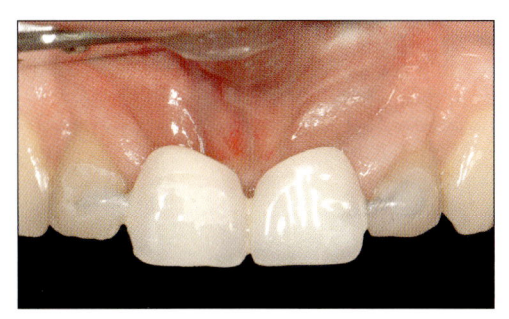

図9-5k　6ヵ月の治癒期間後の臨床所見．術後すぐ，患者は審美的目的にかぎった暫間固定式義歯を装着した．治癒期間中は，決して術部への圧迫があってはならない．

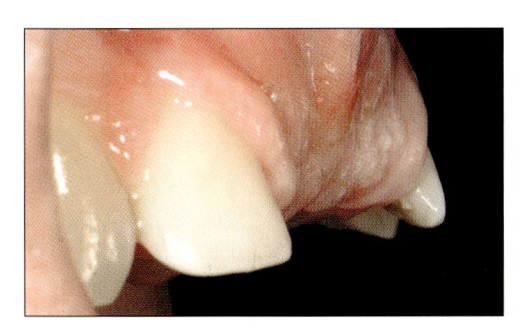

図9-5l　側方面観から増大された骨量が確認できる．

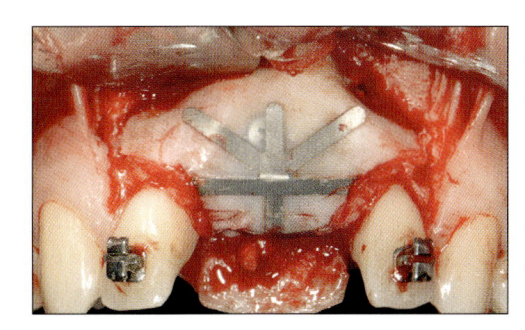

図9-5m　6ヵ月後のリエントリーにより所定の位置にあるメンブレンと再生された硬組織の量を確認した．

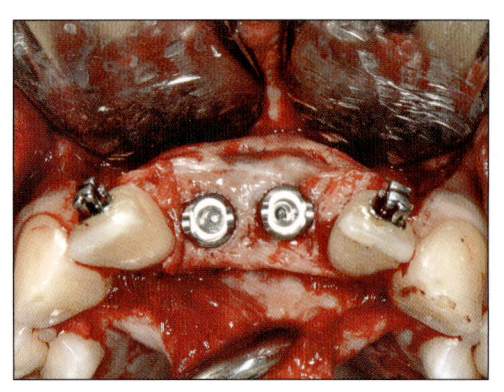

図9-5n リエントリー時に，メンブレンを取り除いてチタン製歯科インプラント2本を埋入する．

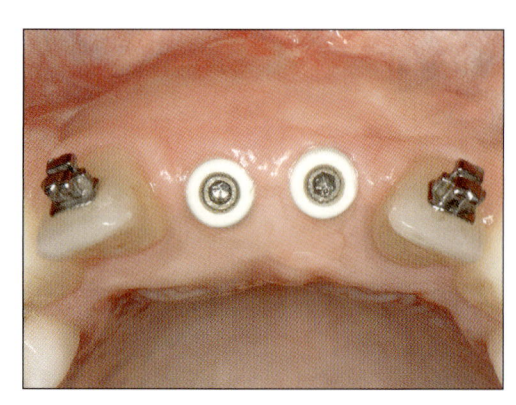

図9-5o 所定の位置にあるインプラントの臨床所見から，二次手術後，インプラントが健康な軟組織に囲まれていることが確認できる．

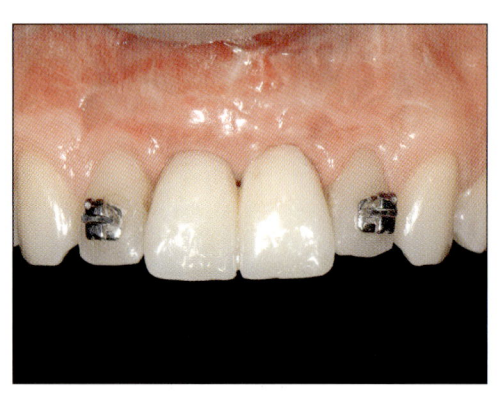

図9-5p プロビジョナル補綴物による修復が施された（M.Fradeani博士：イタリア・ペザロのご厚意による）．

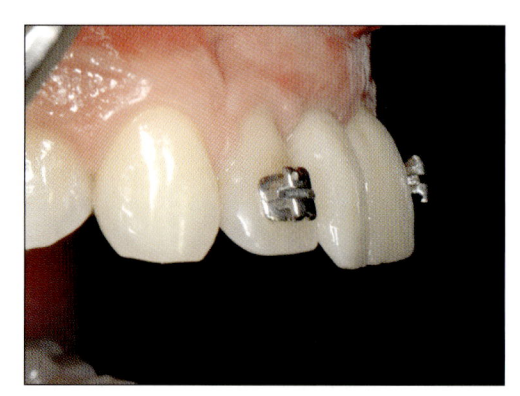

図9-5q 補綴物による修復の側方画像（M. Fradeani博士：イタリア・ペザロのご厚意による）．

症例3

歯槽骨の三次元的再建（図9-6）

34歳の女性患者．上顎左側側切歯と犬歯周辺に腫瘍外科手術による重篤な変形がみられた．骨欠損は隣在歯の歯頸部から20mmにわたって伸び，鼻腔に到達して，さらにその内部まで及んでいた．

臼後結節から採取した自家骨移植材とDBBM細粒を1：1の割合で混合した移植材を使って増大を行う治療計画を立案した．この混合移植材はrhPDGF-BBに浸漬し，チタン強化非吸収性ePTFEメンブレンで覆った．二次手術は6ヵ月後に実施され，ePTFEメンブレンの除去と2本のチタン製インプラントの埋入に成功した．最初の手術から最終的な補綴までの期間は，14ヵ月であった．

症例呈示

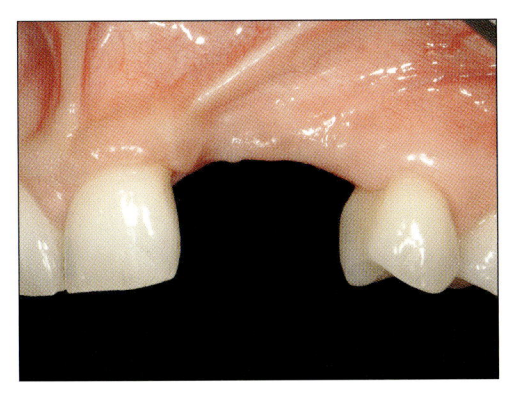

図9-6a 34歳の女性．以前の腫瘍切除によって上顎左側の側切歯と犬歯を喪失し，広範囲にわたる骨欠損がある．

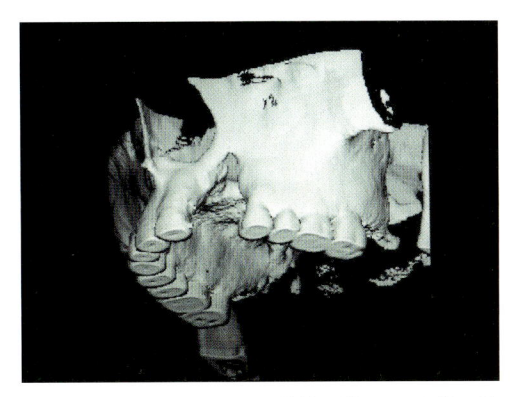

図9-6b 三次元CTの再構築画像で，重篤な骨の喪失が鼻腔から直接つながっていることがわかる．

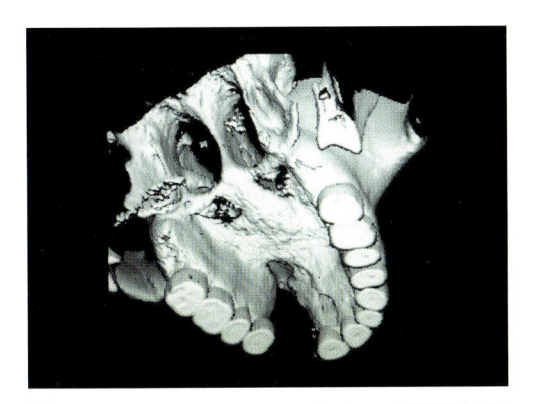

図9-6c 図9-6bで示した三次元CT再構築画像の後下方像．

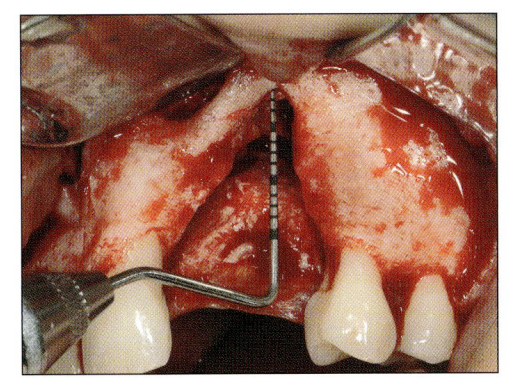

図9-6d 全層弁挙上で垂直的な骨の喪失が20mm近いことがわかる．

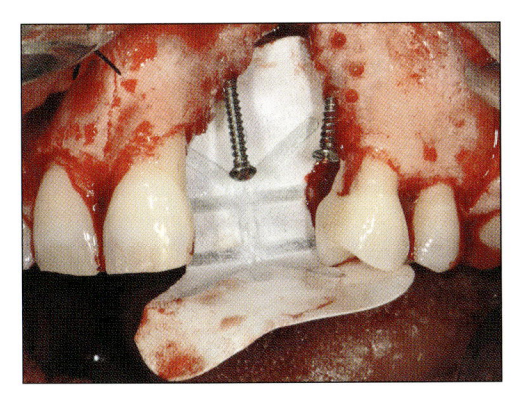

図9-6e テントスクリュー2本をおいて混合移植材を保持し，上を覆うメンブレンや軟組織が陥没するのを防ぐ．

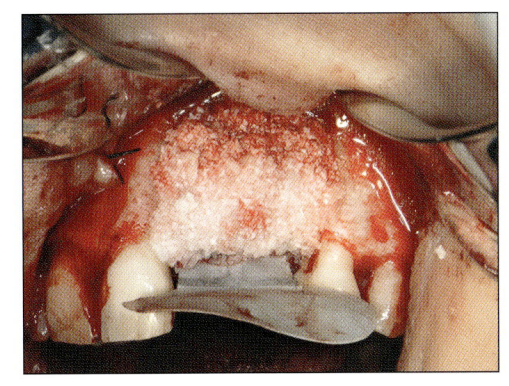

図9-6f 混合移植材（自家骨片とDBBMを1：1の比率で混ぜたもの）を塗布し，欠損部位にしっかりと詰める．この移植材は，rhPDGF-BBを浸漬してある．

245

9 垂直的歯槽堤増大のための骨再生誘導法（GBR）：過去，現在，未来

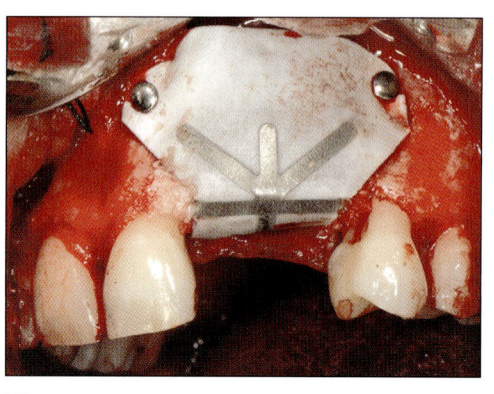

図9-6g 上にかぶせるePTFEメンブレンは正確に切り整え，欠損部位の唇側と口蓋側にピンでとめる．

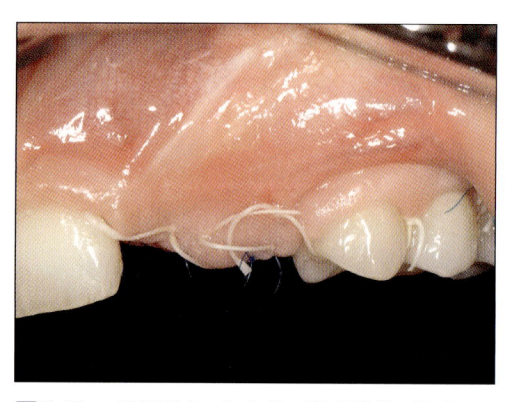

図9-6h 術後12日，抜糸前の臨床状態．水平マットレス縫合と単純縫合でテンションフリーの軟組織閉鎖が達成されている．

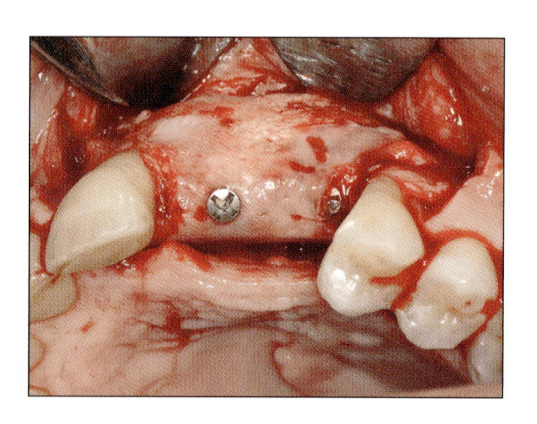

図9-6i 6ヵ月後の部位の再切開で，欠損部に十分な量の骨が充填されていることがわかる．テントスクリューのヘッドがみえる．ePTFEメンブレンを除去し，チタン製歯科インプラント2本が埋入された．

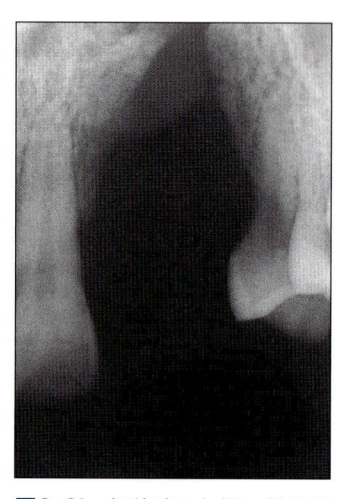

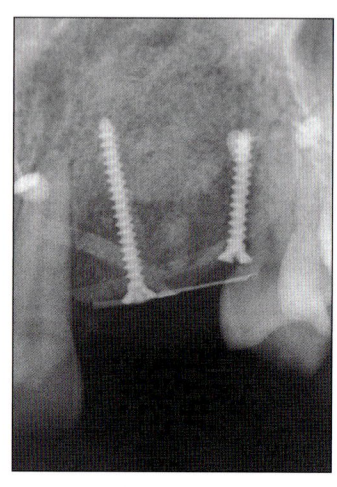

図9-6j 初診時の欠損の根尖周囲のエックス線画像．

図9-6k 上を覆うePTFEメンブレンとテントスクリューが適切な位置に存在している．

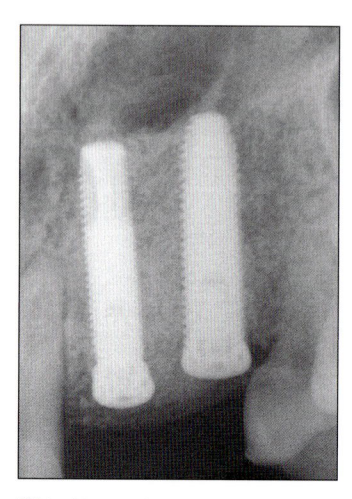

図9-6l 2本のチタン製歯科インプラントが再生された骨で完全に囲まれている．

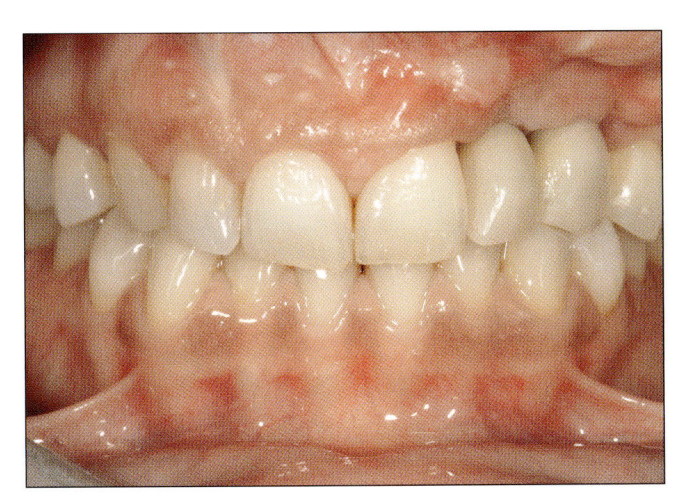

図9-6m　最終補綴物を入れたときの臨床状況（Maglione 博士：イタリア・ミラノのご厚意による）.

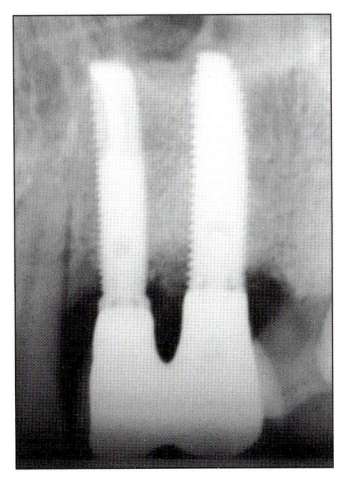

図9-6n　インプラントと最終補綴物の根尖周囲のエックス線画像.

■ 将来の方向性：組織工学

　組織工学すなわち再生医療とは，研究室内か患者に直接かに関係なく，適切な生物学的伝達物質や生体マトリックスを加えることによって生体の組織を再生しようとするあらゆる試みのことである．骨の再生に対する再生医療アプローチには，以下の3つの重要な要素が組み合わさっており，それは（1）伝導能を有する足場，（2）信号分子／シグナル分子，（3）細胞，である．治療部位でさらに予知性を高め新生骨を再生するためには，細胞シグナル伝達（細胞シグナリング）を通じて，骨芽細胞や骨前駆細胞の人工移植材への移動を促し，骨の増殖や合成が促進されなければならない．

　動物とヒトの両方で広く研究されている信号分子の1つが，血小板や骨基質の細粒に存在し，いまや組み換えで生産されている血小板由来成長因子（PDGF）である．PDGFは創傷治癒カスケードのなかで基本的な役割を果たすもので，血小板には高密度で存在し[44]，創傷治癒の一次段階で生成され体液内に大量に放出される[45]．PDGFは，線維芽細胞，骨芽細胞，軟骨細胞などの間葉由来の細胞に対する強力な走化性因子かつマイトジェン因子であるため，細胞の再生と修復を増幅する能力があると考えられている[46]．さらに，PDGFは移植部位での毛細管出芽を促す血管形成能をもつ．

　精製されたrhPDGF-BBと同種骨移植体の混合物を使用すると（症例2や症例3で説明したとおり），クラス2の分岐部病変や骨縁下欠損のどちらにおいても，強固な歯周組織再生が得られた．また，DFDBAと0.5mg/mLのrhPDGF-BBを組み合わせると歯周組織の再生につながるという組織学的な証拠が示されている[47-49]．さらに，研究のなかで，治療による好ましくない組織反応やそのほかの安全上の問題はまったく発生しなかった．したがって，PDGFの使用をともなったヒトの歯周組織再生に関するエビデンスが報告されたと言うことができる．

247

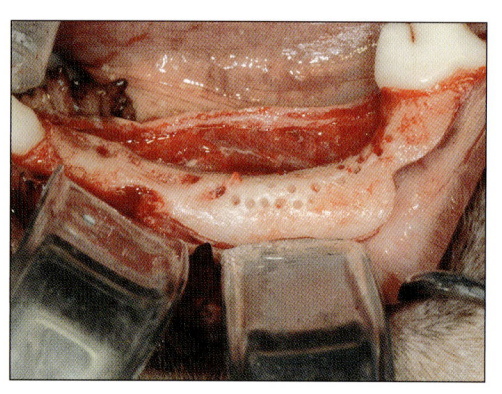

図9-7 下顎で全層フラップを挙上し，出血を促すために皮質骨に穿孔をあける．欠損の大きさは近遠心方向に3 cm，根尖歯冠方向に1 cmであった(Simion と Rocchietta[51]の許可を得て転載).

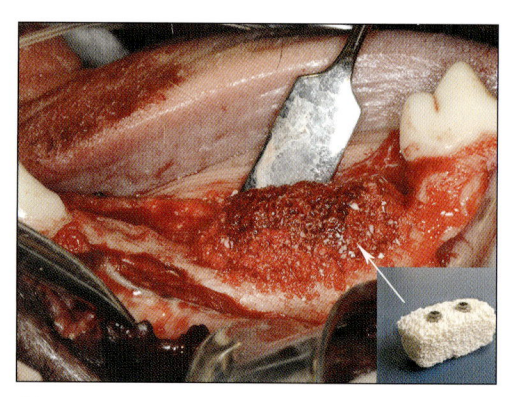

図9-8 DBBM ブロック骨移植材を萎縮した下顎の上におき，チタン製の歯科インプラント2本を使用して近心部と遠心部をとめる．8ヵ所(B群とC群)では，ブロック材を rhPDGF-BB に浸漬した(Simion ら[50]の許可を得て転載).

　進行した陳旧性の欠損における垂直的骨再生に対する能力について，最近研究が行われている[50]．この研究では，全層の粘膜骨膜弁の下におかれた骨移植片に対する PDGF 治療の効果を，歯槽堤欠損について実証ずみのイヌの実験モデルを使って調べた．6匹のフォックスハウンド(雌)の下顎両側の小臼歯4本をすべて抜歯して歯の欠損状態をつくり，さらにこの歯槽骨を，外科手術により削合し，深さ約10mm，長さ約30mm の平らな骨欠損をつくった(**図9-7**)．創傷を閉鎖し，3ヵ月の治癒期間ののちに，陳旧性の模擬欠損の全域に及ぶ全層の粘膜骨膜弁を注意深く挙上した．そこでは欠損の大部分は治癒しておらず，欠損の大きさによって能力の限界があることを証明した(言い換えれば，創傷が大きすぎると自然に治癒することは不可能であると言うこと).

　DBBM ブロック骨移植材(Bio-Oss 海綿骨ブロック，20×10×10mm，Geistlich)の形を整え患部におき，チタン製インプラント2本で固定した(**図9-8**)．A群(n＝4)では骨膜と移植ブロックの間に細胞遮断性コラーゲン膜二層を設置し，B群(n＝4)では，コラーゲン膜なしで PDGF を浸漬したブロック骨移植材を使用，C群(n＝4)では，PDGF を浸漬したブロック骨移植材の上にコラーゲン膜を1枚使用した．実験動物は移植の4ヵ月後に安楽死処置をした．この時点でB群のうち1体から標本を採取し，硬組織の広範囲にわたる形成が観察できた(**図9-9**).

　A群(対照群)では，骨移植部位全域で骨の再生が起こった部位は1つもなかった(**図9-10**)．A群4ヵ所のうち3ヵ所で軟組織治癒の合併症がみられ，裂開が起こった．

　これに比べ，B群の部位すべてで(ブロック骨移植材と rhPDGF-BB：**図9-11**)広範囲の骨形成がみられた．密な新生骨がチタン製インプラントに密着し完全に覆っていた．密度は，骨膜と既存骨に接している部分でもっとも高くなった．網状骨から層板骨へのリモデリン

将来の方向性：組織工学

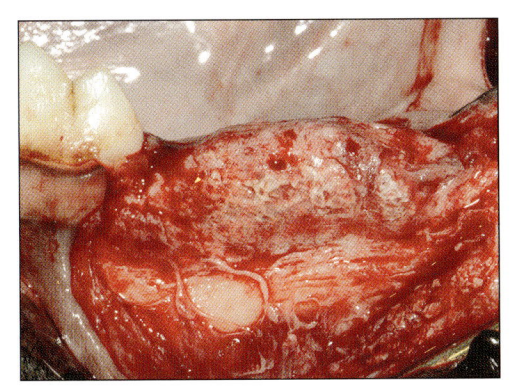

図9-9 粘膜下治癒の4ヵ月後，DBBMブロック骨移植材とrhPDGF-BB併用移植部位へリエントリー．インプラントは骨に類似した組織で覆われている．硬く出血のある表面と，再生骨量に留意(Simion, Rocchietta[51]の許可を得て転載).

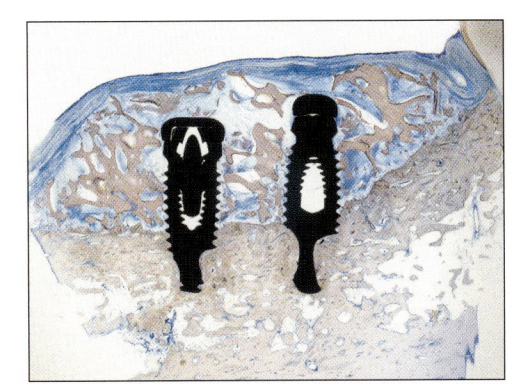

図9-10 対照群の標本(DBBMブロック骨移植材とメンブレン)．ブロック材は健康な結合組織のなかに埋まっているが，骨の再生はみられない(近遠心面の研磨切片：トルイジン・ブルー－ピロニンG染色：8倍像)．(Simionら[50]の許可を得て転載).

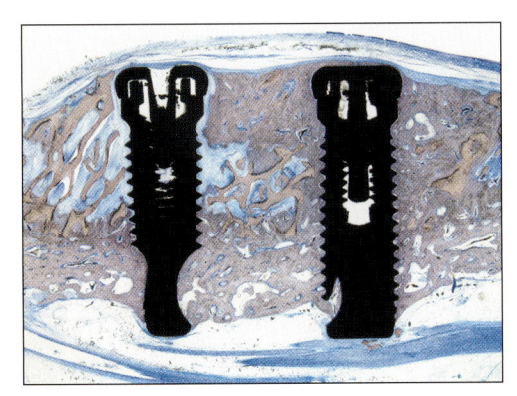

図9-11a DBBMブロック骨移植材とrhPDGF-BBを使用した標本．2本のインプラント周辺に新生骨の形成があることに留意．新生骨が脱DBBMにとって代わり，同部に炎症のない結合組織がみられ，この部位で骨の形成が起こっている(近遠心面の研磨切片：トルイジン・ブルー－ピロニンG染色：12.5倍)．(Simionら[50]の許可を得て転載).

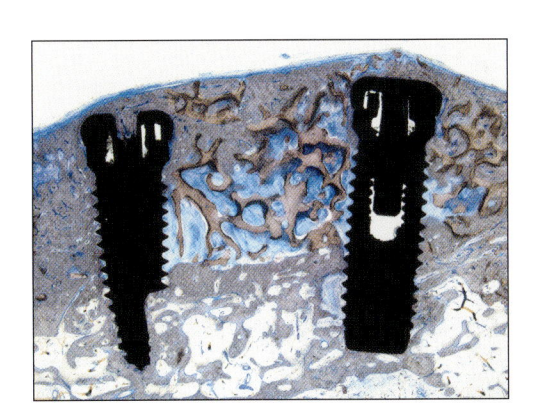

図9-11b DBBMブロック骨移植材とrhPDGF-BBを使用した別の標本でも，インプラント周囲に同様の新生骨形成がみられる(近遠心面の研磨切片：トルイジン・ブルー－ピロニンG染色：12.5倍)．(Simionら[50]の許可を得て転載).

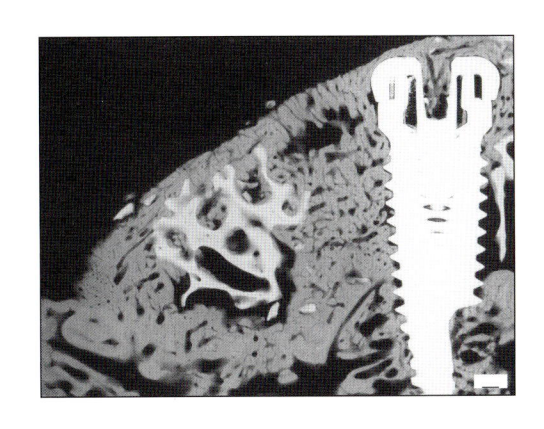

図9-11c 図9-11bに示した標本の一部を写したマイクロエックス線画像(SimionとRocchietta[51]の許可を得て転載).

249

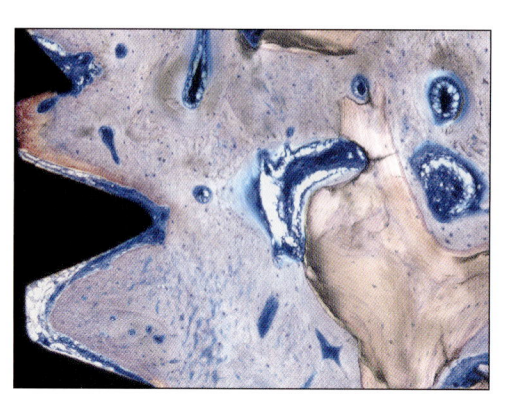

図9-12 成熟したオステオンとともに，高度な骨芽細胞活性とリモデリングがみられる（トルイジン・ブルー－ピロニンG染色：160倍）．（SimionとRocchietta[51]の許可を得て転載）．

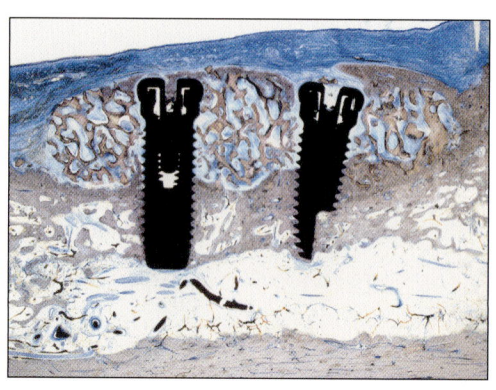

図9-13 DBBMブロック材とrhPDGF-BB，メンブレンを使った標本．新生骨の薄い層が標本の歯冠側にみられるだけである（近遠心面の研磨切片：トルイジン・ブルー－ピロニンG染色：8倍）．（SimionとRocchietta[51]の許可を得て転載）．

グの全過渡段階が，新生骨中に観察された．顕著に高密度のリモデリングユニットやよく発達したオステオンにともなって，集中的な骨芽細胞活性が明確にみられた（**図9-12**）．骨は，ブロック周辺から内側へ形成されているようで，このことは，細胞動員が（つまり細胞の供給が）骨膜と骨髄の両方から起きていることを示している．A群のほとんどのブロック骨移植材が残っていたのに対し，B群では移植材の広範囲にわたるリモデリングが起きていたため，部位の中心に健康な組織に埋まってほんの少量の移植材しか残っていなかった．

C群（ブロック骨移植材，rhPDGF-BB，コラーゲン膜1枚）でみられた骨再生はB群より少なかった．C群では，観察された新生骨はコラーゲン膜に向けて歯冠側方向に成長しており，こういった動きは膜で保護された部位に関してこれまで報告されたことはなく，A群では1例もみられなかった．大きなブロック骨移植材の残りが新生骨の薄い層に覆われて残っているのが典型的にみられた（**図9-13**）．

遮蔽膜だけで覆った骨移植材では有意に少量の骨再生しか起こらなかったが，これは遺伝子組み換えBMPの研究で明らかになった内容とも一致するものである[52,53]．組織遮蔽膜は成長因子に何の付加的役割も追加しない可能性が高い．それどころか，創傷の治癒を困難にしている可能性もある．この研究の観察から考えられる説明としては，rhPDGF-BBは既存天然骨よりも，骨膜表面から，より多くの骨の形成を強く促進するということである．そのため，メンブレンを使うことによって，骨膜が促した骨芽細胞分化を妨げてしまった可能性がある[54-56]．

今回の原理証明的イヌの臨床前試験で，組み換え血小板由来成長因子（rhPDGF-BB）をDBBM海綿骨ブロック移植体と併用し，メンブレンを使わない場合には，高率の骨 - インプラント間接触をともない，多量の骨の再生が起こることが確認された．そして異種移植キャリアーのリモデリングが促進され，高度に吸収した歯槽堤を本来の解剖学的形態へと修復するということも実証された．こういった有望な結果を裏づけるため，より大きな群での臨床前試験が継続中で，ヒトでの症例報告も行われている[57,58]．

■ まとめ

インプラント埋入は骨高がかぎられている部位では行えないこともある．GBRは，欠損のある歯槽堤を垂直的に再建するために発達してきた多種多様な技術のうちの1つである．機能性・審美性での成功を収めるには，概説した外科手術の原則をきちんと守ることが不可欠である．

臨床研究者は，組織工学の原則に基づいた新たなテクノロジーを発展させて，重篤な骨欠損治療のために侵襲の少ない外科プロトコールを発展させ，術後の罹患率を下げ，治癒期間を短くし，予知性を高めて，機能性・審美性に優れた結果を出せるよう努力をし続けている．将来性の期待できる結果が出てきてはいるが，これらの有望な結果を裏づけるには，まだ時間が必要である．

■ 参考文献

1. Mecall RA, Rosenfield AL. The influence of residual ridge resorption patterns on fixture placement and tooth position. 1. Int J Periodontics Restorative Dent 1991;11:9-23.
2. Nyman S, Karring T, Lindhe J, Planten S. Healing following implantation of periodontitis-affected roots into gingival connective tissue. J Clin Periodontol 1980;7:394-401.
3. Schenk RK, Buser D, Hardwick WR, Dahlin C. Healing pattern of bone regeneration in membrane-protected defects: A histologic study in the canine mandible. Int J Oral Maxillofac Implants 1994;9:13-29.
4. Schmid J, Hämmerle CH, Stich H, Lang NP. Supraplant, a novel implant system based on the principle of guided bone generation. A preliminary study in the rabbit. Clin Oral Implants Res 1991;2:199-202.
5. Linde A, Thorén C, Dahlin C, Sandberg E. Creation of new bone by an osteopromotive membrane technique: An experimental study in rats. J Oral Maxillofac Surg 1993;51:892-897.
6. Jovanovic SA, Schenk RK, Orsini M, Kenney EB. Supracrestal bone formation around dental implants: An experimental dog study. Int J Oral Maxillofac Implants 1995;10:23-31.
7. Jensen OT, Greer RO, Johnson L, Kassebaum D. Vertical guided bone-graft augmentation in a new canine mandibular model. Int J Oral Maxillofac Implants 1995;10:335-344.
8. Renvert S, Claffey N, Orafi H, Albrektsson T. Supracrestal bone growth around partially inserted titanium implants in dogs. A pilot study. Clin Oral Implants Res 1996;7:360-365.
9. Schliephake H, Kracht D. Vertical ridge augmentation using polylactic membranes in conjunction with immediate implants in periodontally compromised extraction sites: An experimental study in dogs. Int J Oral Maxillofac Implants 1997;12:325-334.
10. Schliephake H, Dard M, Planck H, Hierlemann H, Stern U. Alveolar ridge repair using resorbable membranes and autogenous bone particles with simultaneous placement of implants: An experimental pilot study in dogs. Int J Oral Maxillofac Implants 2000;15:364-373.
11. Simion M, Dahlin C, Rocchietta I, Stavropoulos A, Sanchez R, Karring T. Vertical ridge augmentation with guided bone regeneration in association with dental implants: An experimental study in dogs. Clin Oral Implants Res 2007;18:86-94.

12. Simion M, Trisi P, Piattelli A. Vertical ridge augmentation using a membrane technique associated with osseointegrated implants. Int J Periodontics Restorative Dent 1994;14:496-511.

13. Tinti C, Parma-Benfenati S, Polizzi G. Vertical ridge augmentation: What is the limit? Int J Periodontics Restorative Dent 1996;16:220-229.

14. Simion M, Jovanovic SA, Trisi P, Scarano A, Piattelli A. Vertical ridge augmentation around dental implants using a membrane technique and autogenous bone or allografts in humans. Int J Periodontics Restorative Dent 1998;18:8-23.

15. Tinti C, Parma-Benfenati S. Vertical ridge augmentation: Surgical protocol and retrospective evaluation of 48 consecutively inserted implants. Int J Periodontics Restorative Dent 1998;18:434-443.

16. Parma-Benfenati S, Tinti C, Albrektsson T, Johansson C. Histologic evaluation of guided vertical ridge augmentation around implants in humans. Int J Periodontics Restorative Dent 1999;19:424-437.

17. Simion M, Jovanovic SA, Tinti C, Parma-Benfenati S. Long-term evaluation of osseointegrated implants inserted at the time or after vertical ridge augmentation. A retrospective study on 123 implants with 1-5 year follow-up. Clin Oral Implants Res 2001;12:35-45.

18. Dahlin C, Lekholm U, Linde A. Membrane-induced bone augmentation at titanium implants. A report on ten fixtures followed from 1 to 3 years after loading. Int J Periodontics Restorative Dent 1991;11:273-281.

19. Dahlin C, Lekholm U, Becker W, et al. Treatment of fenestration and dehiscence bone defects around oral implants using the guided tissue regeneration technique: A prospective multicenter study. Int J Oral Maxillofac Implants 1995;10:312-318.

20. Fugazzotto PA. Success and failure rates of osseointegrated implants in function in regenerated bone for 6 to 51 months: A preliminary report. Int J Oral Maxillofac Implants 1997;12:17-24.

21. Adell R, Lekholm U, Rockler B, Brånemark PI. A 15-year study of osseointegrated implants in the treatment of the edentulous jaw. Int J Oral Surg 1981;10:387-416.

22. Lekholm U, Adell R, Lindhe J, et al. Marginal tissue reactions at osseointegrated titanium fixtures. 2. A cross-sectional retrospective study. Int J Oral Maxillofac Surg 1986;15:53-61.

23. Nevins M, Langer B. The successful application of osseointegrated implants to the posterior jaw: A long-term retrospective study. Int J Oral Maxillofac Implants 1993;8:428-432.

24. Albrektsson T, Zarb G, Worthington P, Eriksson B. Long-term efficacy of currently used dental implants: A review and proposed criteria of implant success. Int J Oral Maxillofac Implants 1986;1:11-25.

25. Simion M, Fontana F, Rasperini G, Maiorana C. Long-term evaluation of osseointegrated implants placed in sites augmented with sinus floor elevation associated with vertical ridge augmentation: A retrospective study of 38 consecutive implants with 1- to 7-year follow-up. Int J Periodontics Restorative Dent 2004;24:208-221.

26. Szpalski M, Gunzburg R. Recombinant human bone morphogenetic protein-2: A novel osteoinductive alternative to autogenous bone graft? Acta Orthop Belg 2005;71:133-148.

27. Ito K, Yamada Y, Nagasaka T, Baba S, Ueda M. Osteogenic potential of injectable tissue-engineered bone: A comparison among autogenous bone, bone substitute (Bio-Oss), platelet-rich plasma, and tissue-engineered bone with respect to their mechanical properties and histological findings. J Biomed Mater Res A 2005;73:63-72.

28. Kirmeier R, Payer M, Lorenzoni M, Wegscheider WA, Seibert FJ, Jakse N. Harvesting of cancellous bone from the proximal tibia under local anesthesia: Donor site morbidity and patient experience. J Oral Maxillofac Surg 2007;65:2235-2241.

29. Raghoebar GM, Louwerse C, Kalk WW, Vissink A. Morbidity of chin bone harvesting. Clin Oral Implants Res 2001;12:503-507.

30. Clavero J, Lundgren S. Ramus or chin grafts for maxillary sinus inlay and local onlay augmentation: Comparison of donor site morbidity and complications. Clin Implant Dent Relat Res 2003;5:154-160.

31. Raghoebar GM, Meijndert L, Kalk WW, Vissink A. Morbidity of mandibular bone harvesting: A comparative study. Int J Oral Maxillofac Implants 2007;22:359-365.

32. Valentini P, Abensur D. Maxillary sinus floor elevation for implant placement with demineralized freeze-dried bone and bovine bone (Bio-Oss): A clinical study of 20 patients. Int J Periodontics Restorative Dent 1997;17:232-241.

33. Zitzmann NU, Naef R, Schärer P. Resorbable versus nonresorbable membranes in combination with Bio-Oss for guided bone regeneration. Int J Oral Maxillofac Implants 1997;12:844-852.

34. Zitzmann NU, Schärer P, Marinello CP. Long-term results of implants treated with guided bone regeneration: A 5-year prospective study. Int J Oral Maxillofac Implants 2001;16:355-366.

35. Hammerle CH, Lang NP. Single stage surgery combining transmucosal implant placement with guided bone regeneration and bioresorbable materials. Clin Oral Implants Res 2001;12:9-18.

36. Camelo M, Nevins ML, Schenk RK, et al. Clinical, radiographic, and histologic evaluation of human periodontal defects treated with Bio-Oss and Bio-Gide. Int J Periodontics Restorative Dent 1998;18:321-331.

37. Hammerle CH, Karring T. Guided bone regeneration at oral implant sites. Periodontol 2000 1998;17:151-175.

38. Peetz M. Characterization of xenogenic bone material. In: Boyne PJ (ed). Osseous Reconstruction of the Maxilla and the Mandible. Chicago: Quintessence, 1997:87-100.

39. Rocchietta I, Dellavia C, Nevins M, Simion M. Bone regenerated via rhPDGF-BB and a deproteinized bovine bone matrix: Backscattered electron microscope element analysis. Int J Periodontics Restorative Dent 2007;27:539-545.

40. Camelo M, Nevins ML, Lynch SE, Schenk RK, Simion M, Nevins M. Periodontal regeneration with an autogenous bone-Bio-Oss composite graft and a Bio-Gide membrane. Int J Periodontics Restorative Dent 2001;21:109-119.

41. Simion M, Fontana F, Raperini G, Maiorana C. Vertical ridge augmentation by expanded-polytetrafluoroethylene membrane and a combination of intra-oral autogenous bone graft and deproteinized anorganic bovine bone (Bio-Oss). Clin Oral Implants Res 2007;18:620-629.

42. Simion M, Trisi P, Maglione M, Piattelli A. A preliminary report on a method for studying the permeability of expanded polytetrafluoroethylene membrane to bacteria in vitro: A scanning electron microscopic and histological study. J Periodontol 1994;65:755-761.

43. Simion M, Trisi P, Maglione M, Piattelli A. Bacterial contamination in vitro through GTAM membrane with and without topical chlorhexidine application. A light and scanning electron microscopic study. J Clin Periodontol 1995;22:321-331.

44. Lynch SE. Introduction. In: Lynch SE, Genco RJ, Marx RE (eds). Tissue Engineering Applications in Maxillofacial Surgery and Periodontics. Chicago: Quintessence, 1999: xi-xviii.

45. Spindler KP, Mayes CE, Miller RR, Imro AK, Davidson JM. Regional mitogenic response of the meniscus to platelet-derived growth factor (PDGF-AB). J Orthop Res 1995;13:201-207.

46. Bhargava MM, Attia ET, Murrell GA, Dolan MM, Warren RF, Hannafin JA. The effect of cytokines on the proliferation and migration of bovine meniscal cells. Am J Sports Med 1999;27:636-643.

47. Nevins M, Camelo M, Nevins ML, Schenk RK, Lynch SE. Periodontal regeneration in humans using recombinant human platelet-derived growth factor-BB (rhPDGF-BB) and allogenic bone. J Periodontol 2003;74:1282-1292.

48. Camelo M, Nevins ML, Schenk RK, Lynch SE, Nevins M. Periodontal regeneration in human Class II furcations using purified recombinant human platelet-derived growth factor-BB (rhPDGF-BB) with bone allograft. Int J Periodontics Restorative Dent 2003;23:213-225.

49. Nevins M, Giannobile WV, McGuire MK, et al. Platelet-derived growth factor stimulates bone fill and rate of attachment level gain: Results of a large multicenter randomized controlled trial. J Periodontol 2005;76:2205-2215.

50. Simion M, Rocchietta I, Kim D, Nevins M, Fiorellini J. Vertical ridge augmentation by means of deproteinized bovine bone block and recombinant human platelet-derived growth factor-BB: A histologic study in a dog model. Int J Periodontics Restorative Dent 2006;26:415-423.

51. Simion M, Rocchietta I. Minimally invasive strategies for vertical ridge augmentation. In: Lynch SE, Marx RE, Nevins M, Wisner-Lynch LA (eds). Tissue Engineering: Applications in Oral and Maxillofacial Surgery and Periodontics, ed 2. Chicago: Quintessence, 2008: 145-158.

52. Hunt DR, Jovanovic SA, Wikesjo UME, Wozney JM, Bernard GW. Hyaluronan supports rh-BMP-2 induced bone reconstruction of advanced alveolar defects in dogs. A pilot study. J Periodontol 2001;72:651-658.

53. Zellin G, Linde A. Importance of delivery systems for growth-stimulatory factors in combination with osteopromotive membranes. An experimental study using rh-BMP-2 in rat mandibular defects. Biomed Materials Res 1997;35:181-190.

54. Weng D, Hurzeler MB, Quinones CR, Ohlms A, Caffesse RG. Contribution of the periosteum to bone formation in guided bone regeneration. A study in monkeys. Clin Oral Implants Res 2000;11:546-554.

55. Shimizu T, Sasano Y, Nakajo S, Kagayama M, Shimauchi H. Osteoblastic differentiation of periosteum-derived cells is promoted by the physical contact with the bone matrix in vivo. Anat Rec 2001;264:72-81.

56. Li M, Amizuka N, Oda K, et al. Histochemical evidence of the initial chondrogenesis and osteogenesis in the periosteum of a rib fractured model: Implications of osteocyte involvement in periosteal chondrogenesis. Microsc Res Tech 2004;64:330-342.

57. Simion M, Dellavia C. Three-dimensional ridge augmentation with xenograft and recombinant human platelet-derived growth factor-BB in humans: Report of two cases. Int J Periodontics Restorative Dent 2007;27:109-115.

58. Simion M, Rocchietta I, Monforte M, Maschera E. Three-dimensional alveolar bone reconstruction by means of a combination of recombinant human platelet-derived growth factor-BB and guided bone regeneration: A case report. Int J Periodontics Restorative Dent 2008;28:239-245.

索引（五十音・英字順）

あ

足場　22
アタッチメントロス　234
圧縮応力　207
アポトーシス　22
網状骨　16
アルカリファターゼ(ALP)　80

い

異種移植キャリアー　251
異種移植材　84
移植材とドナーサイトの準備　237
移植材の選択　235
異性体結晶寸法　235
一次海綿骨による足場の形成　37
一次骨単位　17
一次平行線維骨　16
1壁性残存　198
遺伝子輸送技術　33
遺伝毒性　48
異物巨細胞　20
インスリン様成長因子　22
インスリン様成長因子1　23
インスリン様成長因子Ⅰ型(IGF-Ⅰ)　75
インスリン様成長因子Ⅱ型(IGF-Ⅱ)　75
陰性対照：negative control　82
インターフェロンγ　23
インターロイキン1(IL-1)　23, 24
インターロイキン6(IL-6)　23
インターロイキン11(IL-11)　23
インターロイキン17(IL-17)　23

インプラント床　173
インプラントの種類と表面　127

う

受け皿（ソーサー）状　174
牛海綿状脳症(BSE)　87
牛由来タイプⅠコラーゲン膜　62

え

液状生体吸収性膜　65
エストロゲン　23

お

オートクリン（自己分泌）　22
オーバーコレクション　167
オステオカルシン　21, 80
オステオフィリック　127
オステオプロテジェリン(OPG)　23
オステオポンチン　21, 75
オステオン　17, 250
オステリックス(Osx)　22
オッセオインテグレーション　1
オッセオインテグレーテッド・チタンインプラント　1
オトガイ筋　109
オトガイの下垂　117

索引

か

開口障害　113
外骨膜細胞　28
介在層板　18
海藻　86
外側（粘膜）縫合　110
回転式切削器具　102
開放脛骨骨折　32
海綿骨　17，26
海綿骨コンパートメント　204
海綿骨の小さな欠損　31
海綿骨ブロック　75
開裂（切断）　51
下顎臼歯部での垂直的歯槽堤増大　239
下顎結合部（オトガイ部）　107
下顎再建術　32
下顎枝（臼後部）　111
下顎枝頬棚部　198
下顎大臼歯部位の単独歯修復　186
化学的抽出法　87
下顎隆起切除処置　106
核因子活性化受容体 NF-κB(RANK)　20
顎関節機能障害　113
拡散　33
合併症　110
合併症に対する感受性　50
合併症の予防　239
カフ　162
ガミースマイル　168
可溶性 decoy 受容体　24
仮骨延長術　32，195
カルシトニン　20，22，75
カルシトリオール（ビタミン D の活性化）　22
肝炎　87
幹細胞　32
間接的骨形成　28
感染　117

完全細胞遮断性説　49
完全な骨治癒後の遅延インプラント埋入（タイプ4）　154，190
感染予防　105
間葉幹細胞　22，38

き

偽関節　32
機能単位 BMUs（骨代謝単位）　25
キャビテーション（空洞現象）　104
キャリアー　33
休止期　41
休止期骨芽細胞　20，76
吸収窩　20
吸収管　24
吸収性コラーゲン膜（Bio-Gide）　196
強化型非吸収性膜　50
凝血　37
共振周波数分析　182
胸背動脈上　32
極性　18

く

組み合わせ膜　64
組み換え　247
クリーピング置換（creeping substitution）　77，206
グリコライド・ラクタイド・トリメチレンカーボネイト（GLTC）膜　55，56，57
グルコン酸クロルヘキシジン　133，202
グルタールアルデヒド　57
クレブス回路　54
クロスリンクコラーゲン膜　43，60，61，62，63

索引

け

形質転換成長因子α（TGF-α） 23
形質転換成長因子β（TGF-β） 22, 23, 75
形態発生的役割 22
血液供給 18
血管供給 49
血管再生 76, 77
血管新生 71
血管新生細胞 3
結合組織包 49
血腫 117
結晶状ハイドロキシアパタイト（HA） 75
血小板由来成長因子（PDGF） 22, 23, 75, 247
血餅 37
現在の手術テクニック 234
減張切開 134

こ

コアバインディング因子（Cbfa1） 22
抗凝固療法 124
抗菌薬による感染防御 202
抗菌薬の投与 202
口腔外圧迫包帯（テープ） 110
口腔前庭切開 108
口腔内審査 234
口腔内ドナーサイト 105
膠原原線維 21
恒常性 15
甲状腺ホルモン 23
剛性 49
合成高分子製膜 50
合成脂肪族ポリエステル 54
合成フッ化高分子化合物 51

高分子膜 54
骨移植材の種類 98
骨移植と骨移植代替物（骨補填材） 33
骨格形成 16
骨格性もしくは外骨格性GBR 204
骨芽細胞 18, 22, 76
骨芽細胞活性 250
骨化促進能力 53
骨幹 16
骨基質 18, 21
骨形成細胞 3
骨形成タンパク質（BMPs） 23, 32, 33, 75
骨形成能 3, 33, 78
骨欠損の修復 29
骨原生細胞 76
骨細管系 19
骨再生の活性化 28
骨再生の生物学 28
骨再生の促進 31
骨再生部のモデリング 41
骨再生誘導法（GBR） 2, 34
骨細胞 18, 76
骨酸性糖タンパク75 21
骨刺激成長因子 75
骨小窩（ラクナ） 18, 19
骨髄幹細胞 28
骨髄間質細胞 23, 206
骨髄穿孔（デコルチケーション） 204
骨スラリー 98, 101
骨生成分化能 38
骨代謝単位（BMU） 27
骨単位 17
骨チップ 100
骨伝導 32
骨伝導能（性） 33, 78, 82, 90, 235
骨内インプラント 195
骨内膜 18

索引

骨内膜被覆細胞　206
骨の維持　24
骨の開窓　136
骨の種類と構造　16
骨の治癒形式　35
骨の添加期　25
骨の発生と構造　15
骨のピーク（bone peak）　234
骨皮弁　32
骨表層細胞　18，19
骨表面被覆細胞　18，19
骨補填材　129
骨膜減張切開　211
骨誘導　28，32
骨誘導性　33
骨誘導能　78，82
コラーゲン線維束　52
コラーゲン膜　57

さ

鰓弓　16
採取方法　101
再生医療　247
サイナスフロアエレベーション　2
細胞応答　29
細胞シグナル伝達　247
細胞遮断性　47，48
細胞遮断性メンブレン　231
細胞周期　22
細胞小器官（オルガネラ）　20
細胞動員　250
細胞毒性　48
細胞突起　19
細粒球　52
細粒状骨　99
サブマネージドメンブレンテクニック　232

酸化アルミニウム・インプラント　153
三角フラップ　136，168
三角フラップ（トライアンギュラーフラップ）
　デザイン　133
サンゴ質（coralline）の炭酸カルシウム　84
サンゴ由来・藻由来の骨様ミネラル　84
サンドブラスト　127

し

シアロタンパク質　21，75
紫外線照射　57
自家骨移植　71
自家骨移植材　3，75
自家骨細粒状移植材　78
自家骨ブロック移植材　76
歯冠－歯根長比　231
歯間乳頭温存型切開　214
支持組織　15
歯周靱帯線維　57
歯周組織のバイオタイプ　166
歯髄感覚の変化　118
事前の抗菌薬投与　199
歯槽骨頂から上顎洞底と歯槽神経までの距離
　235
歯槽骨の三次元的再建　244
歯槽頂裂開型欠損　142
歯槽堤保存術（リッジプリザベーション）
　191
歯肉溝外切開　108
歯肉溝内切開　108
ジフェニルリン酸アジド　57
脂肪生成能　38
遮蔽機能　232
遮蔽性膜　49
ジャンピングディスタンス　29
手術原則　133

手術の適応症と前提条件　234
酒石酸抵抗性塩酸フォスファターゼ陽性
　　　20
酒石酸抵抗性酸性フォスファターゼ（TRAP）
　　染色　88
術後管理と治癒期間　150
術後後遺症　113
術後疼痛　117
術後のケア　239
術前単回投与　202
腫瘍壊死因子α（TNF-α）　23, 24
手用切削器具　101
上顎切歯4本欠損　178
上顎前歯部での歯槽骨増大　241
上顎洞底挙上術（サイナスフロアエレベーション）　2
小管－小窩構造　19
小柱　18
小胞　18
症例の選択と決定要件　234
初期オステオン　39
初期固定　1
処置中の取り扱い　50
神経再生　47
人工代替骨材料　89
親水性インプラント表面　166
新鮮凍結骨（FFB）　82
唇側の粘膜退縮　156
伸展ポリテトラフルオロエチレン（ePTFE）
　　2, 35, 51, 74
振動式器具　103
審美性リスク評価法　157
審美領域　168

す

垂直減張切開　168

垂直的歯槽堤増大術　2
水平的歯槽堤増大術　195
水平的増大術に関する考察　199
水平的ブロック骨移植による増大の原理
　　　198
水平マットレス縫合　110
スクリュー型インプラント　214
スクレイパー　100
スタチン　23
ステロイド　200
スパイラルドリル　173
スプリットクレスト　195
スペース維持能力　47
スペースメーキング　47
スペースメーキングとスペース維持　49
スペースメーキング力　90
3ユニットのカンチレバーブリッジ　211

せ

生活骨形成原細胞　75
成熟勾配　42
成熟破骨細胞　23, 24
星状細胞　24
性ステロイド　23
生体ガラス　93
生体ガラス材料　90
生体吸収性膜　54
生体親和性　47, 48
生体不活性非吸収性ePTFE（延伸多孔質
　　PTFE）　196
正中癒合部　198
成長因子　32
成長・分化因子の臨床応用　32
成長ホルモン　22
生物学的幅径　155
生分解性ポリマー　54

索引

生理的再生 VS 修復的再生　28
脊椎固定術　47
石灰化前線　21
切開法　134
切削骨スラリー　101
セメントライン　27
セラミックベニア　214
線維芽細胞　3
線維芽細胞成長因子　22, 23
線維芽細胞成長因子 A(FGF-A)　75
線維芽細胞成長因子 B(FGF-B)　75
線維性骨　16
前駆細胞　32, 33
前骨　21
前骨芽細胞　76
前投薬　133

そ

ソーディスク　102
走化性因子　247
象牙質基質　32
造血細胞　15, 77
操作性　47
創傷治癒カスケード　247
創傷閉鎖　136, 238
創傷裂開　117
増殖　22
増殖能　31
層板構造小胞　17
層板骨　16
層板骨基質　25
層板骨単位　16
相補 DNA　33
即時インプラント(Tübinger Sofortimplantat)　153
即時インプラント埋入　154

束状骨　155
組織工学　247
組織再生誘導法(GTR)　2
組織適合性　48
組織統合　49
組織統合性　47
粗面小胞体　18

た

ターンオーバー　19
台形フラップ(トラペゾイダルフラップ)　133, 136
台形フラップデザイン　166
第三大臼歯　235
第三の膜内分画　52
体節中胚葉　16
代替骨　71, 97
他家骨移植材　3, 82
多孔性寛骨　29
多施設共同の後向き研究　233
脱灰骨　32
脱灰凍結乾燥骨同種移植片(DFDBA)　82, 83, 232
脱タンパク牛骨ミネラル(DBBM)　60, 61, 72, 88, 89, 90, 91, 92, 94, 130, 206
脱タンパク牛骨ミネラル(DBBM)細粒移植材(Bio-Oss)　200
タッピング　201
縦切開　199
ダブルレイヤーテクニック　214
段階法(ステージドアプローチ)　155, 207
単核球　25
単球マクロファージ・造血細胞系　20
弾性絆創膏　110
担体機構　33

索引

単独植立インプラント　166, 168, 172

ち

遅延インプラント　154
チゼル　100
チタン強化型 ePTFE メンブレン　50, 53
緻密骨　17
緻密骨ブロック　75
中切歯2本欠損　174
治癒期間　165
長骨　16
腸骨稜　2, 195
治療法の決定基準　155
鎮静剤　133
鎮静法　199
沈着形成　16
沈着と石灰化　21

て

停止線　27
泥状骨粉（ドリルスラッジ）　100
定性　233
定量組織形態計測的分析　233
適切な生体材料の選択　127
デコルチケーション　126
デジタルボリューム断層撮影　146
テストステロン　23
デノスマブ（denosumab）　24
デプスゲージ　173
添加率　16
転写因子　22
転写下流　22
テンションフリー　110, 133
テントスクリュー　236

テントスクリューの設置　237

と

凍結乾燥他家骨移植材（FDBA）　82
同時埋入 GBR の選択基準　123
同所性骨誘導（直接的骨誘導）　28
同心円層板　17
動物由来の骨ミネラル　86
動物由来のコラーゲン　54
動物由来のコラーゲン膜　8
突起のあるゴルジ体　18
ドナーサイト　75, 76, 80, 94
トリメチレン炭酸塩　54
トレフィン　100, 102

な

内骨膜細胞　28
内骨膜性骨化　28
内側（骨膜と筋層）縫合　110
内側マットレス縫合　159
ナローネック　211
ナローネックインプラント　140
軟骨生成能　38
軟骨内骨化　16
軟組織，硬組織の評価　234
軟組織治癒を待った早期インプラント埋入
　（タイプ2）　154, 163
軟組織の調整（コンディショニング）　171
軟組織部分　42

に

二酸化炭素（CO_2）レーザー　177

索引

二次骨単位　17
二相性リン酸カルシウム補填材　130
二層縫合法(ダブルレイヤー)　110, 117
2壁性残存　198

ね

粘膜下チタンインプラント(2回法)　1

は

パージェット病(パジェット病)　16
バイオタイプ　156, 158
バイコルチカル　98
胚性骨形成　15
ハイドロキシアパタイト(HA)　84, 89, 90, 91, 92, 94
ハウシップ窩　20, 27
パケット　26, 27
破骨細胞　18, 23, 76
破骨細胞活性化因子　20
破骨細胞前駆細胞(osteoclast progenitor cell)　24, 89
破骨前駆細胞　23
歯－歯肉上皮　48
波状縁　21
発芽　37
抜歯即時インプラント埋入(タイプ1)　154, 156
ハバース管　17
パラクリン(傍分泌)　22
バリアメンブレン(遮蔽膜)　2, 47, 128
バリアメンブレンの基本的な特性　47
バリアメンブレン(遮蔽膜)の設置　238
パンチ法　214
反転期　25

反転線　27
万能幹細胞　76

ひ

ピエゾサージェリー　103, 104
非活動性骨芽細胞　20
非吸収性膜　51
非クロスリンクコラーゲン膜　57, 58, 59, 66
非血管性骨移植材　98
非コラーゲン性タンパク質オステオカルシン　75
皮質海綿骨自家移植材　232
皮質骨　17, 24
皮質骨と通常海綿骨への転換　39
皮質骨内管被覆細胞　28
皮質骨の小さな欠損　29
皮質骨のリモデリング　41
ビスホスフォネート　124
ヒト組み換え BMP-2(rhBMP-2)と BMP-7(rhBMP-7)　32
ヒト免疫不全ウイルス(HIV)感染　87
ヒトモノクロナール抗体　24
ビトロネクチン　20
皮膚感覚の変化　118
表面粗さ　89
表面吸収　206

ふ

フィブリンシーラント剤　144, 174
封鎖帯(明帯)　20
フォルクマン管　25
不活性材料　48
副甲状腺ホルモン　22

索引

副甲状腺ホルモン関連ペプチド　22
フッ化エチレンプロピレン　51
フッ化ハイドロキシアパタイト　86
部分的な骨治癒後の早期インプラント埋入
　（タイプ3）　154，181
フラップデザイン　133，236
フラップの挙上　161
フラップレス・アプローチ　158，164，
　172
プロスタグランディン E_2　22
ブロック骨移植材　98，195
ブロック骨移植材に埋入したインプラントの
　予後　207
ブロック骨移植材の生着・同化とリモデリン
　グ　206
ブロック骨移植材の保護　204
ブロック骨移植材 VS 細粒移植材　202
プロビジョナルクラウン　140
プロビジョナルレストレーション　183
プロファイルドリル　173
分化　22，33

へ

ヘキサメチレンジイソシアネート　57
ベニア移植材　99
ベニヤ合板構造　16
変異原性　48
ベンゾジアゼピン　133
扁平骨　16

ほ

ボーンコレクター　78，80，101
ボーンコレクターによる自家骨移植材採取
　78

ボーンスクレイパー　101
ボーンスクレイパーによる自家骨移植材採取
　78
ボーントラップ　101
ボーンミル　100
補綴主導型インプラント　124
ポピドンヨード液　236
ポリエチレングリコール(PEG)ハイドロゲル
　65
ポリグリコライド(PGAs)　54
ポリジオキサン　54
ポリ乳酸またはポリグリコール酸から産生し
　たポリマー膜　8
ポリ乳酸メンブレン　232
ポリプロピレンメッシュ強化型試作 ePTFE
　メンブレン　35
ポリラクタイド(PLAs)　54

ま

マイクロ・ラフ・サーフェイス　127，130
マイトジェン因子　247
膜内骨化　16
膜の支持　65
膜の下の治癒　37
マクロ多孔質　71，89
マクロ多孔性膜　49
マクロファージコロニー刺激因子(M-CSF)
　20，24
マットレス縫合　211

み

ミクロ多孔質　73

263

索引

む
無細胞皮膚基質　65
無作為抽出臨床試験　156

も
毛細管出芽　247

ゆ
遊離端欠損　183

よ
陽性対照：positive control　82
予知性　1

ら
ラテラルアプローチ　134
ラント関連転写因子（Runx2）　22

り
理化学的構造　235
リップライン　158, 168
リモデリングユニット　250
梁状間隙　31
隣在歯の補綴物のマージン　235
隣在歯の骨の最高部（骨のピーク）　234
リン酸アンモニウム　86
リン酸カルシウム指数　235

る
類骨　18, 21

れ
レギュラーネック　211
レシピエントサイト　1, 71, 75, 76
レシピエントサイトの準備　237
レセプター　20
裂開状欠損　3
レプチン　23

わ
ワイドプラットフォームインプラント　219

英字

A
Allomatrix（リン酸カルシウム含有脱灰基質）　34
André Schroeder（人名）　1

B
Bリンパ球　24
BIC比率（bone-to-implant contact：骨－インプラント接触面積）　232
BMP-2　32

索引

B
BMP-7　32

D
Dahlin(人名)　3

E
ePTFEメンブレン　51

G
GBRの一般臨床応用段階　8
GBRの開発段階　2
grit-blastインプラント　127

I
IL-1　24
International Team for Implantology(ITI)　154
ISQ(implant stability quotient)値　182
ITIコンセンサス会議　154
ITIコンセンサス会議議事録　154

M
Milliporeフィルター　2

P
PLA膜　54, 55
PLA/PGA膜　57
PerIngvar Brånemark(人名)　1

R
RANKの発現　24
RANKのリガンド(RANKL)　23

S
SAC分類　10, 157
SLA surface　166

T
Tリンパ球　24
TGF-βスーパーファミリー　22
TRAP染色陽性　93

W
Wolffの法則　26

その他
β-3リン酸カルシウム(TCP)　89, 90, 91, 92, 94

クインテッセンス出版の書籍・雑誌は、歯学書専用
通販サイト『歯学書.COM』にてご購入いただけます。

PCからのアクセスは…
歯学書 検索

携帯電話からのアクセスは…
QRコードからモバイルサイトへ

インプラント歯科における骨再生誘導法の20年　第2版

2012年9月10日　第1版第1刷発行

編　　集　Daniel Buser
　　　　　（ダニエル ブーザー）

監　　訳　松下容子／水上哲也
　　　　　（まつしたようこ）（みずかみてつや）

発 行 人　佐々木　一高

発 行 所　クインテッセンス出版株式会社
　　　　　東京都文京区本郷3丁目2番6号　〒113-0033
　　　　　クイントハウスビル　電話 (03)5842-2270(代表)
　　　　　　　　　　　　　　　 (03)5842-2272(営業部)
　　　　　　　　　　　　　　　 (03)5842-2279(書籍編集部)
　　　　　web page address　http://www.quint-j.co.jp/

印刷・製本　サン美術印刷株式会社

Ⓒ2012　クインテッセンス出版株式会社　　禁無断転載・複写
Printed in Japan　　　　　　　　　　　　落丁本・乱丁本はお取り替えします
　　　　　　　　　　　　　　ISBN978-4-7812-0274-7　C3047

定価は表紙に表示してあります